全国高等医学院校规划教材精讲与习题

丛书编委会

全国高等医学院校规划教材精讲与习题

内 科 学

Internal Medicine

刘先发　陈懿建　周爱琴　主编

化学工业出版社

·北京·

本书分九篇讲述内科学知识，篇、章、节编排与第9版规划教材基本一致。每章先列出教学目的，强调本章重点掌握、熟悉和了解的内容；内容精讲将教材内容做全面系统的归纳总结，突出重点、难点、考点；章后附有习题及参考答案。书后附两套综合模拟试卷，以供学习者检查自己对知识的掌握程度。

本书适用于全国高等院校基础、临床、预防、口腔等医学类专业本科学生使用，也可作为报考研究生的专业课复习用书，及教师教学、临床医师的参考书。

图书在版编目（CIP）数据

内科学/刘先发，陈懿建，周爱琴主编．—北京：
化学工业出版社，2019.10
全国高等医学院校规划教材精讲与习题
ISBN 978-7-122-34854-8

Ⅰ.①内… Ⅱ.①刘… ②陈… ③周… Ⅲ.①内
科学-医学院校-教学参考资料 Ⅳ.①R5

中国版本图书馆 CIP 数据核字（2019）第 143300 号

责任编辑：邱飞婵 满孝涵　　　　装帧设计：刘丽华
责任校对：边 涛

出版发行：化学工业出版社（北京市东城区青年湖南街 13 号　邮政编码 100011）
印　　刷：三河市航远印刷有限公司
装　　订：三河市宇新装订厂
787mm×1092mm　1/16　印张 33½　字数 944 千字　2019 年 10 月北京第 1 版第 1 次印刷

购书咨询：010-64518888　　售后服务：010-64518899
网　　址：http://www.cip.com.cn
凡购买本书，如有缺损质量问题，本社销售中心负责调换。

定　　价：72.00 元

编写人员名单

主　　编　刘先发　陈懿建　周爱琴

副 主 编　郭迪斌　周丽程　廖跃光

编　　者（以姓氏笔画为序）

　　　　　吕维名　刘先发　汤显湖　陈懿建　周丽程

　　　　　周爱琴　郭迪斌　赖庆文　廖跃光　熊丽娇

前言

　　近几年来，我国正全方位深入推进医疗卫生体制改革和医学教育改革，深化医教协同。为适应新形势，国家卫生健康委员会组织修订了《内科学》第 9 版规划教材，并已在医学院广泛应用。为了配合新教材更好地应用，让同学们更好地掌握教材内容，提高同学们的学习效率。我们组织了多位具有多年教学经验和深厚学术功底的编者，结合《内科学》第 9 版新教材，编写了本书。

　　本书是国家卫生健康委员会《内科学》第 9 版规划教材的精华版，编写时依据第 9 版规划教材内容，紧扣教学大纲的要求，坚持了以基础理论、基础知识、基本技能为重心的"三基"原则，突出本门课程的重点，全面、系统、简要地介绍了本课程内容。本书的篇、章、节编排与第 9 版规划教材基本一致。在每章开始处列出了本章需重点掌握、熟悉和了解的内容，行文中重点内容用★标出，章后附有习题及参考答案。书后附两套综合模拟试卷，以供学习者检查自己对知识的掌握程度。

　　因本书编写人员较多，编写时间仓促，写作风格与技巧各异，在某些观点的片面或谬误之处在所难免，希望各位专家老师给予批评指正！

刘先发

2019 年 4 月

目录

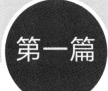

第一篇

绪　论

 内容精讲

一、内科学概况

（一）人类医学发展历程

最早在中国古代，司马迁的《史记》和朱熹的《纲鉴》记载了神农氏"尝百草，始有医药"。《通鉴外纪》记载了黄帝所创之医，"乃上穷下际，察五色，立五运，洞性命，纪阴阳，咨于岐伯而作《内经》"。在西方，希波克拉底（约公元前460—公元前377，古希腊名医）是其中的典型代表，被西方尊为"医学之父"。希波克拉底的弟子和后人整理汇集他的医学著述并融入同时代其他古希腊医界论著而成的《希波克拉底文集》，集中代表了古希腊时期的经验型医学理论，为西方医学的发展奠定了基础。

19～20世纪，现代医学开始分化出基础医学、临床医学以及预防医学，并进一步细化，更加专业。基础医学是研究人的生命和疾病本质及其规律的自然科学，主要采用实验手段，所研究的各种规律为其应用所遵循。预防医学以人群为研究对象，主要探索疾病在人群中发生、发展和流行的规律及其预防措施，帮助制定公共卫生策略，以达到预防疾病和增进健康的目的。临床医学是研究人体疾病发生、发展及其临床表现、诊断、治疗和预后的科学，其直接面对疾病和患者，是医学中侧重实践活动的部分。

内科学是临床医学的重要组成部分，涉及面广，整体性强，所论述的内容在临床医学整体的理论和实践中有普遍意义，是临床医学各学科的基础。随着时间的推移，内科学所涵盖的研究和诊治范围不断拓展。20世纪50年代以后，新的亚专科不断涌现，包括呼吸病学、心血管病学、消化病学、肾病学、血液病学、内分泌病和营养代谢病学、风湿病学、神经病学、传染病学、精神病学、老年医学等。

（二）现代内科学的演变

1. 社会发展和疾病谱变化对内科学的影响　20世纪上半叶之前，威胁人类生命最主要的疾病是传染性疾病，历史上曾出现多次鼠疫、霍乱等急性重大传染病，其传染性强、流行面广、迅速致命的特点造成亿万人死亡；随着医学的不断进步，针对传染病新的预防和治疗手段层出不穷，各种疫苗、抗生素以及化学药物的出现使大部分传染病逐步得到了控制。随着人民生活水平和不良生活方式的改变，一些密切相关的疾病，如心脑血管疾病、恶性肿瘤以及其他慢性病逐步上升为社会主要的疾病，因此，诊治慢性非传染性疾病成为现代医学以及内科学的首要任务。

2. 生命科学、基础医学和临床流行病学的发展对内科学的促进作用 影响现代内科学发展的另一个重要因素，是生命科学、基础医学和临床流行病学的发展。生命科学和基础医学对人类自身生命本质的认识，对内科疾病的病因和发病机制的深入阐明，促进了内科学对疾病发生、发展规律的科学理解，进而丰富了治疗手段。同时，临床流行病学的建立和发展也极大改变了内科学的面貌。临床流行病学于 20 世纪 70 年代开始兴起，是建立在临床医学基础上的一门关于临床研究的设计、测量和评价的方法学，以患病群体为研究对象，将流行病学、统计学、临床经济学以及医学社会学的原理和方法结合在一起探索疾病的病因、诊断、治疗和预后的规律。

3. 医学思维的演变 人类的医学思维是在医学研究和实践活动中逐渐形成的观察与处理医学领域相关问题的基本思想和基本方法，是人们处理医学问题时所遵循的总原则。

从远古时代到 20 世纪 70 年代以前，人们先后经历了神灵主义的医学模式、自然哲学的医学模式、机械式的医学模式以及生物医学模式。随着时代的发展，医学模式发生了转变，提出了新的医学模式（生物-心理-社会医学），整体看待健康与疾病问题，既要考虑到患者自身的生物学特性，还要充分考虑到有关的心理因素及社会环境的影响。

（三）21 世纪内科学的机遇和挑战

1. 转化医学、整合医学的兴起给内科学带来新的机遇 转化医学不是新兴的单一学科，而是一种状态，一个平台，甚至是一种理念，指从实验室到临床、从临床到实验室，联系基础-临床-基础的重要途径，联合基础医学研究者、医生、患者、企业甚至政府，帮助实验室研究成果转化为临床的产品与技术；帮助来源于临床的观察促进实验室更深入全面认识疾病、进行更优化的实验设计。它的目的是促进基础研究、提高医疗水平、解决健康问题，药物研发、分子诊断、医疗器械、生物标志物、样本库等都属于转化医学的范畴。

整合医学的核心是团队合作、多科合作、全程关注。对慢性病患者，比如 2 型糖尿病患者，医生不仅要提供单次就诊意见，给予降糖治疗处方，还需要了解患者的遗传背景和生活方式，评估心、肾、血管等多处靶器官的状态，全程指导疾病二级预防。随着患者疾病状态的变化，医生随时给予诊疗方案变更，推荐患者接受其他专科诊疗。

2. "互联网＋"、大数据与精准医疗背景下的内科学 "互联网＋"指利用新型互联网技术来促进传统行业的发展，不仅是传统行业本身技术和业务的创新，更是与互联网的深度融合。"互联网＋医疗"的具体形式可有：移动医疗、远程医疗、电子病历、医疗信息数据平台、智能可穿戴医疗产品、信息化服务等。

互联网、云计算、超强生物传感器、基因组测序等创造性力量喷涌而出，爆炸的数据通过云服务器集群实现无限大的计算存储能力，这些来源多样、类型多样、具有潜在价值的数据群称为"大数据"，将在医学的各方面，诸如临床研究分析、临床决策制定、疾病转归预测、个体化治疗、医疗质量管控等发挥巨大作用。

3. 人工智能＋医疗的新发展 人工智能，探索用计算机模拟人的智能，让机器像人一样认知、思考、学习和工作，是计算机科学的一个分支，研究、开发用于模拟、延伸和扩展人类智能的理论、方法、技术，研究目的是了解人类智能的实质，并设计制作与人类智能相似的机器。

人工智能用于医学诊疗中，让计算机"深度学习"专家医生的医疗知识和经验积累，模拟医生的思维和诊断推理，从而提供可靠性较高的诊断和治疗方案。人工智能诊疗系统融合了知识图谱、自然语言处理、认知技术、自动推理、机器学习、信息检索等技术，大数据搜集、分析、评价，快速给出诊疗决策。

二、 如何学习内科学

（一）如何学好内科学

内科学包含人体各系统和各疾病的病因，发病机制、临床表现、治疗和预防，是整个临床医学的基础。临床医师要高度重视基础知识和技能的学习，学习过程中要善于抓住要点，总结归纳，并与临床实际紧密结合，按照"理论-实践-再理论-再实践"的认识论，不断深化对知识体系的整体把握。

医生要培养临床思维，掌握医学科学思维方法。临床思维指临床医生在诊治疾病的过程中，对病例进行信息获取、分析推理、判断决策、处理治疗、分析疗效的思维活动方式与过程。

医生要拓宽视野，掌握医学的科学与艺术。随着人类科学的进步，生命科学出现细胞学、基因学等重大突破。从基因图谱，到多脏器联合移植，甚至人工心脏，医学似乎无所不能。

（二）培养优秀医生的基本素质

新时代的优秀医生，大多具有一些共同的特点和习惯，例如：始终不忘初心，牢记医者使命，对患者高度负责，对工作对事业高期望，特别善于学习，努力把医学的新理念、新技术运用到自己的医疗实践，不断完善自我，幸福指数很高，健康快乐。不但要学习内科学基础知识技能，更要注意培养自己从事医疗工作的基本素质，向优秀医务工作者学习。

1. 为患者 不为良臣，便为良医。医生要一切以患者利益为最高，不忘初心，牢记使命，全心全意为人民的健康服务，一切为了患者。

2. 高期望 在医务工作者队伍中，总可以看到有一些对工作、对患者很有责任感的优秀医生，他们好像与生俱来充满激情，热爱自己的工作，热爱自己的患者，热爱自己的医院，对新事物总是充满兴趣，乐观向上，满满的正能量感染着周围的同事。他们不仅对自己总是高标准、高要求、高期望，而且对患者也是高期望、高关怀。他们满怀梦想，追求人生意义感。

3. 善学习 新时代的优秀医生特别爱学习、善于学习，高效学习。当今时代是一个飞速变化、信息爆炸、人们需要终身学习的社会。作为医生要站在时代的前面，必须不断地学习。

4. 肯实践 医学生学习医学技能一般都是从模仿、练习开始，逐步熟悉技术，然后尝试用于自己的临床实践，在实践过程中不断改进，逐步达到娴熟自如。

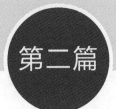

第二篇

呼吸系统疾病

第一章 总 论

 教学目的

1. **掌握** 呼吸系统常见症状和体征。
2. **熟悉** 呼吸系统的结构功能特点。
3. **了解** 呼吸系统疾病防治进展。

 内容精讲

【呼吸系统的结构功能特点】

气管进入胸腔后分左、右主气管，右主气管分上、中、下叶支气管，左主支气管分上、下叶支气管，支气管再分段、亚段、终末细支气管、呼吸性细支气管、肺泡管、肺泡囊和肺泡。

呼吸系统防御功能包括物理防御功能（鼻部加温过滤、喷嚏、咳嗽、支气管收缩、黏液纤毛运输系统），化学防御功能（溶菌酶、乳铁蛋白、蛋白酶抑制剂、抗氧化的谷胱甘肽、超氧化物歧化酶等），细胞吞噬防御功能（肺泡巨噬细胞、多形核粒细胞）及免疫防御功能（B细胞分泌IgA、IgM等，T细胞介导的迟发型变态反应，杀死微生物和细胞毒作用等）等。

肺循环具有低压（肺循环血压仅为体循环的1/10）、低阻及高容的特点。当二尖瓣狭窄、左心功能低下时，肺毛细血管压可增高，继而发生肺水肿。肺有两组血管供应，肺循环的动静脉为气体交换的功能血管，体循环的支气管动静脉为气道和脏层胸膜的营养血管。

【呼吸系统疾病范畴】

呼吸系统疾病按解剖结构和病理生理特点分三类：①气流受限性肺疾病；②限制性通气功能障碍性肺疾病；③肺血管疾病。感染、肿瘤为影响呼吸系统的两大原因，导致各种病理变化，甚至导致呼吸衰竭。

★**【呼吸系统疾病的诊断】**

详细的病史和体格检查是基础，胸部影像学检查对疾病的诊断具有特殊的重要意义，同时结合常规化验及其他特殊检查结果，进行全面综合分析，总结病例特点，去伪求真，由表及里地获得客观准确的结论。

1. 症状 咳嗽、咳痰、咯血、气急（促）、喘鸣和胸痛等，在不同的肺部疾病中常有不同的特点。

2. 体征 不同疾病或病变的不同阶段由于病变的性质、范围不同，胸部体征可完全正常或出现明显异常。气管、支气管病变以干、湿啰音为主；肺部炎变有呼吸音性质、音调和强度的改变，大片炎变呈实变体征；特发性肺纤维化时吸气相听到特征性的 Velcro 啰音；胸膜炎时可有胸膜摩擦感和摩擦音；胸腔积液、气胸或肺不张可伴有气管的移位和患侧的呼吸音消失。

3. 实验室和其他检查

（1）血液检查　血常规、ESR、CRP、血培养、PCR 或免疫学检测（如 G 试验、GM 试验、血清学抗体试验、PCT、结核杆菌特异性 γ 干扰素释放试验等）。

（2）抗原皮肤试验　如变应原皮肤试验、PPD 试验等。

（3）影像学检查　胸部 X 线，CT，PET，支气管动脉造影术、栓塞术，MRI，超声检查。

（4）其他检查　如呼吸生理功能测定、痰液检查、胸腔积液检查和胸膜活检、支气管镜和胸腔镜、肺活体组织检查等。

【呼吸系统疾病的治疗】

药物治疗，氧疗或呼吸支持治疗，呼吸介入治疗，肺移植，呼吸康复治疗，呼吸系统疾病的一、二、三级预防（吸烟是重要危险因素，戒烟是首要措施）。

【我国呼吸系统疾病防治形势与发展方略】

1. 呼吸系统疾病的严峻形势

2. 加强呼吸学科体系与能力建设　①加强呼吸与危重症医学科的规范建设；②构建多学科立体交融的现代呼吸学科体系；③携手基层医生，推动呼吸系统疾病防治；④探索和建立呼吸康复治疗体系；⑤建立呼吸系统疾病的一、二、三级预防体系。

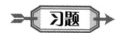

呼吸系统防御功能包括哪些？

答：包括物理防御功能、化学防御功能、细胞吞噬防御功能及免疫防御功能等。

第二章　急性上呼吸道感染和急性气管-支气管炎

第一节　急性上呼吸道感染

教学目的

1. **掌握**　急性上呼吸道感染的临床表现、诊断和治疗原则；急性气管-支气管炎的临床表现、诊断和治疗原则。
2. **熟悉**　急性上呼吸道感染的病因和发病机制；急性气管-支气管炎的病因。
3. **了解**　流行性感冒的临床表现和治疗原则。

 内容精讲

急性上呼吸道感染（简称上感），为鼻腔、咽或喉部急性炎症的总称。主要病原体是病毒，少数是细菌。通常病情较轻、病程短、有自限性，预后良好。

【流行病学】

上感是人类最常见的传染病之一，好发于冬春季节，多为散发，且可在气候突变时小规模流行。上感主要通过患者喷嚏和含有病毒的飞沫经空气传播，或经污染的手和用具接触传播。人体对其感染后产生的免疫力较弱、短暂，病毒间也无交叉免疫，故可反复发病。

【病因和发病机制】

急性上感约有 70％～80％由病毒引起，另有 20％～30％为细菌引起。淋雨、受凉、气候突变、过度劳累等可降低呼吸道局部防御功能，致使原存的病毒或细菌迅速繁殖，或者直接接触含有病原体的患者喷嚏、空气以及污染的手和用具诱发本病。

【病理】

组织学上可无明显病理改变，亦可出现上皮细胞损伤。

★**【临床表现】**

1. **普通感冒**　又称急性鼻炎或上呼吸道卡他，为病毒感染引起。起病较急，主要表现为鼻部卡他症状，也可表现为咳嗽、咽干、鼻后滴漏感。2～3 天后鼻涕变稠，可伴咽痛、头痛、流泪、味觉迟钝、呼吸不畅、声嘶等，有时由于咽鼓管炎致听力减退。体检可见鼻腔黏膜充血、水肿、有分泌物，咽部可为轻度充血。

2. **急性病毒性咽炎和喉炎**　急性病毒性咽炎表现为咽痒、灼热感，咽痛不明显，咳嗽少见。急性病毒性喉炎表现为明显声嘶、讲话困难、发热、咽痛或咳嗽。体检可见喉部充血、水肿，局部淋巴结轻度肿大和触痛，有时可闻及喉部的喘息声。

3. **急性疱疹性咽峡炎**　多由柯萨奇病毒 A 引起，明显咽痛、发热。查体可见咽部充血，软腭、腭垂、咽及扁桃体表面有灰白色疱疹及浅表溃疡，周围伴红晕。

4. **急性咽结膜炎**　主要由腺病毒、柯萨奇病毒等引起。表现为发热、咽痛、畏光、流泪、咽及结膜明显充血。病程 4～6 天，多发于夏季，由游泳传播，儿童多见。

5. 急性咽扁桃体炎 病原体多为溶血性链球菌，其次为流感嗜血杆菌、肺炎链球菌、葡萄球菌等。咽痛明显、畏寒、发热，体温可达 39℃ 以上。查体可发现咽部明显充血，扁桃体肿大、充血，表面有黄色脓性分泌物，有时伴有颌下淋巴结肿大。

【实验室检查】

1. 血液检查

（1）病毒性感染者可见白细胞计数常正常或偏低，伴淋巴细胞比例升高。

（2）细菌感染者可有白细胞计数与中性粒细胞增多和核左移现象。

2. 病原学检查 明确病毒类型对治疗无明显帮助，一般无需明确病原学检查。细菌培养可判断细菌类型并做药物敏感试验，以指导临床用药。

【并发症】

少数患者可并发急性鼻窦炎、中耳炎、气管-支气管炎。以咽炎为表现的上呼吸道感染，部分患者可继发溶血性链球菌引起的风湿热、肾小球肾炎、病毒性心肌炎，应予警惕。

【诊断与鉴别诊断】

根据鼻咽部的症状和体征，结合周围血象和阴性胸部 X 线检查可作出临床诊断。该病须与其他疾病鉴别：①过敏性鼻炎；②流行性感冒；③急性气管-支气管炎；④急性传染病前驱症状。

【治疗】

1. 对症治疗 对有急性咳嗽、鼻后滴漏和咽干的患者给予伪麻黄碱治疗以减轻鼻部充血，减轻卡他症状。必要时适当加用解热镇痛类药物。

2. 抗菌药物治疗 普通感冒无需使用抗菌药物。若有细菌感染证据，可使用抗菌药物。

3. 抗病毒药物治疗 无发热，免疫功能正常，发病不超过 2 天的患者一般无需应用。对于免疫缺陷患者，可早期使用利巴韦林和奥司他韦。

4. 中药治疗 具有清热解毒和抗病毒作用的中药亦可选用，有助于改善症状，缩短病程。

【预防】

隔离传染源，加强锻炼、增强体质、改善营养，避免受凉和过度劳累。

[附] 流行性感冒

流行性感冒（简称流感）是由流行性流感病毒引起的急性呼吸道传染病。

【病原体】

流感病毒为 RNA 病毒。根据核蛋白抗原性不同，可将流感病毒分为甲、乙、丙三型。抗原变异是流感病毒独特的和最显著的特征。甲型流感病毒极易发生变异，根据抗原变异的大小，人体的原免疫力对变异了的新病毒可完全无效或部分无效，从而引起流感流行。乙型流感病毒也易发生变异，丙型流感病毒一般不发生变异。

【发病机制和病理】

流感病毒主要通过空气中的病毒颗粒人-人传播。流感病毒侵入呼吸道的纤毛柱状上皮细胞内进行复制，借神经氨酸酶的作用从细胞释放，再侵入其他柱状上皮细胞引起变性、坏死与脱落。并发肺炎时肺充血、水肿，肺泡内含有纤维蛋白和渗出液，呈现支气管肺炎改变。

★【临床表现】

流行性感冒分为单纯型、胃肠型、肺炎型和中毒型，潜伏期 1～3 天，有明显的流行和暴发。急性起病，出现畏寒、高热、头痛、头晕、全身酸痛、乏力等中毒症状。胃肠型者伴有腹痛、腹胀和腹泻等消化道症状。肺炎型者表现为肺炎，甚至呼吸衰竭。中毒型者表现为全身毒血症表现，严重者可致循环衰竭。

【实验室检查】

外周血象：白细胞总数不高或减低，淋巴细胞相对增加。病毒分离：鼻咽分泌物或口腔含漱液分离出流感病毒。血清学检查：疾病初期和恢复期双份血清抗流感病毒抗体滴度有 4 倍或以上升高，有助于回顾性诊断。快速血清病毒 PCR 检查有助于其早期诊断。

★**【治疗】**

流行性感冒的治疗要点如下。

1. 隔离　对疑似和确诊患者应进行隔离。

2. 对症治疗　可应用解热药、缓解鼻黏膜充血药、止咳祛痰药等。

3. 抗病毒治疗　应在发病 48h 内使用抗病毒药，如奥司他韦、扎那米韦。

4. 支持治疗和预防并发症　注意休息、多饮水、增加营养，给易于消化的饮食。维持水、电解质平衡。密切观察、监测并预防并发症。呼吸衰竭时给予呼吸支持治疗，病情危重时可采用体外膜式氧合（ECMO）。在有继发细菌感染时及时使用抗生素。

【预后】

与病毒毒力、自身免疫状况有关。

第二节　急性气管-支气管炎

急性气管-支气管炎是由生物、物理、化学刺激或过敏等因素引起的急性气管-支气管黏膜炎症。

【病因和发病机制】

1. 微生物　常见病毒为腺病毒、流感病毒（甲型、乙型）、冠状病毒、鼻病毒、单纯疱疹病毒、呼吸道合胞病毒和副流感病毒等。常见细菌为流感嗜血杆菌、肺炎链球菌、卡他莫拉菌等，近年来衣原体和支原体感染明显增加。

2. 理化因素　冷空气、粉尘、刺激性气体或烟雾的吸入，均可刺激气管-支气管黏膜引起急性损伤和炎症反应。

3. 过敏反应　常见的吸入致敏原包括花粉、有机粉尘、真菌孢子、动物毛皮及排泄物等。

【病理】

气管、支气管黏膜充血水肿，淋巴细胞和中性粒细胞浸润，同时可伴纤毛上皮细胞损伤、脱落，黏液腺体肥大增生。

★**【临床表现】**

1. 症状　起病较急，通常全身症状较轻，可有发热。初为干咳或少量黏液痰，随后痰量增多，咳嗽加剧，如迁延不愈，可演变成慢性支气管炎。伴支气管痉挛时，可出现胸闷气促。

2. 体征　可无明显阳性表现。有时可以在两肺闻及散在干、湿啰音。

【实验室和其他辅助检查】

周围血白细胞计数可正常。细菌感染引起者，白细胞总数和中性粒细胞百分比升高。X 线胸片检查大多为肺纹理增强，少数无异常发现。

【诊断与鉴别诊断】

根据病史、咳嗽和咳痰等呼吸道症状，两肺散在干、湿性啰音等体征，结合血象和 X 线胸片，可作出临床诊断。需与下列疾病相鉴别：流行性感冒、急性上呼吸道感染、支气管肺炎、肺结核、肺癌、肺脓肿、麻疹、百日咳等。

【治疗】

1. 对症治疗　咳嗽无痰或少痰，可用右美沙芬、喷托维林（咳必清）镇咳。咳嗽有痰而不易咳出，可选用盐酸氨溴索、溴己新（必嗽平）、桃金娘油提取物化痰，也可雾化帮助祛痰。发生支气管痉挛时，可用平喘药；发热可用解热镇痛药。

2. 抗菌药物治疗　有细菌感染时应及时使用，可以首选新大环内酯类、青霉素类，亦可选用头孢菌素类或喹诺酮类等药物。少数患者需根据病原体培养结果指导用药。

3. 一般治疗　多休息，多饮水，避免劳累。

【预后】

多数患者预后良好。

【预防】

增强体质，避免劳累，防止感冒。

习题

1. 急性上呼吸道感染有哪几种临床类型？

答：①普通感冒；②急性病毒性咽炎和喉炎；③急性疱疹性咽峡炎；④急性咽结膜炎；⑤急性咽扁桃体炎。

2. 急性气管-支气管炎的定义是什么？

答：急性气管-支气管炎是由生物、物理、化学刺激或过敏等因素引起的急性气管-支气管黏膜炎症。

第三章　慢性支气管炎、慢性阻塞性肺疾病

教学目的

1. **掌握**　慢性支气管炎的临床表现、诊断；慢性阻塞性肺疾病的临床表现、诊断与严重程度分级。
2. **熟悉**　慢性阻塞性肺疾病的鉴别诊断、并发症和治疗原则。
3. **了解**　慢性阻塞性肺疾病的病因、发病机制和病理。

内容精讲

第一节　慢性支气管炎

慢性支气管炎是气管、支气管黏膜及其周围组织的慢性非特异性炎症。

【病因与发病机制】

慢性支气管炎病因包括：①吸烟；②职业粉尘和化学物质；③空气污染；④感染因素；⑤其他因素，如免疫功能紊乱、气道高反应性、年龄增大、气候等因素均与慢性支气管炎的发生和发展有关。

【病理】

支气管黏膜上皮细胞变性、坏死、脱落，后期出现鳞状上皮化生，纤毛倒伏、变短、粘连、部分脱落。各级支气管壁均有多种炎症细胞浸润，以中性粒细胞、淋巴细胞为主；病情继续发展，炎症由支气管壁向其周围组织扩散，可致黏膜下和支气管周围组织纤维组织增生；支气管壁的损伤-修复过程反复发生，引起支气管结构重塑、瘢痕形成，导致阻塞性肺气肿。

★**【临床表现】**

（一）症状

缓慢起病，病程长，反复急性发作。主要症状为咳嗽、咳痰、或伴有喘息。急性加重系指咳嗽，咳痰、喘息等症状突然加重。急性加重的主要原因是呼吸道感染。

1. **咳嗽**　一般晨间咳嗽为主，夜间有阵咳或排痰。
2. **咳痰**　为白色黏液和浆液泡沫性痰，偶可带血。清晨排痰较多，起床后或体位变动可刺激排痰。
3. **喘息或气急**　喘息明显者常称为喘息性支气管炎，若伴肺气肿时可有劳动或活动后气急。

（二）体征

早期多无异常体征。急性发作期可在背部或双肺底听到干、湿啰音。

【实验室和其他辅助检查】

1. **X线检查**　早期可无异常。反复发作者表现为肺纹理增粗、紊乱，呈网状或条索状、斑点状阴影，以双下肺野明显。
2. **呼吸功能检查**　早期无异常。有小气道功能阻塞时，最大呼气中期流速-容量曲线在75%和50%肺容量时流量明显降低。

3. 血液检查 细菌感染时可出现白细胞总数和（或）中性粒细胞计数增高。

4. 痰液检查 可培养出致病菌。

★**【诊断】**

依据咳嗽、咳痰，或伴有喘息，每年发病持续 3 个月，并连续 2 年或 2 年以上，并排除其他慢性气道疾病。

【鉴别诊断】

1. 支气管哮喘 多于青少年时出现症状，常有家庭或个人过敏疾病史。部分患者以刺激性咳嗽为特征，灰尘、油烟、冷空气等容易诱发咳嗽。对抗生素治疗无效。支气管激发试验阳性可鉴别。

2. 其他疾病 如嗜酸粒细胞性支气管炎、肺结核、支气管肺癌、特发性肺纤维化、支气管扩张症。

【治疗】

（一）急性加重期的治疗

1. 控制感染 可依据患者所在地常见病原菌经验性地选用抗生素，一般口服，病情严重时静脉给药。若能培养出致病菌，可按药敏试验选用抗生素。

2. 镇咳祛痰 复方甘草合剂、盐酸氨溴索。干咳者选用镇咳药物，如右美沙芬。

3. 平喘 有气喘者可选用氨茶碱、特布他林。

（二）缓解期治疗

① 戒烟，避免吸入有害气体和其他有害颗粒。

② 增强体质，预防感冒。

③ 反复呼吸道感染者，可试用免疫调节剂或中医中药。

【预后】

部分患者可发展成慢性阻塞性肺疾病甚至肺源性心脏病。

第二节 慢性阻塞性肺疾病

慢性阻塞性肺疾病（COPD）简称慢阻肺，是一种常见的、可以预防和治疗的疾病，其特征是持续存在的呼吸系统症状和气流受限，通常与显著暴露于有害颗粒或气体引起的气道和（或）肺泡异常有关。肺功能检查对确定气流受限有重要意义。

当慢性支气管炎、肺气肿患者肺功能检查出现持续气流受限，则能诊断为慢阻肺；如患者只有慢性支气管炎和肺气肿，而无持续气流受限，则不能诊断为慢阻肺。

一些已知病因或具有特征病理表现的疾病也可导致持续气流受限，如支气管扩张症、肺结核纤维化病变、严重的间质性肺疾病、弥漫性泛细支气管炎以及闭塞性细支气管炎等，但均不属于慢阻肺。

【病因】

本病的病因与慢性支气管炎相似。

【发病机制】

1. 炎症机制 气道、肺实质及肺血管的慢性炎症是慢阻肺的特征性改变，中性粒细胞、巨噬细胞、T 淋巴细胞等炎症细胞均参与了 COPD 发病过程。

2. 蛋白酶-抗蛋白酶失衡机制 蛋白水解酶对组织有损伤、破坏作用；抗蛋白酶对弹性蛋白酶等多种蛋白酶具有抑制功能，其中 α_1-抗胰蛋白酶（α_1-AT）是活性最强的一种。蛋白酶增多或抗蛋白酶不足均可导致组织结构破坏，产生肺气肿。

3. 氧化应激机制 慢阻肺患者的氧化应激增加。氧化物可直接作用并破坏许多生化大分子，导致细胞功能障碍或细胞死亡，还可以破坏细胞外基质、引起蛋白酶-抗蛋白酶失衡、促进炎症反应、参与多种炎症因子的转录。

4. 其他机制 自主神经功能失调、营养不良、气温变化等都有可能参与慢阻肺的发生、发展。

上述机制会产生两种重要病变：①小气道病变；②肺气肿病变。这两种病变共同作用，造成慢阻肺特征性的持续气流受限。

【病理】

慢阻肺的病理改变主要表现为慢性支气管炎及肺气肿的病理变化。慢性支气管炎的病理改变见本章第一节。肺气肿的病理改变可见肺过度膨胀，弹性减退。按累及肺小叶的部位，可将阻塞性肺气肿分为小叶中央型、全小叶型及介于两者之间的混合型三类，其中以小叶中央型为多见。

【病理生理】

慢阻肺特征性的病理生理变化是持续气流受限致肺通气功能障碍。随着病情的发展，还可导致换气功能发生障碍。通气和换气功能障碍可引起缺氧和二氧化碳潴留，发生不同程度的低氧血症和高碳酸血症，最终出现呼吸功能衰竭。

★【临床表现】

（一）症状

1. 慢性咳嗽 随着病程发展可终身不愈。晨间咳嗽明显，夜间有阵咳或排痰。

2. 咳痰 一般为白色黏液或浆液性泡沫性痰，偶可带血丝。急性发作期痰量增多，可有脓性痰。

3. 气短或呼吸困难 活动性呼吸困难逐渐加重是慢阻肺的标志性症状。

4. 喘息和胸闷 部分患者特别是重度患者或急性加重时出现喘息。

5. 其他 晚期患者有体重下降、食欲减退等。

（二）体征

早期体征可无异常，随疾病进展出现以下体征。

1. 视诊 桶状胸，部分患者呼吸变浅、频率增快，严重者可有缩唇呼吸等。

2. 触诊 双侧语颤减弱。

3. 叩诊 肺部过清音，心浊音界缩小，肺下界和肝浊音界下降。

4. 听诊 两肺呼吸音减弱，呼气延长，部分患者可闻及湿啰音和（或）干啰音。

【实验室和其他辅助检查】

1. 肺功能检查 是判断气流受限的主要客观指标。使用支气管舒张药后，$FEV_1/FVC < 70\%$可确定为持续气流受限。

2. 胸部 X 线检查 早期胸片可无异常变化，以后可出现肺纹理增粗、紊乱，也可出现肺气肿改变。

3. 胸部 CT 检查 高分辨 CT 对有疑问病例的鉴别诊断有一定意义。

4. 血气检查 对确定发生低氧血症、高碳酸血症、酸碱平衡失调，以及判断呼吸衰竭的类型有重要价值。

5. 其他 合并细菌感染时，外周血白细胞增高，核左移。痰培养可能查出病原菌。

★【诊断与病情严重程度评估】

（一）诊断

主要根据吸烟等高危因素史、临床症状、体征及肺功能检查等综合分析确定。持续气流受限是 COPD 诊断的必备条件。吸入支气管舒张药后 $FEV_1/FVC < 70\%$ 为确定存在持续气流受限的

界限，若能排除其他气流受限疾病，则可明确诊断。

（二）稳定期病情严重程度评估

1. 症状评估 可采用改良版英国医学研究委员会呼吸困难问卷（mMRC问卷）进行评估。

2. 肺功能评估 可使用GOLD分级：慢阻肺患者吸入支气管舒张药后$FEV_1/FVC<70\%$；再依据其FEV_1下降程度进行气流受限的严重程度分级。

3. 急性加重风险评估 上一年发生2次或以上急性加重，或1次及1次以上住院治疗的急性加重，均提示今后急性加重风险增加。

依据上述症状、肺功能改变和急性加重风险等，即可对稳定期慢阻肺患者的病情严重程度做出综合性评估，并依据该评估结果选择稳定期的主要治疗药物。

（三）急性加重期病情严重程度评估。

慢阻肺急性加重是指咳嗽、咳痰、呼吸困难比平时加重，或痰量增多，或咳黄痰，需要改变用药方案。根据临床征象将慢阻肺急性加重分3级。

【鉴别诊断】

1. 哮喘 多在儿童或青少年期起病，常有家庭或个人过敏史；以发作性喘息为特征，发作时两肺布满哮鸣音，症状经治疗后可缓解或自行缓解；哮喘的气流受限多为可逆性，其支气管舒张试验阳性。

2. 其他引起慢性咳嗽、咳痰症状的疾病 如支气管扩张、肺结核、弥漫性泛细支气管炎、支气管肺癌等。

3. 其他引起劳力性气促的疾病 如冠心病、高血压性心脏病等；

4. 其他原因所致的呼吸气腔扩大 如老年性肺气肿等。

【并发症】

1. 自发性气胸 如有突然加重的呼吸困难，并伴有明显的发绀，患侧肺部叩诊为鼓音，听诊呼吸音减弱或消失，应考虑并发自发性气胸，通过X线检查可以确诊。

2. 其他主要并发症 慢性呼吸衰竭、慢性肺源性心脏病。

★【治疗】

（一）稳定期治疗

1. 教育与管理 戒烟，脱离污染环境。

2. 支气管舒张药 是现有控制症状的主要措施。药物有以下几类。

（1）β_2肾上腺素受体激动药 短效制剂如沙丁胺醇气雾剂、特布他林气雾剂；长效制剂有沙美特罗气雾剂、福莫特罗气雾剂等。

（2）抗胆碱能药 短效制剂如异丙托溴铵气雾剂；长效制剂有噻托溴铵。

（3）茶碱类 茶碱缓释或控释片、氨茶碱。

3. 糖皮质激素 对高风险患者（C组和D组），长期吸入沙美特罗加氟替卡松、福莫特罗加布地奈德。

4. 祛痰药 对痰不咳出者可应用，如氨溴素，N-乙酰半胱氨酸。

5. 其他药物 磷酸二酯酶抑制剂（罗氟司特）、大环内酯类药物（红霉素或阿奇霉素）。

6. 长期家庭氧疗（LTOT） 使用LTOT的指征为：①$PaO_2\leq55mmHg$或$SaO_2\leq88\%$，有或没有高碳酸血症。②PaO_2 55～60mmHg，或$SaO_2<89\%$，并有肺动脉高压、心力衰竭所致水肿或红细胞增多症（血细胞比容>0.55）。一般用鼻导管吸氧，氧流量为1.0～2.0L/min，吸氧时间10～15h/d，使患者在静息状态下，达到$PaO_2\geq60mmHg$和（或）使SaO_2升至90%。

7. 康复治疗 包括呼吸生理治疗、肌肉训练、营养支持、精神治疗与教育等。

(二) 急性加重期治疗

1. 确定急性加重期的原因及病情严重程度 根据病情严重程度决定门诊或住院治疗。

2. 支气管舒张药 可应用 β_2 肾上腺素受体激动药、抗胆碱能药、茶碱类。

3. 低流量吸氧 可通过鼻导管或文丘里（Venturi）面罩吸氧。吸入氧浓度（％）＝21＋4× 氧流量（L/min）。一般吸入氧浓度为 28％～30％。

4. 抗生素 当患者呼吸困难加重，咳嗽伴痰量增加、有脓性痰时，应根据患者所在地常见病原菌类型及药物敏感情况积极选用抗生素治疗。如果找到确切的病原菌，根据药敏结果选用抗生素。

5. 糖皮质激素 对需住院治疗的急性加重期患者可考虑口服泼尼松龙 30～40mg/d，也可静脉给予甲泼尼龙，40mg～80mg，每日 1 次，连续 5～7 天。

6. 机械通气 对于并发较严重呼吸衰竭的患者可使用机械通气治疗。

7. 其他治疗措施 合理补充液体和电解质。注意补充营养，积极排痰治疗，积极处理并发症及伴随疾病。

(三) 外科治疗

仅适用于少数有特殊指征的患者，手术方式包括肺大疱切除术、肺减容术及肺移植术。

【预防】

戒烟是预防慢阻肺最重要的措施。控制职业和环境污染，减少有害气体或有害颗粒的吸入。

习题

简述 COPD 的诊断标准。

答：主要根据吸烟等高危因素史、临床症状、体征及肺功能检查等综合分析确定。持续气流受限是 COPD 诊断的必备条件。吸入支气管舒张药后 $FEV_1/FVC<70％$ 为确定存在持续气流受限的界限，若能排除其他气流受限疾病，则可明确诊断。

第四章　支气管哮喘

　教学目的

1. **掌握**　支气管哮喘的临床表现、诊断与鉴别诊断。
2. **熟悉**　支气管哮喘的概念、分期及治疗原则。
3. **了解**　支气管哮喘的病因和发病机制。

　内容精讲

支气管哮喘（简称哮喘）是一种以慢性气道炎症和气道高反应为特征的异质性疾病。主要特征包括气道慢性炎症，气道对多种刺激因素呈现的高反应性，多变的可逆性气流受限以及随病程延长而导致的一系列气道结构的改变，即气道重构。临床表现为反复发作性的喘息、气急、胸闷或咳嗽等症状，常在夜间及清晨发作或加剧，多数患者可自行缓解或经治疗缓解。全球哮喘防治倡议（GINA）目前已成为防治哮喘的重要指南。

【流行病学】

哮喘是世界上最常见的慢性疾病之一，一般认为发达国家哮喘发病率高于发展中国家，城市高于农村。

【病因和发病机制】

（一）病因

哮喘是一种复杂的、多基因遗传倾向的疾病，其发病具有家族集聚现象。具有哮喘易感基因的人群发病与否受环境因素的影响较大。

环境因素包括变应原性因素，如室内变应原（尘螨、动物毛屑、蟑螂）、室外变应原（花粉、草粉）、职业性变应原（油漆、饲料、活性染料）、食物（鱼、虾、蟹、蛋类、牛奶）、药物（普萘洛尔、阿司匹林）和非变应原性因素（气候变化、运动、妊娠）。

（二）发病机制

哮喘的发病机制不完全清楚，可概括为气道免疫-炎症机制、神经调节机制及其相互作用。

1. 气道免疫-炎症机制

（1）气道炎症形成机制　气道慢性炎症反应是由多种炎症细胞、炎症介质和细胞因子共同参与、相互作用的结果。根据变应原吸入后哮喘发生的时间，可分为速发型哮喘反应（IAR）、迟发型哮喘反应（LAR）和双相型哮喘反应（OAR）。

（2）气道高反应性（AHR）　气道对各种刺激因子呈现高度敏感状态，表现为患者接触这些刺激因子时气道出现过强或过早的收缩反应。目前普遍认为气道炎症是导致气道高反应性的重要机制之一。AHR 常有家族倾向。AHR 为哮喘患者的基本特征。

（3）气道重构　是哮喘的重要病理特征，其发生主要与持续存在的气道炎症和反复的气道上皮损伤/修复有关，气道重构使哮喘患者对吸入激素敏感性降低。

2. 神经调节机制　是哮喘发病的重要环节，表现为 β-肾上腺素受体功能低下和迷走神经张力亢进。

【病理】

气道慢性炎症为哮喘的基本特征,存在于所有哮喘患者,若哮喘长期反复发作,可导致气道重构。

★**【临床表现】**

1. 症状 为发作性伴有哮鸣音的呼气性呼吸困难或发作性胸闷和咳嗽。哮喘症状可在数分钟内发作,经数小时至数天,用支气管舒张药后缓解或自行缓解。在夜间及凌晨发作和加重常是哮喘的特征之一。以咳嗽为唯一症状的不典型哮喘称为咳嗽变异性哮喘。对以胸闷为唯一症状的不典型哮喘称为胸闷变异性哮喘。有些青少年,其哮喘症状表现为运动时出现,称为运动性哮喘。哮喘的具体临床表现形式及严重程度在不同时间表现为多变性。

2. 体征 发作时双肺可闻及广泛的哮鸣音,呼气音延长。但非常严重的哮喘发作,哮鸣音反而减弱,甚至完全消失,表现为"沉默肺",但出现心率增快、奇脉、胸腹反常运动和发绀,是病情危重的表现。非发作期体检可无异常。

【实验室和其他检查】

(一)痰嗜酸性粒细胞计数

大多数哮喘患者诱导痰中嗜酸性粒细胞增高(>2.5%),且与哮喘症状相关。嗜酸性粒细胞计数可作为评价哮喘气道炎症指标之一,也是评估糖皮质激素治疗反应性的敏感指标。

(二)呼吸功能检查

1. 通气功能检测 在哮喘发作时呈阻塞性通气功能改变,呼气流速指标均显著下降,第1秒用力呼气容积(FEV_1)、1秒率($FEV_1/FVC\%$)以及最大呼气流量(PEF)均减少。肺容量指标可见用力肺活量减少、残气量增加、功能残气量和肺总量增加,残气占肺总量百分比增高。缓解期上述通气功能指标可逐渐恢复。病变迁延、反复发作者,其通气功能可逐渐下降。

2. 支气管激发试验(BPT) 用以测定气道反应性。一般适用于通气功能在正常预计值的70%以上的患者。如FEV_1下降≥20%,可诊断为激发试验阳性,提示存在气道反应性。

3. 支气管舒张试验(BDT) 用以测定气道可逆性。支气管舒张试验阳性诊断标准为FEV_1较用药前增加12%或以上,且其绝对值增加200mL或以上,提示存在气道可逆性阻塞。

4. 呼气流量峰值(PEF)及其变异率测定 PEF可反映气道通气功能的变化。若昼夜PEF波动率≥20%,提示存在气道可逆性改变。

(三)胸部X线/CT检查

哮喘发作时可见两肺透亮度增加,呈过度通气状态,在缓解期多无明显异常。

(四)特异性变应原的检测

过敏性哮喘患者血清特异性IgE可较正常人明显增高。

(五)动脉血气分析

严重发作时可有缺氧,PaO_2降低,由于过度通气可使$PaCO_2$下降,pH上升,表现为呼吸性碱中毒。若病情进一步发展,气道阻塞严重,可有缺氧及CO_2滞留,$PaCO_2$上升,表现为呼吸性酸中毒。

(六)呼出气一氧化氮(FeNO)检测

FeNO检测可作为评估气道炎症和哮喘控制水平的指标,也可判断吸入激素治疗的反应。

【诊断】

★**(一)诊断标准**

1. 典型哮喘的临床症状和体征

(1)反复发作喘息、气急、胸闷或咳嗽,多与接触变应原、冷空气、理化刺激、病毒性上呼吸道感染、运动等有关。

（2）发作时在双肺可闻及散在或弥漫性、以呼气相为主的哮鸣音，呼气相延长。

（3）上述症状可经治疗缓解或自行缓解。

2. 可变气流受限的客观检查 ①支气管激发试验阳性；②支气管舒张试验阳性；③平均每日昼夜 PEF 变异率＞10％或 PEF 周变异率＞20％。

符合上述症状和体征，同时具备气流受限客观检查中的任一条，并除外其他疾病所引起的喘息、气急、胸闷和咳嗽，可以诊断为支气管哮喘。

咳嗽变异性哮喘：咳嗽为唯一或主要症状，无喘息、气急等典型哮喘症状，同时具备可变气流受限客观检查中的任一条，除外其他疾病引起的咳嗽。

（二）支气管哮喘的分期及控制水平分级

支气管哮喘可分为急性发作期、慢性持续期和临床缓解期。

1. 急性发作期 指喘息、气急、咳嗽、胸闷等症状突然发生或症状加重，常有呼吸困难，以呼气流量降低为其特征，常因接触变应原等刺激物或治疗不当所致。哮喘急性发作时严重程度可分为轻度、中度、重度和危重 4 级。

2. 慢性持续期 许多哮喘患者即使没有急性发作，但在相当长的时间内仍有不同频率和（或）不同程度地出现症状（喘息、气急、咳嗽、胸闷等），肺通气功能下降。目前应用最为广泛的慢性持续期哮喘严重性评估方法为哮喘控制水平，其包括目前临床控制评估和未来风险评估，临床控制水平可分为控制、部分控制和未控制 3 个等级。

3. 临床缓解期 维持无喘息、气急、胸闷、咳嗽等症状 1 年以上。

【鉴别诊断】

1. 左心衰竭引起的喘息样呼吸困难 患者多有高血压和心脏病的病史和体征。阵发性咳嗽，常咳出粉红色泡沫痰，两肺可闻及广泛的湿啰音和哮鸣音，左心界扩大，心率增快，心尖部可闻及奔马律。若一时难以鉴别，可雾化吸入 β₂ 受体激动剂或静脉注射氨茶碱缓解症状后进一步检查，忌用肾上腺素或吗啡。

2. 其他 还应与慢性阻塞性肺疾病、上气道阻塞、变态反应性支气管肺曲菌病鉴别。

【并发症】

发作时可并发气胸、纵隔气肿、肺不张；长期反复发作和感染可并发慢性阻塞性肺疾病、支气管扩张症和肺源性心脏病。

【治疗】

目前哮喘不能根治，但长期规范化治疗可使大多数患者达到良好或完全的临床控制。

（一）确定并减少危险因素接触

立即使患者脱离并长期避免接触变应原或其他非特异性刺激因素是防治哮喘最有效的方法。

（二）药物治疗

1. 药物分类和作用特点 哮喘治疗药物分为控制性药物和缓解性药物。前者指需要长期使用的药物，主要用于治疗气道慢性炎症，使哮喘维持临床控制，亦称抗炎药。后者指按需使用的药物，通过迅速解除支气管痉挛，从而缓解症状，亦称解痉平喘药，此类药物主要作用为舒张支气管，故也称支气管舒张药。各类药物如下。

（1）糖皮质激素 糖皮质激素是当前控制哮喘发作最有效的药物。主要作用机制是抑制炎症细胞在气道的聚集、抑制炎症介质的生成和释放、增强平滑肌细胞 β₂ 受体的反应性。可分为吸入、口服和静脉用药。

① 吸入药物：有倍氯米松（BDP）、布地奈德、氟替卡松、莫米松。由于其局部抗炎作用强，全身不良反应少，是目前推荐长期抗炎治疗哮喘的首选药物。

② 口服激素：有泼尼松、泼尼松龙。用于吸入糖皮质激素无效或需要短期加强的患者。

③ 静脉用药：重度或严重哮喘发作时应及早应用琥珀酸氢化可的松或甲泼尼龙。

(2) β₂受体激动剂　主要通过激动呼吸道的 β₂ 受体，激活腺苷酸环化酶，使细胞内的环磷酸腺苷（cAMP）含量增加，减少细胞脱颗粒和介质的释放，从而松弛支气管平滑肌，是控制哮喘急性发作的首选药物。分为 SABA（短效，维持 4～6h），LABA（长效，维持 10～12h），其中 LABA 又分为快速起效和缓慢起效 2 种。

① SABA：是控制哮喘急性发作的首选药物。可分为吸入、口服和静脉用药，首选吸入给药。常用药物有沙丁胺醇和特布他林，按需间歇使用，不宜长期、单一使用。

② LABA：与吸入型糖皮质激素（ICS）联合是目前最常用的哮喘控制性药物。有福莫特罗（快速起效）和沙美特罗（缓慢起效）。LABA 不能单独用于哮喘的治疗。

(3) 白三烯调节剂　通过调节白三烯的生物活性而发挥抗炎作用，同时可以舒张支气管平滑肌，是目前除 ICS 外唯一可单独应用的哮喘控制性药物。可作为轻度哮喘 ICS 的替代用药和中、重度哮喘的联合治疗用药。常用药物有孟鲁司特和扎鲁司特。

(4) 茶碱类药物　能抑制磷酸二酯酶，提高平滑肌细胞内的 cAMP 浓度，还能拮抗腺苷受体，增强呼吸肌的收缩，增强气道纤毛清除功能和抗炎作用，并舒张支气管，是目前治疗哮喘的有效药物之一。口服和静脉用药，常用药物有氨茶碱。

(5) 抗胆碱药　胆碱能受体（M 受体）拮抗剂，可以阻断节后迷走神经通路，降低迷走神经兴奋性而起舒张支气管作用，并有减少痰液分泌的作用，较 β₂ 受体激动剂舒张支气管作用弱。分为 SAMA（短效，维持 4～6h）和 LAMA（长效，维持 24h）常用药物有 SAMA 异丙托溴铵和 LAMA 噻托溴铵。

(6) 抗 IgE 抗体　主要用于经 ICS 联合 LABA 治疗后症状控制不好且 IgE 水平高的重度哮喘患者。

(7) 抗 IL-5 治疗　IL-5 是促进嗜酸性粒细胞增多、在肺内聚集和活化的重要因子。对于高嗜酸性粒细胞血症的哮喘患者治疗效果好。

2. 急性发作期的治疗　急性发作的治疗目的是尽快缓解气道阻塞，纠正低氧血症，恢复肺功能，预防进一步恶化或再次发作，防止并发症。一般根据病情的分度进行综合性治疗。

(1) 轻度　经 MDI 吸入 SABA，效果不佳时可加用缓释茶碱片，或加用短效抗胆碱药气雾剂吸入。

(2) 中度　吸入 SABA，联合雾化吸入短效抗胆碱药、激素混悬液。若效果不佳，应尽早口服糖皮质激素。必要时可用氨茶碱静脉注射。

(3) 重度至危重度　持续雾化吸入 SABA，联合雾化吸入短效抗胆碱药、激素混悬液及静脉注射氨茶碱。吸氧。尽早静脉滴注糖皮质激素。此外应预防下呼吸道感染等。

3. 慢性持续期的治疗　应在评估和监测患者哮喘控制水平的基础上，定期根据长期治疗分级方案而做出调整，以维持患者的控制水平。哮喘长期治疗方案分 5 级。

4. 免疫疗法　分为特异性和非特异性两种。特异性免疫疗法又称脱敏疗法或减敏疗法。治疗 1～2 年，若治疗反应良好，可坚持 3～5 年。非特异性免疫疗法，如注射卡介苗、转移因子、疫苗等生物制品抑制变应原反应的过程，有一定辅助的疗效。

【哮喘的教育与管理】

哮喘患者的教育与管理是提高疗效、减少复发、提高患者生活质量的重要措施。为每个初治哮喘患者制订长期防治计划。在医生指导下患者要学会自我管理、学会控制病情。

【预后】

通过长期规范化的治疗，儿童哮喘临床控制率可达 95%，成年人可达 80%。若长期反复发作可并发 COPD、肺源性心脏病，预后不良。

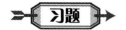

简述支气管哮喘的诊断标准。

答：（1）典型哮喘的临床症状和体征 ①反复发作喘息、气急、胸闷或咳嗽，多与接触变应原、冷空气、理化刺激、病毒性上呼吸道感染、运动等有关；②发作时在双肺可闻及散在或弥漫性、以呼气相为主的哮鸣音，呼气相延长；③上述症状可经治疗缓解或自行缓解。

（2）可变气流受限的客观检查 ①支气管激发试验阳性；②支气管舒张试验阳性；③平均每日昼夜 PEF 变异率＞10％或 PEF 周变异率＞20％。

符合上述症状和体征，同时具备气流受限客观检查中的任一条，并除外其他疾病所引起的喘息、气急、胸闷和咳嗽，可以诊断为支气管哮喘。

第五章　支气管扩张症

 教学目的

1. 掌握　支气管扩张症的临床表现、诊断。
2. 熟悉　支气管扩张症的胸部影像特点及治疗原则。
3. 了解　支气管扩张症的病因和发病机制。

 内容精讲

支气管扩张症主要指急、慢性呼吸道感染和支气管阻塞后，反复发生支气管化脓性炎症，致使支气管壁结构破坏，管壁增厚，引起支气管异常和持久性扩张的一类异质性疾病的总称。

【病因和发病机制】

弥漫性的支气管扩张常发生于有遗传、免疫或解剖缺陷的患者，局灶性支气管扩张可源于未进行治疗的肺炎或阻塞，或肺叶切除后解剖移位。

上述疾病损伤了宿主气道清除机制和防御功能，易发生感染和炎症，可使气道逐渐扩大、形成瘢痕和扭曲。

【病理和病理生理】

支气管扩张常常是位于段或亚段支气管管壁的破坏和炎性改变，受累管壁的结构被破坏并被纤维组织替代，形成三种不同类型。①柱状扩张：支气管呈均一管形扩张且突然在一处变细，远处的小气道往往被分泌物阻塞。②囊状扩张：扩张的支气管腔呈囊状改变，支气管末端的盲端也呈无法辨认的囊状结构。③不规则扩张：病变支气管腔呈不规则改变或呈串珠样改变。

★【临床表现】

主要症状为持续或反复的咳嗽、咳痰或咳脓痰。若支气管扩张病变范围广泛或有潜在慢阻肺则会出现呼吸困难和喘息。随着感染加重，可出现痰量增多和发热，可仅为支气管感染加重，也可为病变累及周围肺实质出现肺炎所致。50%～70%的病例可发生咯血，大出血常为小动脉被侵蚀或增生的血管被破坏所致。

气道内有较多分泌物时，体检可闻及湿啰音和干啰音。

【实验室和其他辅助检查】

1. 影像学检查　胸部X线平片检查时，囊状支气管扩张的气道表现为显著的囊腔，腔内可存在气液平面。支气管扩张的其他表现为气道壁增厚，纵切面可显示为"双轨征"，横切面显示"环形阴影"。管腔显像较透亮区致密，产生不透明的管道或分支的管状结构。

胸部高分辨CT扫描（HRCT）可在横断面上清楚地显示扩张的支气管，现已成为支气管扩张症的主要诊断方法。主要表现为支气管呈柱状及囊状改变，气管壁增厚、黏液阻塞、树芽征及马赛克征。扫描层与支气管平行时，呈"双规征"或"串珠"状改变；垂直时，扩张的支气管与伴行的肺动脉形成"印戒征"；当多个囊状扩张的支气管彼此相邻时，表现为"蜂窝"状改变。

2. 实验室检查　血常规及炎症标志物、免疫球蛋白、血气分析、微生物学检查等。

3. 其他　纤维支气管镜检查及肺功能测定。

【诊断和鉴别诊断】

★（一）诊断

根据反复咳脓痰、咯血的病史和既往有诱发支气管扩张的呼吸道感染病史，HRCT 显示支气管扩张的异常影像学改变，即可明确诊断为支气管扩张症。

（二）评估

初次诊断后的评估包括：痰液检查、肺部 CT 随访、肺功能、血气分析以及实验室检查评估患者的炎症反应、免疫状态等。

（三）鉴别诊断

需与慢性支气管炎、肺脓肿、肺结核、先天性肺囊肿、支气管肺癌和弥漫性泛细支气管炎等鉴别。

【治疗】

1. 治疗基础疾病　对活动性肺结核伴支气管扩张症应积极抗结核治疗，低免疫球蛋白血症可用免疫球蛋白替代治疗。

2. 控制感染　可依据痰革兰染色和痰培养指导选用有效的抗生素。

3. 改善气流受限　支气管舒张药可改善气流受限，并帮助清除分泌物。

4. 清除气道分泌物　化痰药物以及振动、拍背和体位引流等胸部物理治疗均有助于清除气道分泌物。

5. 免疫调节剂　使用促进呼吸道免疫增强的药物以减少急性发作。

6. 咯血的治疗　咯血量少，可口服卡巴克洛、云南白药；若出血量中等，可静脉给予垂体后叶素或酚妥拉明；若出血量大，经内科治疗无效，可考虑介入栓塞治疗或手术治疗。

7. 外科治疗　经充分的内科治疗感染不能控制及顽固反复发作、经保守治疗不能缓解反复大咯血以及局限性的支气管扩张者可考虑外科手术。不宜手术者可考虑支气管动脉栓塞术治疗。

8. 预防　可考虑应用疫苗、免疫调节剂预防和减少急性发作；戒烟。

【预后】

取决于支气管扩张的范围和有无并发症。

习题

简述支气管扩张的胸部影像表现。

答：胸部 X 线平片检查时，囊状支气管扩张的气道表现为显著的囊腔，腔内可存在气液平面。支气管扩张的其他表现为气道壁增厚，纵切面可显示为"双轨征"，横切面显示"环形阴影"。管腔显像较透亮区致密，产生不透明的管道或分支的管状结构。HRCT 可在横断面上清楚地显示扩张的支气管，现已成为支气管扩张症的主要诊断方法。

第六章　肺部感染性疾病

 教学目的

1. 掌握　肺炎的临床表现；肺炎链球菌肺炎的临床表现、X 线特点及治疗原则；葡萄球菌肺炎的临床表现及 X 线特点；肺脓肿的临床表现及诊断。

2. 熟悉　肺炎的分类、诊断及治疗原则；肺炎链球菌肺炎的发病机制、病理；葡萄球菌肺炎的病因和发病机制；肺脓肿的病因、发病机制和治疗。肺炎支原体肺炎、肺炎衣原体肺炎的实验室检查和治疗原则。

3. 了解　肺炎的病因、发病机制及病理；肺炎支原体肺炎、肺炎衣原体肺炎、病毒性肺炎、肺真菌病的发病机制、病理、诊断和治疗原则。

内容精讲

第一节　肺炎概述

肺炎是指终末气道、肺泡和肺间质的炎症，可由病原微生物、理化因素、免疫损伤、过敏及药物所致。细菌性肺炎是最常见的肺炎，也是最常见的感染性疾病之一。

【流行病学】

社区获得性肺炎和医院获得性肺炎近年发病率有增加的趋势。发病率和病死率高的原因与社会人口老龄化、吸烟、伴有基础疾病和免疫功能低下、不合理使用抗菌药物有关。

【病因、发病机制和病理】

正常的呼吸道免疫防御机制（支气管内黏液-纤毛运载系统、肺泡巨噬细胞等细胞防御的完整性等）使下呼吸道保持免除于细菌等致病菌感染。是否发生肺炎决定于两个因素：病原体和宿主因素。当病原体数量多，毒力强和（或）宿主呼吸道局部和全身免疫防御系统损害，即可发生肺炎。除了金黄色葡萄球菌、铜绿假单胞菌和肺炎克雷伯杆菌等可引起肺组织的坏死性病变易形成空洞外，肺炎治愈后多不遗留瘢痕，肺的结构与功能均可恢复。

【分类】

（一）解剖分类

1. 大叶性（肺泡性）肺炎　典型者表现为肺实质炎症，通常并不累及支气管。致病菌多为肺炎链球菌。X 线胸片显示肺叶或肺段的实变阴影。

2. 小叶性（支气管性）肺炎　其病原体有肺炎链球菌、葡萄球菌、病毒、肺炎支原体以及军团菌等。支气管腔内有分泌物，故常可闻及湿性啰音。X 线显示为沿肺纹理分布的不规则斑片状阴影，边缘密度浅而模糊，无实变征象，肺下叶常受累。

3. 间质性肺炎　以肺间质为主的炎症，可由细菌、支原体、衣原体、病毒或肺孢子菌等引起。X 线通常表现为一侧或双侧肺下部的不规则条索状阴影，从肺门向外伸展，可呈网状，其间可有小片肺不张阴影。

（二）病因分类

分为细菌性肺炎、非典型病原体所致肺炎、病毒性肺炎、肺真菌病、其他病原体所致肺炎、理化因素所致肺炎。

（三）患病环境分类

1. 社区获得性肺炎（CAP） 是指在医院外罹患的感染性肺实质炎症，包括具有明确潜伏期的病原体感染而在入院后平均潜伏期内发病的肺炎。

2. 医院获得性肺炎（HAP） 亦称医院内肺炎，是指患者住院期间没有接受有创机械通气，也不处于潜伏期，而于入院 48h 后在医院（包括老年护理院、康复院等）内新发生的肺炎。HAP 还包括呼吸机相关性肺炎和卫生保健相关性肺炎。

★【临床表现】

常见症状为咳嗽、咳痰，或原有呼吸道症状加重，并出现脓性痰或血痰，伴或不伴胸痛。病变范围大者可有呼吸困难、呼吸窘迫。大多数患者有发热。早期肺部体征无明显异常，重症者可有呼吸频率增快、鼻翼扇动、发绀。肺实变时有典型的体征，如叩诊浊音、语颤增强和支气管呼吸音等，也可闻及湿啰音。

【诊断与鉴别诊断】

肺炎的诊断程序如下。

（一）确定肺炎诊断

首先必须把肺炎与上呼吸道感染和下呼吸道感染区别开来。上、下呼吸道感染虽然有咳嗽、咳痰和发热等症状，但无肺实质浸润，胸部 X 线检查可鉴别。其次，应把肺炎与其他类似肺炎的疾病区别开来，如肺结核、肺癌、肺血栓栓塞症、非感染性肺部浸润。

（二）评估严重程度

评价病情的严重程度对于决定在门诊或入院治疗甚或 ICU 治疗至关重要。我国推荐使用 CURB-65 作为判断 CAP 患者是否需要住院治疗的标准，满足 1 项得 1 分：①意识障碍；②尿素氮 BUN＞7mmol/L；③收缩压＜90mmHg 或舒张压≤60mmHg；④呼吸频率≥30 次/分；⑤年龄≥65 岁。评分 0～1 分，原则上门诊治疗即可；2 分建议住院或严格随访下院外治疗；3～5 分应住院治疗。若 CAP 符合下列 1 项主要标准或≥3 项次要标准者可诊断为重症肺炎，考虑收入 ICU 治疗。主要标准：①需要有创机械通气；②感染性休克经积极液体复苏后仍需要血管收缩剂治疗。次要标准：①呼吸频率≥30 次/分；②氧合指数（PaO_2/FiO_2）≤250mmHg；③多肺叶浸润；④意识障碍和（或）定向障碍；⑤氮质血症（BUN≥20mg/dL）；⑥收缩压＜90mmHg，需要积极的液体复苏。

（三）确定病原体

采集呼吸道标本行细菌培养时尽可能在抗菌药物应用前采集，避免污染，及时送检，其结果才能起到指导治疗的作用。常用的方法有：痰、经纤维支气管镜或人工气道吸引、防污染样本毛刷、支气管肺泡灌洗、经皮细针吸检和开胸肺活检、血和胸腔积液培养、尿抗原试验、血清学检查。

【治疗】

抗感染治疗是肺炎治疗的关键环节，包括经验性治疗和针对病原体治疗。

青壮年和无基础疾病的 CAP 患者，常用青霉素类、第一代头孢菌素等。老年人、有基础疾病或需要住院的 CAP，常用氟喹诺酮类，第二、三代头孢菌素，β-内酰胺类/β-内酰胺酶抑制剂，或厄他培南，可联合大环内酯类。HAP 常用第二、三代头孢菌素，β-内酰胺类/β-内酰胺酶抑制剂，氟喹诺酮类或碳青霉烯类。

重症肺炎的治疗首先应选择广谱的强力抗菌药物，并应足量、联合用药。初始经验性治疗不足或不合理，或而后根据病原学结果调整抗菌药物，其病死率均明显高于初始治疗正确者。

抗生素治疗应尽早进行，一旦怀疑为肺炎即马上给予首剂抗生素，越早治疗预后越好。抗生素疗程 7~10 天或更长时间，如体温正常 48~72h，肺炎临床稳定可停用抗生素。

抗生素治疗后 72h 应对病情进行评价，有效时表现体温下降，症状改善，临床状态稳定，白细胞、C 反应蛋白和降钙素原逐渐降低或恢复正常，X 线影像病灶吸收较迟。如 72h 后症状无改善，其原因可能有：①药物未能覆盖致病菌，或细菌耐药；②特殊病原体感染如结核分枝杆菌、真菌、病毒等；③出现并发症或存在影响疗效的宿主因素（如免疫抑制）；④非感染性疾病误诊为肺炎；⑤药物热。

【预防】

加强体育锻炼，增强体质。

第二节 细菌性肺炎

一、肺炎链球菌肺炎

肺炎链球菌肺炎是由肺炎链球菌（SP）所引起的肺炎，约占 CAP 的半数。通常急骤起病，以高热、寒战、咳嗽、血痰及胸痛为特征。X 线胸片呈肺段或肺叶急性炎症实变。近年来因抗菌药物的广泛使用，致使本病的起病方式、症状及 X 线改变均不典型。

【病因和发病机制】

SP 为革兰染色阳性球菌。机体免疫功能受损时，有毒力的 SP 入侵人体而致病。SP 不产生毒素，不引起原发性组织坏死或形成空洞。

【病理】

病理改变有充血期、红肝变期、灰肝变期及消散期。病变消散后肺组织结构多无损坏，不留纤维瘢痕。极个别患者肺泡内纤维蛋白吸收不完全，甚至有成纤维细胞形成，形成机化性肺炎。

★【临床表现】

1. 症状 发病前常有受凉、淋雨、疲劳、醉酒、病毒感染史，多有上呼吸道感染的前驱症状。起病多急骤，高热、寒战，咳嗽咳痰、可带血或呈铁锈色。可有患侧胸部疼痛，放射到肩部或腹部，咳嗽或深呼吸时加剧，胃纳锐减，偶有恶心、呕吐、腹痛或腹泻，易被误诊为急腹症。

2. 体征 患者呈急性热病容，鼻周有单纯疱疹，病变广泛时可出现发绀。早期肺部体征无明显异常。肺实变时叩诊浊音、触觉语颤增强并可闻及支气管呼吸音。消散期可闻及湿啰音。

【并发症】

肺炎链球菌肺炎的并发症近年来已很少见，有胸膜炎、脓胸、心包炎、脑膜炎和关节炎等。严重脓毒症或毒血症患者易发生感染性休克。

【实验室和其他检查】

血白细胞升高，中性粒细胞多在 80% 以上，并有核左移。年老体弱、免疫功能低下者的白细胞计数可不增高，但中性粒细胞的百分比仍增高。痰直接涂片或痰培养可发现肺炎链球菌。

X 线影像早期仅见肺纹理增粗，或受累的肺段、肺叶稍模糊，病情发展表现为大片炎症浸润阴影或实变影，在实变阴影中可见支气管充气征。在消散期，X 线显示炎性浸润逐渐吸收，可有片状区域吸收较快而呈现"假空洞"征。老年患者肺炎病灶消散较慢，容易吸收不完全而成为机化性肺炎。

【诊断】

根据典型症状与体征，结合胸部 X 线检查，易作出初步诊断。病原菌检测是确诊本病的主要依据。

★【治疗】

1. 抗生素治疗 首选青霉素 G。对青霉素过敏者，或感染耐青霉素菌株者，用呼吸氟喹诺酮类、头孢噻肟或头孢曲松等药物，感染 MDR 菌株者可用万古霉素、替考拉宁或利奈唑胺。

2. 支持疗法 患者应卧床休息，注意补充足够蛋白质、热量及维生素。剧烈胸痛者，可酌用少量镇痛药，如可待因 15mg。不用阿司匹林或其他解热药，以免过度出汗、脱水及干扰真实热型，导致临床判断错误。若有明显麻痹性肠梗阻或胃扩张，应暂时禁食、禁饮和胃肠减压，直至肠蠕动恢复。烦躁不安、谵妄、失眠者酌用地西泮或水合氯醛，禁用抑制呼吸的镇静药。

3. 并发症的处理 若体温降而复升或 3 天后仍不降者，应考虑 SP 的肺外感染，如脓胸、心包炎或关节炎等，若持续发热应寻找其他原因。

二、葡萄球菌肺炎

葡萄球菌肺炎是由葡萄球菌引起的急性肺化脓性炎症。

【**病因和发病机制**】

葡萄球菌为革兰染色阳性球菌，可分为凝固酶阳性的葡萄球菌（主要为金黄色葡萄球菌）及凝固酶阴性的葡萄球菌（如表皮葡萄球菌和腐生葡萄球菌等）。其致病物质主要是毒素与酶，血浆凝固酶阳性者致病力较强。

【**病理**】

经呼吸道吸入的肺炎常呈大叶性分布或呈广泛的、融合性的支气管肺炎。当坏死组织或脓液阻塞细支气管，形成单向活瓣作用，产生张力性肺气囊肿。

皮肤感染灶中的葡萄球菌可经血循环抵达肺部，引起多处肺实变、化脓及组织破坏，形成单个或多发性肺脓肿（血流感染）。

【**临床表现**】

1. 症状 起病多急骤，寒战、高热，胸痛，痰脓性、量多、带血丝或呈脓血状，毒血症状明显，严重者可出现周围循环衰竭。血源性葡萄球菌肺炎常有皮肤伤口、疖痈和中心静脉导管置入等，或静脉吸毒史，较少咳脓性痰。

2. 体征 早期可无体征，然后可出现两肺散在性湿啰音。血源性葡萄球菌肺炎应注意肺外病灶，静脉吸毒者多有皮肤针口和三尖瓣赘生物，可闻及心脏杂音。

【**实验室和其他检查**】

外周血白细胞计数明显升高，中性粒细胞比例增加，核左移。

胸部 X 线显示肺段或肺叶实变，或形成空洞，或呈小叶状浸润，其中有单个或多发的液气囊腔。另一特征是 X 线阴影的易变性，表现为一处炎性浸润消失而在另一处出现新的病灶，或很小的单一病灶发展为大片阴影。

【**诊断**】

根据全身毒血症状、咳嗽、脓血痰，白细胞计数增高、中性粒细胞比例增加、核左移并有中毒颗粒和 X 线表现，可作出初步诊断。细菌学检查是确诊的依据，可行痰、胸腔积液、血和肺穿刺物培养。

【**治疗**】

强调应早期清除引流原发病灶，选用敏感的抗生素。近年来，金黄色葡萄球菌对青霉素 G 的耐药率已高达 90%左右，因此可选用耐青霉素酶的半合成青霉素或头孢菌素，联合氨基糖苷类如阿米卡星等，亦有较好疗效。对于 MRSA，则应选用万古霉素、替考拉宁和利奈唑胺等。

第三节 其他病原体所致肺部感染

一、肺炎支原体肺炎

肺炎支原体肺炎是由肺炎支原体（MP）引起的呼吸道和肺部的急性炎症改变，常同时有咽炎、支气管炎和肺炎。

【病因和发病机制】

MP 是介于细菌和病毒之间、兼性厌氧、能独立生活的最小微生物。MP 不侵入肺实质，致病性可能与患者对病原体或其代谢产物的过敏反应有关。

【病理】

肺部病变呈片状或融合成支气管肺炎、间质性肺炎和细支气管炎。

【临床表现】

有乏力、咽痛、头痛、咳嗽、发热、食欲不振、腹泻、肌痛、耳痛等症状。咳嗽多为阵发性刺激性呛咳，咳少量黏液。发热可持续 2～3 周，体温恢复正常后可能仍有咳嗽。体格检查可见咽部充血，儿童偶可并发鼓膜炎或中耳炎，颈淋巴结肿大。

【实验室和其他检查】

血白细胞总数正常或略增高，以中性粒细胞为主。起病 2 周后，约 2/3 患者冷凝集试验阳性，如果滴度逐步升高，更有诊断价值。血清支原体 IgM 抗体≥1：64，或恢复期抗体滴度有 4 倍增高，可进一步确诊。

X 线检查显示肺部多种形态的浸润影，呈节段性分布，以肺下野为多见，病变常经 3～4 周后自行消散。

【诊断和鉴别诊断】

需综合临床症状、X 线影像表现及血清学检查结果作出诊断。培养分离出肺炎支原体对诊断有决定性意义，但检出率低。本病应与病毒性肺炎、军团菌肺炎等鉴别。

【治疗】

大环内酯类抗菌药物（如红霉素、罗红霉素和阿奇霉素）为首选，对大环内酯不敏感者则可选用呼吸氟喹诺酮类。疗程一般 2～3 周。因肺炎支原体无细胞壁，青霉素或头孢菌素类等抗菌药物无效。

二、肺炎衣原体肺炎

肺炎衣原体肺炎是由肺炎衣原体（CP）引起的急性肺部炎症，常累及上下呼吸道，可引起咽炎、喉炎、扁桃体炎、鼻窦炎、支气管炎和肺炎。

【病因和发病机制】

CP 是一种人类致病原，属于人-人传播，可能主要是通过呼吸道的飞沫传染，也可能通过污染物传染。年老体弱、营养不良、COPD、免疫功能低下者易被感染。感染后免疫力很弱，易于反复。

★**【临床表现】**

通常症状较轻，伴有发热、寒战、肌痛、干咳、非胸膜炎性胸痛、头痛、不适和乏力。可发生肺炎或支气管炎，也可伴有肺外表现，如中耳炎、关节炎、甲状腺炎、脑炎、吉兰-巴雷综合征等。体格检查肺部偶闻湿啰音，随肺炎病变加重湿啰音可变得明显。

【实验室和其他检查】

血白细胞正常或稍高，红细胞沉降率加快。原发感染者，早期可检测血清 IgM，再感染者测血清 IgG 滴度增高，或恢复期 IgM 有较大的升高，有诊断价值。咽拭子分离出肺炎衣原体是诊断的金标准。

X 线胸片表现以单侧、下叶肺泡渗出为主，可有胸腔积液，亦可发展成双侧，表现为肺间质和肺泡渗出混合存在。

【诊断和鉴别诊断】

应结合呼吸道和全身症状、X 线检查、病原学和血清学检查作综合分析。应注意与肺炎支原体肺炎鉴别。

【治疗】

首选红霉素，亦可选用多西环素或克拉霉素，疗程均为 14～21 天。阿奇霉素 0.5g/d，连用 5 天。呼吸氟喹诺酮类也可选用。

三、病毒性肺炎

病毒性肺炎是由上呼吸道病毒感染，向下蔓延所致的肺部炎症。

【病因和发病机制】

引起成人肺炎的常见病毒为甲、乙型流感病毒、腺病毒、副流感病毒、呼吸道合胞病毒和冠状病毒等。免疫抑制宿主、骨髓移植和器官移植受者易患病毒性肺炎。患者可同时受一种以上病毒感染，并常继发细菌感染如金黄色葡萄球菌感染，免疫抑制宿主还常继发真菌感染。呼吸道病毒可通过飞沫与直接接触传播，且传播迅速、传播面广。病毒性肺炎为吸入性感染。

【病理】

单纯病毒性肺炎多为间质性肺炎，肺泡间隔有大量单核细胞浸润。病变吸收后可留有肺纤维化。

【临床表现】

起病较急，发热、头痛、全身酸痛，常在急性流感症状尚未消退时，即出现咳嗽、少痰或白色黏液痰、咽痛等呼吸道症状。小儿或老年人易发生重症病毒性肺炎，表现为呼吸困难、发绀，甚至发生休克、心力衰竭和呼吸衰竭等并发症。本病常无显著的胸部体征，病情严重者有呼吸浅速、心率增快、发绀、肺部干湿性啰音。

【实验室和其他检查】

白细胞计数正常、稍高或偏低，红细胞沉降率通常在正常范围。

胸部 X 线检查可见肺纹理增多，小片状浸润或广泛浸润，病情严重者显示双肺弥漫性结节性浸润。

【诊断】

诊断依据为临床症状及 X 线改变，并排除由其他病原体引起的肺炎。确诊则有赖于病原学检查，包括病毒分离、血清学检查以及病毒抗原的检测。

【治疗】

以对症为主，卧床休息，居室保持空气流通，注意隔离消毒，预防交叉感染。给予足量维生素及蛋白质，多饮水及少量多次进软食，酌情静脉输液及吸氧。保持呼吸道通畅，及时清除上呼吸道分泌物等。

病毒抑制药物有：①利巴韦林；②阿昔洛韦；③更昔洛韦；④奥司他韦；⑤阿糖腺苷；⑥金刚烷胺。

[附1]　严重急性呼吸综合征

严重急性呼吸综合征是由 SARS 冠状病毒（SARS-CoV）引起的一种具有明显传染性、可累及多个器官系统的特殊肺炎。

【病原体】

SARS 冠状病毒。

【发病机制和病理】

SARS 病毒通过短距离飞沫、气溶胶或接触污染的物品传播。病理改变主要显示弥漫性肺泡损伤和炎症细胞浸润。

【临床表现】

潜伏期 2～10 天。起病急骤，多以发热为首发症状，体温大于 38℃，可有寒战、咳嗽、少痰、心悸、呼吸困难或呼吸窘迫。患者多无上呼吸道卡他症状。肺部体征不明显。

【实验室和其他检查】

外周血白细胞计数一般不升高，或降低，常有淋巴细胞减少，可有血小板降低。

胸部 X 线检查早期可无异常，一般 1 周内逐渐出现肺纹理粗乱的间质性改变、斑片状或片状渗出影，可在 2～3 天内波及一侧肺野或两肺，约半数波及双肺。病变后期部分患者肺部有纤维化改变。

病原诊断早期可用鼻咽部冲洗/吸引物、血、尿、便等标本行病毒分离和聚合酶链反应（PCR）。血清 SARS 病毒特异性 IgM、IgG 抗体有助于诊断和鉴别诊断。

【诊断】

有与 SARS 患者接触或传染给他人的病史，起病急、高热、有呼吸道和全身症状，血白细胞正常或降低，有胸部影像学变化，配合 SARS 病原学检测阳性，排除其他表现类似的疾病，可以作出 SARS 的诊断。

【治疗】

一般性治疗和抗病毒治疗，重症患者可酌情使用糖皮质激素。对出现低氧血症患者，可使用无创机械通气，应持续使用直至病情缓解，如效果不佳或出现急性呼吸窘迫综合征（ARDS），应及时进行有创机械通气治疗。

[附2] 高致病性人禽流感病毒性肺炎

人禽流行性感冒是由禽甲型流感病毒某些亚型中的一些毒株引起的急性呼吸道传染病，可引起肺炎和多器官功能障碍。

【病原体】

禽流感病毒属正黏病毒科甲型流感病毒属。

【发病机制和病理】

人感染 H5N1 迄今的证据符合禽-人传播，可能存在环境-人传播。

尸检可见高致病性人禽流感病毒性肺炎有严重肺损伤伴弥漫性肺泡损害。

【临床表现】

潜伏期 1～7 天，大多数在 2～4 天。主要症状为发热，体温大多持续在 39℃ 以上，可伴有流涕、鼻塞、咳嗽、咽痛、头痛、肌肉酸痛和全身不适。部分患者可有恶心、腹痛、腹泻、稀水样便等消化道症状。

重症患者可出现高热不退，病情发展迅速，几乎所有患者都有临床表现明显的肺炎，常出现急性肺损伤、ARDS、肺出血。

【实验室和其他检查】

血白细胞不高或减少，尤其是淋巴细胞减少，并有血小板减少。病毒抗原及基因检测可检测甲型流感病毒核蛋白抗原（NP）或基质蛋白（M1）、禽流感病毒 H 亚型抗原。

【治疗】

凡疑诊或确诊 H5N1 感染的患者都要住院隔离，进行临床观察和抗病毒治疗，尽早（在发病 48h 内）口服奥司他韦。重症高致病性人禽流感病毒性肺炎患者，常需通气支持，也可用皮质类固醇治疗。

四、肺真菌病

肺真菌病是最常见的深部真菌病。近年来由于广谱抗菌药物、糖皮质激素、化疗药物及免疫抑制剂的广泛使用，器官移植的开展，以及免疫缺陷病如艾滋病增多，肺真菌病有增多。

病理改变可有过敏、化脓性炎症反应或形成慢性肉芽肿。X 线表现无特征性，可为支气管肺炎、大叶性肺炎、单发或多发结节，乃至肿块状阴影和空洞。肺真菌病临床表现无特异性，诊断时必须综合考虑宿主因素、临床特征、微生物学检查和组织病理学资料，病理学诊断仍是肺真菌病的金标准。

★（一）肺念珠菌病

肺念珠菌病又称支气管肺念珠菌病，是由白念珠菌或其他念珠菌所引起的急性、亚急性或慢性下呼吸道真菌病。肺念珠菌病有两种类型，亦是病程发展中的两个阶段。

1. 支气管炎型　阵发性刺激性咳嗽，咳多量似白泡沫塑料状稀痰，偶带血丝，随病情进展，痰稠如糨糊状。憋喘、气短，尤以夜间为甚，多无发热。X线影像仅示两肺中下野纹理增粗。

2. 肺炎型　畏寒、高热，咳白色泡沫黏痰，有酵臭味，或呈胶冻状，有时咯血。胸部X线显示双下肺纹理增多，伴散在的大小不等、形状不一的结节状阴影，或融合的均匀大片浸润，自肺门向周边扩展，可形成空洞。

诊断肺念珠菌病，要求合格的痰或支气管分泌物标本2次镜检酵母假菌丝或菌丝阳性以及真菌培养有念珠菌生长且2次培养为同一菌种。G试验连续2次阳性有助于诊断。确诊需组织病理学依据。

轻症患者在消除诱因后，病情常能逐渐好转，病情严重者则应及时应用抗真菌药物。氟康唑、伊曲康唑、伏立康唑有效，棘白菌素类抗真菌药也有效。

★（二）肺曲霉病

肺曲霉病可由多种曲霉引起，烟曲霉为主要致病原。该真菌常寄生在上呼吸道，慢性病患者免疫力极度低下时才能致病。曲霉的内毒素使组织坏死，病灶可为浸润性、实变、空洞、支气管周围炎或粟粒状弥漫性病变。

肺曲霉病的确诊有赖于组织培养（病变器官活检标本）及组织病理学检查。血、尿、脑脊液及肺泡灌洗液曲霉半乳甘露聚糖测定（GM试验）和PCR测定血中曲霉DNA对本病诊断亦有帮助，动态观察其变化对诊断更有价值。临床上肺曲霉病可分以下五种类型。

1. 侵袭性肺曲霉病　是最常见的类型。症状以干咳、胸痛常见，部分有咯血，病变广泛时出现气急和呼吸困难，甚至呼吸衰竭。X线胸片表现为以胸膜基底的多发的楔形、结节、肿块阴影或空洞；胸部CT早期为晕轮征，即肺结节影（水肿或出血）周围环绕低密度影（缺血），后期为新月体征。

2. 侵袭性气管支气管曲霉病　病变主要局限于大气道，支气管镜检查可见气道壁假膜、溃疡、结节等。常见症状为频繁咳嗽、胸痛、发热和咯血。需要经支气管镜确诊。

3. 慢性坏死性肺曲霉病　曲霉直接侵袭肺实质，患者表现为肺部空洞性病变，长期呼吸道症状和血清抗曲霉属抗体阳性。

4. 曲霉肿　又称曲菌球。曲霉肿不侵犯组织，常继发于支气管囊肿、支气管扩张症、肺脓肿和肺结核空洞。可有刺激性咳嗽，常反复咯血，甚至发生威胁生命的大咯血。X线胸片显示在原有的慢性空洞内有一团球影，随体位改变而在空腔内移动。

5. 变应性支气管肺曲霉病（ABPA）　多由烟曲霉引起的气道高反应性疾病。患者喘息、畏寒、发热、乏力、刺激性咳嗽、咳棕黄色脓痰，偶带血。胸片或CT显示中央型支气管扩张和一过性肺浸润，表现为上叶一过性实变或不张，磨玻璃阴影伴马赛克征，黏液嵌塞，可发生于双侧。

侵袭性肺曲霉病、侵袭性气管支气管曲霉病和慢性坏死性肺曲霉病的治疗首选伏立康唑，还可选用卡泊芬净、米卡芬净、两性霉素B或两性霉素B脂质体等药物。曲霉肿的治疗主要是预防威胁生命的大咯血，如条件许可应行手术治疗。ABPA的治疗首选糖皮质激素，其剂量和疗程根据情况决定，抗真菌治疗可选用伊曲康唑。

（三）肺隐球菌病

肺隐球菌病多由吸入环境中的新型隐球菌引起。多发于免疫抑制宿主，如艾滋病患者；约20％发生在免疫功能正常的健康人。

轻者可有发热、干咳、偶有少量咯血、乏力、体重减轻。重症患者有气急和低氧血症。影像学表现的征象为胸膜下结节，也可表现为肺炎、多发结节、空洞、肿块样损害。

诊断需要组织学和微生物学证据，如经皮肺活检。

治疗上可选用氟康唑、伊曲康唑或两性霉素B。

（四）肺孢子菌肺炎

肺孢子菌肺炎（PCP）是肺孢子菌（PC）引起的肺部感染，是免疫功能低下患者最常见、最严重的机会感染性疾病。

PCP的感染途径为空气传播和体内潜伏状态PC的激活。在不同个体及疾病的不同病程，PCP临床表现差异甚大。根据临床表现通常分为两型。

1. 流行型或经典型　主要见于早产儿、营养不良儿，年龄多在2～6个月，起病常常隐匿，进展缓慢。初期大多有拒睡或食欲下降、腹泻、低热、体重减轻，逐渐出现干咳、气急，并呈进行性加重，发生呼吸困难、鼻翼扇动和发绀。

2. 散发型或现代型　多见于免疫缺陷者，偶见于健康者。化疗或器官移植患者并发PCP时进展迅速，而艾滋病患者并发PCP时进展较缓慢。初期表现有食欲不振、体重减轻，而后出现干咳、发热、发绀、呼吸困难，很快发生呼吸窘迫。

PCP患者常表现症状和体征分离现象，即症状虽重，体征常缺如。

外周血白细胞计数升高，部分患者减少，分类正常或核左移，嗜酸性粒细胞增加，淋巴细胞绝对值减少。胸部X线检查早期典型改变为双侧肺门周围弥漫性渗出，呈网状和小结节状影，然后迅速进展成双侧肺门的蝶状影，呈肺实变，可见支气管充气征。

病原学检查可用痰或诱导痰标本，经纤维支气管镜刷检、支气管肺活检、支气管肺泡灌洗、经皮肺穿刺和开胸肺活检等标本染色观察包囊壁、囊内结构和滋养体。

治疗首选复方磺胺甲噁唑。也可选用氨苯砜，棘白菌素类抗真菌药也有效。

第四节　肺脓肿

肺脓肿是由多种病原体所引起的肺组织化脓性病变。临床特征为高热、咳嗽和咳大量脓臭痰。胸部X线显示一个或多发的含气液平的空洞，如多个直径小于2cm的空洞则称为坏死性肺炎。

★【病因和发病机制】

病原体与感染途径密切相关。根据感染途径，肺脓肿可分为以下类型。

1. 吸入性肺脓肿　病原体经口、鼻、咽腔吸入致病。脓肿常为单发，其部位与支气管解剖和体位有关。由于右主支气管较陡直，且管径较粗大，吸入物易进入右肺。仰卧位时，好发于右上叶后段或下叶背段；坐位时好发于下叶后基底段；右侧卧位时，则好发于右上叶前段或后段。病原体多为厌氧菌，常为混合感染。也可见需氧和兼性厌氧菌，常见包括肺炎链球菌、金黄色葡萄球菌、溶血性链球菌、草绿色链球菌、肺炎克雷伯杆菌、大肠埃希菌和铜绿假单胞菌等。

2. 继发性肺脓肿　某些细菌性肺炎，如金黄色葡萄球菌、肺炎克雷伯杆菌和铜绿假单胞菌等可继发肺脓肿。支气管扩张症、支气管囊肿、支气管肺癌、肺结核空洞、支气管阻塞等继发感染可导致继发性肺脓肿，肺部邻近器官化脓性病变波及到肺也可引起肺脓肿。阿米巴肝脓肿好发于右肝顶部，易穿破膈肌至右肺下叶，形成阿米巴肺脓肿。

3. 血源性肺脓肿 因皮肤外伤感染、疖、痈、中耳炎或骨髓炎等所致的菌血症可形成肺脓肿。血源性肺脓肿常为两肺外野的多发性脓肿。致病菌以金黄色葡萄球菌、表皮葡萄球菌及链球菌为常见。

【病理】

感染物阻塞细支气管，小血管炎性栓塞，致病菌繁殖引起肺组织化脓性炎症、坏死，形成肺脓肿，继而坏死组织液化破溃到支气管，脓液部分排出，形成有气液平的脓腔。肺脓肿可完全吸收或仅剩少量纤维瘢痕。

急性肺脓肿治疗不彻底，或支气管引流不畅，导致大量坏死组织残留脓腔，炎症迁延 3 个月以上则称为慢性肺脓肿。

★【临床表现】

（一）症状

吸入性肺脓肿患者多有误吸的诱因，急性起病，畏寒、高热、咳嗽、咳黏液痰或黏液脓性痰。如感染不能及时控制，约 1～2 周后，咳嗽加剧，咳出大量脓臭痰及坏死组织，每日 300～500mL。约有 1/3 患者有不同程度的咯血。血源性肺脓肿多先有畏寒、高热等全身脓毒症的表现，经数日或数周后才出现咳嗽、咳痰，痰量不多，极少咯血。慢性肺脓肿患者常有咳嗽、咳脓痰、反复发热和咯血，持续数周到数月。

（二）体征

体征与肺脓肿的大小和部位有关。

【实验室和其他检查】

1. 生化检查 急性肺脓肿血白细胞总数达（20～30）×10⁹/L，中性粒细胞在 90% 以上，核明显左移，常有毒性颗粒。慢性患者的血白细胞可稍升高或正常，红细胞和血红蛋白减少。

2. 微生物学检查 痰涂片革兰染色，痰、胸腔积液和血培养包括需氧和厌氧菌培养，以及抗菌药物敏感试验。

3. 影像学检查 早期 X 线表现为大片浓密模糊浸润阴影，边缘不清，或为团片状浓密阴影，分布在一个或数个肺段。在肺组织坏死、肺脓肿形成后，脓液经支气管排出后可出现圆形透亮区及气液平面，其四周被浓密的炎症浸润所环绕。血源性肺脓肿的病灶分布在一侧或两侧，呈散在局限炎症，或边缘整齐的球形病灶，中央有小脓腔和气液平面。

CT 则能更准确定位及区别肺脓肿和有气液平的局限性脓胸，发现体积较小的脓肿。

4. 纤维支气管镜检查 有助于明确病因和病原学诊断，并可用于治疗，如取痰液标本行需氧和厌氧菌培养。可经纤维支气管镜插入导管，尽量接近或进入脓腔，吸引脓液、冲洗支气管及注入抗菌药物，以提高疗效与缩短病程。

【诊断和鉴别诊断】

对有误吸入史，突发畏寒、高热、咳嗽和咳大量脓臭痰等的患者，其血白细胞总数及中性粒细胞显著增高，X 线示浓密的炎性阴影中有空腔、气液平面，可诊断为急性肺脓肿。有皮肤创伤感染、疖、痈等化脓性病灶，或静脉吸毒者患心内膜炎，出现发热不退、咳嗽、咳痰等症状，X 线胸片示两肺多发性肺脓肿，可诊断为血源性肺脓肿。

肺脓肿应与下列疾病相鉴别：细菌性肺炎、肺结核纤维空洞继发感染、支气管肺癌、肺囊肿继发感染等。

【治疗】

1. 抗生素治疗 吸入性肺脓肿多为厌氧菌感染，一般均对青霉素敏感。如青霉素疗效不佳，可选用其他抗生素，如林可霉素、克林霉素、甲硝唑、碳青霉烯类和 β-内酰胺类/β-内酰胺酶抑制剂。血源性肺脓肿多为葡萄球菌和链球菌感染，可选用耐 β-内酰胺酶的青霉素或头孢菌素。

MRSA 感染选用万古霉素或替考拉宁或利奈唑胺。阿米巴原虫感染，选用甲硝唑治疗。如为革兰阴性杆菌，则可选用第二代或第三代头孢菌素、氟喹诺酮类，可联用氨基糖苷类抗菌药物。

2. 脓液引流　可用祛痰药，或雾化吸入生理盐水、祛痰药或支气管舒张药以利痰液引流。可采取体位引流排痰，引流的体位应使脓肿处于最高位。经纤维支气管镜冲洗及吸引也是引流的有效方法。

3. 手术治疗　适应证为：①肺脓肿病程超过 3 个月，经内科治疗脓腔不缩小，或脓腔过大（5cm 以上）估计不易闭合者；②大咯血经内科治疗无效或危及生命；③伴有支气管胸膜瘘或脓胸经抽吸、引流和冲洗疗效不佳者；④支气管阻塞限制了气道引流，如肺癌。

【预防】

要重视口腔、上呼吸道慢性感染病灶的治疗。

习题

1. 按患病环境分类，肺炎分哪几类？

答：① 社区获得性肺炎（CAP）：是指在医院外罹患的感染性肺实质炎症，包括具有明确潜伏期的病原体感染而在入院后平均潜伏期内发病的肺炎。

② 医院获得性肺炎（HAP）：亦称医院内肺炎，是指患者住院期间没有接受有创机械通气，也不处于潜伏期，而于入院 48h 后在医院（包括老年护理院、康复院等）内新发生的肺炎。HAP 还包括呼吸机相关性肺炎和卫生保健相关性肺炎。

2. 肺炎支原体肺炎治疗应选用什么抗菌药物？

答：大环内酯类抗菌药物为首选，对大环内酯不敏感者则可选用呼吸氟喹诺酮类。青霉素或头孢菌素类等抗生素无效。

3. 血源性肺脓肿的常见病原体有哪些？

答：以金黄色葡萄球菌、表皮葡萄球菌及链球菌为常见。

第七章　肺结核

 教学目的

1. 掌握　肺结核的临床表现；结核病的分类标准。

2. 熟悉　结核病在人体的发生与发展；肺结核的诊断方法及诊断程序、记录方式；肺结核的治疗原则、抗结核药的使用方法；肺结核的实验室检查。

3. 了解　结核病的传播途径、病理及结核病控制策略与措施。

内容精讲

【流行病学】

全球有 1/3 的人曾受到结核分枝杆菌的感染，我国结核病疫情比较严重。

【结核分枝杆菌】

结核病的病原菌为结核分枝杆菌复合群，包括结核分枝杆菌、牛分枝杆菌、非洲分枝杆菌和田鼠分枝杆菌。人肺结核的致病菌 90％以上为结核分枝杆菌。

【结核病在人群中的传播】

结核病在人群中的传染源主要是痰直接涂片阳性的结核病患者。飞沫传播是肺结核最重要的传播途径。传染性的大小除取决于患者排出结核分枝杆菌量的多少外，还与空间含结核分枝杆菌微滴的密度及通风情况、接触的密切程度和时间长短以及个体免疫力的状况有关。细胞免疫系统不完善的婴幼儿、老年人、HIV 感染者、免疫抑制剂使用者、慢性疾病患者等，免疫力低下，都是结核病的易感人群。

【结核病在人体的发生与发展】

1. 原发感染　首次吸入含结核分枝杆菌的气溶胶后，是否感染取决于结核分枝杆菌的毒力和肺泡内巨噬细胞固有的吞噬杀菌能力。原发病灶和肿大的气管支气管淋巴结合称为原发综合征。

当结核分枝杆菌首次侵入人体开始繁殖时，人体通过细胞介导的免疫系统对结核分枝杆菌产生特异性免疫，使原发病灶、肺门淋巴结和播散到全身各器官的结核分枝杆菌停止繁殖，原发病灶炎症迅速吸收或留下少量钙化灶，肿大的肺门淋巴结逐渐缩小、纤维化或钙化，播散到全身各器官的结核分枝杆菌大部分被消灭，这就是原发感染最常见的良性过程。但仍然有少量结核分枝杆菌没有被消灭，长期处于休眠期，成为继发性结核的潜在来源。

2. 结核病免疫和迟发性变态反应　结核病主要的免疫保护机制是细胞免疫，体液免疫对控制结核分枝杆菌感染的作用不重要。人体受结核分枝杆菌感染后，首先是巨噬细胞作出反应，肺泡中的巨噬细胞大量分泌白细胞介素（简称白介素）-1、白介素-6 和肿瘤坏死因子(TNF)-α 等细胞因子，使淋巴细胞和单核细胞聚集到结核分枝杆菌入侵部位，逐渐形成结核肉芽肿，限制结核分枝杆菌扩散并杀灭结核分枝杆菌。

3. 继发性结核　继发性肺结核的发病有两种类型，一种是发病慢，临床症状少而轻，多发生在肺尖或锁骨下，痰涂片检查阴性，一般预后良好；另一种是发病快，几周前肺部检查还是正常，发现时已出现广泛的病变、空洞和播散，痰涂片检查阳性。多发生在青春期女性、营养不良、抵抗力弱的群体以及免疫功能受损的患者。

【病理学】

1. 基本病理变化 结核病的基本病理变化是炎性渗出、增生和干酪样坏死。结核病的病理过程特点是破坏与修复常同时进行，故上述三种病理变化多同时存在，也可以某一种变化为主，而且可相互转化。

2. 病理变化转归 采用化学治疗后早期渗出性病变可完全吸收消失或仅留下少许纤维条索，一些增生病变或较小干酪样病变也可吸收缩小逐渐纤维化，形成散在的小硬结灶。未经化学治疗的干酪样坏死病变常发生液化或形成空洞，含有大量结核分枝杆菌的液化物可经支气管播散到对侧肺或同侧肺其他部位引起新病灶。经化疗后干酪样病变中的大量结核分枝杆菌被杀死，病变逐渐吸收缩小或形成钙化。

★【临床表现】

（一）症状

1. 呼吸系统症状 咳嗽、咳痰、痰中带血或咯血。有空洞形成时，痰量增多，若合并其他细菌感染，痰可呈脓性。若合并支气管结核，表现为刺激性咳嗽。结核累及胸膜时可表现胸痛，为胸膜性胸痛。呼吸困难多见于干酪样肺炎和大量胸腔积液患者。

2. 全身症状 长期午后潮热、盗汗、食欲减退和体重减轻等。育龄期女性患者可以有月经不调。

（二）体征

取决于病变性质和范围。病变范围较小时，可以没有任何体征；渗出性病变范围较大或干酪样坏死时，则可以有肺实变体征；当有较大范围的纤维条索形成时，气管向患侧移位，患侧胸廓塌陷、叩诊浊音、听诊呼吸音减弱并可闻及湿啰音。结核性胸膜炎时有胸腔积液体征。支气管结核可有局限性哮鸣音。少数患者可以有类似风湿热样表现，称为结核性风湿症。

【肺结核诊断】

（一）诊断方法

1. 病史和症状体征

（1）症状体征情况 明确症状的发展过程对肺结核的诊断有参考意义。

（2）诊断治疗过程 确定患者是新发现还是已发现病例。

（3）肺结核接触史 主要是家庭内接触史，对邻居、同事、同宿舍者等有无肺结核患者也应了解。

2. 影像学诊断 胸部X线检查是诊断肺结核的常规首选方法。肺结核影像特点是病变多发生在上叶的尖后段和下叶的背段和后基低段，呈多态性，即浸润、增殖、干酪、纤维钙化病变可同时存在，密度不均匀、边缘较清楚和病变变化较慢，易形成空洞和播散病灶。诊断最常用的摄影方法是正、侧位胸片。

CT能提高分辨率，优于胸部X线检查，更易发现隐蔽的病变、更早期显示微小的粟粒阴影，能准确显示纵隔淋巴结有无肿大。

3. 痰结核分枝杆菌检查

（1）痰标本的收集 初诊患者至少要送3份痰标本，包括清晨痰、夜间痰和即时痰，复诊患者每次送两份痰标本。无痰患者可采用痰诱导技术获取痰标本。

（2）痰涂片检查 是简单、快速、易行和可靠的方法，但欠敏感。

（3）培养法 常作为结核病诊断的金标准，也为药物敏感性测定和菌种鉴定提供菌株。

（4）药物敏感性测定 主要是初治失败、复发以及其他复治患者应进行药物敏感性测定。

（5）其他检测技术 PCR、核酸探针检测特异性DNA片段、色谱技术检测结核硬脂酸和分枝菌酸等菌体特异成分以及采用免疫学方法检测特异性抗原和抗体等。

4. 纤维支气管镜检查 常应用于支气管结核和淋巴结支气管瘘的诊断；对于肺内结核病灶，可以采集标本做病原体检查或肺活检获取标本检查。

5. 结核菌素试验 仅提示结核分枝杆菌的感染，而非检出结核病。结核菌素试验对儿童、少年和青年的结核病诊断有参考意义。结核分枝杆菌感染后需4～8周才建立充分变态反应，在此之前，结核菌素试验可呈阴性；营养不良、HIV感染、麻疹、水痘、癌症、严重的细菌感染包括重症结核病如粟粒型结核病和结核性脑膜炎等，结核菌素试验结果则多为阴性和弱阳性。

6. γ-干扰素释放试验 可以区分结核分枝杆菌自然感染与卡介苗接种和大部分非结核分枝杆菌感染。

（二）肺结核的诊断程序

肺结核的诊断应按以下程序：对有可疑症状患者进行筛选→是否为肺结核→有无活动性→是否排菌→是否耐药→明确初、复治。

★（三）结核病分类标准

1. 结核病分类和诊断要点

（1）原发型肺结核 包括原发综合征及胸内淋巴结结核。多见于少年儿童，无症状或症状轻微，多有结核病家庭接触史，结核菌素试验多为强阳性，X线胸片表现为哑铃型阴影，即原发病灶、引流淋巴管炎和肿大的肺门淋巴结，形成典型的原发综合征。若X线胸片只有肺门淋巴结肿大，则诊断为胸内淋巴结结核。肺门淋巴结结核可呈团块状、边缘清晰和密度高的肿瘤型，或边缘不清、伴有炎性浸润的炎症型。

（2）血行播散型肺结核 含急性血行播散型肺结核（急性粟粒型肺结核）及亚急性、慢性血行播散型肺结核。急性粟粒型肺结核多见于婴幼儿和青少年，特别是抵抗力明显下降的小儿，多同时伴有原发型肺结核，起病急，持续高热，中毒症状严重。X线胸片和CT检查开始为肺纹理重，在症状出现2周左右可发现由肺尖至肺底呈大小、密度和分布三均匀的粟粒状或结节阴影。亚急性、慢性血行播散型肺结核起病较缓，症状较轻，多无明显中毒症状，X线胸片呈双上、中肺野为主的大小不等、密度不同和分布不均的粟粒状或结节状阴影，新鲜渗出与陈旧硬结和钙化病灶共存。

（3）继发型肺结核 继发型肺结核含浸润性肺结核、干酪样肺炎和纤维空洞性肺结核等。

① 浸润性肺结核：浸润渗出性结核病变和纤维干酪增殖病变多发生在肺尖和锁骨下，影像学检查表现为小片状或斑点状阴影，可融合和形成空洞。渗出性病变易吸收，而纤维干酪增殖病变吸收很慢，可长期无改变。

② 空洞性肺结核：空洞形态不一，表现为虫蚀样空洞、薄壁空洞、张力性空洞、干酪溶解性空洞。空洞性肺结核多有支气管播散病变，临床症状较多，发热、咳嗽、咳痰和咯血等。空洞性肺结核患者痰中经常排菌。

③ 结核球：结核球内有钙化灶或液化坏死形成空洞，80%以上的结核球有卫星灶，结核球多小于3cm。

④ 干酪样肺炎：大叶性干酪样肺炎X线影像呈大叶性密度均匀磨玻璃状阴影，逐渐出现溶解区，呈虫蚀样空洞，可出现播散病灶，痰中能查出结核分枝杆菌。小叶性干酪性肺炎的症状和体征都比大叶性干酪性肺炎轻，X线影像呈小叶斑片播散病灶，多发生在双肺中下部。

⑤ 纤维空洞性肺结核：纤维空洞性肺结核的特点是病程长，反复进展恶化，肺组织破坏重，双侧或单侧出现纤维厚壁空洞和广泛的纤维增生，造成肺门抬高和肺纹理呈垂柳样，患侧肺组织收缩，纵隔向患侧移位，常见胸膜粘连和代偿性肺气肿。结核分枝杆菌长期检查阳性且常耐药。

（4）结核性胸膜炎 含结核性干性胸膜炎、结核性渗出性胸膜炎、结核性脓胸。

（5）其他肺外结核 按部位和脏器命名，如骨关节结核、肾结核、肠结核等。

（6）菌阴肺结核 菌阴肺结核为三次痰涂片及一次培养均阴性的肺结核，其诊断标准为：①典型肺结核临床症状和胸部X线表现；②抗结核治疗有效；③临床可排除其他非结核性肺部疾病；④PPD（5IU）强阳性，血清抗结核抗体阳性；⑤痰结核菌PCR和探针检测呈阳性；⑥肺外组织病理证实结核病变；⑦支气管肺泡灌洗（BAL）液中检出抗酸分枝杆菌；⑧支气管或肺部组织病理证实结核病变。具备①～⑥中3项或⑦～⑧中任何1项可确诊。

2. 痰菌检查记录格式 以涂（＋），涂（－），培（＋），培（－）表示。当患者无痰或未查痰时，则注明（无痰）或（未查）。

3. 治疗状况记录

（1）初治 有下列情况之一者为初治：①尚未开始抗结核治疗的患者；②正进行标准化疗方案用药而未满疗程的患者；③不规则化疗未满1个月的患者。

（2）复治 有下列情况之一者为复治：①初治失败的患者；②规则用药满疗程后痰菌又复阳的患者；③不规律化疗超过1个月的患者；④慢性排菌患者。

（四）肺结核的记录方式

按结核病分类、病变部位、范围、痰菌情况、化疗史程序书写。如，继发型肺结核双上涂（＋），复治。并发症（如自发性气胸、肺不张等）、并存病（如硅沉着病、糖尿病等）、手术（如肺切除术后、胸廓成形术后等）可在化疗史后按并发症、并存病、手术等顺序书写。

【鉴别诊断】

1. 肺炎 各种肺炎大都起病急，伴有发热，咳嗽、咳痰明显。胸片表现密度较淡且较均匀的片状或斑片状阴影，抗菌治疗后体温迅速下降，1～2周左右阴影有明显吸收。

2. 其他疾病 肺结核还应与慢性阻塞性肺疾病、支气管扩张症、肺癌、肺脓肿、纵隔和肺门疾病、败血症、白血病等进行鉴别。

★【结核病的化学治疗】

（一）化学治疗的原则

肺结核化学治疗的原则是早期、规律、全程、适量、联合。整个治疗方案分强化和巩固两个阶段。

（二）化学治疗的主要作用

化学治疗的主要作用为杀菌作用、防止耐药菌产生、灭菌。

（三）化学治疗的生物学机制

1. 药物对不同代谢状态和不同部位的结核分枝杆菌群的作用 结核分枝杆菌根据其代谢状态分为A、B、C、D四群。A菌群：快速繁殖，大量的A菌群多位于巨噬细胞外和肺空洞干酪液化部分，占结核分枝杆菌群的绝大部分。B菌群：处于半静止状态，多位于巨噬细胞内酸性环境中和空洞壁坏死组织中。C菌群：处于半静止状态，可有突然间歇性短暂的生长繁殖，许多生物学特点尚不十分清楚。D菌群：处于休眠状态，不繁殖，数量很少。抗结核药物对不同菌群的作用各异。

2. 耐药性 耐药性是基因突变引起的药物对突变菌的效力降低。其产生机制是各种药物开始早期杀菌作用速度的差异，某些菌群只有一种药物起灭菌作用，而在菌群再生长期间和菌群延缓生长期药物抑菌浓度存在差异所造成的结果。因此，强调在联合用药的条件下，也不能中断治疗，短程疗法最好应用全程督导化疗。

3. 间歇化学治疗 主要理论基础是结核分枝杆菌的延缓生长期。结核分枝杆菌接触不同的抗结核药物后产生不同时间的延缓生长期。

4. 顿服　抗结核药物血中高峰浓度的杀菌作用要优于经常性维持较低药物浓度水平的情况。

（四）常用抗结核病药物

1. 异烟肼（INH，H）　异烟肼是单一抗结核药物中杀菌力特别是早期杀菌力最强者。异烟肼对巨噬细胞内外的结核分枝杆菌均具有杀菌作用。

2. 利福平（RFP，R）　对巨噬细胞内外的结核分枝杆菌均有快速杀菌作用，特别是对 C 菌群有独特的杀菌作用。

3. 吡嗪酰胺（PZA，Z）　吡嗪酰胺具有独特的杀菌作用，主要是杀灭巨噬细胞内酸性环境中的 B 菌群。

4. 乙胺丁醇（EMB，E）　为结核分枝杆菌的抑菌药。

5. 链霉素（SM，S）　链霉素对巨噬细胞外碱性环境中的结核分枝杆菌有杀菌作用。

6. 抗结核药品固定剂量复合制剂的应用　由多种抗结核药品按照一定剂量的比例合理组成，能有效防止患者漏服某一药品，对提高患者的依从性，充分发挥联合用药的优势具有重要意义，成为预防耐药结核病发生的重要手段。

（五）标准化学治疗方案

1. 初治活动性肺结核（含涂阳和涂阴）治疗方案

（1）每日用药方案　2HRZE/4HR。

（2）间歇用药方案　$2H_3R_3Z_3E_3/4H_3R_3$。

2. 复治涂阳肺结核治疗方案　复治涂阳肺结核患者强烈推荐进行药物敏感性试验，敏感患者按下列方案治疗，耐药者纳入耐药方案治疗。

（1）复治涂阳敏感用药方案　2HRZSE/6～10HRE。

（2）间歇用药方案　$2H_3R_3Z_3S_3E_3/6～10H_3R_3E_3$。

（六）耐多药肺结核（MDR-TB）

制订 MDR-TB 治疗方案的通则是：详细了解患者用药史，该地区常用抗结核药物和耐药流行情况；尽量作药敏试验，严格避免只用一种新药加到原失败方案；WHO 推荐尽可能采用新一代的氟喹诺酮类药物；不使用交叉耐药的药物；治疗方案至少含 4 种二线的敏感药物；至少包括吡嗪酰胺、氟喹诺酮类、注射用卡那霉素或阿米卡星、乙硫或丙硫异烟肼和 PAS 或环丝胺酸；药物剂量依体重决定；加强期应为 9～12 个月，总治疗期为 20 个月或更长，以治疗效果决定。监测治疗效果最好以痰培养为准。

【其他治疗】

1. 对症治疗　咯血是肺结核的常见症状，一般少量咯血，多以安慰患者、消除紧张、卧床休息为主，可用氨基己酸、氨甲苯酸、酚磺乙胺、卡巴克洛等药物止血。大咯血时用垂体后叶素，对支气管动脉破坏造成的大咯血可采用支气管动脉栓塞法。

2. 糖皮质激素　仅用于结核毒性症状严重者，必须确保在有效抗结核药物治疗的情况下使用。

3. 肺结核外科手术治疗　主要用于经合理化学治疗后无效、多重耐药的厚壁空洞、大块干酪灶、结核性脓胸、支气管胸膜瘘和大咯血保守治疗无效者。

【肺结核与相关疾病】

肺结核应注意是否伴有下例疾病：HIV/AIDS、肝炎、糖尿病、硅沉着病。

【结核病控制策略与措施】

结核病控制策略与措施包括：全程督导化学治疗、病例报告和转诊、病例登记和管理、卡介苗接种、预防性化学治疗。

习题

1. 简述结核病的分类。

答：原发型肺结核、血行播散型肺结核、继发型肺结核、结核性胸膜炎、其他肺外结核、菌阴肺结核。

2. 试述结核菌素试验的临床意义。

答：仅提示结核分枝杆菌的感染，而非检出结核病。结核菌素试验对儿童、少年和青年的结核病诊断有参考意义。结核分枝杆菌感染后需4～8周才建立充分变态反应，在此之前，结核菌素试验可呈阴性；营养不良、HIV感染、麻疹、水痘、癌症、严重的细菌感染包括重症结核病如粟粒型结核病和结核性脑膜炎等，结核菌素试验结果则多为阴性和弱阳性。

第八章　肺　癌

 教学目的

1. **掌握**　肺癌的临床表现、检查方法及早期诊断线索。
2. **熟悉**　肺癌的治疗原则。
3. **了解**　肺癌的病理和分类；肺癌的临床分期。

内容精讲

原发性支气管癌（简称肺癌）为起源于支气管黏膜或腺体的恶性肿瘤。

【流行病学】

根据世界卫生组织（WHO）2012 年公布的资料显示，肺癌居全球癌症首位。在我国，肺癌已成为癌症死亡的首要病因。

【病因和发病机制】

肺癌通常认为与下列因素有关：吸烟、职业致癌因子、空气污染、电离辐射、饮食（较少食用含 β 胡萝卜素的蔬菜和水果）与体力活动、结核病、病毒感染、真菌毒素（黄曲霉）、遗传和基因改变。

【病理和分类】

（一）**按解剖学部位分类**

1. 中央型肺癌　发生在段支气管至主支气管的肺癌称为中央型肺癌，约占 3/4，较多见鳞状上皮细胞癌和小细胞肺癌。

2. 周围型肺癌　发生在段支气管以下的肺癌称为周围型肺癌，约占 1/4，多见腺癌。

（二）**按组织病理学分类**

肺癌的组织病理学分为非小细胞肺癌（NSCLC）和小细胞肺癌（SCLC）两大类。其中非小细胞肺癌最为常见，包含：鳞状上皮细胞癌（简称鳞癌）、腺癌、大细胞癌、其他类型癌（腺鳞癌、类癌、肉瘤样癌、唾液腺型癌等）。

★【临床表现】

临床表现与肿瘤大小、类型、发展阶段、所在部位、有无并发症或转移有密切关系。

（一）**原发肿瘤引起的症状和体征**

1. 咳嗽　为早期症状，常为无痰或少痰的刺激性干咳，当肿瘤引起支气管狭窄加重，可出现呈高调金属音性咳嗽或刺激性呛咳。细支气管-肺泡细胞癌可有大量黏液痰。伴有继发感染时，痰量增加，且呈黏液脓性。

2. 血痰或咯血　多见于中央型肺癌。肿瘤向管腔内生长者可有间歇或持续性痰中带血，如果表面糜烂严重侵蚀大血管，则可引起大咯血。

3. 气短或喘鸣　表现为呼吸困难、气短、喘息，为肿瘤向支气管内生长，或转移到肺门的淋巴结压迫主支气管或隆突引起部分气道阻塞引起，听诊时可发现局限或单侧哮鸣音。

4. 胸痛　与肿瘤转移或直接侵犯胸壁有关。

5. 发热　肿瘤组织坏死可引起发热，也可以由肿瘤引起的阻塞性肺炎所致，抗生素治疗效果不佳。

6. 消瘦　肿瘤发展到晚期，由于肿瘤毒素和消耗及感染、疼痛所致的食欲减退，可表现为消瘦或恶病质。

（二）肿瘤局部扩展引起的症状和体征

1. 胸痛　由于肿瘤细胞侵犯所致或阻塞性炎症波及部分胸膜或胸壁引起。

2. 声音嘶哑　癌肿直接压迫或转移致纵隔淋巴结压迫喉返神经（多见左侧）。

3. 吞咽困难　癌肿侵犯或压迫食管。

4. 胸腔积液　提示肿瘤转移累及胸膜或肺淋巴回流受阻。

5. 心包积液　直接侵犯心包，亦可阻塞心脏的淋巴引流导致心包积液。

6. 上腔静脉阻塞综合征　由于上腔静脉被附近肿大的转移性淋巴结压迫或右上肺的原发性肺癌侵犯，以及腔静脉内癌栓阻塞静脉回流引起。表现为头面部和上半身淤血水肿，颈部肿胀，颈静脉扩张，患者常主诉领口进行性变紧，可在前胸壁见到扩张的静脉侧支循环。

7. Horner 综合征　肺尖部肺癌又称肺上沟瘤（Pancoast 瘤），易压迫颈部交感神经，引起病侧眼睑下垂、瞳孔缩小、眼球内陷，同侧额部与胸壁少汗或无汗，称为 Horner 综合征。

（三）肿瘤远处转移引起的症状和体征

1. 中枢神经系统转移　可引起颅内压增高。少见的症状为癫痫发作、偏瘫、小脑功能障碍、定向力和语言障碍。

2. 骨骼转移　可引起骨痛和病理性骨折。大多为溶骨性病变，少数为成骨性。

3. 腹部转移　可转移至肝脏、胰腺、胃肠道，肾上腺转移亦常见。

4. 淋巴结转移　锁骨上淋巴结是肺癌转移的常见部位。

（四）肺癌的胸外表现

指肺癌非转移性胸外表现或称之为副癌综合征，主要有以下几类表现。

1. 内分泌综合征　①抗利尿激素分泌异常综合征；②异位 ACTH 综合征；③高钙血症，④异位分泌促性腺激素。

2. 骨骼-结缔组织综合征　①原发性肥大性骨关节病；②神经-肌肉综合征。

3. 血液学异常及其他　凝血、血栓及其他血液学异常。

★【影像学及其他检查】

（一）胸部影像学检查

胸部影像学检查是发现肿瘤最重要的方法之一。可通过透视或正侧位 X 线胸片和 CT 发现肺部阴影。

1. 中央型肺癌　向管腔内生长可引起支气管阻塞征象。①阻塞不完全时呈现段、叶局限性气肿。完全阻塞时，表现为段、叶不张。②肺不张伴有肺门淋巴结肿大时，下缘可表现为倒 S 状影像。③阻塞性肺炎，炎症常呈段、叶分布，近肺门部阴影较浓。抗生素治疗后吸收多不完全，易复发。④若肿瘤向管腔外生长，可产生单侧性、不规则的肺门肿块。

2. 周围型肺癌　呈圆形或类圆形，高分辨 CT 可清晰地显示肿瘤的分叶、边缘的毛刺、胸膜凹陷征、支气管充气征和空泡征，甚至钙质分布类型。癌组织坏死与支气管相通后，表现为厚壁、偏心、内缘凸凹不平的癌性空洞。

3. 肺泡细胞癌　有结节型与弥漫型两种表现。结节型为圆形病灶的影像学表现。弥漫型为两肺大小不等的结节状播散病灶，边界清楚，密度较高，随病情发展逐渐增多、增大，甚至融合成肺炎样片状阴影。

（二）其他检查

其他检查有：MRI、SPECT、PET、痰脱落细胞检查、支气管镜检查、针吸细胞学检查（浅表淋巴结针吸细胞学检查、经支气管镜针吸细胞学检查、经皮针吸细胞学检查）、纵隔镜检查、胸腔镜检查、其他细胞或病理检查、开胸肺活检、肿瘤标志物检查。

★【诊断】

肺癌诊断可按下列步骤进行。

1. CT 确定部位 有临床症状或放射性征象怀疑肺癌的患者先行胸部和腹部 CT 检查，发现肿瘤的原发部位、纵隔淋巴结侵犯和其他解剖部位的播散情况。

2. 组织病理学诊断 怀疑肺癌的患者必须获得组织学标本诊断。肿瘤组织多可通过微创技术获取，浅表可扪及的淋巴结或皮肤转移也应活检，如怀疑远处转移病变，也应获得组织标本。胸腔积液应行胸腔镜检查。目前建议对高度怀疑为Ⅰ期和Ⅱ期肺癌可直接手术切除。

3. 分子病理学诊断 有条件应在病理学确诊的同时检测肿瘤组织的 EGFR 基因突变、ALK融合基因、ROS1 融合基因等，NSCLC 也可考虑检测 PD-L1 的表达水平。

做到肺癌早期诊断，应做好下列工作。

① 普及肺癌的防治知识，对 40 岁以上长期重度吸烟者或有危险因素接触史者应该每年体检，特别是低剂量 CT 筛查。

② 对有任何可疑癌症状的患者及时进行排除检查，应重点排查有高危险因素的人群或有下列可疑征象者：无明显诱因的刺激性咳嗽持续 2～3 周，治疗无效；原有慢性呼吸道疾病，咳嗽性质改变；短期内持续或反复痰中带血或咯血，且无其他原因可解释；反复发作的同一部位肺炎，特别是肺段性肺炎；原因不明的肺脓肿，无中毒症状，无大量脓痰，无异物吸入史，抗炎治疗效果不显著；原因不明的四肢关节疼痛及杵状指（趾）；影像学提示局限性肺气肿或段、叶性肺不张；孤立性圆形病灶和单侧性肺门阴影增大；原有肺结核病灶已稳定，而形态或性质发生改变；无中毒症状的胸腔积液，尤其是呈血性、进行性增加者。

③ 发展新的早期诊断方法，如早期诊断的标志物等。细胞学和病理学检查仍是确诊肺癌的必要手段。

【鉴别诊断】

1. 肺结核球 肺结核球多见于年轻患者，病灶多见于结核好发部位，如肺上叶尖后段和下叶背段。一般无症状，病灶边界清楚，密度高，可有包膜。有时含钙化点，周围有纤维结节状病灶，多年不变。

2. 其他疾病 肺门淋巴结结核、急性粟粒型肺结核、肺炎、肺脓肿、纵隔淋巴瘤、肺部良性肿瘤、结核性渗出性胸膜炎。

【肺癌临床分期】

2015 年国际肺癌研究学会（IASLC）公布了第 8 版肺癌 TNM 分期系统，见表 2-8-1 和表 2-8-2。

表 2-8-1　肺癌的 TNM 分期

原发肿瘤（T）分期
T_X：未发现原发肿瘤；或痰脱落细胞、或支气管冲洗液中找到癌细胞，但影像学检查和支气管镜检查未发现原发肿瘤
T_0：没有原发肿瘤的证据
T_{is}：原位癌
T_1：原发肿瘤最大径≤3cm，周围包绕肺组织和脏层胸膜，支气管镜下肿瘤累及叶支气管，未累及主支气管
T_{1a}：原发肿瘤最大径≤1cm
T_{1b}：原发肿瘤最大径 1～2cm

原发肿瘤（T）分期

T_{1c}：原发肿瘤最大径 2～3cm

T_2：肿瘤符合以下任何一点：肿瘤最大径 3～5cm；肿瘤累及主支气管，但距离隆突≥2cm；累及脏层胸膜；有阻塞性肺炎或者部分或全肺不张。

T_{2a}：肿瘤最大径 3～4cm

T_{2b}：肿瘤最大径 4～5cm

T_3：肿瘤符合以下任何一点：肿瘤最大径 5～7cm；累及胸壁、膈神经、心包中的任何一个；全肺不张或阻塞性肺炎；原发肿瘤同一肺叶出现卫星结节

T_4：肺瘤符合以下任何一点：肿瘤最大径＞7cm；侵及纵隔、心脏、大血管、隆突、主气管、食管或椎体中的任何一个；原发肿瘤同侧不同肺叶出现卫星结节

淋巴结转移（N）分期

N_X：淋巴结转移情况无法判断

N_0：无区域淋巴结转移

N_1：转移至同侧支气管周围淋巴结和（或）同侧肺门淋巴结以及肺内淋巴结，和原发肿瘤直接侵犯肺内淋巴结

N_2：转移至同侧纵隔和（或）隆突下淋巴结

N_3：转移至对侧纵隔和（或）对侧肺门淋巴结和（或）同侧或对侧前斜角肌或锁骨上淋巴结

远处转移（M）分期

M_X：无法评价有无远处转移

M_0：无远处转移

M_1：远处转移

M_{1a}：原发肿瘤对侧肺叶出现卫星结节；胸膜播散（恶性胸腔积液、心包积液或胸膜结节）

M_{1b}：远处器官单发转移灶

M_{1c}：多个或单个器官多处转移灶

表 2-8-2　TNM 与临床分期的关系

临床分期	TNM 分期
隐形癌	$T_X N_0 M_0$
0 期	$T_{is} N_0 M_0$
ⅠA 期：ⅠA1	$T_{1a} N_0 M_0$
ⅠA2	$T_{1b} N_0 M_0$
ⅠA3	$T_{1c} N_0 M_0$
ⅠB 期	$T_{2a} N_0 M_0$
ⅡA 期	$T_{2b} N_0 M_0$
ⅡB 期	$T_3 N_0 M_0$；$T_{1a-2b} N_1 M_0$
ⅢA 期	$T_4 N_0 M_0$；$T_{3-4} N_1 M_0$；$T_{1a-2b} N_2 M_0$
ⅢB 期	$T_{3-4} N_2 M_0$；$T_{1a-2b} N_3 M_0$
ⅢC 期	$T_{3-4} N_3 M_0$
ⅣA 期	$T_{1-4} N_{0-3} M_{1a-1b}$
ⅣB 期	$T_{1-4} N_{0-3} M_{1c}$

【治疗】

（一）手术治疗

手术治疗是早期肺癌的最佳治疗方法，分为根治性手术和姑息性手术。

1. NSCLC　主要适用于Ⅰ和Ⅱ期患者。ⅢA期患者通过多学科讨论采取综合治疗方案，除Ⅰ期外，Ⅱ～Ⅲ期肺癌根治性手术后需要术后辅助化疗。术前化疗可使原先不能手术的患者降低TNM分期而可以手术。

2. SCLC　90%以上就诊时已有胸内或远处转移，一般不推荐手术治疗。$T_{1-2}N_0$的患者可考虑肺叶切除和淋巴结清扫，所有术后的SCLC患者均需采用含铂的两药化疗方案4～6个疗程。

（二）药物治疗

主要包括化疗和靶向治疗。

化学药物治疗（简称化疗）：联合化疗可增加生存率、缓解症状以及提高生活质量。若患者行为状态评分≤2分，且主要器官功能可耐受，可给予化疗。化疗应使用标准方案，如紫杉醇＋卡铂、多西他赛＋顺铂或长春瑞滨＋顺铂，吉西他滨＋顺铂以及丝裂霉素C＋长春地辛＋顺铂等以铂类为基础的化疗方案，一般2个周期后评估疗效。

靶向药物：以肿瘤组织或细胞的驱动基因变异以及肿瘤相关信号通路的特异性分子为靶点，选择性地从分子水平逆转肿瘤细胞的恶性生物学行为，从而达到抑制肿瘤生长甚至使肿瘤消退的目的。主要用于非小细胞肺癌中的腺癌患者，如以EGFR突变阳性为靶点EGFR-TKI的厄洛替尼、吉非替尼、阿法替尼、奥希替尼，以ALK重排阳性为靶点的克唑替尼、艾乐替尼、色瑞替尼等和以ROS1重排阳性为靶点的克唑替尼。此外以肿瘤血管生成为靶点的贝伐珠单抗，联合化疗能明显提高NSCLC的化疗效果；PD-L1的单克隆抗体可产生一系列抗肿瘤的免疫作用，也有一定的治疗效果。

1. NSCLC　对于EGFR突变阳性的晚期NSCLC，一线给予EGFR-TKI治疗效果较一线含铂的两药化疗效果更具优势，也可用于化疗无效的二线或三线口服治疗。

2. SCLC　对化疗非常敏感，是治疗的基本方案。一线化疗药物包括依托泊苷或伊立替康联合顺铂或卡铂，共4～6周期。

（三）放射治疗

放射治疗（简称放）可分为根治性放疗、姑息性放疗、辅助放疗、新辅助化放疗和预防性放疗等。放疗通常联合化疗治疗肺癌，可选择同步放化疗、序贯放化疗。

1. NSCLC　主要适用于：①局部晚期患者，需与化疗结合；②因身体原因不能手术的早期NSCLC患者的根治性治疗；③选择性患者的术前、术后辅助；④局部的复发与转移治疗；⑤晚期不可治愈患者的姑息性治疗。

2. SCLC　主要适用于：①局限期SCLC经全身化疗，加用胸部放疗和预防性脑放疗；②广泛期患者，经化疗控制后加用胸部放疗也可提高肿瘤控制率，延长生存期。

（四）介入治疗

1. 支气管动脉灌注化疗　失去手术指征，化疗无效的晚期患者。

2. 经支气管镜介入治疗　①血卟啉染料激光治疗和YAG激光切除治疗；②经支气管镜腔内放疗；③超声引导下的介入治疗。

（五）中医药治疗

祖国医学有许多单方及配方在肺癌的治疗中可与西药治疗起协同作用，减少患者对放疗、化疗的不良反应，提高机体的抗病能力。

【预后】

肺癌的预后取决于早发现、早诊断、早治疗。

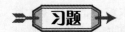 习题

简述肺癌的上腔静脉阻塞综合征。

答：由于上腔静脉被附近肿大的转移性淋巴结压迫或右上肺的原发性肺癌侵犯，以及腔静脉内癌栓阻塞静脉回流引起。表现为头面部和上半身淤血水肿，颈部肿胀，颈静脉扩张，患者常主诉领口进行性变紧，可在前胸壁见到扩张的静脉侧支循环。

第九章 间质性肺疾病

 教学目的

1. **掌握** 特发性肺纤维化的临床表现、影像学特点及治疗。
2. **了解** 结节病和其他间质性肺疾病的临床表现及治疗。

内容精讲

间质性肺疾病（ILD）亦称作弥漫性实质性肺疾病，是一组主要累及肺间质和肺泡腔，导致肺泡-毛细血管功能单位丧失的弥漫性肺疾病。

第一节 间质性肺疾病的分类

ILD 包括 200 多种急性和慢性肺部疾病，其中大多数疾病的病因还不明确。根据病因、临床和病理特点，2002 年美国胸科学会（ATS）和欧洲呼吸学会（ERS）将 ILD 按以下分类：①已知病因的 ILD；②特发性间质性肺炎（IIP）；③肉芽肿性 ILD；④其他罕见 ILD。

【诊断】

（一）临床表现

1. 症状 呼吸困难并进行性加重、咳嗽，少有咯血、胸痛和喘鸣。如果患者还有全身症状如发热、盗汗、乏力、消瘦、皮疹、肌肉关节疼痛、肿胀、口干、眼干燥等，通常提示可能存在结缔组织病等。

2. 相关病史 要了解既往病史包括心脏病、结缔组织病、肿瘤、器官移植等，以及药物应用史、职业或家居环境暴露史、宠物嗜好或接触史。

3. 体征 常见的体征有：爆裂音或 Velcro 啰音、杵状指（趾）、肺动脉高压和肺源性心脏病的体征、系统性疾病的体征。

（二）影像学评价

绝大多数 ILD 患者 X 线胸片显示弥漫性浸润性阴影。ILD 的胸部高分辨率 CT（HRCT）表现包括弥漫性结节影、磨玻璃样变、肺泡变小、小叶间隔增厚、胸膜下线、网格影伴囊腔形成或蜂窝状改变，常伴牵拉性支气管扩张或肺结构改变。

（三）肺功能

ILD 患者以限制性通气功能障碍和气体交换障碍为特征。表现为肺活量及肺总量降低，残气量随病情进展而减少。

（四）实验室检查

尤其结缔组织病的血清学对 ILD 的病因诊断有提示价值。

（五）支气管镜检查

支气管肺泡灌洗或经支气管肺活检对了解肺部弥漫性渗出性病变的性质、鉴别 ILD 具有一定的价值。

（六）外科肺活检

取肺组织进行病理学检查，是诊断 ILD 的重要手段。

第二节　特发性肺纤维化

特发性肺纤维化（IPF）是一种慢性、进行性、纤维化性间质性肺炎，组织学和（或）胸部 HRCT 特征性表现为普通型间质性肺炎，病因不清，好发于老年人。

【流行病学】

IPF 是临床最常见的一种特发性间质性肺炎，其发病率呈现上升趋势。

【病理改变】

普通型间质性肺炎（UIP）是 IPF 的特征性病理改变类型。UIP 的组织学特征是病变呈斑片状分布，主要累及胸膜下外周肺腺泡或小叶。

【病因与发病机制】

危险因素包括吸烟、环境暴露和病毒感染，胃食管反流也可能与 IPF 发病有关。目前认为 IPF 起源于肺泡上皮反复发生微小损伤后的异常修复。

★【临床表现】

多于 50 岁以后发病，呈隐匿起病，主要表现为活动性呼吸困难，渐进性加重，常伴干咳，很少发热。75％有吸烟史。

约半数患者可见杵状指（趾），90％的患者可在双肺基底部闻及吸气末细小的 Velcro 啰音，在疾病晚期可出现明显发绀、肺动脉高压和右心功能不全征象。

★【辅助检查】

1. 胸部 X 线　通常显示双肺外带、胸膜下和基底部分布明显的网状或网结节模糊影，伴有蜂窝样变和下叶肺容积减低。

2. 胸部 HRCT　诊断 UIP 的正确性大于 90％，可以替代肺活检。HRCT 的典型 UIP 表现为：①病变呈网格改变、蜂窝改变伴或不伴牵拉支气管扩张；②病变以胸膜下、基底部分布为主。

3. 肺功能　主要表现为限制性通气功能障碍、弥散量降低伴低氧血症或 I 型呼吸衰竭。

4. 血液化验　结缔组织病相关自身抗体检查有助 IPF 的鉴别。

5. BALF/TBLB　对于 IPF 无诊断意义。

6. 外科肺活检　对于 HRCT 呈不典型 UIP 改变、诊断不清楚、无手术禁忌证的患者可考虑应用。IPF 的组织病理类型是 UIP，UIP 的病理标准为：①明显纤维化或结构变形，伴或不伴蜂窝肺，胸膜下、间质分布；②斑片肺实质纤维化；③成纤维细胞灶。

★【诊断】

1. IPF 诊断遵循如下标准　①ILD，但排除了其他原因（如环境、药物和结缔组织病等）；②HRCT 表现为 UIP 型；③联合 HRCT 和外科肺活检病理表现诊断 UIP。

2. IPF 急性加重　指 IPF 患者出现无已知原因可以解释的病情加重或急性呼吸衰竭。诊断标准：①过去或现在诊断 IPF；②1 个月内发生无法解释的呼吸困难加重；③低氧血症加重或气体交换功能严重受损；④新出现的肺泡浸润影；⑤排除了肺感染、肺栓塞、气胸或心力衰竭等。

【鉴别诊断】

IPF 的诊断需要排除其他原因的 ILD。

【治疗】

目前除移植肺外，尚无有效治疗 IPF 的药物。

1. 药物治疗 目前还没有循证医学证据证明任何药物治疗 IPF 有效，因此不推荐应用糖皮质激素、糖皮质激素＋免疫抑制剂、糖皮质激素＋免疫抑制剂＋N-乙酰半胱氨酸、干扰素-γ1b、波生坦以及华法林治疗。N-乙酰半胱氨酸和吡非尼酮在部分 IPF 患者可考虑应用。

2. 非药物治疗 IPF 患者尽可能进行肺康复训练。

3. 肺移植 是目前 IPF 最有效的治疗方法，合适的患者应积极推荐。

4. 合并症治疗 积极治疗合并存在的胃食管反流及其他合并症，对 IPF 合并肺动脉高压多不推荐给予波生坦。

5. 对症治疗 减轻患者的咳嗽、呼吸困难和焦虑带来的痛苦。

6. 加强患者教育与自我管理 建议吸烟者戒烟，预防流感和肺炎。

【自然病程与预后】

IPF 诊断后中位生存期为 2～3 年，但 IPF 自然病程及结局个体差异较大。

第三节 结节病

结节病是一种原因不明的多系统累及的肉芽肿性疾病，主要侵犯肺和淋巴系统，其次是眼部和皮肤。

【流行病学】

结节病多发于中青年（<40 岁），女性发病稍高于男性，寒冷地区多于热带地区，黑人多于白人。

【病因和发病机制】

确切的病因和发病机制尚不明确，发病认为与遗传因素、环境因素、免疫机制有关。

【病理】

结节病的特征性病理改变是非干酪样上皮样细胞性肉芽肿，主要由高分化的单核-吞噬细胞（上皮样细胞和巨噬细胞）和淋巴细胞组成。

★【临床表现】

（一）急性结节病

急性结节病表现为双肺门淋巴结肿大、关节炎和结节性红斑，常伴有发热、肌肉痛、不适。85％的患者于 1 年内自然缓解。

（二）亚急性/慢性结节病

约 50％的亚急性/慢性结节病无症状，为体检或胸片偶尔发现。

1. 系统症状 约 1/3 患者有发热、体重减轻、无力、不适和盗汗。

2. 胸内结节病 90％以上的结节病累及肺脏，表现为咳嗽、胸痛、呼吸困难。

3. 胸外结节病

（1）淋巴结 30％～40％能触及淋巴结肿大，以颈、腋窝、肱骨内上髁、腹股沟淋巴结最常受累。

（2）皮肤 25％累及皮肤，表现皮肤结节性红斑、冻疮样狼疮和皮下结节。

（3）眼 11％～83％累及眼部，以葡萄膜炎最常见。

（4）心脏 临床发现大约 5％，主要表现为心律失常、心力衰竭或猝死。

（5）内分泌 2％～10％有高钙血症，高尿钙的发生率大约是其 3 倍。

（6）其他系统 肌肉、骨骼、神经、腮腺、肝脏、胃肠、血液、肾脏以及生殖系统等都可受累。

【辅助检查】

（一）影像学检查

1. 胸部 X 线检查　临床上通常根据后前位 X 线胸片对结节病进行分期：①0 期，无异常 X 线表现；②Ⅰ期，双侧肺门淋巴结肿大，无肺部浸润影；③Ⅱ期，双侧肺门淋巴结肿大，伴肺部网状、结节状或片状浸润影；④Ⅲ期，肺部网状、结节状或片状浸润影，无双侧肺门淋巴结肿大；⑤Ⅳ期，肺纤维化、蜂窝肺、肺大泡、肺气肿。90％以上胸片异常，胸片提示双侧肺门淋巴结肿大（BHL）（伴或不伴右侧气管旁淋巴结肿大）是最常见的现象。

2. 胸部 CT/HRCT　HRCT 的典型表现为沿着支气管血管束分布的微小结节，可融合成球。其他异常有磨玻璃样变、索条带影、蜂窝肺、牵拉性支气管扩张以及血管或支气管的扭曲或变形。病变多侵犯上叶，肺底部相对正常。可见气管前、气管旁、主动脉旁和隆突下区的淋巴结肿大。

3. ^{67}Ga 核素显像　无诊断特异性，可以帮助诊断结节病的活动性。

（二）肺功能试验

初期无变化，随病变发展可出现肺弹性减退、限制性通气功能障碍（肺活量、肺总量下降）和弥散功能障碍。

（三）纤维支气管镜和支气管肺泡灌洗

支气管镜下可以见到隆突下淋巴结肿大所致的气管隆突增宽，气管和支气管黏膜受累的黏膜结节。结节病可以通过支气管黏膜活检、TBLB、经支气管淋巴结针吸（TBNA）和支气管内超声引导活检（EBUS）得到诊断，阳性率高，风险小，目前已成为结节病诊断的重要方法。

（四）血液检查

血清 ACE 水平、可溶性白介素-2 受体（sIL-2R）、血钙增高等可辅助判断疾病活动性。

（五）结核菌素试验

对 PPD 5TU 的结核菌素皮肤试验无或弱反映是结节病的特点，可以用来鉴别结核和结节病。

★【诊断】

结节病的诊断应符合三个条件：①临床和胸部影像表现与结节病相符合；②活检证实有非干酪样坏死性类上皮肉芽肿；③除外其他原因。建立诊断以后，还需要判断累及器官的范围、分期和活动性。

【鉴别诊断】

1. 肺门淋巴结结核　患者较年轻，常有中毒性症状，结核菌素试验多为阳性，肺门淋巴结肿大一般为单侧性。有时伴有钙化。可见肺部原发病灶。CT 可见淋巴结中心区有坏死。

2. 其他疾病　该病还需与淋巴瘤、肺门转移性肿瘤、过敏性肺炎、铍肺、硅沉着病，以及感染性、化学性因素所致的肉芽肿鉴别。

【治疗】

部分患者可自行缓解，缓解率Ⅰ期 55％～90％，Ⅱ期 40％～70％，Ⅲ期 10％～20％。

无症状和肺功能正常的Ⅰ期结节病无需治疗；无症状和病情稳定的Ⅱ期和Ⅲ期，肺功能轻微异常，也不需要治疗。

结节病出现明显的肺内或肺外症状，需要使用全身糖皮质激素治疗。当糖皮质激素不能耐受或治疗无效时，可考虑使用其他免疫抑制剂如甲氨蝶呤、硫唑嘌呤，甚至英夫利昔单抗。

【预后】

预后与结节病的临床类型有关。

第四节 其他间质性肺疾病

一、过敏性肺炎

过敏性肺炎也称外源性过敏性肺泡炎，是指易感个体反复吸入有机粉尘抗原后诱发的一种主要通过细胞免疫和体液免疫反应介导的肺部炎症反应性疾病。临床表现为胸闷、呼吸困难和咳嗽。胸部 HRCT 具有细支气管中心结节、斑片磨玻璃影间或伴实变，气体陷闭形成的马赛克征象等特征性表现。治疗措施：①脱离或避免抗原接触；②急性重症，采用激素治疗。

二、嗜酸粒细胞性肺炎

嗜酸粒细胞性肺炎是一种以肺部嗜酸性细胞浸润伴或不伴外周血嗜酸粒细胞增多为特征的临床综合征。通常于数周或数月内出现呼吸困难、咳嗽、发热、盗汗、体重减轻和喘鸣。X 线胸片的典型表现有肺外带的致密肺泡渗出液，中心带清晰，这种表现称作"肺水肿反转形状"，而且渗出性病变多位于上叶。治疗主要采用糖皮质激素。

三、肺朗格汉斯细胞组织增生症

肺朗格汉斯细胞组织增生症（PLCH）是一种吸烟相关的 ILD，临床罕见。特征性的病理改变为以呈细支气管中心分布的朗格汉斯细胞渗出形成肉芽肿，极化形成"星形"纤维化病灶伴囊腔形成。表现为咳嗽和呼吸困难，1/4 为胸部影像偶然发现。HRCT 特征性地表现为多发的管壁厚薄不等的不规则囊腔，早期多伴有细支气管周围结节（直径 1～4mm），主要分布于上、中肺野。治疗须首先劝告患者戒烟；对于严重或进行性加重的患者，还需要应用糖皮质激素。

四、肺淋巴管平滑肌瘤病

肺淋巴管平滑肌瘤病（PLAM）是一种临床罕见病，可以散发，散发的 PLAM 几乎只发生于育龄妇女。病理学以肺泡壁、细支气管壁和血管壁的类平滑肌细胞（LAM 细胞，HMB-45$^+$）呈弥漫性或结节性增生，使局限性肺气肿或薄壁囊腔形成，最终导致广泛的蜂窝肺为特征。临床上主要表现为进行性加重的呼吸困难、反复出现的气胸和乳糜胸，偶有咯血。对于 PLAM 尚无有效的治疗方法。终末期 PLAM 可以考虑肺移植。

五、肺泡蛋白沉着症

肺泡蛋白沉着症以肺泡腔内积聚大量的表面活性物质为特征，隐匿起病，10%～30% 诊断时无症状。常见症状是呼吸困难伴咳嗽，偶有咳痰。X 线胸片显示两侧弥漫性的肺泡渗出，分布于肺门周围，形成"蝴蝶"样图案。胸部 HRCT 特征性的表现：①磨玻璃影与正常肺组织截然分开，形成"地图"样图案；②小叶间隔和小叶内间隔增厚，形成多边形或"不规则铺路石"样图案。BAL 回收液特征性表现为奶白色，稠厚且不透明，静置后沉淀分层，BALF 细胞或 TBLB 组织的过碘酸雪肤（PAS）染色阳性和阿辛蓝染色阴性可以证实诊断。对于有明显呼吸功能障碍的患者，全肺灌洗是首选和有效的治疗。

六、特发性肺含铁血黄素沉着症

特发性肺含铁血黄素沉着症的发病原因不明，以反复发作的弥漫性肺泡出血，导致咯血、呼吸困难和缺铁性贫血为临床特点。胸部 X 线的典型表现是两肺中、下肺野弥漫性分布的边缘不清的斑点状阴影。治疗以支持治疗为主。糖皮质激素联合硫唑嘌呤或环磷酰胺治疗对于改善急性加重期的预后和预防反复出血有益，但是尚无确定的疗效判断指征。

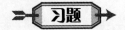 **习题**

简述特发性肺纤维化的诊断。

答：表现为活动性呼吸困难，渐进性加重，干咳。体检可在双肺基底部闻及吸气末细小的 Velcro 啰音。胸部 X 线通常显示双肺外带、胸膜下和基底部分布明显的网状或网结节模糊影，伴有蜂窝样变和下叶肺容积减低。联合 HRCT 和外科肺活检病理表现符合 UIP。

第十章　肺血栓栓塞症

 教学目的

1. **掌握**　肺血栓栓塞症的临床表现和诊断。
2. **熟悉**　肺血栓栓塞症的危险因素和治疗原则。
3. **了解**　肺血栓栓塞症的病理和病理生理。

 内容精讲

肺栓塞是以各种栓子阻塞肺动脉或其分支为其发病原因的一组疾病或临床综合征的总称，包括肺血栓栓塞症、脂肪栓塞综合征、羊水栓塞、空气栓塞等。

肺血栓栓塞症（PTE）为肺栓塞最常见的类型，是来自静脉系统或右心的血栓阻塞肺动脉或其分支所导致以肺循环和呼吸功能障碍为主要临床和病理生理特征的疾病。

深静脉血栓形成（DVT）与PTE实质上为一种疾病过程在不同部位、不同阶段的表现，两者合称为静脉血栓栓塞症（VTE）。

【流行病学】

PTE和DVT的发病率较高，病死率亦高。

【危险因素】

DVT和PTE具有共同的危险因素，包括任何可以导致静脉血液淤滞、静脉系统内皮损伤和血液高凝状态的因素。分为遗传性和获得性两类。遗传性危险因素多与遗传变异相关，常以反复静脉血栓形成和栓塞为主要临床表现；获得性危险因素是指后天获得的易发生DVT和PTE的多种病理和病理生理改变。上述危险因素既可以单独存在，也可以同时存在、协同作用。年龄是独立的危险因素，随着年龄的增长，DVT和PTE的发病率逐渐增高。

【病理和病理生理】

引起PTE的血栓可以来源于下腔静脉径路、上腔静脉径路或右心腔，其中大部分来源于下肢深静脉，特别是从腘静脉上端到髂静脉段的下肢近端深静脉（占50%～90%）。

肺动脉血栓栓塞既可以是单一部位的，也可以是多部位的。多部位或双侧性的血栓栓塞更为常见。栓塞更易发生于右侧和下肺叶。PTE发生后可引起：①血流动力学改变，先导致肺动脉高压，而后引起右心功能不全；②气体交换障碍；③肺梗死，由于肺组织同时接受肺动脉、支气管动脉和肺泡内气体三重氧供，故肺栓塞时只有约15%的患者出现梗死；④慢性血栓栓塞性肺动脉高压。

栓塞所致病情的严重程度取决于以上机制的综合和相互作用。栓子的大小和数量、多个栓子的递次栓塞间隔时间、是否同时存在其他心肺疾病、个体反应的差异及血栓溶解的快慢对发病过程有重要影响。

★【临床表现】

（一）症状

常见症状有：①不明原因的呼吸困难及气促；②胸痛；③晕厥，可为PTE的唯一或首发症状；④烦躁不安、惊恐甚至濒死感；⑤咯血，常为小量咯血，大咯血少见；⑥咳嗽、心悸等。各病例可出现以上症状的不同组合。临床上有时出现所谓"三联征"，即同时出现呼吸困难、胸痛及咯血，但仅见于约20%的患者。

（二）体征

1. 呼吸系统体征　呼吸急促、发绀、肺部哮鸣音和（或）细湿啰音。

2. 循环系统体征　心动过速；血压变化，严重时可出现血压下降甚至休克；颈静脉充盈或异常搏动；肺动脉瓣区第二心音（$P_2 > A_2$）亢进或分裂，三尖瓣区收缩期杂音。

3. 其他　低热。

（三）DVT的症状与体征

主要表现为患肢肿胀、周径增粗、疼痛或压痛、皮肤色素沉着，行走后患肢易疲劳或肿胀加重。半数以上的下肢DVT患者无自觉症状和明显体征。双侧下肢的周径相差>1cm即考虑有临床意义。

★【诊断】

（一）根据临床情况疑诊PTE（疑诊）

出现上述临床症状、体征，应进行如下检查.

1. 血浆D-二聚体　敏感性高而特异性差，无诊断价值，但有排除价值。D-二聚体界值为500μg/L，若其含量低于500μg/L，则对PTE有重要的排除诊断价值。

2. 动脉血气分析　常表现为低氧血症、低碳酸血症，肺泡-动脉血氧分压差 $[P_{A-a}O_2]$ 增大，部分患者的血气结果可以正常。

3. 心电图　大多数病例表现有非特异性的心电图异常。当有肺动脉及右心压力升高时，可出现 $V_1 \sim V_4$ 的T波倒置和ST段异常、$S_I Q_{III} T_{III}$ 征（即Ⅰ导联S波加深，Ⅲ导联出现Q/q波及T波倒置）、完全或不完全性右束支传导阻滞、肺型P波等。

4. X线胸片　①肺动脉阻塞征：区域性肺纹理变细、稀疏或消失，肺野透亮度增加；②肺动脉高压征及右心扩大征：右下肺动脉干增宽或伴截断征，肺动脉段膨隆以及右心室扩大；③肺组织继发改变：肺野局部片状阴影，尖端指向肺门的楔形阴影，肺不张或膨胀不全，肺不张侧可见横膈抬高，有时合并少量至中量胸腔积液。

5. 超声心动图　超声心动图检查发现右心室功能障碍提示或高度怀疑PTE。

6. 下肢深静脉检查　超声检查、CT静脉造影（CTV）、MRI静脉造影（MRV）等对于明确是否存在PTE有重要提示意义。

★（二）对疑诊病例进一步明确诊断（确诊）

以下4项，其中1项阳性即可明确诊断。

1. CT肺动脉造影（CTPA）　CTPA是PTE的一线确诊手段，能够准确发现段以上肺动脉内的血栓。①直接征象：肺动脉内的低密度充盈缺损，部分或完全包围在不透光的血流之间（轨道征），或者呈完全充盈缺损，远端血管不显影；②间接征象：肺野楔形密度增高影，条带状高密度区或盘状肺不张，中心肺动脉扩张及远端血管分支减少或消失。

2. 放射性核素肺通气/血流灌注（V/Q）显像　是PTE的重要诊断方法。典型征象是呈肺段分布的肺血流灌注缺损，并与通气显像不匹配。

3. 磁共振成像和磁共振肺动脉造影（MRPA）　MRPA可以直接显示肺动脉内的栓子及PTE所致的低灌注区，可确诊PTE。

4. 肺动脉造影　直接征象有肺动脉内造影剂充盈缺损，伴或不伴轨道征的血流阻断；间接征象有肺动脉造影剂流动缓慢、局部低灌注、静脉回流延迟或消失等。

（三）寻找 PTE 的成因和危险因素（求因）

1. 明确有无 DVT 对某一病例只要疑诊 PTE，无论其是否有 DVT 症状，均应进行体检，并行深静脉超声、放射性核素或 X 线静脉造影、CT 静脉造影（CTV）、MRI 静脉造影（MRV）等检查，以帮助明确是否存在 DVT 及栓子的来源。

2. 寻找发生 DVT 和 PTE 的诱发因素 如制动、创伤、肿瘤、长期口服避孕药等。还要注意患者有无易栓倾向。对不明原因的 PTE 患者，应对隐源性肿瘤进行筛查。

【PTE 的临床分型】

（一）急性肺血栓栓塞症

1. 高危（大面积）PTE 临床上以休克和低血压为主要表现，即体循环动脉收缩压＜90mmHg，或较基础值下降幅度≥40mmHg，持续 15min 以上。

2. 中危（次大面积）PET 血流动力学稳定，但存在有心功能不全和（或）心肌损伤。

3. 低危（非大面积）PET 血流动力学稳定，无右心功能不全和心肌损伤。临床病死率＜1%。

（二）慢性血栓栓塞性肺动脉高压（CTEPH）

CTEPH 常表现为呼吸困难、乏力、运动耐量下降；影像学检查证实肺动脉阻塞，经常呈多部位、较广泛的阻塞；右心导管检查示静息肺动脉平均压＞25mmHg；超声心动图检查示右心室壁增厚。

【鉴别诊断】

1. 冠状动脉粥样硬化性心脏病（冠心病） 冠心病有其自身发病特点，冠脉造影可见冠状动脉粥样硬化、管腔阻塞证据，心肌梗死时心电图和心肌酶水平有相应的特征性动态变化。有时 PTE 与冠心病可合并存在。

2. 其他疾病 PTE 还需与肺炎、主动脉夹层、表现为胸腔积液的疾病（如结核、肺炎、肿瘤、心力衰竭等原因所致的胸腔积液）、表现为晕厥的疾病（如迷走反射性、脑血管性晕厥及心律失常等原因所致的晕厥）、表现为休克的疾病（如心源性休克、低血容量性休克、血容量重新分布性休克等）相鉴别，CTEPH 需与特发性肺动脉高压相鉴别。

【治疗方案及原则】

急性肺栓塞的处理原则是早期诊断、早期干预，根据患者的危险度分层选择合适的治疗方案和治疗疗程。

（一）一般处理与呼吸循环支持治疗

监测生命体征及血气的变化，卧床休息，保持大便通畅，避免用力，以免促进深静脉血栓脱落；可适当使用镇静、止痛、镇咳、吸氧等治疗。对于出现右心功能不全并血压下降者，可使用多巴酚丁胺和多巴胺及去甲肾上腺素等。

（二）抗凝治疗

为 PTE 和 DVT 的基本治疗方法，可以有效地防止血栓再形成和复发，为机体发挥自身的纤溶机制溶解血栓创造条件。抗凝血药主要有普通肝素、低分子肝素和华法林。抗血小板药物的抗凝作用不能满足 PTE 或 DVT 的抗凝要求。

临床疑诊 PTE 时，即可开始进行有效的抗凝治疗。

应用抗凝治疗前应测定基础活化部分凝血酶时间（APTT）、凝血酶原时间（PT）及血常规（含血小板计数、血红蛋白）；应注意是否存在抗凝的禁忌证，如活动性出血、凝血功能障碍、未予控制的严重高血压等。对于确诊的 PTE 病例，大部分禁忌证属相对禁忌证。

（三）溶栓治疗

主要适用于高危 PTE 病例（有明显呼吸困难、胸痛、低氧血症等）。对于中危 PTE，若无禁忌证可考虑溶栓，PTE 的溶栓适应证仍有待确定。对于血压和右心室运动功能均正常的低危 PTE 病例，不宜溶栓。溶栓的时间窗一般定为 14 天以内，但若近期有新发 PTE 征象可适当延长。对有明确溶栓指征的病例宜尽早开始溶栓。

溶栓前要排除溶栓治疗的绝对禁忌证：有活动性内出血和近期自发性颅内出血。对于致命性大面积 PTE，绝对禁忌证亦应被视为相对禁忌证。溶栓治疗的主要并发症是出血。常用的溶栓药物有尿激酶（UK）、链激酶（SK）和重组组织型纤溶酶原激活剂（rt-PA）。

溶栓治疗后，应每 2～4h 测定一次 APTT，当其水平下降至正常值的 2 倍（≤60s）时，即应启动规范的肝素治疗。

（四）肺动脉导管碎解和抽吸血栓

用导管碎解和抽吸肺动脉内巨大血栓，同时还可进行局部小剂量溶栓。适应证为肺动脉主干或主要分支的大面积 PTE，并存在以下情况者：溶栓和抗凝治疗禁忌；经溶栓或积极的内科治疗无效；缺乏手术条件。

（五）肺动脉血栓摘除术

风险大，病死率高，需要较高的技术条件，仅适用于经积极的内科治疗或导管介入治疗无效的紧急情况，如致命性肺动脉主干或主要分支堵塞的大面积 PTE，或有溶栓禁忌证者。

（六）放置腔静脉滤器

为防止下肢深静脉大块血栓再次脱落阻塞肺动脉，可考虑放置下腔静脉滤器。对于上肢 DVT 病例，还可应用上腔静脉滤器。

（七）CTEPH 的治疗

若阻塞部位处于手术可及的肺动脉近端，可考虑行肺动脉血栓内膜剥脱术；口服华法林，根据 INR 调整剂量，保持 INR 为 2.0～3.0；反复下肢深静脉血栓脱落者，可放置下腔静脉滤器。

【预防】

主要方法为：①机械预防措施，包括梯度加压弹力袜、间歇充气压缩泵和静脉足泵等；②药物预防措施，包括低分子肝素、磺达肝癸钠、低剂量普通肝素、华法林等。

习题

1. 简述高位（大面积）PTE 的诊断标准。

答：临床上以休克和低血压为主要表现，即体循环动脉收缩压 <90mmHg，或较基础值下降幅度 ≥40mmHg，持续 15min 以上。须除外新发生的心律失常、低血容量或感染中毒症等其他原因所致的血压下降。

2. 简述肺血栓栓塞症的溶栓指征。

答：主要适用于高危 PTE 病例（有明显呼吸困难、胸痛、低氧血症等）。对于中危 PTE，若无禁忌证可考虑溶栓，PTE 的溶栓适应证仍有待确定。对于血压和右心室运动功能均正常的低危 PTE 病例，不宜溶栓。

第十一章 肺动脉高压与肺源性心脏病

教学目的

1. **掌握** 慢性肺源性心脏病的临床表现、诊断及治疗原则。
2. **熟悉** 慢性肺源性心脏病的病因、发病机制及辅助检查。
3. **了解** 肺动脉高压的分类；特发肺动脉高压的临床表现、诊断及治疗原则。

内容精讲

肺动脉高压是由多种已知或未知原因引起的肺动脉压异常的一种病理生理状态，血流动力学诊断标准为：在海平面、静息状态下，右心导管测量平均肺动脉压（mPAP）≥25mmHg。

第一节 肺动脉高压的分类

2008 年世界卫生组织（WHO）第 4 届肺动脉高压会议修订肺动脉高压共分为 5 大类：①动脉性肺动脉高压；②左心疾病所致肺动脉高压；③肺部疾病和（或）低氧所致肺动脉高压；④慢性血栓栓塞性肺动脉高压和其他动脉阻塞性疾病；⑤未明和（或）多因素机制所致肺动脉高压。2015 年欧洲心脏学会和欧洲呼吸学会以上述分类为基础，对肺动脉高压进行了更新。肺动脉高压的严重程度可根据静息状态下 mPAP 水平分为"轻"（26～35mmHg）、"中"（36～45mmHg）、"重"（>45mmHg）三度。

第二节 特发性肺动脉高压

特发性肺动脉高压（IPAH）是一种不明原因的肺动脉高压。病理上主要表现为"致丛性肺动脉病"，即由动脉中层肥厚、向心或偏心性内膜增生及丛状损害和坏死性动脉炎等构成的疾病。

【流行病学】

IPAH 可发生于任何年龄，多见于育龄妇女，平均患病年龄为 36 岁。

【病因与发病机制】

其发病认为与遗传因素、免疫与炎症反应、肺血管内皮功能障碍、血管壁平滑肌细胞钾通道缺陷等有关。

【临床表现】

（一）症状

IPAH 早期通常无症状，仅在剧烈活动时感到不适。随着肺动脉压力的升高，可逐渐出现全身症状。

1. 呼吸困难 大多数以活动后呼吸困难为首发症状，与心排出量减少、肺通气/血流比例失调等因素有关。

2. 胸痛 由于右心后负荷增加、耗氧量增多及冠状动脉供血减少等引起心肌缺血所致，常于活动或情绪激动时发生。

3. 头晕或晕厥　由于心排出量减少，脑组织供血突然减少所致。常在活动时出现，有时休息时也可以发生。

4. 咯血　咯血量通常较少，有时也可因大咯血而死亡。

其他症状还包括疲乏、无力。10％的患者出现雷诺现象，增粗的肺动脉压迫喉返神经引起声音嘶哑（Ortner 综合征）。

（二）体征

IPAH 的体征均与肺动脉高压和右心室负荷增加有关。

【辅助检查】

包含血液检查、心电图、胸部 X 线检查、超声心动图和多普勒超声检查、肺功能测定、血气分析、放射性核素肺通气/灌注显像、右心导管检查及急性肺血管反应试验等。

【诊断与鉴别诊断】

临床表现、心电图、胸部 X 线或 CT 征象对于提示或诊断肺动脉高压具有重要价值。IPAH 属于排除性诊断，必须在除外各种引起肺动脉高压的病因后方可做出诊断，凡能引起肺动脉高压的疾病均应与 IPAH 进行鉴别。

【治疗】

（一）氧疗

伴有低氧血症的应输氧以保证其动脉血氧饱和度持续大于 90％。

（二）药物治疗

1. 血管扩张药　可使用钙通道阻滞药、前列环素、一氧化氮（NO）、内皮素受体拮抗剂、磷酸二酯酶-5 抑制剂。

2. 抗凝治疗　首选华法林。抗凝治疗并不能改善患者的症状，但在某些方面可延缓疾病的进程，从而改善患者的预后。

3. 其他治疗　当出现右心衰竭、肝淤血及腹水时，可用利尿药治疗。

（三）肺或心肺移植

疾病晚期可行肺或心肺移植。

（四）健康指导

进行生活指导，加强健康卫生知识教育，树立战胜疾病的信心。

第三节　慢性肺源性心脏病

肺源性心脏病简称肺心病，是指由支气管-肺组织、胸廓或肺血管病变致肺血管阻力增加，产生肺动脉高压，继而右心室结构和（或）功能改变的疾病。根据起病缓急和病程长短，可分为急性肺心病和慢性肺心病两类。

【流行病学】

慢性肺心病的患病率存在地区差异，北方地区患病率高于南方地区，农村患病率高于城市，并随年龄增高而增加。吸烟者比不吸烟者患病率明显增多，男女无明显差异。

【病因】

按原发病的不同部位，可分为以下几类。①支气管、肺疾病，以慢性阻塞性肺疾病（COPD）最为多见，约占 80％～90％；②胸廓运动障碍性疾病；③肺血管疾病；④其他疾病，如原发性肺泡通气不足及先天性口咽畸形、睡眠呼吸暂停低通气综合征。

★【发病机制和病理生理改变】

（一）肺动脉高压的形成

1. 肺血管阻力增加的功能性因素　缺氧、高碳酸血症和呼吸性酸中毒使肺血管收缩、痉挛，其中缺氧是肺动脉高压形成最重要的因素。

2. 肺血管阻力增加的解剖学因素　解剖学因素系指肺血管解剖结构的重塑变化，形成肺循环血流动力学障碍。主要原因如下。

（1）长期反复发作的慢性阻塞性肺疾病及支气管周围炎，可累及邻近肺小动脉，引起血管炎，管壁增厚、管腔狭窄或纤维化，甚至完全闭塞，使肺血管阻力增加，产生肺动脉高压。

（2）随肺气肿的加重，肺泡内压增高，压迫肺泡毛细血管，造成毛细血管管腔狭窄或闭塞。肺泡壁破裂造成毛细血管网的毁损，肺泡毛细血管床减损超过 70% 时肺循环阻力增大。

（3）肺血管重塑。

（4）血栓形成。

3. 血液黏稠度增加和血容量增多　慢性缺氧产生继发性红细胞增多，血液黏稠度增加。缺氧可使醛固酮增加，使水、钠潴留；缺氧又使肾小动脉收缩，肾血流减少也加重水、钠潴留，血容量增多。血液黏稠度增加和血容量增多，更使肺动脉压升高。

（二）心脏病变和心力衰竭

肺动脉高压→右心室肥厚→随着病情的进展，可导致右心室扩大和衰竭。

慢性肺心病由于缺氧、高碳酸血症、酸中毒、相对血流量增多等因素，使左心负荷加重。如病情进展，则可发生左心室肥厚，甚至导致左心衰竭。

（三）其他重要器官的损害

脑、肝、肾、胃肠及内分泌系统、血液系统等发生病理改变，引起多器官的功能损害。

★【临床表现】

（一）肺、心功能代偿期

1. 症状　咳嗽、咳痰、气促，活动后可有心悸、呼吸困难和劳动耐力下降。

2. 体征　可有不同程度的发绀和肺气肿体征。偶有干、湿性啰音，心音遥远，$P_2 > A_2$，三尖瓣区可出现收缩期杂音或剑突下心脏搏动增强，提示有右心室肥厚。

（二）肺、心功能失代偿期

1. 呼吸衰竭

（1）症状　呼吸困难加重，夜间为甚，常有头痛、失眠、食欲下降，白天嗜睡，甚至出现表情淡漠、神志恍惚、谵妄等肺性脑病的表现。

（2）体征　明显发绀，球结膜充血、水肿，严重时有颅内压升高的表现。

2. 右心衰竭

（1）症状　气促，心悸、食欲不振、腹胀、恶心等。

（2）体征　发绀，肝大且有压痛，肝颈静脉反流征阳性，下肢水肿，重者可有腹水。

【辅助检查】

1. X 线检查　除肺、胸基础疾病及急性肺部感染的特征外，还有肺动脉高压征。①右下肺动脉干扩张，其横径≥15mm 或右下肺动脉横径与气管横径比值≥1.07，或动态观察右下肺动脉干增宽 >2mm；②肺动脉段明显突出或其高度≥3mm；③中央肺动脉扩张和外周分支纤细，形成"残根"征；④圆锥部显著凸出（右前斜位 45°）或其高度≥7mm；⑤右心室增大征。具有上述任一条均可诊断。

2. 心电图检查　慢性肺心病的心电图诊断标准如下：①额面平均电轴≥+90°；②$V_1 R/S \geq$

1；③重度顺钟向转位（$V_5 R/S \leqslant 1$）；④$Rv_1 + Sv_5 \geqslant 1.05mV$；⑤aVR R/S 或 R/Q$\geqslant 1$；⑥$V_1 \sim V_3$ 呈 QS、Qr 或 qr（酷似心肌梗死，应注意鉴别）；⑦肺型 P 波。具有上述任一条即可诊断。

3. 超声心动图检查　慢性肺心病的超声心动图诊断标准如下：①右心室流出道内径$\geqslant$30mm；②右心室内径$\geqslant$20mm；③右心室前壁$\geqslant$5mm 或前壁搏动幅度增强；④左、右心室内径比值$<$2；⑤右肺动脉内径$\geqslant$18mm 或肺动脉干$\geqslant$20mm；⑥右心室流出道/左心房内径$>$1.4；⑦肺动脉瓣曲线出现肺动脉高压征象者。

4. 血气分析　慢性肺心病肺功能失代偿期可出现低氧血症或合并高碳酸血症。

5. 血液检查　红细胞及血红蛋白可升高。部分患者血清学检查可有肾功能或肝功能改变；血清钾、钠、氯、钙、镁均可有变化。

6. 其他　肺功能检查对早期或缓解期慢性肺心病患者有意义。痰病原学检查可以指导抗生素的选用。

★【诊断】

根据患者有慢性支气管炎、肺气肿、其他胸肺疾病或肺血管病变，并已引起肺动脉高压、右心室增大或右心功能不全，如 $P_2 > A_2$、颈静脉怒张、肝大压痛、肝颈静脉反流征阳性、下肢水肿及体静脉压升高等，心电图、X 线胸片、超声心动图有右心增大肥厚的征象，可以作出诊断。

【鉴别诊断】

1. 冠状动脉粥样硬化性心脏病（冠心病）　冠心病有典型的心绞痛、心肌梗死病史或心电图表现，若有左心衰竭的发作史、原发性高血压、高脂血症、糖尿病史，则更有助于鉴别。体检、X 线、心电图、超声心动图检查呈左心室肥厚为主的征象，可资鉴别。

2. 其他疾病　还需与风湿性心脏病、原发性心肌病等鉴别。

★【治疗】

（一）肺、心功能代偿期

增强免疫功能，预防感染，减少或避免急性加重，需要时予长期家庭氧疗或家庭无创呼吸机治疗等。

（二）肺、心功能失代偿期

1. 积极控制感染　参考痰菌培养及药敏试验选择抗生素。在还没有获得培养结果前，根据感染的环境及痰涂片革兰染色选用抗生素。

2. 控制呼吸衰竭　通畅呼吸道，改善通气功能；合理氧疗；合理应用呼吸兴奋剂，必要时给予无创正压通气或气管插管有创正压通气治疗。

3. 控制心力衰竭　慢性肺心病患者一般在积极控制感染、改善呼吸功能、纠正缺氧和二氧化碳潴留后，心力衰竭便能得到改善，患者尿量增多，水肿消退，不需常规使用利尿药和正性肌力药。但对经上述治疗无效或严重心力衰竭患者，可适当选用利尿药、正性肌力药或扩血管药物。

（1）利尿药　原则上宜选用作用温和的利尿药，联合保钾利尿药，小剂量、短疗程使用。利尿药有氢氯噻嗪、呋塞米，及保钾利尿药，如氨苯蝶啶。

（2）正性肌力药　应用指征有：①感染已被控制、呼吸功能已改善、利尿药治疗后右心功能无改善的患者；②以右心衰竭为主要表现而无明显感染的患者；③合并急性左心衰竭的患者。④合并室上性快速心律失常的患者。原则上选用作用快、排泄快的洋地黄类药物，小剂量（常规剂量的 1/2 或 2/3）静脉给药，不宜以心率作为衡量洋地黄类药物的应用和疗效考核指征。

（3）血管扩张药　血管扩张药在扩张肺动脉的同时也扩张体动脉，往往造成体循环血压下降，反射性产生心率增快、氧分压下降、二氧化碳分压上升等不良反应，因而限制了血管扩张药在慢性肺心病的临床应用。

4. 防止并发症　常见的并发症有肺性脑病、酸碱失衡及电解质紊乱、心律失常、休克、消化道出血、弥散性血管内凝血（DIC）、深静脉血栓形成。

5. 护理　因病情复杂多变，必须严密观察病情变化，宜加强心肺功能的监护。翻身、拍背排出呼吸道分泌物，是改善通气功能的一项有效措施。

【预后】

慢性肺心病常反复急性加重，随肺功能的损害病情逐渐加重，多数预后不良。

【预防】

主要是防治引起本病的支气管、肺和肺血管等基础疾病。

习题

简述慢性肺心病应用正性肌力药的指征和原则。

答：应用指征有：①感染已被控制、呼吸功能已改善、利尿药治疗后右心功能无改善的患者；②以右心衰竭为主要表现而无明显感染的患者；③合并急性左心衰竭的患者；④合并室上性快速心律失常的患者。原则上选用作用快、排泄快的洋地黄类药物，小剂量（常规剂量的1/2或2/3）静脉给药，不宜以心率作为衡量洋地黄类药物的应用和疗效考核指征。

第十二章　胸膜疾病

 教学目的

1. 掌握　胸腔积液的临床表现、实验室检查和其他检查、诊断，良恶性胸腔积液的鉴别诊断、结核性胸膜炎治疗；气胸的临床表现、诊断及治疗。

2. 熟悉　胸腔积液的病因；气胸的病因、分型及各型的特点。

3. 了解　胸腔积液循环机制。

 内容精讲

第一节　胸腔积液

胸膜腔是位于肺和胸壁之间的一个潜在的腔隙。胸腔内液体持续滤出和吸收，并处于动态平衡。任何因素使胸膜腔内液体形成过快或吸收过缓，即产生胸腔积液，简称胸水。

【胸腔积液循环机制】

胸腔积液从壁层和脏层胸膜的体循环血管由于压力梯度通过有渗漏性的胸膜进入胸膜腔，然后通过壁层胸膜的淋巴管微孔经淋巴管回吸收。胸腔积液滤过胸腔上部大于下部，吸收则主要在横膈和胸腔下部纵隔胸膜。

【病因和发病机制】

肺、胸膜和肺外疾病均可引起胸腔积液。病因和发病机制如下。

1. 胸膜毛细血管内静水压增高　如充血性心力衰竭、缩窄性心包炎、血容量增加、上腔静脉或奇静脉受阻，产生胸腔漏出液。

2. 胸膜通透性增加　如胸膜炎症（肺结核、肺炎）、结缔组织病（系统性红斑狼疮、类风湿关节炎）、胸膜肿瘤（恶性肿瘤转移、间皮瘤）、肺梗死、膈下炎症（膈下脓肿、肝脓肿、急性胰腺炎）等，产生胸腔渗出液。

3. 胸膜毛细血管内胶体渗透压降低　如低蛋白血症、肝硬化、肾病综合征、急性肾小球肾炎、黏液性水肿等，产生胸腔漏出液。

4. 壁层胸膜淋巴引流障碍　癌症淋巴管阻塞、发育性淋巴管引流异常等，产生胸腔渗出液。

5. 损伤　主动脉瘤破裂、食管破裂、胸导管破裂等，产生血胸、脓胸和乳糜胸。

6. 医源性　药物、放射治疗、消化内镜检查和治疗、支气管动脉栓塞术、卵巢过度刺激综合征、液体负荷过大、冠状动脉旁路移植术、骨髓移植、中心静脉置管穿破和腹膜透析等，都可以引起渗出性或漏出性胸腔积液。

★【临床表现】

1. 症状　症状也与积液量有关，积液量少于 0.3～0.5L 时症状多不明显，大量积液时心悸及呼吸困难明显，甚至可致呼吸衰竭。呼吸困难是最常见的症状，多伴有胸痛和咳嗽。病因不同其症状有所差别。

① 结核性胸膜炎多见于青年人，常有发热、干咳、胸痛，随着胸腔积液量的增加胸痛可缓

解，但可出现胸闷气促。

② 恶性胸腔积液多见于中年以上患者，一般无发热，胸部隐痛，伴有消瘦和呼吸道或原发部位肿瘤的症状。

③ 炎性积液多为渗出性，常伴有咳嗽、咳痰、胸痛及发热。

④ 心力衰竭所致胸腔积液为漏出液，有心功能不全的其他表现。

⑤ 肝脓肿所伴右侧胸腔积液可为反应性胸膜炎，亦可为脓胸，多有发热和肝区疼痛。

2. 体征　与积液量有关。少量积液时，可无明显体征，或可触及胸膜摩擦感及闻及胸膜摩擦音。中至大量积液时，患侧胸廓饱满，触觉语颤减弱，局部叩诊浊音，呼吸音减低或消失。可伴有气管、纵隔向健侧移位。

【实验室和其他检查】

★ **（一）诊断性胸腔穿刺和胸腔积液检查**

对明确积液性质及病因诊断均至关重要。

1. 外观和气味　漏出液透明清亮，静置不凝固，比重<1.016～1.018。渗出液多呈草黄色，稍混浊，易有凝块，比重>1.018。血性胸腔积液呈洗肉水样或静脉血样，多见于肿瘤、结核和肺栓塞。乳状胸腔积液多为乳糜胸。巧克力色胸腔积液考虑阿米巴肝脓肿破溃入胸腔的可能。黑色胸腔积液可能为曲霉感染。黄绿色胸腔积液见于类风湿关节炎（RA）。

2. 细胞　漏出液细胞数常少于 $100×10^6/L$，以淋巴细胞与间皮细胞为主。渗出液的白细胞常超过 $500×10^6/L$；脓胸时白细胞多达 $10×10^9/L$ 以上。中性粒细胞增多时提示为急性炎症；淋巴细胞为主则多为结核性或肿瘤性；寄生虫感染或结缔组织病时嗜酸性粒细胞常增多。胸腔积液中红细胞超过 $5×10^9/L$ 时，可呈淡红色，多由恶性肿瘤或结核所致。红细胞超过 $100×10^9/L$ 时应考虑创伤、肿瘤或肺梗死。恶性胸腔积液中约有 40%～90% 可查到恶性肿瘤细胞，反复多次检查可提高检出率。结核性胸腔积液中间皮细胞常低于 5%。

3. pH和葡萄糖　正常胸腔积液 pH 接近 7.6。pH 降低见于脓胸、食管破裂、RA 积液；如 pH<7.00 者仅见于脓胸以及食管破裂所致胸腔积液。结核性和恶性积液也可降低。

正常胸腔积液中葡萄糖含量与血中含量相近。漏出液与大多数渗出液葡萄糖含量正常；脓胸、RA 明显降低，SLE、结核和恶性胸腔积液中含量可<3.3mmol/L。若胸膜病变范围较广，使葡萄糖及酸性代谢物难以透过胸膜，葡萄糖和 pH 均较低，提示肿瘤广泛浸润，其胸腔积液肿瘤细胞发现率高，胸膜活检阳性率高，胸膜固定术效果差，患者存活时间亦短。

4. 病原体　胸腔积液涂片查找细菌及培养，有助于病原诊断。

5. 蛋白质　渗出液的蛋白含量较高（>30g/L），胸腔积液/血清比值>0.5。漏出液蛋白含量较低（<30g/L），以清蛋白为主，黏蛋白试验（Rivalta试验）阴性。

6. 类脂　乳糜胸的胸腔积液呈乳状混浊，离心后不沉淀，苏丹Ⅲ染成红色；甘油三酯含量>1.24mmol/L，胆固醇不高，脂蛋白电泳可显示乳糜微粒，多见于胸导管破裂。假性乳糜胸的胸腔积液呈淡黄或暗褐色，含有胆固醇结晶及大量退变细胞（淋巴细胞、红细胞），胆固醇多大于 5.18mmol/L，甘油三酯含量正常。与陈旧性积液胆固醇积聚有关，见于陈旧性结核性胸膜炎、恶性胸腔积液、肝硬化和类风湿关节炎胸腔积液等。

7. 酶　渗出液乳酸脱氢酶（LDH）含量增高，>200U/L，且胸腔积液/血清 LDH 比值>0.6。LDH 活性是反映胸膜炎症程度的指标，其值越高，表明炎症越明显。LDH>500U/L 常提示为恶性肿瘤或胸腔积液已并发细菌感染。淀粉酶升高可见于急性胰腺炎、恶性肿瘤等。结核性胸膜炎时，胸腔积液中腺苷脱氨酶（ADA）多高于 45U/L。其诊断结核性胸膜炎的敏感度较高。HIV 合并结核患者 ADA 不升高。

8. 免疫学检查　核性胸膜炎胸腔积液 γ-干扰素多增高。系统性红斑狼疮胸腔积液中抗核抗体滴度可达 1∶160 以上。

9. 肿瘤标志物 联合检测多种肿瘤标志物，可提高阳性检出率。若胸腔积液癌胚抗原（CEA）>20μg/L 或胸腔积液/血清 CEA>1，常提示为恶性胸腔积液。

（二）X 线检查

其改变与积液量和是否有包裹或粘连有关。极小量的游离性胸腔积液，胸部 X 线仅见肋膈角变钝；积液量增多时显示有向外侧、向上的弧形上缘的积液影。

（三）超声检查

临床用于估计胸腔积液的深度和积液量，协助胸腔穿刺定位。B 超引导下胸腔穿刺用于包裹性和少量的胸腔积液。

（四）胸膜活检

经皮闭式胸膜活检对胸腔积液病因诊断有重要意义，可发现肿瘤、结核和其他胸膜肉芽肿性病变。如活检证实为恶性胸膜间皮瘤，1 个月内应对活检部位行放射治疗。

（五）胸腔镜或开胸活检

对上述检查不能确诊者，必要时可经胸腔镜或剖胸直视下活检。

（六）支气管镜

对有咯血或疑有气道阻塞者可行此项检查。

★【诊断与鉴别诊断】

胸腔积液的诊断和鉴别诊断分 3 个步骤。

1. 确定有无胸腔积液 B 超、CT 等检查可确定有无胸腔积液。

2. 区别漏出液和渗出液 根据 Light 标准，符合以下任何 1 条可诊断为渗出液：①胸腔积液/血清蛋白比例>0.5；②胸腔积液/血清 LDH 比例>0.6；③胸腔积液 LDH 水平大于血清正常值高限的 2/3。

3. 寻找胸腔积液的病因 漏出液常见病因是充血性心力衰竭，多为双侧胸腔积液，积液量右侧多于左侧。强烈利尿可引起假性渗出液。肝硬化胸腔积液多伴有腹水。肾病综合征胸腔积液多为双侧，可表现为肺底积液。低蛋白血症的胸腔积液多伴有全身水肿。腹膜透析胸腔积液类似于腹透液，葡萄糖高，蛋白质<1.0g/L。

渗出液最常见的病因为结核性胸膜炎，其他病因有类肺炎性胸腔积液、恶性肿瘤侵犯胸膜引起恶性胸腔积液。

结核性胸膜炎多见于青壮年，胸痛（积液增多后胸痛减轻或消失，但出现气急），并常伴有干咳、潮热、盗汗、消瘦等结核中毒症状，胸腔积液检查以淋巴细胞为主，间皮细胞<5%，蛋白质多大于 40g/L，ADA 及 γ-干扰素增高，沉渣找结核杆菌或培养可呈阳性，但阳性率仅约 20%。胸膜活检阳性率达 60%~80%，PPD 皮试强阳性。老年患者可无发热，结核菌素试验亦常阴性，应予注意。

类肺炎性胸腔积液系指肺炎、肺脓肿和支气管扩张感染引起的胸腔积液，如积液呈脓性则称脓胸。患者多有发热、咳嗽、咳痰、胸痛等症状，血白细胞计数升高，中性粒细胞增加伴核左移。胸部 X 线有肺实质的浸润影，或肺脓肿和支气管扩张的表现，然后出现胸腔积液，积液量一般不多。急性脓胸常表现为高热、胸痛等；慢性脓胸有胸膜增厚、胸廓塌陷、慢性消耗和杵状指（趾）等。胸腔积液呈脓性、黏稠；涂片革兰染色找到细菌或脓液细菌培养阳性。

恶性肿瘤侵犯胸膜引起恶性胸腔积液，以 45 岁以上中老年人多见，有胸部钝痛、咳血丝痰和消瘦等症状，胸腔积液多呈血性、量大、增长迅速，CEA>20μg/L，LDH>500U/L，胸腔积液脱落细胞检查、胸膜活检、胸部影像学、纤维支气管镜及胸腔镜等检查，有助于进一步诊断和鉴别。

★【治疗】

（一）结核性胸膜炎

1. 一般治疗　包括休息、营养支持和对症治疗。

2. 抽液治疗　原则上应尽快抽尽胸腔内积液或肋间插细管引流。大量胸腔积液者每周抽液 2～3 次，直至胸腔积液完全消失。首次抽液不要超过 700mL，以后每次抽液量不应超过 1000mL，过快、过多抽液可使胸腔压力骤降，发生复张后肺水肿或循环衰竭。若抽液时发生头晕、冷汗、心悸、面色微白、脉细等表现应考虑"胸膜反应"，应立即停止抽液，使患者平卧，必要时皮下注射 0.1％肾上腺素 0.5mL，密切观察病情，注意血压变化，防止休克。

3. 抗结核治疗　见本篇第七章。

4. 糖皮质激素　全身毒性症状严重、大量胸腔积液者，在抗结核药物治疗的同时，可加用泼尼松。待体温正常、全身毒性症状减轻、胸腔积液量明显减少时，即应逐渐减量以至停用。停药速度不宜过快，否则易出现反跳现象，一般疗程约 4～6 周。

（二）类肺炎性胸腔积液和脓胸

类肺炎性胸腔积液一般积液量少，经有效的抗生素治疗后可吸收，积液多者应胸腔穿刺抽液。

脓胸治疗原则是控制感染、引流胸腔积液及促使肺复张，恢复肺功能。引流是脓胸最基本的治疗方法，可行反复抽脓或闭式引流。可用 2％碳酸氢钠或生理盐水反复冲洗胸腔，然后注入适量抗生素及链激酶，使脓液变稀便于引流。对有支气管胸膜瘘者不宜冲洗胸腔，以免引起细菌播散。

（三）恶性胸腔积液

包括原发病全身化疗和胸腔积液抽液、化学胸膜固定术的治疗。

第二节　气　胸

当气体进入胸膜腔造成积气状态时，称为气胸。气胸可分成自发性、外伤性和医源性三类。

【病因和发病机制】

胸腔内出现气体仅在三种情况下发生：①肺泡与胸腔之间产生破口，气体从肺泡进入胸腔直到压力差消失或破口闭合。②胸壁创伤产生与胸腔的交通，也出现同样的结果。③胸腔内有产气的微生物。

原发性自发性气胸多见于瘦高体型的男性青壮年，可有胸膜下肺大疱，多在肺尖部，此种胸膜下肺大疱的原因尚不清楚，与吸烟、身高和小气道炎症可能有关，也可能与非特异性炎症瘢痕或弹性纤维先天性发育不良有关。

继发性自发性气胸多见于有基础肺部病变者，由于病变引起细支气管不完全阻塞，形成肺大疱破裂所致。如肺结核、COPD、肺癌、肺脓肿、肺尘埃沉着病及淋巴管平滑肌瘤病等。还有月经性气胸、妊娠期气胸。

航空、潜水作业而无适当防护措施时，从高压环境突然进入低压环境，以及机械通气压力过高时，均可发生气胸。抬举重物用力过猛、剧咳、屏气甚至大笑等，可能是促使气胸发生的诱因。

★【临床类型】

1. 闭合性（单纯性）气胸　胸膜破裂口较小，随肺萎缩而闭合，空气不再继续进入胸膜腔。

2. 交通性（开放性）气胸　破裂口较大或因两层胸膜间有粘连或牵拉，使破口持续开放，吸气与呼气时空气自由进出胸膜腔。

3. 张力性（高压性）气胸 破裂口呈单向活瓣或活塞作用，吸气时胸廓扩大，胸膜腔内压变小，空气进入胸膜腔；呼气时胸膜腔内压升高，压迫活瓣使之关闭，致使胸膜腔内空气越积越多，内压持续升高，使肺脏受压，纵隔向健侧移位，影响心脏血液回流。此型气胸必须紧急抢救处理。

★【临床表现】

气胸症状的轻重与有无肺基础疾病及功能状态、气胸发生的速度、胸膜腔内积气量及其压力大小三个因素有关。若原已存在严重肺功能减退，即使气胸量小，也可有明显的呼吸困难。

1. 症状 起病前部分患者可能有剧烈体力活动等诱因，但多数患者在正常活动或安静休息时发生，偶有在睡眠中发病者。大多数起病急骤，患者突感一侧胸痛，针刺样或刀割样，持续时间短暂，继之胸闷和呼吸困难，可伴有刺激性咳嗽，系气体刺激胸膜所致。如果侧卧，则被迫气胸侧在上，以减轻呼吸困难。

张力性气胸时胸膜腔内压骤然升高，肺被压缩，纵隔移位，迅速出现严重呼吸循环障碍；患者表情紧张、胸闷、挣扎坐起、烦躁不安、发绀、冷汗、脉速、虚脱、心律失常，甚至发生意识不清、呼吸衰竭。

2. 体征 少量气胸体征不明显。大量气胸时，气管向健侧移位，患侧胸部隆起，呼吸运动与触觉语颤减弱，叩诊呈过清音或鼓音，心或肝浊音界缩小或消失，听诊呼吸音减弱或消失。

3. 严重程度评估 自发性气胸分稳定型和不稳定型，符合下列所有表现为稳定型，否则为不稳定型：呼吸频率<24 次/分；心率 60～120 次/分；血压正常；呼吸室内空气 SaO_2>90%；两次呼吸间隔说话成句。

【影像学检查】

X 线胸片检查是诊断气胸的重要方法，气胸的典型 X 线表现为外凸弧形的细线条形阴影，称为气胸线，线外透亮度增高，无肺纹理，线内为压缩的肺组织。大量气胸时，肺脏向肺门回缩，呈圆球形阴影。大量气胸或张力性气胸常显示纵隔及心脏移向健侧。合并纵隔气肿在纵隔旁和心缘旁可见透光带。

CT 表现为胸膜腔内出现极低密度的气体影，伴有肺组织不同程度的萎缩改变。CT 对于小量气胸、局限性气胸以及肺大疱与气胸的鉴别比 X 线胸片更敏感和准确。

【诊断和鉴别诊断】

根据临床症状、体征及影像学表现，气胸的诊断通常并不困难。X 线或 CT 显示气胸线是确诊依据，若病情十分危重无法搬动做 X 线检查时，应当机立断在患侧胸腔体征最明显处试验穿刺，如抽出气体，可证实气胸的诊断。气胸需与下列疾病进行鉴别。

1. 哮喘与慢性阻塞性肺疾病 当哮喘及 COPD 患者突发严重呼吸困难、冷汗、烦躁，支气管舒张药、抗感染药物等治疗效果不好，且症状加剧，应考虑并发气胸的可能，X 线检查有助鉴别。

2. 其他疾病 还需与急性心肌梗死、肺血栓栓塞症、肺大疱、消化性溃疡穿孔、胸膜炎、肺癌、膈疝等鉴别。

★【治疗】

自发性气胸的治疗目的是促进患侧肺复张、消除病因及减少复发。治疗具体措施有保守治疗、胸腔减压、经胸腔镜手术或开胸手术等。应根据气胸的类型与病因、发生频次、肺压缩程度、病情状态及有无并发症等适当选择。

（一）保守治疗

主要适用于稳定型小量气胸，首次发生的症状较轻的闭合性气胸。如患者年龄偏大，并有肺基础疾病如 COPD，其胸膜破裂口愈合慢，呼吸困难等症状严重，即使气胸量较小，原则上也不主张采取保守治疗。

（二）排气疗法

1. 胸腔穿刺抽气 适用于小量气胸、呼吸困难较轻、心肺功能尚好的闭合性气胸患者。抽气可加速肺复张，迅速缓解症状。通常选择患侧胸部锁骨中线第 2 肋间为穿刺点，局限性气胸则要选择相应的穿刺部位。一次抽气量不宜超过 1000mL，每日或隔日抽气 1 次。张力性气胸病情危急，应迅速解除胸腔内正压以避免发生严重并发症。

2. 胸腔闭式引流 适用于不稳定型气胸，呼吸困难明显、肺压缩程度较重，交通性或张力性气胸，反复发生气胸的患者。无论其气胸容量多少，均应尽早行胸腔闭式引流。对于胸腔穿刺抽气效果不好者也应行胸腔闭式引流。若经水封瓶引流后未能使胸膜破口愈合，肺持久不能复张，可在引流管加用负压吸引装置。

（三）化学性胸膜固定术

由于气胸复发率高，为了预防复发，可胸腔内注入硬化剂，产生无菌性胸膜炎症，使脏层和壁层胸膜粘连从而消灭胸膜腔间隙。主要适应于不宜手术或拒绝手术的下列患者：①持续性或复发性气胸；②双侧气胸；③合并肺大疱；④肺功能不全，不能耐受手术者。常用硬化剂有多西环素、滑石粉等。胸腔注入硬化剂前，尽可能使肺完全复张。若一次无效，可重复注药。

（四）手术治疗

经内科治疗无效气胸为手术适应证，主要适应于长期气胸、血气胸、双侧气胸、复发性气胸、张力性气胸引流失败者、胸膜增厚致肺膨胀不全或影像学有多发性肺大疱者。手术治疗成功率高，复发率低。方法有胸腔镜、开胸手术。

（五）并发症及其处理

1. 脓气胸 由金黄色葡萄球菌、肺炎克雷伯杆菌、铜绿假单胞菌、结核分枝杆菌以及多种厌氧菌引起，病情多危重，常有支气管胸膜瘘形成。治疗应积极使用抗生素，应插管引流，胸腔内生理盐水冲洗，必要时尚应根据具体情况考虑手术。

2. 血气胸 常与胸膜粘连带内血管断裂有关，肺完全复张后，多能自行停止，若继续出血不止，除抽气排液及适当输血外，应考虑开胸结扎出血的血管。

3. 纵隔气肿与皮下气肿 纵隔气肿及皮下气肿随胸腔内气体排出减压而自行吸收。若纵隔气肿张力过高影响呼吸及循环，可作胸骨上窝切开排气。

习题

1. 简述区别漏出液和渗出液的 Light 标准。

答：根据 Light 标准，符合以下任何 1 条可诊断为渗出液：①胸腔积液/血清蛋白比例＞0.5；②胸腔积液/血清 LDH 比例＞0.6；③胸腔积液 LDH 水平大于血清正常值高限的 2/3。

2. 简述自发性气胸的临床类型。

答：①闭合性（单纯性）气胸：胸膜破裂口较小，随肺萎缩而闭合，空气不再继续进入胸膜腔。

②交通性（开放性）气胸：破裂口较大或因两层胸膜间有粘连或牵拉，使破口持续开放，吸气与呼气时空气自由进出胸膜腔。

③张力性（高压性）气胸：破裂口呈单向活瓣或活塞作用，吸气时胸廓扩大，胸膜腔内压变小，空气进入胸膜腔；呼气时胸膜腔内压升高，压迫活瓣使之关闭，致使胸膜腔内空气越积越多，内压持续升高，使肺脏受压，纵隔向健侧移位，影响心脏血液回流。

第十三章　睡眠呼吸暂停低通气综合征

教学目的

1. **掌握**　睡眠呼吸暂停低通气综合征的定义、临床表现和诊断。
2. **熟悉**　睡眠呼吸暂停低通气综合征的分类、治疗。
3. **了解**　睡眠呼吸暂停低通气综合征的病因和发病机制。

内容精讲

　　睡眠呼吸暂停低通气综合征（SAHS）是指各种原因导致睡眠状态下反复出现呼吸暂停和（或）低通气，引起低氧血症、高碳酸血症、睡眠中断，从而使机体发生一系列病理生理改变的临床综合征。

　　【定义和分类】

　　1. 睡眠呼吸暂停　是指睡眠过程中口鼻气流消失或明显减弱持续时间≥10s。其分类可分为：①中枢性睡眠呼吸暂停（CSA）：无上气道阻塞，呼吸气流及胸腹部呼吸运动均消失；②阻塞性睡眠呼吸暂停（OSA）：上气道完全阻塞，呼吸气流消失但腹部呼吸运动仍存在，常呈现矛盾运动。

　　2. 低通气　是指睡眠过程中口鼻气流较基础水平降低≥30%伴动脉血氧饱和度（SaO_2）减低≥4%，持续时间≥10s；或口鼻气流较基础水平降低≥50%伴 SaO_2 减低≥3%或微觉醒，持续时间≥10s。

　　【流行病学】

　　欧美发达国家患病率为 2%～4%，我国患病率为 3.5%～4.8%。

　　【主要危险因素】

　　肥胖；年龄；性别；上气道解剖异常；遗传因素；长期大量饮酒或服用镇静、催眠或肌肉松弛药物；长期吸烟；甲状腺功能减退症、肢端肥大症、心功能不全、脑卒中及神经肌肉疾病等。

　　【病因和发病机制】

　　1. 中枢性睡眠呼吸暂停综合征（CSAS）　CSAS 较少见，一般不超过呼吸暂停患者的 10%，其原发性更少见，继发性 CSAS 的常见病因包括各种中枢神经系统病变、脑外伤、充血性心力衰竭、麻醉和药物中毒等。睡眠呼吸暂停的发生主要与呼吸中枢呼吸调控功能的不稳定性增强有关。

　　2. 阻塞性睡眠呼吸暂停低通气综合征（OSAHS）　OSAHS 占 SAHS 的大多数，有家庭聚集性和遗传因素。多数有上呼吸道特别是鼻、咽部位狭窄的病理基础，如肥胖、变应性鼻炎、鼻息肉、扁桃体肥大、软腭松弛、腭垂过长过粗、舌体肥大、舌根后坠、下颌后缩、颞颌关节功能障碍和小颌畸形等。部分内分泌疾病如甲状腺功能减退症、肢端肥大症等常合并 OSAHS。其发病机制可能与睡眠状态下上气道软组织、肌肉的塌陷性增加、睡眠期间上气道肌肉对低氧和二氧化碳的刺激反应性降低有关。OSAHS 的发生还与神经、体液、内分泌等因素的综合作用有关。

　　3. 复杂性睡眠呼吸暂停综合征（CompSAS）　一类特殊类型的睡眠呼吸暂停，主要在无创通气治疗后出现，OSAHS 患者在持续性气道正压通气治疗过程中，当达到最佳治疗水平时，阻塞性呼吸暂停事件消失，但 CAS 增多，使得残余的 CSA 指数≥5 次/小时或以陈-施呼吸为主。

★【临床表现】

临床上最常见的 SAHS 是 OSAHS。

1. 夜间临床表现 表现为打鼾（鼾声不规则，高低不等，往往是鼾声-气流停止-喘气-鼾声交替出现）、呼吸暂停、憋醒、多动不安、夜尿增多、睡眠行为异常（表现为磨牙、惊恐、呓语、幻听和做噩梦。

2. 白天临床表现 表现为嗜睡、疲惫乏力、认知行为功能障碍、头痛头晕、个性变化（烦躁、易激动、焦虑等）、性功能减退。

3. 并发症及全身靶器官损害的表现 可引起高血压病、冠心病、心律失常、肺动脉高压和肺源性心脏病、缺血性或出血性脑卒中、代谢综合征、心理异常和情绪障碍等症状和体征。

4. 体征 多数患者肥胖或超重，可见颈粗短、下颌短小、下颌后缩。鼻甲肥大和鼻息肉、鼻中隔偏曲、口咽部阻塞、软腭垂肥大下垂、扁桃体和腺样体肥大、舌体肥大等。

【实验室和其他检查】

1. 血常规及动脉血气分析 病情时间长，低氧血症严重者，血红细胞计数和血红蛋白可有不同程度的增加。病情严重或已合并肺源性心脏病、呼吸衰竭者，可有低氧血症、高碳酸血症和呼吸性酸中毒。

2. 多导睡眠（PSG）监测 通过多导生理记录仪进行睡眠呼吸监测是确诊 SAHS 的主要手段，通过监测可确定病情严重程度并分型，及与其他睡眠疾病相鉴别，评价各种治疗手段对 OSAHS 的疗效。

3. 胸部 X 线检查 并发肺动脉高压、高血压、冠心病时，可有心影增大、肺动脉段突出等相应表现。

4. 肺功能检查 病情严重有肺心病、呼吸衰竭时，有不同程度的通气功能障碍。

5. 心电图及超声心动图检查 有高血压、冠心病时，出现心室肥厚、心肌缺血或心律失常等变化。

6. 头颅 X 线检查及鼻咽镜检查 可以定量地了解颌面部的异常程度及有助于评价上气道解剖异常的程度，对于考虑是否手术有帮助。

★【诊断】

根据患者睡眠时打鼾伴呼吸暂停、白天嗜睡、身体肥胖、颈围粗及其他临床症状可作出临床初步诊断。PSG 监测 AHI≥5 次/小时，伴有日间嗜睡等症状者可确定诊断。

【鉴别诊断】

1. 上气道阻力综合征 气道阻力增加，PSG 检查反复出现 α 醒觉波，夜间微醒觉>10 次/小时，睡眠连续性中断，有疲倦及白天嗜睡，可有或无明显鼾声，无呼吸暂停和低氧血症。试验性无创通气治疗常可缓解症状。

2. 其他疾病 还需与发作性睡病、单纯性鼾症鉴别。

【治疗】

（一）一般治疗

1. 减肥 包括饮食控制、药物或手术。

2. 睡眠体位改变 侧位睡眠，抬高床头。

3. 其他 戒烟酒，避免服用镇静药。

（二）病因治疗

纠正引起 OSAHS 或使之加重的基础疾病。

（三）药物治疗

目前尚无有效的药物治疗。

（四）无创气道正压通气治疗

1. 经鼻持续气道内正压通气（CPAP）　是治疗中重度 OSAHS 患者的首选方法。

适应证：①AHI≥15 次/小时的患者；②AHI<15 次/小时，但白天嗜睡等症状明显的患者；③手术治疗失败或复发者；④不能耐受其他方法治疗者。

禁忌证：昏迷，有肺大疱、咯血、气胸和血压不稳定者。

2. 双相气道正压（BiPAP）治疗　适用于 CPAP 压力需求较高的患者、不能耐受 CPAP 的患者、OSAHS 合并 COPD 且 CO_2 潴留的患者。

（五）口腔矫治器（OA）治疗

适应证：①单纯性鼾症；②轻、中度 OSAHS 患者；③不能耐受其他治疗方法者。有颞颌关节炎或功能障碍者不宜采用。

（六）手术治疗

手术治疗包括耳鼻咽喉科手术和口腔颌面外科手术两大类。

习题

简述睡眠呼吸暂停低通气综合征的定义。

答：睡眠呼吸暂停低通气综合征（SAHS）是指各种原因导致睡眠状态下反复出现呼吸暂停和（或）低通气，引起低氧血症、高碳酸血症、睡眠中断，从而使机体发生一系列病理生理改变的临床综合征。

第十四章　急性呼吸窘迫综合征

 内容精讲

急性呼吸窘迫综合征（ARDS）是指由各种肺内和肺外致病因素所导致的急性弥漫性肺损伤和进而发展的急性呼吸衰竭。

急性肺损伤（ALI）和 ARDS 为同一疾病过程的两个阶段，ALI 代表早期和病情相对较轻的阶段，而 ARDS 代表后期病情较严重的阶段，55％的 ALI 在 3 天内会进展成为 ARDS。2012 年发表的 ARDS 柏林定义取消了 ALI 的命名，统一称为 ARDS。

【病因和发病机制】

1. 病因　引起 ARDS 的原因或高危因素很多，可以分为肺内因素（直接因素）和肺外因素（间接因素）。肺内因素是指对肺的直接损伤，包括：①化学性因素，如吸入毒气、烟尘、胃内容物及氧中毒等；②物理性因素，如肺挫伤、放射性损伤等；③生物性因素，如重症肺炎。肺外因素包括严重休克、感染中毒症、严重非胸部创伤、大面积烧伤、大量输血、急性胰腺炎、药物或麻醉品中毒等。

2. 发病机制　ARDS 是全身炎症反应综合征（SIRS）的肺部表现。SIRS 即指机体失控的自我持续放大和自我破坏的炎症瀑布反应；机体与 SIRS 同时启动的一系列内源性抗炎介质和抗炎性内分泌激素引起的抗炎反应称为代偿性抗炎症反应综合征（CARS）。如果 SIRS 和 CARS 在病变发展过程中出现平衡失调，则会导致多器官功能障碍综合征（MODS）。ARDS 是 MODS 发生时最早受累或最常出现的脏器功能障碍表现。

【病理】

ARDS 的病理改变为弥漫性肺泡损伤，主要表现为肺广泛性充血水肿和肺泡内透明膜形成。病理过程可分为三个阶段：渗出期、增生期和纤维化期，三个阶段常重叠存在。ARDS 患者容易合并肺部继发感染，可形成肺小脓肿等炎症改变。

【病理生理】

严重通气/血流比例失调、肺内分流和弥散障碍，造成顽固性低氧血症和呼吸窘迫。呼吸窘迫先导致呼吸的代偿，$PaCO_2$ 最初可以表现降低或正常。极端严重者，由于肺通气量减少以及呼吸窘迫加重呼吸肌疲劳，可发生高碳酸血症。

★【临床表现】

ARDS 大多数于原发病起病后 72h 内发生，几乎不超过 7 天。除原发病的相应症状和体征外，最早出现的症状是呼吸加快，并呈进行性加重的呼吸困难、发绀，常伴有烦躁、焦虑、出汗等。其呼吸困难的特点是呼吸深快、费力，不能用通常的吸氧疗法改善，亦不能用其他原发心肺疾病解释。早期体征可无异常，或仅在双肺闻及少量细湿啰音；后期多可闻及水泡音，可有管状呼吸音。

【影像及实验室检查】

1. X线胸片　早期可无异常，或呈轻度间质改变，表现为边缘模糊的肺纹理增多。继之出现斑片状以至融合成大片状的浸润阴影，大片阴影中可见支气管充气征。其演变过程符合肺水肿的特点，快速多变；后期可出现肺间质纤维化的改变。

2. 动脉血气分析　典型的改变为 PaO_2 降低，在早期，由于过度通气而出现呼吸性碱中毒，pH 可高于正常，$PaCO_2$ 低于正常；在后期，如果出现呼吸肌疲劳或合并代谢性酸中毒，则 pH 可低于正常，甚至出现 $PaCO_2$ 高于正常。PaO_2/FiO_2 的正常值为 $400\sim500mmHg$，$\leqslant300mmHg$ 是诊断 ARDS 的必要条件。

3. 床边呼吸功能监测　ARDS 时肺顺应性降低。

4. 心脏超声和 Swan-Ganz 导管检查　肺动脉楔压（PAWP）一般 $<12mmHg$，若 $>18mmHg$ 则支持左心衰竭的诊断。但要考虑到左心衰竭和 ARDS 可能合并存在，因此 PAWP$>18mmHg$ 不能绝对排除 ARDS。

★【诊断】

根据 ARDS 柏林定义，满足如下 4 项条件方可诊断 ARDS。

① 明确诱因下 1 周内出现的急性或进展性呼吸困难。

② 胸部 X 线平片/胸部 CT 显示双肺浸润影，不能完全用胸腔积液、肺叶/全肺不张和结节影解释。

③ 呼吸衰竭不能完全用心力衰竭和液体负荷过重解释。如果临床没有危险因素，需要用客观检查（如超声心动图）来评价心源性肺水肿。

④ 低氧血症。根据 PaO_2/FiO_2 确立 ARDS 诊断，并将其按严重程度分为轻度、中度和重度 3 种。上述氧合指数中 PaO_2 的监测都是在机械通气参数 PEEP/CPAP 不低于 $5cmH_2O$ 的条件下测得；所在地海拔超过 1000m 时，需对 PaO_2/FiO_2 进行校正，校正后的 $PaO_2/FiO_2=(PaO_2/FiO_2)\times$（所在地大气压值/760）。

轻度：$200mmHg<PaO_2/FiO_2\leqslant300mmHg$。

中度：$100mmHg<PaO_2/FiO_2\leqslant200mmHg$。

重度：$PaO_2/FiO_2\leqslant100mmHg$。

【鉴别诊断】

需与大面积肺不张、自发性气胸、上气道阻塞、急性肺栓塞和心源性肺水肿等鉴别。心源性肺水肿患者卧位时呼吸困难加重，咳粉红色泡沫样痰，肺湿啰音多在肺底部，对强心、利尿等治疗效果较好；鉴别困难时，可通过测定 PAWP、超声心动图检测心室功能等作出判断并指导此后的治疗。

【治疗】

1. 原发病的治疗　是治疗 ALI/ARDS 首要原则和基础，应积极寻找原发病灶并予以彻底治疗。对于所有患者都应怀疑感染的可能，治疗上宜选择广谱抗生素。

2. 纠正缺氧　采取有效措施，尽快提高 PaO_2，需高浓度给氧，使 $PaO_2\geqslant60mmHg$ 或 $SaO_2\geqslant90\%$。

3. 机械通气　一旦诊断为 ARDS，应尽早进行机械通气。轻度 ARDS 阶段的患者可试用无创正压通气，无效或病情加重时尽快气管插管或切开行有创机械通气。目前，ARDS 的机械通气推荐采用肺保护性通气策略，主要措施包括给予合适水平的呼气末正压（PEEP）和小潮气量。一般 PEEP 水平为 $8\sim18cmH_2O$；小潮气量即为 $6\sim8mL/kg$，旨在将吸气平台压控制在 $30\sim35cmH_2O$ 以下，防止肺泡过度扩张。

4. 液体管理　为减轻肺水肿，应合理限制液体入量，以可允许的较低循环容量来维持有效循环，保持肺脏于相对"干"的状态。在血压稳定和保证组织器官灌注前提下，液体出入量宜轻度负平衡，可使用利尿药促进水肿的消退。在 ARDS 早期，除非有低蛋白血症，不宜输注胶体液。

5. 营养支持与监护　ARDS 时机体处于高代谢状态，应补充足够的营养。静脉营养可引起感染和血栓形成等并发症，应提倡全胃肠营养，不仅可避免静脉营养的不足，而且能够保护胃肠黏膜，防止肠道菌群异位。

6. 其他治疗　糖皮质激素、表面活性物质、鱼油和一氧化氮等在 ARDS 中的治疗价值尚不确定。

【预后】

ARDS 病死率在 $26\%\sim44\%$，预后与原发病和严重程度明显有关。

习题

简述 ARDS 的诊断标准。

答：满足如下 4 项条件方可诊断 ARDS。

① 明确诱因下 1 周内出现的急性或进展性呼吸困难。

② 胸部 X 线平片/胸部 CT 显示双肺浸润影，不能完全用胸腔积液、肺叶/全肺不张和结节影解释。

③ 呼吸衰竭不能完全用心力衰竭和液体负荷过重解释。如果临床没有危险因素，需要用客观检查（如超声心动图）来评价心源性肺水肿。

④ 低氧血症。根据 PaO_2/FiO_2 确立 ARDS 诊断，并将其按严重程度分为轻度、中度和重度 3 种。上述氧合指数中 PaO_2 的监测都是在机械通气参数 PEEP/CPAP 不低于 $5cmH_2O$ 的条件下测得；所在地海拔超过 1000m 时，需对 PaO_2/FiO_2 进行校正，校正后的 $PaO_2/FiO_2＝（PaO_2/FiO_2）\times（$所在地大气压值$/760）$。

轻度：$200mmHg＜PaO_2/FiO_2\leqslant300mmHg$。

中度：$100mmHg＜PaO_2/FiO_2\leqslant200mmHg$。

重度：$PaO_2/FiO_2\leqslant100mmHg$。

第十五章　呼吸衰竭与呼吸支持技术

 教学目的

1. **掌握**　呼吸衰竭的定义、临床表现、诊断及治疗原则。
2. **熟悉**　呼吸衰竭的病因与分类、发病机制和病理生理。
3. **了解**　呼吸支持技术与危重症医学概要。

内容精讲

　　呼吸衰竭是指各种原因引起的肺通气和（或）换气功能严重障碍，以致在静息状态下亦不能维持足够的气体交换，导致低氧血症伴（或不伴）高碳酸血症，进而引起一系列病理生理改变和相应临床表现的综合征。在海平面、静息状态、呼吸空气条件下，动脉血氧分压（PaO_2）$<$ 60mmHg，伴或不伴二氧化碳分压（PaO_2）$>$50mmHg，可诊为呼吸衰竭。

【病因】

　　完整的呼吸过程由相互衔接并同时进行的外呼吸、气体运输和内呼吸三个环节来完成。参与肺通气和肺换气的任何一个环节的严重病变，都可导致呼吸衰竭。

　　造成呼吸衰竭的病因有气道阻塞性病变、肺组织病变、肺血管疾病、心脏疾病、胸廓与胸膜病变、神经肌肉疾病。

【分类】

★（一）按照动脉血气分析分类

　　1. Ⅰ型呼吸衰竭　血气分析特点是 $PaO_2<$60mmHg，PaO_2降低或正常。主要见于肺换气障碍（通气/血流比例失调、弥散功能损害和肺动-静脉分流）疾病，如严重肺部感染性疾病、间质性肺疾病、急性肺栓塞等。

　　2. Ⅱ型呼吸衰竭　血气分析特点是 $PaO_2<$60mmHg，同时伴有 $PaO_2>$50mmHg。系肺泡通气不足所致。

（二）按照发病急缓分类

　　1. 急性呼吸衰竭　由于某些突发的致病因素，使肺通气和（或）换气功能迅速出现严重障碍，在短时间内引起呼吸衰竭。

　　2. 慢性呼吸衰竭　一些慢性疾病可使呼吸功能的损害逐渐加重，经过较长时间发展为呼吸衰竭。

（三）按照发病机制分类

　　可分为通气性呼吸衰竭和换气性呼吸衰竭，也可分为泵衰竭和肺衰竭。驱动或制约呼吸运动的中枢神经系统、外周神经系统、神经肌肉组织（包括神经-肌肉接头和呼吸肌）以及胸廓等部位的功能障碍引起的呼吸衰竭称为泵衰竭。通常泵衰竭主要引起通气功能障碍，表现为Ⅱ型呼吸衰竭。肺组织、气道阻塞和肺血管病变造成的呼吸衰竭，称为肺衰竭。肺组织和肺血管病变常引起换气功能障碍，表现为Ⅰ型呼吸衰竭。严重的气道阻塞性疾病（如 COPD）影响通气功能，造成Ⅱ型呼吸衰竭。

【发病机制和病理生理】

（一）低氧血症和高碳酸血症的发生机制

各种病因通过引起肺泡通气不足、弥散障碍、肺泡通气/血流比例失调、肺内动-静脉解剖分流增加和氧耗量增加等，使通气和（或）换气过程发生障碍，导致呼吸衰竭。临床上单一机制引起的呼吸衰竭很少见，往往是多种机制并存或随着病情的发展先后参与发挥作用。

（二）低氧血症和高碳酸血症对机体的影响

1. 对中枢神经系统的影响　大脑皮质神经元细胞对缺氧最为敏感。通常完全停止供氧 4～5min 即可引起不可逆的脑损害。低氧对中枢神经系统影响的程度与缺氧的程度和发生速度有关。当 PaO_2 低于 30mmHg 时，神志丧失乃至昏迷；PaO_2 低于 20mmHg 时，只需数分钟即可造成神经细胞不可逆性损伤。

CO_2 潴留可引起头痛、头晕、烦躁不安、言语不清、精神错乱、扑翼样震颤、嗜睡、昏迷、抽搐和呼吸抑制，这种由缺氧和 CO_2 潴留导致的神经精神障碍症候群称为肺性脑病。肺性脑病早期，往往有失眠、兴奋、烦躁不安等症状。

2. 对循环系统的影响　一定程度的 PaO_2 降低和 $PaCO_2$ 升高，可使反射性心率加快、心肌收缩力增强、心排出量增加。严重的缺氧和 CO_2 潴留可直接抑制心血管中枢，造成心脏活动受抑和血管扩张、血压下降、心律失常等严重后果。心肌对缺氧十分敏感，早期轻度缺氧即可在心电图上显示出来。急性严重缺氧可导致心室颤动或心脏骤停。长期慢性缺氧可导致心肌纤维化、心肌硬化。

3. 对呼吸系统的影响　低 PaO_2（＜60mmHg）作用于颈动脉体和主动脉体化学感受器，可反射性兴奋呼吸中枢，增强呼吸运动，甚至出现呼吸窘迫。当缺氧程度缓慢加重时，这种反射性兴奋呼吸中枢的作用迟钝。

CO_2 是强有力的呼吸中枢兴奋剂，$PaCO_2$ 急骤升高，呼吸加深加快；长时间严重的 CO_2 潴留，会造成中枢化学感受器对 CO_2 的刺激作用发生适应；当 $PaCO_2$＞80mmHg 时，会对呼吸中枢产生抑制和麻醉效应，此时呼吸运动主要靠 PaO_2 降低对外周化学感受器的刺激作用得以维持。因此对这种患者进行氧疗时，如吸入高浓度氧，由于解除了低氧对呼吸的刺激作用，可造成呼吸抑制，应注意避免。

4. 对肾功能的影响　常合并肾功能不全。随着外呼吸功能的好转，肾功能可以恢复。

5. 对消化系统的影响　常合并消化道功能障碍，表现为消化不良、食欲缺乏，甚至出现胃肠黏膜糜烂、坏死、溃疡和出血。若缺氧能够得到及时纠正，肝功能可逐渐恢复正常。

6. 其他　如呼吸性酸中毒及电解质紊乱。

第一节　急性呼吸衰竭

【病因】

1. 呼吸系统疾病　严重呼吸系统感染、急性呼吸道阻塞性病变、重度或危重哮喘、各种原因引起的急性肺水肿、肺血管疾病、胸廓外伤或手术损伤、自发性气胸和急剧增加的胸腔积液，导致肺通气或（和）换气障碍。

2. 急性颅病变　急性颅内感染、颅脑外伤、脑血管病变（脑出血、脑梗死）等直接或间接抑制呼吸中枢。

3. 其他　脊髓灰质炎、重症肌无力、有机磷中毒及颈椎外伤等损伤神经-肌肉传导系统，引起通气不足。

【临床表现】

急性呼吸衰竭的临床表现主要是低氧血症所致的呼吸困难和多器官功能障碍。

1. 呼吸困难 是呼吸衰竭最早出现的症状，可表现为频率、节律和幅度的改变。

2. 发绀 是缺氧的典型表现。当动脉血氧饱和度低于90％时，可在口唇、指甲出现发绀。

3. 精神神经症状 急性缺氧可出现精神错乱、躁狂、昏迷、抽搐等症状。如合并急性 CO_2 潴留，可出现嗜睡、淡漠、扑翼样震颤，以至呼吸骤停。

4. 循环系统表现 多数患者有心动过速；严重低氧血症、酸中毒可引起心肌损害，亦可引起周围循环衰竭、血压下降、心律失常、心搏停止。

5. 消化和泌尿系统表现 部分病例可出现丙氨酸氨基转移酶与血浆尿素氮升高。尿中可出现尿蛋白、红细胞和管型。因胃肠道黏膜屏障功能损伤，导致胃肠道黏膜充血水肿、糜烂渗血或应激性溃疡，引起上消化道出血。

【诊断】

除原发疾病和低氧血症及 CO_2 潴留导致的临床表现外，呼吸衰竭的诊断主要依靠血气分析。结合肺功能、胸部影像学和纤维支气管镜等检查对于明确呼吸衰竭的原因至为重要。

★【治疗】

（一）保持呼吸道通畅

对任何类型的呼吸衰竭，保持呼吸道通畅是最基本、最重要的治疗措施。

保持气道通畅的方法主要有：①若患者昏迷，应使其处于仰卧位，头后仰，托起下颌并将口打开；②清除气道内分泌物及异物；③若以上方法不能奏效，必要时应建立人工气道。

若患者有支气管痉挛，需积极使用支气管舒张药，可选用 β_2 肾上腺素受体激动剂、抗胆碱药、糖皮质激素或茶碱类药物等。在急性呼吸衰竭时，主要经静脉给药。

（二）氧疗

1. 吸氧浓度 确定吸氧浓度的原则是保证 PaO_2 迅速提高到60mmHg或脉搏容积血氧饱和度（SpO_2）达90％以上的前提下，尽量减低吸氧浓度。I型呼吸衰竭的主要问题为氧合功能障碍而通气功能基本正常，应较高浓度（>35％）给氧。

2. 吸氧装置 有鼻导管或鼻塞、面罩。

（三）正压机械通气和体外膜式氧合

当机体出现严重的通气和（或）换气功能障碍时，以人工辅助通气装置（呼吸机）来改善通气和（或）换气功能，维持必要的肺泡通气量，降低 $PaCO_2$，使呼吸肌得以休息，有利于恢复呼吸肌功能。

体外膜式氧合（ECMO）是通过将患者静脉血引出体外后经氧合器进行充分的气体交换，然后再输入体内。按照治疗方式和目的，ECMO可分为静脉-静脉方式ECMO（VV-ECMO）和静脉-动脉方式ECMO（VA-ECMO）两种。VV-ECMO仅用于改善呼吸支持功能，VA-ECMO可以同时起到呼吸和心脏功能支持的目的。

（四）病因治疗

针对不同病因采取适当的治疗措施十分必要，是治疗呼吸衰竭的根本所在。

（五）一般支持疗法

包括纠正电解质紊乱和酸碱平衡失调、加强液体管理、加强营养。

呼吸兴奋剂是改善通气的一类传统药物，由于正压通气的广泛应用，呼吸兴奋剂的应用不断减少。常用的药物有尼可刹米、洛贝林和多沙普仑。使用原则：①必须保持气道通畅；②脑缺氧、脑水肿未纠正而出现频繁抽搐者慎用；③患者的呼吸肌功能基本正常；④不可突然停药。主要适用于以中枢抑制为主、通气量不足引起的呼吸衰竭，不宜用于以肺换气功能障碍为主所致的呼吸衰竭。

（六）其他重要脏器功能的监测与支持

呼吸衰竭往往会累及其他重要脏器，因此应及时将重症患者转入 ICU，加强对重要脏器功能的监测与支持，预防和治疗肺动脉高压、肺源性心脏病、肺性脑病、肾功能不全、消化道功能障碍和弥散性血管内凝血（DIC）等。

第二节 慢性呼吸衰竭

【病因】
慢性呼吸衰竭多由支气管-肺疾病、胸廓和神经肌肉病变等引起。
【临床表现】
1. 呼吸困难 病情较轻时表现为呼吸费力伴呼气延长，严重时发展成浅快呼吸。
2. 神经症状 慢性呼吸衰竭伴 CO_2 潴留时，随 PaO_2 升高可表现为先兴奋后抑制现象。兴奋症状包括失眠、烦躁、躁动、夜间失眠而白天嗜睡（昼夜颠倒现象）。但此时切忌用镇静或催眠药，以免加重 CO_2 潴留，诱发肺性脑病。肺性脑病表现为神志淡漠、肌肉震颤或扑翼样震颤、间歇抽搐、昏睡，甚至昏迷等。
3. 循环系统表现 CO_2 潴留使外周体表静脉充盈、皮肤充血、温暖多汗、血压升高、心率加快、脑血管扩张产生搏动性头痛。
【诊断】
有引起通气功能障碍的疾病，结合血气分析 $PaO_2<60mmHg$，同时伴有 $PaO_2>50mmHg$ 可诊断，但在临床上Ⅱ型呼吸衰竭患者还常见于另一种情况，即吸氧治疗后，$PaO_2>60mmHg$，但 PaO_2 仍高于正常水平。

★【治疗】
治疗原发病、保持气道通畅、恰当的氧疗等治疗原则。
1. 氧疗 氧疗时需注意保持低浓度吸氧，防止血氧含量过高。慢性高碳酸血症患者呼吸中枢的化学感受器对 CO_2 反应性差，呼吸主要靠低氧血症对颈动脉体、主动脉体化学感受器的刺激来维持。若吸入高浓度氧，使血氧迅速上升，解除了低氧对外周化学感受器的刺激，便会抑制患者呼吸，造成通气状况进一步恶化，CO_2 上升，严重时陷入 CO_2 麻醉状态。
2. 正压机械通气 根据病情选用无创机械通气或有创机械通气。
3. 抗感染 慢性呼吸衰竭急性加重的常见诱因是感染，应积极控制感染。
4. 呼吸兴奋剂的应用 可服用阿米三嗪。
5. 纠正酸碱平衡失调 在纠正呼吸性酸中毒时，应注意同时纠正潜在的代谢性碱中毒。

第三节 呼吸支持技术

★ **（一）氧气疗法**
通过增加吸入氧浓度来纠正患者缺氧状态的治疗方法即为氧气疗法（简称氧疗）。
1. 适应证 只要 PaO_2 低于正常即可氧疗。
（1）不伴 CO_2 潴留的低氧血症 此时患者的主要问题为氧合功能障碍，而通气功能基本正常。可予较高浓度吸氧（$\geqslant35\%$），使 PaO_2 提高到 $60mmHg$ 以上或 SaO_2 达 90% 以上。
（2）伴明显 CO_2 潴留的低氧血症 对低氧血症伴有明显 CO_2 潴留者，应予低浓度（$<35\%$）持续吸氧，控制 PaO_2 于 $60mmHg$ 或 SaO_2 于 90% 或略高。
2. 吸氧装置 有鼻导管或鼻塞、面罩。

其他吸氧方式还有机械通气氧疗、高压氧疗。

3. 注意事项　①避免长时间高浓度吸氧（$FiO_2 > 0.5$），防止氧中毒；②注意吸入气体的温化和湿化；③吸氧装置需定期消毒；④注意防火。

（二）人工气道的建立与管理

1. 建立人工气道的目的　①解除气道梗阻；②及时清除呼吸道内分泌物；③防止误吸；④严重低氧血症和高碳酸血症时实行正压通气治疗。

2. 建立人工气道的方法

（1）气道紧急处理　迅速清除呼吸道和口咽部的分泌物或异物，头后仰，托起下颌，放置口咽通气道，用简易呼吸器经面罩加压给氧。

（2）人工气道建立方式的选择　喉上途径是经口或经鼻气管插管，喉下途径是指环甲膜穿刺或气管切开。

（3）插管前的准备　喉镜、简易呼吸器、气管导管、负压吸引等设备。

（4）插管操作方法　有经口腔和鼻腔的插管术。

（5）插管过程的基础生命体征监测。

3. 气管插管的并发症

（1）动作粗暴可致牙齿脱落或损伤口鼻腔和咽喉部黏膜，引起出血或造成下颌关节脱位。

（2）浅麻醉下进行气管插管。可引起剧烈咳嗽或喉、支气管痉挛；有时由于迷走神经过度兴奋而产生心动过缓、心律失常甚至心脏骤停；有时也会引起血压剧升。

（3）导管过细使呼吸阻力增加，甚至因压迫、扭曲而使导管堵塞；导管过粗则容易引起喉头水肿。

（4）导管插入过深误入一侧支气管内，可引起另一侧肺不张。

4. 人工气道的管理　固定好插管，防止脱落移位。在拔管及气囊放气前必须清除气囊上滞留物，以防止误吸、呛咳及窒息。对长期机械通气患者，需注意观察气囊有无漏气现象。每日定时口腔护理。

（三）正压机械通气

正压机械通气是在患者自然通气和（或）氧合功能出现障碍时，运用器械（主要是呼吸机）使患者恢复有效通气并改善氧合的技术方法。

1. 适应证　①通气功能障碍为主的疾病，包括阻塞性通气功能障碍（如 COPD 急性加重、哮喘急性发作等）和限制性通气功能障碍（如神经肌肉疾病、间质性肺疾病、胸廓畸形等）；②换气功能障碍为主的疾病，如 ARDS、重症肺炎等。

2. 禁忌证　现代机械通气已无绝对禁忌证，相对禁忌证仅为气胸及纵隔气肿未行引流者。

3. 常用通气模式及参数　控制通气适用于无自主呼吸或自主呼吸极微弱的患者，辅助通气模式适用于有一定自主呼吸但尚不能满足需要的患者。常用的通气模式包括控制通气（CMV）、辅助通气（AMV）、辅助-控制通气（A-CV）、同步间歇强制通气（SIMV）、压力支持通气（PSV）、双相气道正压（BiPAP）等。

4. 并发症　有呼吸机相关性肺损伤、血流动力学影响（胸腔内压力升高、心输出量减少、血压下降）、呼吸机相关性肺炎（VAP）、气囊压迫导致气管-食管瘘。

5. 撤机　撤机前应基本去除呼吸衰竭的病因，改善重要器官的功能，纠正水、电解质、酸碱失衡。

6. 无创机械通气　具有 BiPAP 功能的无创呼吸机性能可靠、操作简单，临床应用较多。

7. 其他通气技术　高频通气（HFV）、液体通气（LV）、气管内吹气（TGI）、体外膜式氧合（ECMO）等。

[附1] 危重症医学概要

一、重症监护治疗病房

重症监护治疗病房（ICU）是为适应危重症患者的强化医疗需要而集中必要的人员和设备所形成的医疗组织。它包括四个要素，即危重症患者、受过专门训练和富有经验的医护技术人员、完备的临床病理生理监测和抢救治疗设施以及严格科学的管理，其最终目的是尽可能排除人员和设备因素对治疗的限制，最大程度地体现当代医学的治疗水平，使危重症患者的预后得以改善。IGU 可分为综合型 ICU（GICU）或专科 ICU，如内科 ICU（MICU）、外科 ICU（SICU）、呼吸 ICU（RICU）等，以适应不同医疗机构、不同专科危重症患者的救治需要。

二、休克

休克是由一种或多种原因诱发的组织灌注不足所导致的临床综合征。休克按血流动力学改变特点分为以下几类。

（1）低血容量性休克　其基本机制为循环血容量的丢失，如失血性休克。

（2）心源性休克　其基本机制为心脏泵功能衰竭，如急性大面积心肌梗死所致休克。

（3）分布性休克　其基本机制为血管收缩、舒张调节功能异常，血容量重新分布导致相对性循环血容量不足，体循环阻力可降低、正常或增高。感染中毒性休克、神经性休克、过敏性休克均属于此类。

（4）梗阻性休克　其基本机制为血流受到机械性阻塞，如肺血栓栓塞症所致休克。

三、感染中毒症与多器官功能障碍综合征

（一）感染中毒症

既往将感染中毒症定义为感染导致的全身炎症反应综合征（SIRS）。SIRS 是指机体对不同原因的严重损伤所产生的系统性炎症反应，并至少具有以下临床表现中的 2 项：①体温＞38℃或＜36℃；②心率＞90 次/分，③呼吸急促、频率＞20 次/分，或过度通气、PaO_2＜32mmHg；④血白细胞计数＞$12×10^9/L$ 或＜$4×10^9/L$，或未成熟（杆状核）中性粒细胞比例＞10％。

诱发 SIRS 的因素有感染性和非感染性，其中常见的是感染性因素。

2016 年《美国医学会杂志》发布感染中毒症的最新定义：因为机体对感染的反应失调损伤了自身组织而导致的致命性器官功能障碍。

（二）多器官功能障碍综合征

多器官功能障碍综合征（MODS）是 SIRS 进一步发展的严重阶段，指机体在遭受急性严重感染、严重创伤、大面积烧伤等突然打击后，同时或先后出现 2 个或 2 个以上器官功能障碍，以致在无干预治疗的情况下不能维持内环境稳定的综合征。肺为这一病理生理过程中最易受累的器官，表现为 ALI/ARDS。

[附2] 呼吸康复概要

呼吸康复在呼吸系统疾病中起着非常重要的作用，可改善因呼吸功能受损引发的一系列临床问题，减轻因呼吸系统疾病造成的日常活动能力障碍（呼吸弱能），改善由于呼吸功能损害或弱能而导致的患者参与社会活动或达到期望活动能力上的缺失（呼吸残障）。

一、呼吸康复的概念和目标

呼吸康复是基于对患者的全面评估，为患者提供个体化的综合干预措施，包括但不限于运动

训练、教育和行为改变，旨在改善慢性呼吸系统疾病患者生理和心理状态，促进健康增益行为的长期坚持。

二、呼吸康复的适应证和禁忌证

大多数慢性呼吸系统疾病均可以从呼吸康复中获益，在围手术期管理中也发挥至关重要的作用。

禁忌证包括合并不稳定型心绞痛、严重的心律失常、心功能不全、未控制的高血压等心血管疾病，影响运动的神经肌肉疾病、关节病变、周围血管疾病等，以及严重的认知功能障碍和精神异常。

三、呼吸康复的主要内容

主要内容包括患者全面评估、运动治疗方法、自我管理策略、营养支持和心理支持等。

（一）患者全面评估

患者全面评估包括：临床评估、体适能评估、呼吸肌功能评估、日常活动能力评估、生活质量评估、焦虑和抑郁评估、营养状态评估。

（二）运动治疗方法

规律的运动治疗是呼吸康复的核心内容。运动处方包括运动方式、频率、持续时间、运动强度和注意事项。运动方式分为有氧训练、阻抗训练、柔韧性锻炼、呼吸肌功能锻炼和其他运动锻炼（增量穿梭步行试验、北欧式健走锻炼、水上运动锻炼、非线性周期性运动锻炼等）。

四、呼吸康复周期和效果维持

一般呼吸康复周期为4~6周，越长效果越好。一个周期的康复锻炼其获益最多可维持6~12个月。

习题

1. 简述呼吸兴奋剂的使用原则。

答：①必须保持气道通畅；②脑缺氧、脑水肿未纠正而出现频繁抽搐者慎用；③患者的呼吸肌功能基本正常；④不可突然停药。主要适用于以中枢抑制为主、通气量不足引起的呼吸衰竭，不宜用于以肺换气功能障碍为主所致的呼吸衰竭。

2. 简述氧疗适应证。

答：只要 PaO_2 低于正常即可氧疗。

① 不伴 CO_2 潴留的低氧血症：此时患者的主要问题为氧合功能障碍，而通气功能基本正常。可予较高浓度吸氧（≥35%），使 PaO_2 提高到 60mmHg 以上或 SaO_2 达90%以上。

② 伴明显 CO_2 潴留的低氧血症：对低氧血症伴有明显 CO_2 潴留者，应予低浓度（<35%）持续吸氧，控制 PaO_2 于 60mmHg 或 SaO_2 于90%或略高。

第十六章　烟草病学概要

 教学目的

1. **熟悉**　吸烟对健康的危害；戒烟及烟草依赖的治疗。
2. **了解**　烟草病学的概念；二手烟暴露对健康的危害。

 内容精讲

【烟草病学的概念】

烟草病学是一门研究吸食烟草对健康影响的医学学科。吸烟危害健康已是 20 世纪不争的医学结论。

【烟草及吸烟行为】

烟草种植、贸易与吸烟是一种全球性的不良生产、经营与生活行为，对人类的健康和社会发展造成了严重的损害。

【烟草依赖】

吸烟可以成瘾，称为烟草依赖，这是造成吸烟者持久吸烟并难以戒烟的重要原因。烟草中导致成瘾的物质是尼古丁。

【吸烟及二手烟暴露的流行状况】

全世界每年吸烟死亡的人数高达 700 万，因二手烟暴露所造成的非吸烟者年死亡人数约 60 万。

【吸烟对健康的危害】

烟草烟雾中所含有的数百种有害物质有些是以其原型损害人体，有些则是在体内外与其他物质发生化学反应，衍化出新的有害物质后损伤人体。吸烟可导致多部位恶性肿瘤、其他慢性疾病、生殖与发育异常。

1. 吸烟与恶性肿瘤　烟草烟雾中含有 69 种已知的致癌物，这些致癌物会引发机体内关键基因突变，正常生长控制机制失调，最终导致细胞癌变和恶性肿瘤的发生。

2. 吸烟与呼吸系统疾病　吸烟可以导致慢性阻塞性肺疾病和青少年哮喘，增加肺结核和其他呼吸道感染的发病风险。

3. 吸烟与心脑血管疾病　吸烟会损伤血管内皮功能，可以导致动脉粥样硬化的发生，使动脉血管变窄，动脉血流受阻，引发多种心脑血管疾病。

4. 吸烟与生殖和发育异常　烟草烟雾中含有多种可以影响人体生殖及发育功能的有害物质。

5. 吸烟与糖尿病　吸烟可导致 2 型糖尿病，并且可以增加糖尿病患者发生大血管和微血管并发症的风险，影响疾病预后。

6. 吸烟与其他健康问题　吸烟可以导致髋部骨折、牙周炎、白内障、手术伤口愈合不良及手术后呼吸系统并发症、皮肤老化、缺勤和医疗费用增加，幽门螺杆菌感染者吸烟可以导致消化道溃疡。

【二手烟暴露对健康的危害】

二手烟中含有大量有害物质及致癌物，不吸烟者暴露于二手烟同样会增加多种吸烟相关疾病的发病风险。

【戒烟的健康益处】

戒烟已被证实是减轻吸烟危害的唯一方法。

【戒烟及烟草依赖的治疗】

采用的一线戒烟药物包括尼古丁替代制剂、安非他酮和伐尼克兰。戒烟门诊是对烟草依赖者进行强化治疗的有效方式。

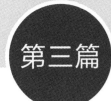

第三篇

循环系统疾病

第一章　总　论

 内容精讲

一、心脏的解剖和生理

【心脏的解剖】

1. 心脏结构　分为左、右心房和心室四个腔。

2. 心脏传导系统　包括窦房结、房室结、房室束和浦肯野纤维。

3. 冠状动脉　①左冠状动脉：左主干、左前降支和左回旋支；②右冠状动脉。

【心脏的生理】

1. 心肌细胞生理特性　自律性、兴奋性、传导性、收缩性。

2. 心肌动作电位　①除极过程（0 期）；②复极过程：1 期（快速复极期）、2 期（平台期）、3 期（快速复极末期）、4 期（静息期）。

3. 压力容积曲线变化　①心室收缩期：等容收缩期、快速射血期、减慢射血期；②心室舒张期：等容舒张期、快速充盈期、减慢充盈期。

二、心血管疾病的诊断

【症状、体征和实验室检查】

1. 常见症状　发绀、呼吸困难、胸闷、胸痛、心悸、水肿、晕厥，其他症状还有咳嗽、头痛、头晕或眩晕、上腹胀痛、恶心、呕吐、声音嘶哑等。

2. 体征

（1）望诊　一般情况、呼吸状况，是否有发绀、贫血、颈静脉怒张、水肿、环形红斑、皮下结节、二尖瓣面容、瘀点、Osler 结节、Janeway 点、杵状指（趾）等。

（2）触诊　心尖搏动、毛细血管搏动、静脉充盈或异常搏动、脉搏的异常变化、肝颈静脉反流征、肝脾大、下肢水肿等。

（3）叩诊　心界大小。

（4）听诊　心音的异常变化、额外心音、心脏杂音和心包摩擦音、心律失常等。

3. 实验室检查 血、尿常规、微生物培养、血液细菌、病毒核酸及抗体、抗"O"、红细胞沉降率、C反应蛋白、血脂、血肌钙蛋白、肌红蛋白、心肌酶的测定等。

【辅助检查】

1. 非侵入性检查

（1）血压测定 诊所血压、家庭自测血压和动态血压监测。

（2）心电图特征 常规心电图、运动负荷心电图和动态心电图。

（3）心脏超声检查 M型超声心动图、二维超声心动图、多普勒超声心动图、经食管超声、心脏声学造影和实时三维心脏超声。

（4）X线胸片。

（5）心脏CT。

（6）心脏MRI。

（7）心脏核医学。

2. 侵入性检查

（1）右心导管检查。

（2）左心导管检查 左心导管检查和选择性冠状动脉造影。

（3）心脏电生理检查。

（4）腔内成像技术 心腔内超声、血管内超声和光学相干断层扫描。

（5）血管狭窄功能性判断 血流储备分数。

（6）心内膜和心肌活检。

（7）心包穿刺。

三、心血管疾病的治疗

1. 药物治疗 按作用机制分类有血管紧张素转换酶抑制剂（ACEI）类、血管紧张素受体拮抗剂（ARB）类、β受体阻滞剂、扩血管药、利尿药、α-受体阻滞剂、正性肌力药物、调脂类药物、抗心律失常药、钙通道阻滞剂等。新型的心血管药物包括新型口服抗凝血药、降低低密度胆固醇的胆固醇吸收抑制剂等。

2. 介入治疗

（1）经皮冠状动脉介入术（PCI）。

（2）射频消融术。

（3）冷冻消融术。

（4）经皮导管消融肾动脉去交感神经术（RDN）。

（5）埋藏式心脏起搏器植入术 治疗缓慢型心律失常的埋藏式起搏器、心脏再同步化治疗（CRT）和植入型心律转复除颤器（ICD）。

（6）先天性心脏病经皮封堵术。

（7）心脏瓣膜的介入治疗 瓣膜球囊扩张术、经皮瓣膜植入或修补技术、经皮主动脉瓣置入术、二尖瓣不全患者的经皮修补术。

3. 外科治疗 冠状动脉旁路移植手术、心脏各瓣膜修补术及置换手术、先天性心脏病矫治手术、心包剥离术、心脏移植等。

4. 其他治疗 筛选致病基因、干细胞移植、血管新生治疗等。

习题

1. 举例说明心血管疾病的介入治疗方法。

答：①经皮冠状动脉介入术（PCI）；②射频消融术；③冷冻消融术；④经皮导管消融肾动

脉去交感神经术（RDN）；⑤埋藏式心脏起搏器植入术；⑥先天性心脏病经皮封堵术；⑦心脏瓣膜的介入治疗。

2. 血压测定的常用方法有哪些？

答：①诊所血压；②家庭自测血压；③动态血压监测。

第二章　心力衰竭

 内容精讲

心力衰竭是各种心脏结构或功能性疾病导致心室充盈和（或）射血能力受损，心排血量不能满足机体代谢的需要，以肺循环和（或）体循环淤血，器官、组织血液灌注不足为临床表现的一组综合征。心功能不全或心功能障碍理论上是一个更广泛的概念，伴有临床症状的心功能不全称之为心力衰竭（简称心衰）。

第一节　心力衰竭总论

【类型】

（一）左心衰竭、右心衰竭和全心衰竭

左心衰竭指左心室代偿功能不全，以肺循环淤血为特征。单纯的右心衰竭以体循环淤血为主要表现。左心衰竭后肺动脉压力增高，使右心负荷加重，长时间后，右心衰竭也继之出现，即为全心衰竭。心肌炎、心肌病患者左、右心同时受损，左、右心衰竭可同时出现。

（二）急性和慢性心力衰竭

急性心力衰竭系因急性的严重心肌损害、心律失常或突然加重的负荷，使心功能正常或处于代偿期的心脏在短时间内发生衰竭或使慢性心力衰竭急剧恶化。临床上以急性左心衰竭常见，表现为急性肺水肿或心源性休克。慢性心力衰竭有一个缓慢的发展过程，一般均有代偿性心脏扩大或肥厚及其他代偿机制参与。

（三）射血分数降低性心力衰竭和射血分数保留性心力衰竭

收缩功能障碍、心排血量下降并有循环淤血的表现即为射血分数降低性心力衰竭。射血分数保留性心力衰竭是由心室主动舒张功能障碍或心室肌顺应性减退及充盈障碍所导致。

【病因】

★（一）基本病因

1. 心肌损害

（1）原发性心肌损害　缺血性心肌损害、炎症和免疫性心肌损害、遗传性心肌病等。

（2）继发性心肌损害　内分泌代谢性疾病、系统性浸润性疾病、结缔组织病、心脏毒性药物等并发的心肌损害。

2. 心脏负荷过重

（1）压力负荷（后负荷）过重　见于高血压、主动脉瓣狭窄、肺动脉高压、肺动脉瓣狭窄等。

（2）容量负荷（前负荷）过重　心脏瓣膜关闭不全，如主动脉瓣关闭不全、二尖瓣关闭不全等；左、右心或动静脉分流性先天性心血管病，如间隔缺损、动脉导管未闭等；全身容量增多，如慢性贫血、甲状腺功能亢进症等。

3. 心室前负荷不足　二尖瓣狭窄、心脏压塞、限制型心肌病、缩窄性心包炎等。

★**（二）诱因**

1. 感染　呼吸道感染、感染性心内膜炎。

2. 心律失常　心房颤动及各种类型的快速型心律失常、严重的缓慢型心律失常。

3. 血容量增加　如摄入钠盐过多，静脉输入液体过多、过快等。

4. 过度体力消耗或情绪激动　如妊娠后期及分娩过程、暴怒等。

5. 治疗不当　如不恰当停用利尿药或降血压药等。

6. 原有心脏病变加重或并发其他疾病　如冠心病发生心肌梗死，风湿性心瓣膜病出现风湿活动，合并甲状腺功能亢进症或贫血等。

★**【病理生理】**

（一）Frank-Starling 机制

增加心脏的前负荷，使回心血量增多，心室舒张末期容积增加，从而增加心排血量及提高心脏作功量，但同时也导致心室舒张末期压力增高。

（二）神经体液的代偿机制

交感神经兴奋性增强；RAAS 激活；其他体液因子的改变，如精氨酸加压素（AVP），利钠肽类。

（三）心室重塑

在心脏功能受损，心腔扩大、心室肥厚的过程中，心肌细胞、胞外基质、胶原纤维网等均有相应变化，即心室重塑，是心力衰竭发生发展的基本病理机制。

[附]　舒张功能不全的机制

1. 主动舒张功能障碍　其原因多为 Ca^{2+} 不能及时地被肌浆网回摄及泵出胞外。

2. 心室肌的顺应性减退及充盈障碍　主要见于心室肥厚如高血压及肥厚型心肌病时。

第二节　慢性心力衰竭

【流行病学】

我国成人心力衰竭患病率为 0.9%。冠心病和高血压为慢性心力衰竭的最主要原因。

【临床表现】

★**（一）左心衰竭**

以肺淤血及心排血量降低为主要表现。

1. 症状

（1）程度不同的呼吸困难　①劳力性呼吸困难；②端坐呼吸；③夜间阵发性呼吸困难；④急性肺水肿。

（2）咳嗽、咳痰、咯血。

（3）乏力、疲倦、运动耐量减低、头晕、心慌等。

（4）少尿及肾功能损害症状。

2. 体征

（1）肺部湿性啰音。

（2）心脏体征　基础心脏病的固有体征、心脏扩大、相对性二尖瓣关闭不全的反流性杂音、肺动脉瓣区第二心音亢进及第三心音或第四心音奔马律。

★（二）右心衰竭

以体循环淤血为主要表现。

1. 症状

（1）消化道症状　腹胀、食欲缺乏、恶心、呕吐等。

（2）劳力性呼吸困难。

2. 体征

（1）水肿　身体低垂部位的对称性凹陷性水肿、胸腔积液。

（2）颈静脉征　颈静脉搏动增强、充盈、怒张，肝颈静脉反流征阳性。

（3）肝大　肝淤血肿大常伴压痛、心源性肝硬化。

（4）心脏体征　基础心脏病的相应体征，三尖瓣关闭不全的反流性杂音。

（三）全心衰竭

右心衰竭继发于左心衰竭而形成的全心衰竭，当右心衰竭出现之后，右心排血量减少，因此阵发性呼吸困难等肺淤血症状反而有所减轻。扩张型心肌病等表现为左、右心室同时衰竭者，肺淤血症状往往不很严重，主要表现为左心衰竭心排血量减少的相关症状和体征。

【心力衰竭的分期与分级】

（一）心力衰竭分期

A 期：前心力衰竭阶段。心力衰竭高危期，尚无器质性心脏（心肌）病或心力衰竭症状，可发展为心脏病的高危因素。

B 期：前临床心力衰竭阶段。已有器质性心脏病变，如左室肥厚，LVEF 降低，但无心力衰竭症状。

C 期：临床心力衰竭阶段。已有器质性心脏病，既往或目前有心力衰竭症状。

D 期：难治性终末期心力衰竭阶段。需要特殊干预治疗的难治性心力衰竭。

（二）心力衰竭分级

1. 美国纽约心脏病学会（NYHA）的心功能分级

Ⅰ级：患者患有心脏病，但日常活动量不受限制，一般活动不引起疲乏、心悸、呼吸困难或心绞痛。

Ⅱ级：心脏病患者的体力活动受到轻度的限制，休息时无自觉症状，但平时一般活动下可出现疲乏、心悸、呼吸困难或心绞痛。

Ⅲ级：心脏病患者体力活动明显受限，小于平时一般活动即引起上述的症状。

Ⅳ级：心脏病患者不能从事任何体力活动。休息状态下也出现心力衰竭的症状，体力活动后加重。

2. 6 分钟步行试验　是一项简单易行、安全、方便的试验，通过评定慢性心力衰竭患者的运动耐力评价心力衰竭严重程度和疗效。要求患者在平直走廊里尽可能快地行走，测定 6min 的步行距离，若 6min 步行距离<150m 为重度心力衰竭；150～450m 和>450m 分别为中度和轻度心力衰竭。

【辅助检查】

（一）实验室检查

★**1. 利钠肽** 是心力衰竭诊断、患者管理、临床事件风险评估中的重要指标，临床上常用 BNP 及 NT-proBNP。未经治疗者若利钠肽水平正常可基本排除心力衰竭诊断，已接受治疗者利钠肽水平高则提示预后差。

2. 肌钙蛋白 肌钙蛋白升高，特别是同时伴有利钠肽升高，也是心力衰竭的强预测因子。

3. 常规检查 血常规、肝肾功能、尿常规、血糖、血脂、电解质等。

（二）心电图

一般无特异性，但能帮助判断心肌缺血、既往心肌梗死、传导阻滞及心律失常等。

（三）影像学检查

★**1. 超声心动图** ①收缩功能：LVEF≤40％为收缩期心力衰竭的诊断标准；②舒张功能：舒张功能不全时，E 峰下降，A 峰增高，E/A 比值降低。

★**2. X 线检查** ①心影扩大；②肺淤血：肺门血管影增强，肺动脉增宽，肺野模糊，KerleyB 线，蝴蝶状阴影。

3. 心脏磁共振 判断心室腔大小，计算 EF 值，及计算左心室最大充盈速率以反映心脏舒张功能。

4. 冠状动脉造影 能评价左右心室容积、心功能、节段性室壁运动、心肌厚度、心脏肿瘤、瓣膜、先天性畸形及心包疾病等。

5. 放射性核素检查 对于拟诊冠心病者能明确病因诊断。

（四）有创性血流动力学检查

1. 右心漂浮导管 心脏指数（CI）＜2.5L/（min·m²）；肺毛细血管楔压（PCWP）＞12mmHg。

2. 脉搏指示剂连续心排血量监测。

（五）心-肺运动试验

1. 最大耗氧量［VO₂ₘₐₓ，mL/（min·kg）］ 心功能正常时应＞20，轻度至中度心功能受损时为 16～20，中度至重度受损时为 10～15，极重度受损时＜10。

2. 无氧阈值 此值越低说明心功能越差。

【诊断和鉴别诊断】

（一）诊断

心力衰竭完整的诊断包括病因学诊断、心功能评价及预后评估。心力衰竭须综合病史、症状、体征及辅助检查作出诊断。主要诊断依据为原有基础心脏病的证据及循环淤血的表现。症状、体征是早期发现心力衰竭的关键，完整的病史采集及详尽的体格检查非常重要。BNP 测定也可作为诊断依据。

（二）鉴别诊断

主要与支气管哮喘、心包积液、缩窄性心包炎、肝硬化腹腔积液伴下肢水肿等相鉴别。

【治疗】

★治疗原则和目的：

心力衰竭的治疗应包括防止和延缓心力衰竭的发生；缓解临床心力衰竭患者的症状，改善其长期预后和降低死亡率。治疗原则是采取综合治疗措施。

（一）一般治疗

1. 生活方式管理 ①患者教育；②体重管理：日常体重监测；③饮食管理：控制钠盐摄入。

2. 休息与运动 病情不稳定者应限制体力活动，病情稳定者应鼓励主动有氧运动。

3. 病因治疗 消除病因和诱因。

（二）药物治疗

1. 利尿药 ①袢利尿药；②噻嗪类利尿药；③保钾利尿药；④AVP 受体拮抗剂。

2. RAAS 抑制剂 ①血管紧张素转换酶抑制剂（ACEI）：卡托普利、贝那普利、培哚普利等。②血管紧张素受体阻滞剂（ARB）：坎地沙坦、氯沙坦、缬沙坦等；③血管紧张素受体脑啡肽酶抑制剂（ARNI）；④醛固酮受体拮抗剂：螺内酯；⑤肾素抑制剂：雷米吉仑、依那吉仑等。

3. β受体阻滞剂 美托洛尔、比索洛尔、卡维地洛。

4. 正性肌力药 ①洋地黄类药物：地高辛、洋地黄毒苷、毛花苷 C（西地兰）、毒毛花苷 K 等；②β受体兴奋剂：多巴胺、多巴酚丁胺；③磷酸二酯酶抑制剂：米力农。

5. 伊伐布雷定 选择性特异性窦房结 I_f 电流抑制剂。

6. 扩血管药 仅在伴有心绞痛或高血压的患者可考虑联合治疗。

（三）非药物治疗

非药物治疗包括心脏再同步化治疗（CRT）、植入型心律转复除颤器（ICD）、左室辅助装置（LVAD）、心脏移植及其他非药物治疗。

（四）射血分数保留性心力衰竭的治疗

积极寻找并治疗基础疾病；降低肺静脉压；使用 β 受体阻滞剂；钙通道阻滞剂；ACEI/ARB；尽量维持窦性心律，保持房室顺序传导，保证心室舒张期充分的容量；在无收缩功能障碍的情况下，禁用正性肌力药物。

第三节 急性心力衰竭

急性心力衰竭（AHF）是指心力衰竭急性发作和（或）加重的一种临床综合征，可表现为急性新发或慢性心力衰竭急性失代偿。

【类型】

（一）临床分类

1. 急性左心衰竭 包括慢性心力衰竭急性失代偿、急性冠脉综合征、高血压急症、急性心瓣膜功能障碍、急性重症心肌炎、围生期心肌病和严重心律失常。

2. 急性右心衰竭 多由右心室梗死、急性大面积肺栓塞、右心瓣膜病等引起。

（二）严重程度分类

Killip 分级适用于评价急性心肌梗死时心力衰竭的严重程度。

Ⅰ级：无心力衰竭的临床症状和体征。

Ⅱ级：有心力衰竭的临床症状和体征。肺部 50％ 以下肺野湿性啰音，心脏奔马律，胸片见肺淤血。

Ⅲ级：严重心力衰竭的临床症状和体征。严重肺水肿，肺部 50％ 以上肺野湿性啰音。

Ⅳ级：心源性休克。

【临床表现】

突发严重呼吸困难，呼吸频率常达每分钟 30～40 次，强迫坐位、面色灰白、发绀、大汗、烦躁，同时频繁咳嗽，咳粉红色泡沫状痰。极重者可因脑缺氧而致神志模糊。发病伊始可有一过性血压升高，病情如未缓解，血压可持续下降直至休克。听诊时两肺满布湿性啰音和哮鸣音。

心源性休克主要表现：持续性低血压，PCWP≥18mmHg 伴组织低灌注状态。

胸部 X 线片显示：早期间质水肿时，上肺静脉充盈、肺门血管影模糊、小叶间隔增厚；肺水肿时表现为蝶形肺门；严重肺水肿时，为弥漫满肺的大片阴影。

【诊断和鉴别诊断】

根据典型症状和体征，一般不能做出诊断。临床评估时应尽快明确：容量状态、循环灌注状态、诱因及合并症情况。疑似患者可行 BNP/NT-proBNP 检测鉴别。

★**【治疗】**

（一）一般处理

1. 体位 患者取坐位，双腿下垂，以减少静脉回流。

2. 吸氧 立即高流量鼻饲管给氧，严重者采用 CPAP 或 BiPAP 给氧。

3. 救治准备 静脉通道开放、留置导尿管、心电监护、血氧监测等。

4. 其他 如出入量管理。

（二）药物治疗

①镇静药；②快速利尿药；③氨茶碱；④洋地黄类药物。

（三）血管活性药物

1. 血管扩张药 ①硝普钠；②硝酸酯类；③α-受体拮抗剂；④人重组脑钠肽。

2. 正性肌力药 ①β受体兴奋剂；②磷酸二酯酶抑制剂；③左西孟旦。

3. 血管收缩药 如去甲肾上腺素、肾上腺素。

（四）非药物治疗

①机械通气。②连续性肾脏替代治疗（CRRT）。③机械辅助循环支持装置：a. 主动脉内球囊反搏（IABP）；b. 体外膜式氧合；c. 可植入式电动左心室辅助泵 Impella。

（五）病因治疗

应根据条件适时对诱因及基本病因进行治疗。

习题

1. 简述 NYHA 的心功能分级。

答：①Ⅰ级：患者患有心脏病，但日常活动量不受限制，一般活动不引起疲乏、心悸、呼吸困难或心绞痛；②Ⅱ级：心脏病患者的体力活动受到轻度的限制，休息时无自觉症状，但平时一般活动下可出现疲乏、心悸、呼吸困难或心绞痛；③Ⅲ级：心脏病患者体力活动明显受限，小于平时一般活动即引起上述的症状；④Ⅳ级：心脏病患者不能从事任何体力活动。休息状态下也出现心力衰竭的症状，体力活动后加重。

2. 常见的心力衰竭的诱因有哪些？

答：①感染；②心律失常；③血容量增加；④过度体力消耗或情绪激动；⑤治疗不当；⑥原有心脏病变加重或并发其他疾病。

第三章　心律失常

 教学目的

1. 掌握　房性期前收缩、室性期前收缩、心房扑动、心房颤动、室上性心动过速、室性心动过速、病态窦房结综合征、一度、二度和三度度房室传导阻滞的心电图表现及治疗原则；常用抗心律失常药物的分类及适应证。

2. 熟悉　心室扑动、心室颤动的心电图及处理原则；左、右束支传导阻滞的心电图特征。

3. 了解　心脏传导系统的解剖结构；心律失常分类、病因及发生机制；窦性心律失常的常见原因；预激综合征的病因、心电图表现及治疗；心脏电复律、快速型心律失常的射频消融的适应证，起搏治疗的适应证及起搏方式的选择；动态心电图、食管心电生理检查、运动试验、心腔内心电生理检查的适应证。

内容精讲

第一节　概　述

心律失常是指心脏冲动的频率、节律、起源部位、传导速度或激动次序的异常。

【心脏传导系统】

心脏传导系统包括窦房结、结间束、房室结、希氏束、左、右束支和浦肯野纤维网。心脏传导系统接受迷走神经与交感神经的双重调节。

【心律失常的病因】

心律失常的病因可分为遗传性和后天获得性。遗传性心律失常多为基因突变导致的离子通道病，使得心肌细胞离子流发生异常。

【心律失常的分类】

按发生部位分为室上性心律失常和室性心律失常两大类；按发生时心率的快慢，分为快速型心律失常与缓慢型心律失常两大类；按发生机制分为冲动形成异常和冲动传导异常两大类。

（一）冲动形成异常

1. 窦性心律失常　①窦性心动过速；②窦性心动过缓；③窦性心律不齐；④窦性停搏。

2. 异位心律

（1）被动性异位心律　①逸搏（房性、房室交界区性、室性）；②逸搏心律（房性、房室交界区性、室性）。

（2）主动性异位心律　①期前收缩（房性、房室交界区性、室性）；②阵发性心动过速（房性、房室交界区性、房室折返性、室性）与非阵发性心动过速；③心房扑动、心房颤动；④心室扑动、心室颤动。

（二）冲动传导异常

1. 干扰及干扰性房室分离　常为生理性。

2. 心脏传导阻滞　①窦房传导阻滞；②房内传导阻滞；③房室传导阻滞；④室内阻滞（左

束支、右束支及分支阻滞）。

3. 折返性心律 阵发性心动过速。

4. 房室间传导途径异常 预激综合征。

（三）冲动形成异常与冲动传导异常并存

反复心律和并行心律。

（四）人工心脏起搏参与的心律

包括 DDR（R）和 VVI（R）起搏器所具有的时间周期、起搏、感知与自身心律的相互影响等。

【心律失常发生机制】

1. 冲动形成异常 ①自律性异常增高；②触发活动。

2. 冲动传导异常 ①折返激动；②传导阻滞；③异常传导。

【心律失常的诊断】

（一）病史

让患者客观描述发生心悸等症状时的感受。病史通常能提供对诊断有用的线索。病史询问包括：①发作诱因和频度，起止方式，发作时症状和体征；②既往发作史，以及家族成员是否有类似发作史；③心脏疾病史；④全身性疾病史；⑤服药史；⑥是否有植入人工心脏起搏器史等。

（二）体格检查

主要包括：①心率与节律；②第一心音强度变化；③心音分裂；④颈动脉窦按摩。

（三）心电图特征

心电图是诊断心律失常最重要的一项无创伤性检查技术。应记录 12 或 18 导联心电图，并记录清楚显示 P 波导联的心电图长条以备分析，通常选择 V_1 或 Ⅱ 导联。

（四）长时间心电图记录

包括：①动态心电图，连续记录患者 24～72h 的心电图，主要用于心律失常和心肌缺血检查；②事件记录器。

（五）运动试验

患者在运动时出现心悸症状，可做运动试验协助诊断，常用于评估与儿茶酚胺有关的心律失常。

（六）食管心电生理检查

插入食管电极导管并置于心房水平时，能记录到清晰的心房和心室电活动（食管心电图），并能进行心房快速起搏或程序电刺激，常用于：①鉴别室上性心动过速的类型；②有助于鉴别室性心动过速与室上性心动过速伴有室内差异性传导；③协助评价抗心律失常药物疗效；④评价窦房结功能；⑤终止药物治疗无效的某些类型室上性折返性心动过速。

（七）心腔内心电生理检查

心腔内心电生理检查是将几根多电极导管经静脉和（或）动脉插入，放置在心腔内的不同部位辅以 8～12 通道以上多导生理仪同步记录各部位电活动，包括右心房、右心室、希氏束、冠状静脉窦（反映左心房、室电活动）。与此同时，应用程序电刺激和快速心房或心室起搏，测定心脏不同组织的电生理功能；诱发临床出现过的心动过速，预测和评价不同的治疗措施（如药物、起搏器、植入型心律转复除颤器、导管消融与手术治疗）的疗效。心腔内电生理检查主要包括三个目的：①诊断性应用；②治疗性应用；③判断预后。

常见适应证包括：①窦房结功能测定：窦房结恢复时间和窦房传导时间；②判断房室及室内传导阻滞的部位；③心动过速的诊断与治疗；④不明原因晕厥。

（八）三维心脏电生理标测及导航系统

主要功能包括三维解剖定位、激动顺序标测、电压标测、碎裂电位标测等。可用于不适当窦性心动过速、室上性心动过速、预激综合征、房性期前收缩、房性心动过速、心房扑动、心房颤动、室性期前收缩、室性心动过速等的导管消融治疗。

（九）基因检测

通过基因检测可明确是否存在离子通道病。

第二节　窦性心律失常

一、窦性心动过速

成人窦性心律的频率超过 100 次/min，为窦性心动过速。不适当窦性心动过速是指在静息状态下心率的持续性增快，或心率的增快与生理、情绪激动、病理状态或药物作用水平无关或不相一致。常见于健康人吸烟、饮茶或咖啡、饮酒、体力活动及情绪激动时，发热、甲状腺功能亢进、贫血、休克、心肌缺血、充血性心力衰竭以及应用肾上腺素、阿托品等药物。治疗应针对病因和去除诱发因素，必要时应用 β 受体阻滞剂或非二氢吡啶类钙通道阻滞剂，或选用伊伐布雷定或导管消融。

二、窦性心动过缓

成人窦性心律的频率低于 60 次/分，称为窦性心动过缓。常见于健康的青年人、运动员与睡眠状态，或颅内疾病、严重缺氧、低温、甲状腺功能减退、阻塞性黄疸，以及应用拟胆碱药物、胺碘酮、β 受体阻滞剂、非二氢吡啶类钙通道阻滞剂或洋地黄等药物，也可见于窦房结病变和急性下壁心肌梗死。无症状通常无需治疗，如心率过慢可应用阿托品、麻黄碱或异丙肾上腺素等药物，但长期应考虑心脏起搏治疗。

三、窦性停搏

窦性停搏或窦性静止是指窦房结不能产生冲动。心电图表现为在较正常 PP 间期显著长的间期内无 P 波发生，或 P 波与 QRS 波群均不出现，长的 PP 间期与基本的窦性 PP 间期无倍数关系。常见于迷走神经张力增高或颈动脉窦过敏、急性下壁心肌梗死、窦房结变性与纤维化、脑血管意外等病变，以及应用洋地黄类药物、乙酰胆碱等药物。治疗可参照病态窦房结综合征。

四、窦房传导阻滞

窦房传导阻滞（SAB）简称窦房阻滞，指窦房结冲动传导至心房时发生延缓或阻滞，理论上可分为三度。二度窦房传导阻滞分为两型：莫氏（Mobitz）Ⅰ型即文氏（Wenckebach）阻滞，表现为 PP 间期进行性缩短，直至出现一次长 PP 间期，该长 PP 间期短于基本 PP 间期的两倍；莫氏Ⅱ型阻滞时，长 PP 间期为基本 PP 间期的整倍数。窦房传导阻滞的病因及治疗参见病态窦房结综合征。

五、病态窦房结综合征

【病因】

淀粉样变性、甲状腺功能减退、某些感染（布氏杆菌病、伤寒）、纤维化与脂肪浸润、硬化与退行性变、窦房结周围神经和心房肌的病变、窦房结动脉供血减少。

【临床表现】

患者出现与心动过缓有关的心、脑等脏器供血不足的症状，如发作性头晕、黑矇、乏力、晕厥、心悸、心绞痛。

★【心电图特征】

包括：①非药物引起的持续而显著的窦性心动过缓（50 次/分以下）；②窦性停搏或窦性静止与窦房传导阻滞；③窦房传导阻滞与房室传导阻滞并存；④心动过缓-心动过速综合征；⑤房室交界区性逸搏心律；⑥未应用抗心律失常药物的情况下，心房颤动的心室率缓慢；⑦运动后心率提高不显著等。

★【治疗】

无症状不必治疗，有症状应接受起搏器治疗。心动过缓-心动过速综合征者可导管消融心房颤动及抗栓治疗。

第三节　房性心律失常

一、房性期前收缩

房性期前收缩是指起源于窦房结以外心房的任何部位的心房激动。

【临床表现】

主要表现为心悸，一些患者有胸闷、乏力，自觉有停跳感，有些患者无症状。

★【心电图特征】

心电图表现为：①P 波提前发生，与窦性 P 波形态不同；②PR 间期＞120ms；③QRS 波群呈室上性，部分可有室内差异性传导；④多为不完全代偿间歇。

★【治疗】

通常无需治疗。当有明显症状或因房性期前收缩触发室上性心动过速时应给予治疗。吸烟、饮酒与咖啡均可诱发房性期前收缩，应劝导患者戒除或减量。治疗药物包括普罗帕酮、胺碘酮或β受体阻滞剂。

二、房性心动过速

房性心动过速简称房速，指起于心房，且无需房室结参与维持的心动过速。发生机制包括自律性增加、折返与触发活动。

【病因】

冠心病、慢性肺部疾病、洋地黄中毒、大量饮酒、各种代谢障碍、心外科手术或导管消融术后。

【临床表现】

心悸、头晕、胸痛、乏力等。合并器质性心脏病者可有晕厥、心肌缺血或肺水肿等。发作呈短暂、间歇或持续发生。当房室传导比率发生变动时，听诊心律不恒定，第一心音强度变化。

【心电图特征】

局灶性房性心动过速心电图特征：①心房率通常为 150～200 次/分；②P 波形态在 Ⅱ、Ⅲ、aVF 导联通常直立；③常出现二度 Ⅰ 型或 Ⅱ 型房室传导阻滞；④P 波之间的等电线仍存在；⑤刺激迷走神经不能终止心动过速，仅加重房室传导阻滞；⑥发作开始时心率逐渐加速。

多源性房性心动过速心电图特征：①通常有 3 种或以上形态各异的 P 波，PR 间期各不相同；②心房率 100～130 次/分；③大多数 P 波能下传心室，但部分 P 波因过早发生而受阻，心室率不规则。

【治疗】

1. 病因和诱因治疗　如洋地黄引起者应：①立即停用洋地黄；②补充氯化钾；③选用利多卡因、β受体阻滞剂。

2. 控制心室率 洋地黄、β受体阻滞剂、非二氢吡啶类钙通道阻滞剂可用于减慢心室率。

3. 转复窦性心律 可加用ⅠA、ⅠC或Ⅲ类抗心律失常药。药物治疗效果不佳时可考虑行射频消融术。

三、心房扑动

【病因】

可见于正常人、风湿性心脏病、冠心病、高血压性心脏病、心肌病、肺栓塞、慢性充血性心力衰竭、二尖瓣狭窄、三尖瓣狭窄、甲状腺功能亢进症、酒精中毒、心包炎等。

【临床表现】

心室率不快时无症状，伴有极快的心室率时可诱发心绞痛与充血性心力衰竭。也可引起体循环栓塞。

★【心电图特征】

心电图性包括：①窦性P波消失，代之以振幅、间距相同的有规律的锯齿状扑动波，称为F波，扑动波之间的等电线消失，频率通常为250～300次/分；②心室率规则或不规则，取决于房室传导比率是否恒定；③QRS波群形态正常，当出现室内差异传导、原先有束支传导阻滞或经房室旁路下传时，QRS波群增宽、形态异常。

★【治疗】

1. 药物治疗 洋地黄、β受体阻滞剂、非二氢吡啶类钙通道阻滞剂可用于减慢心室率；用ⅠA、ⅠC或Ⅲ类抗心律失常药转复窦性心律；合并冠心病、心力衰竭者用胺碘酮。

2. 非药物治疗 电复律，食管调搏，射频消融。

3. 抗凝治疗 同心房颤动。

四、心房颤动

【病因】

心房颤动（简称房颤）常发生于器质性心脏病患者，多见于高血压性心脏病、冠心病、风湿性心脏病二尖瓣狭窄、心肌病、甲状腺功能亢进症、缩窄性心包炎、慢性肺源性心脏病、预激综合征和老龄。正常人在情绪激动、手术后、运动或大量饮酒时可发生。发生在无心脏病变的中青年，称为孤立性房颤。

【分类】

房颤的临床分类见表3-3-1。

表 3-3-1　房颤的临床分类

名称	临床特点
首诊房颤	首次确诊(首次发作或首次发现)
阵发性房颤	持续时间≤7天(常≤48h),能自行终止
持续性房颤	持续时间 > 7天,非自限性
长期持续性房颤	持续时间≥1年,患者有转复愿望
永久性房颤	持续时间 > 1年,不能终止或终止后复发,无转复愿望

【临床表现】

房颤症状的轻重受心室率快慢的影响。心率快时可发生心绞痛与充血性心力衰竭。心室率不快时可无症状。房颤并发体循环栓塞的危险性甚大。栓子来自左心房，多在左心耳部，因血流淤滞、心房失去收缩力所致。

心脏听诊表现为第一心音强度变化不定，心律极不规则，脉短绌。

若房颤患者的心室律变得规则，应考虑以下的可能性：①恢复窦性心律；②转变为房性心动过速；③转变为心房扑动（固定的房室传导比率）；④发生房室交界区性心动过速或室性心动过速。

★【心电图特征】

心电图特征包括：①P波消失，代之以小而不规则的基线波动，形态与振幅均变化不定，称为f波；频率350～600次/分；②心室率极不规则；③QRS波群形态通常正常，当室内差异性传导时QRS波群增宽变形。

★【治疗】

1. 抗凝治疗　合并瓣膜病者，需应用华法林抗凝。新型口服抗凝血药如达比加群酯、利伐沙班等目前主要用于非瓣膜性房颤患者。紧急复律时用肝素或皮下注射低分子量肝素。经皮左心耳封堵术用于同时有高血栓风险和高出血风险患者，且不适合长期抗凝治疗者。

2. 转复并维持窦性心律　将房颤转复为窦性心律的方法包括药物复律、电复律及导管消融治疗。外科迷宫手术也可用于维持窦性心律。

3. 控制心室率　洋地黄、β受体阻滞剂、非二氢吡啶类钙通道阻滞剂可用于减慢心室率。

第四节　房室交界区性心律失常

一、房室交界区性期前收缩

表现为提前发生的QRS波群与逆行P波；逆行P波可位于QRS波群之前（PR间期<0.12s）、之中或之后（RP间期<0.20s）；ORS波群形态正常。一般无需治疗。

二、房室交界区性逸搏与心律

房室交界区性逸搏为在长于正常PP间期的间歇后出现一个正常的QRS波群，P波缺失，或逆行P波位于QRS波之前或之后。房室交界区性逸搏连续发生形成房室交界区性逸搏节律，心电图显示正常下传的QRS波，频率为40～60次/分。病因有迷走神经张力增高、显著的窦性心动过缓及房室传导阻滞。一般无需治疗，必要时可起搏治疗。

三、非阵发性房室交界区性心动过速

见于洋地黄中毒、下壁心肌梗死、心肌炎、急性风湿热或心瓣膜手术后，亦偶见于正常人。心动过速发作起始与终止时心率逐渐变化，心率70～150次/分或更快，心律通常规则。QRS波群正常。针对基本病因治疗，常能自行消失。

四、房室交界区相关的折返性心动过速

阵发性室上性心动过速（PSVT）简称室上速，大多数心电图表现为QRS波群形态正常、RR间期规则的快速心律。房室交界区相关的折返性心动过速包括房室结折返性心动过速（AVNRT）和房室折返性心动过速（AVRT），此即狭义的室上速。广义的室上速还包括窦性快速型心律失常、房性心动过速、自律性交界性心动过速和非阵发性交界性心动过速。

（一）房室折返性心动过速

【病因】

患者通常无器质性心脏病表现。

【临床表现】

心动过速发作突然起始与终止，持续时间长短不一。症状包括心悸、胸闷、焦虑不安、头晕，少见有晕厥、心绞痛、心力衰竭与休克者。体检心尖区第一心音强度恒定，心律绝对规则。

★【心电图特征】

心电图表现为：①心率150～250次/分，节律规则；②QRS波群形态与时限均正常；③P波

为逆行性（Ⅱ、Ⅲ、aVF 导联倒置）；④起始突然。

【心电生理检查】

心电生理特征包括：①房室结双径路存在；②心房刺激能诱发和终止心动过速；③心动过速开始一定伴房室传导延缓；④心房和心室不参与形成折返回路；⑤逆行激动顺序呈现向心性。

★【治疗】

1. 急性发作期

（1）刺激迷走神经　颈动脉窦按摩、Valsalva 动作、诱导恶心、将面部浸没于冰水内等。

（2）药物治疗　腺苷（首选治疗药物）、钙通道阻滞剂、洋地黄、β 受体阻滞剂等。

（3）食管心房调搏术。

（4）直流电复律。

2. 预防复发

（1）导管消融技术。

（2）药物预防　钙通道阻滞剂、洋地黄、β 受体阻滞剂等药物。

（二）房室折返性心动过速与预激综合征

预激综合征又称 WPW 综合征，是指心电图呈预激表现，临床上有心动过速发作。心电图的预激是指心房冲动提前激动心室的一部分或全体。发生预激的解剖学基础是 Kent 束。除 Kent 束以外，尚有三种较少见的旁路：①房-希氏束；②结室纤维；③分支室纤维。这些解剖联系构成各自不尽相同的心电图表现。

【病因】

大多无其他心脏异常征象。

【临床表现】

预激本身不引起症状。易发生快速型心律失常，包括房室折返性心动过速、心房纤颤及心房扑动。患者主要表现为阵发性心悸。频率过于快速的心动过速（特别是持续发作心房颤动），可恶化为心室颤动或导致充血性心力衰竭、低血压。

【心电图特征】

房室旁路典型预激表现为：①窦性心搏的 PR 间期短于 0.12s；② QRS 波群起始部分粗钝（称 δ 波）；③ST-T 波呈继发性改变。根据心前区导联 QRS 波群的形态，以往将预激综合征分成两型，A 型 QRS 主波均向上，预激发生在左室或右室后底部；B 型在 V_1 导联 QRS 波群主波向下，V_5、V_6 导联向上，预激发生在右室前侧壁。

预激综合征发作房室折返性心动过速有两种类型：顺向型房室折返性心动过速和逆向型房室折返性心动过速。

【治疗及预防】

对于未曾有心动过速发作或偶有发作但症状轻微的预激综合征患者的治疗，目前仍有争议，若心动过速发作频繁，其治疗方法包括药物和导管消融术。经导管消融旁路应作为根治预激综合征室上性心动过速发作的首选治疗方法。预激综合征患者发作心房扑动与颤动时伴有晕厥或低血压，应立即电复律。

第五节　室性心律失常

一、室性期前收缩

【病因】

可见于正常人、各种心脏病患者，也可由药物中毒、电解质紊乱、精神不安、过量饮用烟、酒、咖啡等诱发。

【临床表现】

常无与之直接相关的症状，可感到心悸、头晕、乏力、胸闷等。听诊时室性期前收缩后出现较长的停歇。

★【心电图特征】

心电图表现为：①提前发生的 QRS 波群，时限通常超过 0.12s、宽大畸形；②ST 段与 T 波的方向与 QRS 主波方向相反；③室性期前收缩与其前面的窦性搏动之间期（称为配对间期）恒定，后可出现完全性代偿间歇。

室性期前收缩的类型：二联律、三联律等；成对室性期前收缩或室性心动过速；间位性室性期前收缩；单形性室性期前收缩；多源性室性期前收缩。

★【治疗】

（一）无器质性心脏病

如无明显症状，不必使用药物治疗，如患者症状明显，治疗以消除症状为目的。首先给予 β 受体阻滞剂。

（二）器质性心脏病

器质性心脏病合并心功能不全者，原则上只处理心脏本身疾病。若症状明显，可选用 β 受体阻滞剂、非二氢吡啶类钙通道阻滞剂和胺碘酮等。

急性心肌梗死或梗死合并室性期前收缩患者，首选再灌注治疗，不主张预防性应用抗心律失常药物。必要时用 β 受体阻滞剂，避免应用 ⅠA 类抗心律失常药物。同时纠正诱因，如低钾等。

（三）导管消融治疗

少部分起源于右心室流出道或左心室后间隔的频发室性期前收缩，若症状明显，药物疗效不佳，且无明显器质性心脏病，可考虑经导管消融术。

★二、室性心动过速

室性心动过速简称室速，是起源于希氏束分支以下的特殊传导系统或者心室肌的连续 3 个或 3 个以上的异位心搏。

【病因】

各种器质性心脏病、代谢障碍、电解质紊乱、长 QT 综合征等。发生在无器质性心脏病者，称为特发性室速，多起源于右心室流出道、左心室间隔部及主动脉窦部。

【临床表现】

室速的临床症状轻重视发作时心室率、持续时间、基础心脏病变和心功能状况不同而异。非持续性室速（发作时间短于 30s，能自行终止）的患者通常无症状。持续性室速（发作时间超过 30s，需药物或电复律才能终止）常伴有明显血流动力学障碍与心肌缺血。临床症状包括低血压、少尿、晕厥、气促、心绞痛等。

听诊心律轻度不规则，第一、二心音分裂，收缩期血压可随心搏变化。

★【心电图特征】

心电图表现为：①3 个或以上的室性期前收缩连续出现；②心室率通常为 100～250 次/分；③节律规则，但亦可略不规则；④心房独立活动与 QRS 波群无固定关系，形成室房分离；⑤偶尔个别或所有心室激动逆传夺获心房；⑥有时可见心室夺获与室性融合波。

按室速发作时 QRS 波的形态，分为单形性室速和多形性室速。QRS 主波方向呈交替变换者称双向性室速。

【心电生理检查】

可表现为：①心动过速发作时 HV 间期小于窦性 HV 间期或为负值；②心动过速发作期间，

施行心房超速起搏，随着刺激频率的增加，QRS波群的频率相应增加，且形态变为正常。

★【治疗】

首先应决定哪些患者应给予治疗。目前除了β受体阻滞剂、胺碘酮以外，尚未能证实其他抗心律失常药物能降低心脏性猝死的发生率。治疗原则是：有器质性心脏病或有明确诱因应首先给以针对性治疗；无器质性心脏病患者发生非持续性短暂室速，如无症状或血流动力学影响，处理的原则与室性期前收缩相同；持续性室速发作，无论有无器质性心脏病，都应给予治疗。

1. 终止室速发作 静脉注射利多卡因、普鲁卡因胺、普罗帕酮、胺碘酮；直流电复律；右室超速起搏。

2. 预防复发 应努力寻找和治疗诱发及维持室速的可逆性病变，如缺血、低血压及低血钾等。急性心肌梗死合并室速的患者，首选再灌注治疗，也可应用β受体阻滞剂预防室性心律失常。如室速频繁发作，且不能被电复律有效控制，则静脉应用胺碘酮。反复发作室速或电风暴者，可植入ICD。反复发作单形性室速或ICD植入后反复电击的患者可考虑导管射频消融。

三、心室扑动与心室颤动

心室扑动与颤动常见于缺血性心脏病、抗心律失常药物、电击伤等。心室扑动呈正弦图形，波幅大而规则，频率150～300次/分。心室颤动的波形、振幅与频率均极不规则，无法辨认QRS波群、ST段与T波。

临床症状包括意识丧失、抽搐、呼吸停顿甚至死亡、听诊心音消失、脉搏触不到、血压亦无法测到。按心脏骤停处理。

[附] 遗传性心律失常综合征

常见的有：长QT间期综合征、Brugada综合征、儿茶酚胺敏感性室性心动过速、短QT间期综合征、早期复极综合征。

第六节 心脏传导阻滞

冲动在心脏传导系统的任何部位的传导均可发生减慢或阻滞。如发生在窦房结与心房之间，称窦房传导阻滞。在心房与心室之间，称房室传导阻滞。位于心房内，称房内传导阻滞。位于心室内，称为室内传导阻滞。

按照传导阻滞的严重程度，通常可将其分为三度。一度传导阻滞的传导时间延长，但全部冲动仍能传导。二度传导阻滞，分为两型：Ⅰ型和Ⅱ型。Ⅰ型阻滞表现为传导时间进行性延长，直至一次冲动不能传导；Ⅱ型阻滞表现为间歇出现的传导阻滞。三度传导阻滞又称完全性传导阻滞，此时全部冲动不能被传导。

一、房室传导阻滞

又称房室阻滞，是指房室交界区脱离了生理不应期后，心房冲动传导延迟或不能传导至心室。房室阻滞可以发生在房室结、希氏束以及束支等不同的部位。

【病因】

可发生于正常人或运动员、急性心肌梗死、冠状动脉痉挛、病毒性心肌炎、心内膜炎、心肌病、急性风湿热、钙化性主动脉瓣狭窄、心脏肿瘤（特别是心包间皮瘤）、先天性心血管病、原发性高血压、心脏手术、电解质紊乱、药物中毒、Lyme病（螺旋体感染、可致心肌炎）、Chagas病（原虫感染、可致心肌炎）、黏液性水肿等。

【临床表现】

一度房室阻滞患者通常无症状。二度房室阻滞可引起心搏脱漏，可有心悸。三度房室阻滞的症状取决于心室率的快慢与伴随病变，症状包括疲倦、乏力、头晕、晕厥、心绞痛、心力衰竭、Adams-Stokes 综合征，严重者可致猝死。

★【心电图特征】

（一）一度房室阻滞

PR 间期超过 0.20s，QRS 波群形态与时限多正常。

（二）二度房室阻滞

1. 二度Ⅰ型房室传导阻滞　①P 波规律出现；②PR 间期进行性延长，直至 1 个 P 波下传受阻，脱落 1 个 QRS 波。

2. 二度Ⅱ型房室传导阻滞　PR 间期恒定，部分 P 波后无 QRS 波群。

二度房室阻滞中，连续两个或者两个以上的 P 波不能下传心室者常称为高度房室阻滞。

（三）三度（完全性）房室阻滞

心电图表现为：①P 波与 QRS 波群各自成节律、互不相关；②心房率快于心室率，心房冲动来自窦房结或异位心房节律（房性心动过速、扑动或颤动）；③心室起搏点通常在阻滞部位稍下方。如位于希氏束及其近邻，心室率约 40～60 次/分，QRS 波群正常；如位于室内传导系统的远端，心室率可低至 40 次/分以下，QRS 波群增宽。

★【治疗】

应针对不同的病因进行治疗。一度房室阻滞与二度Ⅰ型房室阻滞无需特殊治疗。二度Ⅱ型与三度房室阻滞用阿托品、异丙肾上腺素提高心率，临时性或永久性心脏起搏治疗。

二、室内传导阻滞

又称室内阻滞，是指希氏束分叉以下部位的传导阻滞。室内传导系统由三个部分组成：右束支、左前分支和左后分支，室内传导系统的病变可波及单支、双支或三支。

【心电图特征】

1. 右束支阻滞（RBBB）　QRS 时限≥0.12s。V_1、V_2 导联呈 rsR′，R′波粗钝；V_5、V_6 导联呈 qRS 或 RS，S 波宽阔。T 波与 QRS 主波方向相反。不完全性右束支阻滞的图形与上述相似，但 QRS 时限<0.12s。

2. 左束支阻滞（LBBB）　QRS 时限≥0.12s。V_5、V_6 导联 R 波宽大，顶部有切迹或粗钝，其前方无 q 波。V_1、V_2 导联呈宽阔的 QS 波或 rS 波形。V_5、V_6 导联 T 波与 QRS 主波方向相反。不完全性左束支阻滞图形与上述相似，但 QRS 时限<0.12s。

3. 左前分支阻滞　额面平均 QRS 电轴左偏达 $-45°\sim-90°$。Ⅰ、aVL 导联呈 qR 波，Ⅱ、Ⅲ、aVF 导联呈 rS 图形，QRS 时限<0.12s。

4. 左后分支阻滞　额面平均 QRS 电轴右偏达 $+90°\sim+120°$（或 $+80°\sim+140°$）。Ⅰ导联呈 rS 波，Ⅱ、Ⅲ、aVF 导联呈 qR 波，且 $R_Ⅲ>R_Ⅱ$，QRS 时限<0.12s。确立诊断前应首先排除常见引起电轴右偏的病变，如右室肥厚、肺气肿、侧壁心肌梗死与正常变异等。

5. 双分支阻滞与三分支阻滞　由于阻滞分支的数量、程度等不同情况组合，可出现不同程度的心电图表现。

【治疗】

一般无需治疗，必要时行心脏起搏器治疗。

第七节　抗心律失常药物的合理应用

给予心律失常患者长期药物治疗之前，应先了解心律失常发生的原因、基础心脏病变及其严重程度和有无可纠正的诱因，如心肌缺血、电解质紊乱、甲状腺功能异常或抗心律失常药物的致心律失常作用。

★合理使用抗心律失常药物的原则包括：①首先注意基础心脏病的治疗以及病因和诱因的纠正；②注意掌握抗心律失常药物的适应证；③注意抗心律失常药物的不良反应。

★现今临床常用的抗心律失常药物分类是 Vaughan Williams 分类法。

① Ⅰ类药阻断快速钠通道，分类以下三个亚类。

Ⅰ A类药物延长动作电位时程，如奎尼丁、普鲁卡因胺、丙吡胺等。

Ⅰ B类药物缩短动作电位时程，如美西律、苯妥英钠、利多卡因等。

Ⅰ C类药轻微延长动作电位时程，如氟卡尼、恩卡尼、普罗帕酮等。

② Ⅱ类药阻断β肾上腺素能受体，如美托洛尔、阿替洛尔、比索洛尔等。

③ Ⅲ类药阻断钾通道与延长复极，包括胺碘酮、索他洛尔等。

④ Ⅳ类药阻断慢钙通道，如维拉帕米等。

抗心律失常药物治疗导致新的心律失常或使原有心律失常加重，称为致心律失常作用。发生率为 5%～10%。大多数致心律失常现象发生在开始治疗后数天或改变剂量时，较多表现为持续性室速、长 QT 间期与尖端扭转型室速。

第八节　心律失常的介入治疗和手术治疗

一、心脏电复律

【电除颤与电复律的机制】

电除颤和电复律的机制是将一定强度的电流通过心脏，使全部或大部分心肌在瞬间除极，然后心脏自律性最高的起搏点重新主导心脏节律，通常是窦房结。

【电复律与电除颤的种类】

1. 同步电复律　放电时电流正好与 R 波同步，用于除心室颤动以外的快速型心律失常。

2. 非同步电除颤　临床上用于心室颤动，应即刻于任何时间放电。

【电复律的适应证和禁忌证】

电复律的适应证主要包括两大类：各种严重的、甚至危及生命的恶性心律失常，以及各种持续时间较长的快速型心律失常。总的原则是，对于任何快速型的心律失常，如导致血流动力学障碍或心绞痛发作加重，药物治疗无效者，均应考虑电复律或电除颤。

【体外电复律操作技术要点】

患者仰卧于硬木板床上，连接除颤器和心电图监测仪。选择一个 R 波高耸的导联进行示波观察。患者一旦进入理想的麻醉状态后，充分暴露前胸，将两个涂有导电糊或裹有湿盐水纱布的电极板分别置于一定位置。常用的位置是将一电极板置于胸骨右缘第 2、3 肋间（心底部），另一个电极板置于心尖部。两个电极板之间距离不小于 10cm，电极板放置要贴紧皮肤，并有一定压力。

【电复律与电除颤的能量选择】

心房颤动、室性心动过速：100～200J；心房扑动：50～100J；室上性心动过速：100～150J；心室颤动：200～360J。

【电复律与电除颤的并发症】

包括诱发心律失常、急性肺水肿、低血压、体循环栓塞、肺动脉栓塞、心肌酶升高、皮肤烧伤等。

二、植入型心律转复除颤器（ICD）

ICD 的明确适应证包括：①非可逆性原因引起的室颤或血流动力学不稳定的持续室速导致的

心脏骤停幸存者；②器质性心脏病自发持续性室速，无论血流动力学是否稳定；③原因不明的晕厥，心电生理检查能诱发有显著血流动力学改变的持续性室速或室颤；④心肌梗死所致 LVEF＜35％，NYHA 心功能Ⅱ或Ⅲ级，或心肌梗死所致 LVEF＜30％，NYHA 心功能Ⅰ级，且梗死后40 天以上；⑤心肌梗死后非持续性室速，LVEF＜40％，且心电生理检查能诱发出室颤或持续室速；⑥ NYHA 心功能Ⅱ或Ⅲ级 LVEF＜35％的非缺血性心肌病患者；⑦有心脏性猝死危险因素的肥厚型心肌病、扩张型心肌病及右室发育不良型心肌病；⑧有晕厥或室速记录的遗传性心脏病，且 β 受体阻滞剂无效，如长 QT 间期综合征等。

三、心脏起搏治疗

【起搏治疗的目的】

通过不同的起搏方式纠正心率和心律的异常，或左、右心室的协同收缩。

【起搏治疗的适应证】

置入永久性心脏起搏器的适应证：①症状性心脏变时功能不全；②病态窦房结综合征或房室传导阻滞，心室率经常低于 50 次/分，有明确的临床症状，或间歇发生心室率＜40 次/分；或有长达 3s 的 RR 间期，虽无症状，也应考虑植入起搏器；③慢性双分支或三分支阻滞伴二度Ⅱ型、高度或间歇性三度房室阻滞；④清醒状态下无症状房颤患者，有长达 5s 的 RR 间期；⑤心脏手术后发生的不可逆的高度或三度房室阻滞；⑥神经肌肉疾病导致的高度或三度房室阻滞，有或无症状；⑦有窦房结功能障碍和（或）房室阻滞的患者，因其他情况必须采用具有减慢心率的药物治疗时；⑧颈动脉窦刺激或压迫诱导的心室停搏＞3s 的反复晕厥。

【起搏器的代码和类型】

了解和记忆起搏器 NBG 编码的含义十分重要，例如 VVI 起搏器代表该起搏器起搏的是心室，感知的是自身心室信号，自身心室信号被感知后抑制起搏器发放一次脉冲。DDD 起搏器起搏的是心房及心室，感知的是自身心房及心室信号，自身心房及心室信号被感知后抑制或触发起搏器在不应期内发放一次脉冲。AAIR 起搏器起搏的是心房，感知的是自身心房信号，自身心房信号被感知后抑制起搏器发放一次脉冲，并且起搏频率可根据患者的需要进行调整，即频率适应性起搏功能（第四位 R 表示）。另外还有 VDD、DDI 等起搏方式。

起搏器类型：①单腔起搏器；②双腔起搏器；③三腔起搏器。

【起搏方式的选择】

起搏方式的选择：①VVI 方式；②AAI 方式；③DDD 方式；④频率自适应方式。

【起搏器随访】

起搏器随访的主要目的是评估和优化植入型电子器械系统性能和安全性，识别和校正异常情况，预测电池寿命等。

四、导管射频消融治疗快速型心律失常

射频能量是一种低电压高频（30kHz～1.5MHz）电能。射频消融仪通过导管头端的电极释放射频电能，在导管头端与局部心肌内膜之间电能转化为热能，使特定的局部心肌细胞脱水、变性，自律性和传导性能均发生改变，从而使心律失常得以根治。

【射频消融的适应证】

症状性局灶性房速；发作频繁、心室率不易控制的心房扑动；发作频繁、症状明显的心房颤动；预激综合征合并阵发性心房颤动和快速心室率；房室折返及房室结折返性心动过速；频发室性期前收缩（＞10000 次/24h）；特发性室速或合并器质性心脏病的室速。

【方法】

① 首先明确心律失常的诊断。

② 经心内电生理检查，确定消融靶点。

③ 放电消融。

④ 检测是否消融成功。

【并发症】

包括房室传导阻滞、心脏穿孔等。

习题

1. 房室折返性心动过速的治疗原则是什么？

答：（1）急性发作期 ①刺激迷走神经：颈动脉窦按摩、Valsalva 动作、诱导恶心、将面部浸没于冰水内等；②药物治疗：腺苷（首选治疗药物）、钙通道阻滞剂、洋地黄、β 受体阻滞剂等；③食管心房调搏术；④直流电复律。

（2）预防复发 ①导管消融技术；②药物预防：钙通道阻滞剂、洋地黄、β 受体阻滞剂等药物。

2. 室性心动过速发作时应如何救治？

答：①静脉注射利多卡因、普鲁卡因胺、普罗帕酮、胺碘酮；②直流电复律；③右室超速起搏。

3. 心房颤动的治疗原则有哪些？

答：①抗凝治疗。②转复并维持窦性心律：将房颤转复为窦性心律的方法包括药物复律、电复律及导管消融治疗。外科迷宫手术也可用于维持窦性心律；③控制心室率：洋地黄、β 受体阻滞剂、非二氢吡啶类钙通道阻滞剂可用于减慢心室率。

第四章 动脉粥样硬化和冠状动脉粥样硬化性心脏病

教学目的

1. 掌握 稳定型心绞痛、不稳定型心绞痛的临床表现；急性心肌梗死的临床表现、心电图表现、心肌坏死标记物、诊断依据、主要并发症及治疗原则；心肌梗死后再灌注治疗的适应证。

2. 熟悉 急性冠状动脉综合征的概念及病理机制；稳定型心绞痛、不稳定型心绞痛的治疗原则；心绞痛与急性心肌梗死的鉴别；急性心肌梗死的鉴别诊断。

3. 了解 冠状动脉粥样硬化性心脏病的分型、发病机制；ACEI、β受体阻滞剂、他汀类、抗凝血药的应用。

内容精讲

第一节 动脉粥样硬化

【病因和发病情况】

本病是多病因的疾病，即多种因素作用于不同环节所致，这些因素称为危险因素。主要的危险因素如下。

（1）年龄、性别 多见于40岁以上的中老年人。

（2）血脂异常 脂质代谢异常是动脉粥样硬化最重要的危险因素。总胆固醇（TC）、甘油三酯（TG）、低密度脂蛋白（LDL）或极低密度脂蛋白（VLDL）增高；高密度脂蛋白（HDL）减低被认为是危险因素。目前最肯定的是LDL-C的致动脉粥样硬化作用。

（3）高血压。

（4）吸烟。

（5）糖尿病和糖耐量异常。

（6）肥胖。

（7）家族史。

（8）其他 ①A型性格者；②口服避孕药；③饮食习惯：常进较高热量、含较多动物性脂肪、胆固醇、糖和盐的食物者。

【发病机制】

对本病发病机制，曾有多种学说从不同角度来阐述。包括脂质浸润学说、内皮损伤-反应学说、血小板聚集和血栓形成学说、平滑肌细胞克隆学说等。

【病理解剖和病理生理】

动脉粥样硬化的病理变化主要累及体循环系统的大型肌弹力型动脉（如主动脉）和中型肌弹力型动脉（以冠状动脉和脑动脉罹患最多，肢体各动脉、肾动脉和肠系膜动脉次之，下肢多于上肢），而肺循环动脉极少受累。

动脉粥样硬化时血管壁相继出现脂质点和条纹、粥样和纤维粥样斑块、复合病变3类变化。

美国心脏病学会根据其病变发展过程将其细分为 6 型：Ⅰ型，脂质点；Ⅱ型，脂质条纹；Ⅲ型，斑块前期；Ⅳ型，粥样斑块；Ⅴ型，纤维粥样斑块；Ⅵ型，复合病变。

从临床的角度来看，动脉粥样硬化的斑块基本上可分为两类：一类是稳定型，即纤维帽较厚而脂质池较小的斑块；而另一类是不稳定型（又称为易损型）斑块，其纤维帽较薄，脂质池较大易于破裂。正是不稳定型斑块的破裂导致了急性血管事件的发生。

【临床表现】

主要是相关器官受累后出现的症状。

1. 主动脉粥样硬化　大多数无特异性症状。可以形成主动脉瘤，也可发生动脉夹层分离。

2. 冠状动脉粥样硬化　见本章第二节。

3. 颅脑动脉粥样硬化　可引起脑血管意外、脑萎缩、血管性痴呆。

4. 肾动脉粥样硬化　可引起顽固性高血压、肾动脉血栓形成、肾衰竭。

5. 肠系膜动脉粥样硬化　可引起消化不良、肠道张力减低、便秘和腹痛等症状，血栓形成时有剧烈腹痛、腹胀和发热。可引起肠壁坏死。

6. 四肢动脉粥样硬化　以下肢动脉多见，可有间歇性跛行，如动脉完全闭塞时可产生坏疽。

【实验室检查】

血脂异常；选择性动脉造影显示管腔狭窄或动脉瘤样改变；超声有助于判断动脉血流的情况和血管病变；CTA 和 MRA 可无创显像动脉粥样硬化病变。

【诊断和鉴别诊断】

早期诊断困难，病变发展到器官明显病变时容易诊断。年长患者如检查发现血脂异常，X线、超声及动脉造影发现血管狭窄性或扩张性病变，应首先考虑诊断本病。

【预后】

若病变累及心、脑、肾等重要动脉则预后不良。

【防治】

（一）一般防治措施

1. 积极控制与本病有关的一些危险因素　包括高血压、糖尿病、血脂异常、肥胖症等。

2. 合理的膳食　控制膳食总热量，低脂低胆固醇膳食，限制酒和蔗糖及含糖食物的摄入。提倡饮食清淡，多食新鲜蔬菜、瓜果和植物蛋白食物。尽量以植物油为食用油。

3. 适当的体力劳动和体育活动　是预防本病的一项积极措施。

4. 合理安排工作和生活　生活要有规律、保持乐观、愉快的情绪，避免过度劳累和情绪激动，注意劳逸结合，保证充分睡眠。

5. 提倡戒烟限酒。

（二）药物治疗

1. 调整血脂药物　应选用以降低 TC 和 LDL-C 为主的他汀类调脂药，其他如贝特类、依折麦布和 PCSK9 抑制剂等。

2. 抗血小板药物　最常用者为阿司匹林。

3. 溶栓药物和抗凝血药。

4. 改善心脏重构和预后的药物　如 ACEI、ARB 等。

5. 针对缺血症状的相应治疗　如心绞痛时应用血管扩张剂及 β 受体阻滞剂等。

（三）介入和外科手术治疗

包括对狭窄或闭塞的血管，特别是冠状动脉、肾动脉和四肢动脉施行血运重建或旁路移植手术，以恢复动脉的供血。

第二节 冠状动脉粥样硬化性心脏病概述

冠状动脉粥样硬化性心脏病指冠状动脉发生粥样硬化引起血管腔狭窄或阻塞，导致心肌缺血缺氧或坏死而引起的心脏病，简称冠心病，亦称缺血性心脏病。

★【分型】

1979 年世界卫生组织曾将之分为 5 型：①隐匿型或无症状性冠心病；②心绞痛；③心肌梗死；④缺血性心肌病；⑤猝死。

近年趋向于根据发病特点和治疗原则不同分为两大类：①慢性冠脉疾病，也称慢性心肌缺血综合征，包括稳定型心绞痛、冠脉正常的心绞痛（如 X 综合征）、无症状性心肌缺血和缺血性心力衰竭（缺血性心肌病）；②急性冠状动脉综合征（ACS）：不稳定型心绞痛、非 ST 段抬高型心肌梗死、ST 段抬高型心肌梗死和猝死。

【发病机制】

冠脉血流量不能满足心肌代谢需要，引起心肌缺氧，急剧的、暂时的缺氧引起心绞痛，持续的、严重的心肌缺血引起心肌梗死。

决定心肌耗氧量的主要因素包括心率、心肌收缩力和心室壁张力，临床上常以"心率×收缩压"估计心肌耗氧量。

第三节 慢性心肌缺血综合征

一、稳定型心绞痛

稳定型心绞痛也称劳力性心绞痛。

【发病机制】

冠状动脉固定性严重狭窄或部分闭塞时发生需氧的增加，而冠状动脉的供血不能相应地增加。安静时尚能代偿，而运动、心动过速、情绪激动造成心肌需氧量增加时，可导致短暂的心肌供氧和需氧间的不平衡，引起心绞痛。

【病理解剖和病理生理】

冠状动脉造影显示稳定型心绞痛的患者中，有 1、2 或 3 支动脉直径减少＞70％的病变者分别各有 25％左右，5％～10％有左冠状动脉主干狭窄，其余约 15％患者无显著狭窄。后者提示患者的心肌血供和氧供不足，可能是冠状动脉痉挛、冠状循环的小动脉病变、血红蛋白和氧的离解异常、交感神经过度活动、儿茶酚胺分泌过多或心肌代谢异常等所致。

【临床表现】

★（一）症状

发作性胸痛的特点如下。

1. 诱因 体力劳动或情绪激动所诱发，饱食、寒冷、吸烟、心动过速、休克等亦可诱发。

2. 部位 胸骨体中段或上段之后，可波及心前区，常放射至左肩、左臂内侧达无名指和小指，或至颈、咽或下颌部。

3. 性质 常为压迫、发闷或紧缩性，也可有烧灼感。

4. 持续时间 疼痛出现后常逐步加重，然后在 3～5min 内渐消失。

5. 缓解方式 一般在停止原来诱发症状的活动后即可缓解；舌下含用硝酸甘油也能在几分钟内使之缓解。

（二）体征

平时一般无异常体征。发作时常有心率增快、血压升高、表情焦虑、皮肤冷或出汗，有时出现第四或第三心音奔马律。可有暂时性心尖部收缩期杂音。

【辅助检查】

（一）实验室检查

血糖、血脂、心肌损伤标志物（心肌肌钙蛋白 I 或 T、肌酸激酶 CK 及同 I 酶 CK-MB）、血常规、甲状腺功能。

（二）心电图检查

1. 静息时心电图　约半数患者在正常范围，也可能有陈旧性心肌梗死的改变或非特异性 ST 段和 T 波异常，有时出现房室或束支传导阻滞或室性、房性期前收缩等心律失常。

2. 心绞痛发作时心电图　ST 段移位。因心内膜下心肌更容易缺血，故常见反映心内膜下心肌缺血的 ST 段压低（≥0.1mV），发作缓解后恢复。有时出现 T 波倒置。在平时有 T 波持续倒置的患者，发作时可变为直立（"假性正常化"）。

3. 心电图负荷试验　运动中出现典型心绞痛，心电图改变主要以 ST 段水平型或下斜型压低 ≥0.1mV（J 点后 60～80ms）持续 2min 为运动试验阳性标准。

4. 心电图连续动态监测　连续记录并自动分析 24h 心电图（又称 Holter 心电监测）。胸痛发作时相应时间的缺血性 ST-T 改变有助于确定心绞痛的诊断。

（三）多层螺旋 CT 冠状动脉成像（CTA）

用于判断冠脉管腔狭窄程度和管壁钙化情况，对判断管壁内斑块分布范围和性质也有一定意义。

（四）超声心动图

一般无异常。

（五）放射性核素检查

1. 核素心肌显像及负荷试验　静息时铊显像所示灌注缺损主要见于心肌梗死后瘢痕部位。在冠状动脉供血不足时，明显的灌注缺损仅见于运动后心肌缺血区。

2. 放射性核素心腔造影　可测定左心室射血分数及显示心肌缺血区室壁局部运动障碍。

3. PET 心肌显像　可判断心肌的血流灌注情况，尚可了解心肌的代谢情况，可准确评估心肌的活力。

（六）有创性检查

1. 冠状动脉造影　为有创性检查，目前仍是诊断冠心病较准确的方法，可发现狭窄部位并估计其程度。

2. 其他　冠脉内超声显像（IVUS）、冠脉内光学相干断层显像（OCT）、冠脉血流储备分数测定（FFR）以及最新的定量冠脉血流分数（QFR）等也有助于诊断。

【诊断和鉴别诊断】

（一）诊断

根据典型心绞痛的发作特点和体征，结合年龄和存在冠心病危险因素，除外其他原因所致的心绞痛，一般即可建立诊断。

加拿大心血管病学会（CCS）把心绞痛严重度分为四级。

Ⅰ级：一般体力活动（如步行和登楼）不受限，仅在强、快或持续用力时发生心绞痛。

Ⅱ级：一般体力活动轻度受限。快步、饭后、寒冷或刮风中、精神应激或醒后数小时内发作心绞痛。一般情况下平地步行 200m 以上或登楼一层以上受限。

Ⅲ级：一般体力活动明显受限，一般情况下平地步行 200m 或登楼一层引起心绞痛。

Ⅳ级：轻微活动或休息时即可发生心绞痛。

（二）鉴别诊断

要考虑下列各种情况。

（1）急性冠状动脉综合征。

（2）其他疾病引起的心绞痛　主动脉瓣狭窄或关闭不全、风湿性冠状动脉炎、梅毒性主动脉炎、肥厚型心肌病、X 综合征等。

（3）肋间神经痛和肋软骨炎。

（4）心脏神经症。

（5）不典型疼痛　反流性食管炎等食管疾病、膈疝、消化性溃疡、肠道疾病、颈椎病等。

【预后】

主要取决于冠脉病变累及心肌供血的范围和心功能。

【治疗】

（一）发作时的治疗

1. 休息　发作时立刻休息。

2. 药物治疗　较重的发作，可使用作用较快的硝酸酯制剂，如硝酸甘油、硝酸异山梨酯。

（二）缓解期的治疗

1. 生活方式的调整　宜尽量避免各种诱发因素。

2. 药物治疗

（1）改善缺血、缓解症状的药物　①β受体阻滞剂；②硝酸酯制剂；③钙通道阻滞剂；④其他药物如曲美他嗪、尼可地尔、伊伐布雷定、雷诺嗪。

（2）预防心肌梗死、改善预后的药物

① 抗血小板药物：a. 环氧化酶抑制剂，如阿司匹林、吲哚布芬；b. P_2Y_{12} 受体拮抗剂，如氯吡格雷、替格瑞洛等。

② 降低 LDL-C 的药物：他汀类药物、胆固醇吸收抑制剂依折麦布、PCSK9 抑制剂。

③ ACEI 或 ARB。

④ β受体阻滞剂。

3. 血管重建治疗

（1）经皮冠状动脉介入治疗（PCI）。

（2）冠状动脉旁路移植术（CABG）。

二、隐匿型冠心病

【诊断】

1. 发病特点　没有心绞痛的临床症状，但有心肌缺血的客观证据。

2. 临床表现　①有心肌缺血的客观证据，但无心绞痛的症状；②曾有过心肌梗死史，现有心肌缺血的客观证据，但无症状；③有心肌缺血发作，有时有症状，有时无症状。

3. 诊断方法　无创性检查是诊断心肌缺血的重要客观依据。

【鉴别诊断】

各种器质性心脏病都可引起缺血性 ST-T 的改变，应加以鉴别。

【防治】

治疗建议基本同慢性稳定型心绞痛。

三、缺血性心肌病

【临床表现】

1. 充血型缺血性心肌病　心绞痛；心力衰竭；心律失常；血栓和栓塞。

2. 限制型缺血性心肌病　患者常有劳力性呼吸困难和（或）心绞痛，活动受限。

【诊断】

考虑诊断为缺血型心肌病需满足以下几点：①有明确的心肌坏死或心肌缺血证据；②心脏明显扩大；③心功能不全临床表现和（或）实验室依据。

同时需除外冠心病的某些并发症，如室间隔缺损、心室壁瘤和乳头肌功能不全等。除外其他心脏病或其他原因引起的心脏扩大和心力衰竭。

【鉴别诊断】

需鉴别其他引起心脏增大和心力衰竭的原因。

【防治】

积极控制冠心病的危险因素；改善心肌缺血，预防再次心肌梗死和死亡发生；纠正心律失常；积极治疗心功能不全。对缺血区域有存活心肌者行血运重建。

第四节　急性冠状动脉综合征

一、不稳定型心绞痛和非 ST 段抬高型心肌梗死

不稳定型心绞痛（UA）的分类见表 3-4-1。

表 3-4-1　三种临床表现的不稳定型心绞痛

分类	临床表现
静息型心绞痛	发作于休息时，持续时间通常＞20min
初发型心绞痛	通常在首发症状 1～2 个月内、很轻的体力活动可诱发（程度至少达 CCSⅢ级）
恶化型心绞痛	在相对稳定的劳力性心绞痛基础上心绞痛逐渐增强（疼痛更剧烈、时间更长或更频繁，按 CCS 分级至少增加Ⅰ级水平，程度至少 CCSⅢ级）

继发性不稳定型心绞痛：有明显的诱发因素，包括①心肌氧耗增加，如感染、甲状腺功能亢进或心律失常；②冠状动脉血流减少，如低血压；③血液携氧能力下降，如贫血和低氧血症。变异型心绞痛：特征为静息心绞痛，表现为一过性 ST 段动态改变（抬高），发病机制为冠状动脉痉挛。

【病因和发病机制】

冠脉内不稳定的粥样斑块破裂或糜烂基础上血小板聚集、并发血栓形成、冠状动脉痉挛、微血管栓塞导致急性或亚急性心肌供氧减少和缺血加重。其中，非 ST 段抬高型心肌梗死（NSTEMI）常因心肌严重的持续性缺血导致心肌坏死，病理上出现灶性或心内膜下心肌坏死。

★【临床表现】

胸痛的特点与稳定型心绞痛相似，通常程度更重，持续时间更长，可达数十分钟，胸痛在休息时也可发生。

【实验室和辅助检查】

1. 心电图　心绞痛发作时出现一过性 ST 段移位（抬高或压低）和 T 波改变。若心电图改变持续 12h 以上，则提示 NSTEMI。

2. 连续心电监护　可发现无症状或心绞痛发作时的 ST 段改变。

3. 冠状动脉造影和其他侵入性检查　能提供详细的血管相关信息，可明确诊断，帮助指导

治疗并评价预后。

4. 心脏标志物检查　在症状发生后 24h 内，cTn 阳性需考虑 NSTEMI 诊断。

5. 其他检查　胸部 X 线、心脏超声和放射性核素检查。

【诊断和鉴别诊断】

根据病史典型的心绞痛症状、典型的缺血性心电图改变以及心肌损伤标记物测定，可以作出 UA/NSTEMI 诊断。

【危险分层】

GRACE 风险评估模型可用于 UA/NSTEMI 的风险评估。不稳定型心绞痛严重程度分级（Braunwald 分级）见表 3-4-2。

表 3-4-2　不稳定型心绞痛严重程度分级（Braunwald 分级）

严重程度	定义	1 年内死亡心肌梗死发生率
Ⅰ级	严重的初发型心绞痛或恶化型心绞痛,无静息疼痛	7.3%
Ⅱ级	亚急性静息型心绞痛(1 个月内发生过,但 48h 内无发作)	10.3%
Ⅲ级	急性静息型心绞痛(48h 内有发作)	10.8%

【治疗】

（一）治疗原则

治疗目的：即刻缓解缺血和预防严重不良反应后果（死亡、心肌梗死或再梗死）。

（二）一般治疗

卧床休息、心电监测、给氧、镇痛、及早使用他汀类药物。

（三）药物治疗

1. 抗心肌缺血药物　硝酸酯类药物、β 受体阻滞剂和钙通道阻滞剂。

2. 抗血小板治疗

（1）环氧化酶抑制剂　阿司匹林、吲哚布芬。

（2）P_2Y_{12} 受体拮抗剂　氯吡格雷、替格瑞洛等。

（3）血小板糖蛋白Ⅱb/Ⅲa 受体拮抗剂　阿昔单抗、替罗非班等。

（4）环核苷酸磷酸二酯酶抑制剂　西洛他唑等。

3. 抗凝治疗　普通肝素、低分子肝素、磺达肝癸钠和比伐卢定。

4. 调脂治疗　他汀类药物。

5. ACEI 或 ARB　对于 UA/NSTEMI 患者，长期应用 ACEI 可降低心血管事件发生率。不能耐受 ACEI 者，可用 ARB 替代。

（四）冠状动脉血运重建术

冠状动脉血运重建术包括经皮冠状动脉介入治疗和冠状动脉旁路移植术。

（五）预后和二级预防

所谓 ABCDE 方案：①抗血小板、抗心绞痛治疗和 ACEI；②β 受体阻滞剂预防心律失常，减轻心脏负荷等，控制血压；③控制血脂和戒烟；④控制饮食和治疗糖尿病；⑤健康教育和运动。

二、急性 ST 段抬高型心肌梗死

急性 ST 段抬高型心肌梗死（STEMI）是指急性心肌缺血性坏死，是在冠状动脉病变的基础上，发生冠状动脉血供急剧减少或中断，使相应的心肌严重而持久地急性缺血，导致心肌坏死。

【病因和发病机制】

冠状动脉血供急剧减少或中断，使心肌严重而持久地急性缺血达 20～30min 以上，即可发生急性心肌梗死（AMI）。绝大多数的 AMI 是由于不稳定的粥样斑块溃破，继而出血和管腔内血栓形成，而使管腔闭塞。

促使斑块破裂出血及血栓形成的诱因如下。

① 晨起 6 时至 12 时交感神经活动增加，机体应激反应性增强，心肌收缩力、心率、血压增高，冠状动脉张力增高。

② 在饱餐特别是进食多量脂肪后，血脂增高，血黏稠度增高。

③ 重体力活动、情绪过分激动、血压剧升或用力大便时，致左心室负荷明显加重。

④ 休克、脱水、出血、外科手术或严重心律失常，致心排血量骤降，冠状动脉灌注量锐减。

近来研究显示，14％的 STEMI 患者行冠脉造影未见明显阻塞，被称之为冠状动脉非阻塞性心肌梗死，原因包括斑块破裂或斑块侵蚀、冠脉痉挛、冠脉血栓栓塞、自发性冠脉夹层、Takotsubo 心肌病以及其他类型的 2 型急性心肌梗死等。治疗应尽早发现并根据不同病因给予个体化治疗。

【病理】

（一）冠状动脉病变

冠状动脉闭塞血管与梗死部位的关系见表 3-4-3。

表 3-4-3　冠状动脉闭塞血管与梗死部位的关系

闭塞血管	梗死部位
左冠状动脉前降支	左心室前壁、心尖部、下侧壁、前间隔和二尖瓣前乳头肌
右冠状动脉	左心室膈面（右冠状动脉占优势时）、后间隔和右心室梗死，并可累及窦房结和房室结
左冠状动脉回旋支	左心室高侧壁、膈面（左冠状动脉占优势时）和左心房梗死，可能累及房室结
左冠状动脉主干	左心室广泛梗死

（二）心肌病变

心肌呈凝固性坏死，心肌间质充血、水肿，伴多量炎症细胞浸润。以后，坏死的心肌纤维逐渐溶解，形成肌溶灶，随后渐有肉芽组织形成。

继发性病理变化有：在心腔内压力的作用下，坏死心壁向外膨出，可产生心脏破裂（心室游离壁破裂、心室间隔穿孔或乳头肌断裂）或逐渐形成心室壁瘤。坏死组织 1～2 周后开始吸收，并逐渐纤维化，在 6～8 周形成瘢痕愈合，称为陈旧性或愈合性心肌梗死（OMI 或 HMI）。

【病理生理】

主要引起左心室舒张和收缩功能障碍的一些血流动力学变化，严重程度取决于梗死的部位、程度和范围。急性大面积心肌梗死者，可发生泵衰竭——心源性休克或急性肺水肿。

心室重塑作为心肌梗死的后续改变，包括左心室体积增大、形状改变及梗死节段心肌变薄和非梗死节段心肌增厚，对心室的收缩效应及电活动均有持续不断的影响。

★【临床表现】

与梗死的面积大小、部位、侧支循环情况密切有关。

（一）先兆

发病前数日有乏力，胸部不适，活动时心悸、气急、烦躁、心绞痛等前驱症状，心绞痛发作较以往频繁、程度较剧、持续较久、硝酸甘油疗效差、诱发因素不明显。同时心电图示 ST 段一过性明显抬高（变异型心绞痛）或压低，T 波倒置或增高（"假性正常化"）。

（二）症状

1. 疼痛　疼痛部位和性质与心绞痛相同，但诱因多不明显，且常发生于安静时，程度较重，持续时间较长，可达数小时或更长，休息和含用硝酸甘油片多不能缓解。

2. 全身症状　发热、心动过速、白细胞增高和红细胞沉降率增快。

3. 胃肠道症状　恶心、呕吐、上腹胀痛、肠胀气、呃逆。

4. 心律失常　各种心律失常中以室性心律失常最多。房室传导阻滞和束支传导阻滞也较多见。

5. 低血压和休克。

6. 心力衰竭　主要是急性左心衰竭。AMI 引起的心力衰竭称为泵衰竭，按 Killip 分级法可分为如下几类。

Ⅰ级：尚无明显心力衰竭。

Ⅱ级：有左心衰竭，肺部啰音＜50％肺野。

Ⅲ级：有急性肺水肿，全肺大、小、干、湿啰音。

Ⅳ级：有心源性休克等不同程度或阶段的血流动力学变化。

Forrester 等对上述血流动力学分级作了调整，并与临床进行对照，分为如下几类。

Ⅰ类：无肺淤血和周围灌注不足；肺毛细血管楔压（PCWP）和心排血指数（CI）正常。

Ⅱ类：单有肺淤血；PCWP 增高（＞18mmHg），CI 正常 [＞2.2L/(min·m²)]。

Ⅲ类：单有周围灌注不足；PCWP 正常（＜18mmHg），CI 降低 [＜2.2L/(min·m²)]，主要与血容量不足或心动过缓有关。

Ⅳ类：合并肺淤血和周围灌注不足；PCWP 升高（＞18mmHg），CI 降低 [＜2.2L/(min·m²)]。

（三）体征

1. 心脏体征　心脏浊音界可正常也可轻度至中度增大；心率多增快，少数也可减慢；心尖区第一心音减弱；可出现第四心音（心房性）奔马律，少数有第三心音（心室性）奔马律；心包摩擦音；心尖区可出现粗糙的收缩期杂音或伴收缩中晚期喀喇音；可有各种心律失常。

2. 血压　除早期血压可增高外，几乎所有患者都有血压降低。

3. 其他　可有与心律失常、休克或心力衰竭相关的其他体征。

【实验室和其他检查】

★（一）心电图

1. 特征性改变

（1）ST 段抬高呈弓背向上型，在面向坏死区周围心肌损伤区的导联上出现。

（2）宽而深的 Q 波（病理性 Q 波），在面向透壁心肌坏死区的导联上出现。

（3）T 波倒置，在面向损伤区周围心肌缺血区的导联上出现。

在背向心肌梗死区的导联则出现相反的改变，即 R 波增高、ST 段压低和 T 波直立并增高。

2. 动态性改变

（1）起病数小时内，可尚无异常或出现异常高大两肢不对称的 T 波，为超急性期改变。

（2）数小时后，ST 段明显抬高，弓背向上，与直立的 T 波连接，形成单相曲线。数小时至 2 日内出现病理性 Q 波，同时 R 波减低，是为急性期改变。

（3）在早期如不进行治疗干预，ST 段抬高持续数日至 2 周左右，逐渐回到基线水平，T 波则变为平坦或倒置，是为亚急性期改变。

（4）数周至数月后，T 波呈 V 形倒置，两肢对称，波谷尖锐，是为慢性期改变。T 波倒置可永久存在，也可在数月至数年内逐渐恢复。

3. 定位和定范围　STEMI 的定位和定范围可根据出现特征性改变的导联数来判断（表 3-4-4）。

表 3-4-4　STEMI 的心电图定位诊断

梗死部位	出现导联
前间隔	$V_1 \sim V_3$
局限前壁	$V_3 \sim V_5$、$I \pm$、aVL$\pm$
前侧壁	$V_5 \sim V_7$、I、aVL
广泛前壁	$V_1 \sim V_5$、$I \pm$、aVL$\pm$
下壁	II、III、aVF
下间壁	$V_1 \sim V_3$、II、III、aVF
下侧壁	$V_5 \sim V_7$、II、III、aVF
高侧壁	I、aVL
正后壁	V_7、V_8

（二）放射性核素检查

可观察心室壁的运动和 LVEF，有助于判断心室功能、诊断梗死后造成的室壁运动失调和心室壁瘤。

（三）超声心动图

有助于了解心室壁的运动和左心室功能，诊断室壁瘤和乳头肌功能失调，检测心包积液及室间隔穿孔等并发症。

（四）实验室检查

(1) 白细胞升高，中性粒细胞增多，嗜酸性粒细胞减少或消失；红细胞沉降率增快；C 反应蛋白（CRP）增高；血中游离脂肪酸增高。

★(2) 血清心肌坏死标记物　①肌红蛋白；②肌钙蛋白 I（cTnI）或 T（cTnT）；③肌酸激酶同工酶 CK-MB。

【诊断和鉴别诊断】

★诊断依据：根据典型的临床表现、特征性的心电图改变以及血心肌坏死标记物增高。

鉴别诊断：主要与心绞痛（鉴别要点列于表 3-4-5）、主动脉夹层、急性肺动脉栓塞、急腹症、急性心包炎等鉴别。

表 3-4-5　心绞痛和急性心肌梗死的鉴别诊断要点

鉴别诊断项目	心绞痛	急性心肌梗死
疼痛		
部位	胸骨中、下段之后	相同，但可在较低位置或上腹部
性质	压榨性或窒息性	相似，但程度更剧烈
诱因	劳力、情绪激动、受寒、饱食等	不常有
时限	短，1~5min 或 15min 以内	长，数小时或 1~2 天
频率	频繁	发作不频繁
硝酸甘油疗效	显著缓解	作用较差
气喘或肺水肿	极少	可有
血压	升高或无显著改变	可降低，甚至发生休克
坏死物质吸收的表现		
发热	无	常有
血白细胞增加（嗜酸性粒细胞减少）	无	常有
血红细胞沉降率增快	无	常有

鉴别诊断项目	心绞痛	急性心肌梗死
血清心肌坏死标记物	无	有
心电图变化	无变化或暂时性 ST 段和 T 波变化	有特征性和动态性变化

★【并发症】

有乳头肌功能失调或断裂、心脏破裂、栓塞、心室壁瘤、心肌梗死后综合征等。

【治疗】

★治疗原则：尽快恢复心肌的血液灌注（到达医院后 30min 内开始溶栓或 90min 内开始介入治疗）以挽救濒死的心肌、防止梗死扩大或缩小心肌缺血范围，保护和维持心脏功能，及时处理严重心律失常、泵衰竭和各种并发症，防止猝死，使患者不但能渡过急性期，且康复后还能保持尽可能多的有功能的心肌。

（一）监护和一般治疗

1. 休息　急性期卧床休息，解除焦虑。

2. 监测　心电图、血压和呼吸，除颤仪应随时处于备用状态。

3. 吸氧　对有呼吸困难和血氧饱和度降低者，最初几日间断或持续通过鼻管面罩吸氧。

4. 护理　急性期 12h 卧床休息；如无并发症，24h 内应鼓励患者在床上行肢体活动；若无低血压，第 3 天就可在病房内走动；梗死后第 4～5 天，逐渐增加活动。

5. 建立静脉通道　保持给药途径畅通。

（二）解除疼痛

可选用下列药物尽快解除疼痛：吗啡或哌替啶、硝酸酯类药物、β 受体阻滞剂。

（三）抗血小板治疗

联合应用包括阿司匹林和 P_2Y_{12} 受体拮抗剂在内的口服抗血小板药物，负荷剂量后给予维持剂量。接受直接 PCI 的患者静脉应用血小板糖蛋白 Ⅱb/Ⅲa 受体拮抗剂。

（四）抗凝治疗

除非有禁忌，所有患者均应在抗血小板治疗基础上常规联合抗凝治疗，如普通肝素、低分子肝素、磺达肝癸钠和比伐卢定。

★（五）再灌注心肌治疗

起病 3～6h，最多在 12h 内，开通闭塞的冠状动脉，便得心肌得到再灌注，是最重要的治疗措施之一。需要强调建立区域性 STEMI 网络管理系统的必要性。

1. 经皮冠状动脉介入治疗

（1）直接 PCI。

（2）补救性 PCI。

（3）溶栓治疗再通者的 PCI。

2. 溶栓疗法

（1）适应证　①两个或两个以上相邻导联 ST 段抬高（胸导联≥0.2mV，肢导联≥0.1mV），或病史提示 AMI 伴左束支传导阻滞，起病时间<12h，患者年龄<75 岁；②ST 段显著抬高的 MI 患者年龄>75 岁，经慎重权衡利弊仍可考虑。③STEMI，发病时间已达 12～24h，但如仍有进行性缺血性胸痛，广泛 ST 段抬高者也可考虑。

（2）禁忌证　①既往发生过出血性脑卒中，6 个月内发生过缺血性脑卒中或脑血管事件；②颅内肿瘤；③近期（2～4 周）有活动性内脏出血；④未排除主动脉夹层；⑤入院时严重且未控制的高血压（＞180/110mmHg）或慢性严重高血压病史；⑥目前正在使用治疗剂量的抗凝血药或已知有出血倾向；⑦近期（2～4周）有创伤史，包括头部外伤、创伤性心肺复苏或较长时间（＞10min）的心肺复苏；⑧近期（＜3周）曾进行外科大手术；⑨近期（＜2周）曾有在不能压迫部位的大血管行穿刺术。

（3）溶栓药物的应用　尿激酶、链激酶、重组组织型纤溶酶原激活剂。

（4）溶栓再通的判断　根据冠状动脉造影直接判断，或根据：①心电图抬高的ST段于2h内回降＞50％；②胸痛2h内基本消失；③2h内出现再灌注性心律失常；④血清CK-MB酶峰值提前出现（14h内）等间接判断血栓是否溶解。

3. 紧急主动脉-冠状动脉旁路移植术。

（六）血管紧张素转换酶抑制剂（ACEI）和血管紧张素受体阻滞剂（ARB）

ACEI有助于改善恢复期心肌的重构，减少AMI的病死率和充血性心力衰竭的发生，除非有禁忌证，应全部选用。如患者不能耐受，可考虑给予ARB。

（七）调脂治疗

选用他汀类药物。

（八）抗心律失常和传导障碍治疗

心律失常必须及时消除，针对不同种类的传导障碍进行相应的治疗。

（九）抗休克治疗

1. 补充血容量　血容量不足需扩容。

2. 应用升压药　补充血容量后血压仍不升可用多巴胺或去甲肾上腺素。

3. 应用血管扩张药　经上述处理血压仍不升，而PCWP增高，CI低者可用硝普钠或硝酸甘油。

4. 其他　纠正酸中毒、避免脑缺血、保护肾功能，必要时应用洋地黄制剂等。

（十）抗心力衰竭治疗

主要是治疗急性左心衰竭，用吗啡、利尿药、血管扩张药、多巴酚丁胺等。

（十一）右心室心肌梗死的处理

扩张血容量。可用正性肌力药，以多巴酚丁胺为优。不宜用利尿药。伴有房室传导阻滞者可予以临时起搏。

（十二）其他治疗

1. 钙通道阻滞剂　不推荐常规使用。

2. 极化液疗法　可促进心肌代谢。

（十三）康复和出院后治疗

提倡AMI恢复后进行康复治疗，逐步提高活动量。

【预后】

与梗死范围的大小、侧支循环产生的情况及治疗是否及时有关。

【预防】

所谓ABCDE方案，与UA/NSTEMI相同。

第五节　冠状动脉疾病的其他表现形式

一、冠状动脉痉挛

冠状动脉痉挛即变异性心绞痛，在静息情况下发生，常伴随一过性ST段抬高或压低，冠状动脉造影证实一过性冠状动脉痉挛存在。治疗药物有硝酸酯类药物和钙通道阻滞剂。

二、心肌桥

如果一段冠状动脉走行于心肌内，这束心肌纤维称为心肌桥。临床上可有类似心绞痛症状、心律失常、甚至 MI 或猝死。无特异治疗，可选用 β 受体阻滞剂、钙通道阻滞剂。

三、X 综合征

X 综合征指患者具有心绞痛或类似于心绞痛的症状，运动平板试验出现 ST 段下移而冠状动脉造影无异常表现。以绝经期女性多见。无特异治疗，可选用 β 受体阻滞剂、钙通道阻滞剂。

习题

1. 急性心肌梗死引起的泵衰竭严重程度如何分级？

答：AMI 引起的心力衰竭称为泵衰竭，按 Killip 分级法可分为：Ⅰ级，尚无明显心力衰竭；Ⅱ级，有左心衰竭，肺部啰音<50%肺野；Ⅲ级，有急性肺水肿，全肺大、小、干、湿啰音；Ⅳ级，有心源性休克等不同程度或阶段的血流动力学变化。

2. 冠心病的二级预防包括哪些？

答：所谓 ABCDE 方案：①抗血小板、抗心绞痛治疗和 ACEI；②β 受体阻滞剂预防心律失常，减轻心脏负荷等，控制血压；③控制血脂和戒烟；④控制饮食和治疗糖尿病；⑤健康教育和运动。

第五章　高血压

📖 **内容精讲**

第一节　原发性高血压

原发性高血压是以体循环动脉压升高为主要临床表现的心血管综合征，通常简称为高血压。

★【血压分类和定义】

目前我国采用的血压分类和标准见表 3-5-1。高血压定义为未使用降压药物的情况下诊室收缩压≥140mmHg 和（或）舒张压≥90mmHg。

表 3-5-1　血压水平的定义和分类

类别	收缩压/mmHg		舒张压/mmHg
正常血压	<120	和	<80
正常高值血压	120～139	和（或）	80～89
高血压			
1 级高血压(轻度)	140～159	和（或）	90～99
2 级高血压(中度)	160～179	和（或）	100～109
3 级高血压(重度)	≥180	和（或）	≥110
单纯收缩期高血压	≥140	和	<90

注：若收缩压与舒张压分属不同级别时，则以较高的级别为准；单纯收缩期高血压也可参照收缩压水平分为 1、2、3 级。

【流行病学】

高血压患病率随年龄增长而增加。北方高于南方，沿海高于内地，城市高于农村。

【病因和发病机制】

（一）与高血压发病有关的因素

1. 遗传因素　高血压有明显的家族聚集性。

2. 环境因素　①饮食因素，如摄盐过多、摄钾、钙过少，高蛋白质摄入、饮食中饱和脂肪酸或饱和脂肪酸/多不饱和脂肪酸比值较高，饮酒；②精神应激；③吸烟。

3. 其他因素　①体重超重或肥胖；②药物；③睡眠呼吸暂停低通气综合征。

（二）高血压的发病机制

1. 神经机制　各种原因引起交感神经系统活性亢进，血浆儿茶酚胺浓度升高，阻力小动脉收缩增强。

2. 肾脏机制　各种原因引起肾性水钠潴留，通过全身血流自身调节使外周血管阻力和血压升高。

3. 激素机制　肾素-血管紧张素-醛固酮系统（RAAS）激活。

4. 血管机制　遗传性或获得性细胞膜离子转运异常。

5. 胰岛素抵抗　近年来认为胰岛素抵抗是 2 型糖尿病和高血压发生的共同病理生理基础，但是胰岛素抵抗是如何导致血压升高，尚未获得肯定解释。

（三）我国人群高血压的特点

高钠、低钾膳食是我国大多数高血压患者发病的主要危险因素之一。超重和肥胖将成为我国高血压患病率增长的又一重要危险因素。我国人群叶酸普遍缺乏，导致血浆同型半胱氨酸水平增高，与高血压发病呈正相关，尤其增加高血压引起脑卒中的风险。

【病理生理和病理】

1. 心脏　心肌细胞肥大和间质纤维化。左心室肥厚和扩张，称为高血压性心脏病。常合并冠状动脉粥样硬化和微血管病变。

2. 脑　慢性脑缺血；脑微动脉瘤，一旦破裂即脑出血；脑卒中。

3. 肾脏　肾小球纤维化、萎缩，以及肾动脉硬化，慢性肾衰竭。

4. 视网膜　视网膜小动脉、痉挛、硬化、渗出和出血。

【临床表现及并发症】

（一）症状

大多数起病缓慢，缺乏特殊临床表现，仅在测量血压时或发生并发症时才被发现。常见症状有头晕、头痛、颈项板紧、疲劳、心悸、视物模糊、鼻出血等。

（二）体征

体征一般较少。周围血管搏动、血管杂音、心脏杂音等是重点检查项目。心脏听诊可有主动脉瓣区第二心音亢进、收缩期杂音或收缩早期喀喇音。可有继发性高血压相关体征。

（三）并发症

1. 脑血管病　包括脑出血、脑血栓形成、腔隙性脑梗死、短暂性脑缺血发作。

2. 心力衰竭和冠心病　参阅本篇第二章和第四章。

3. 慢性肾衰竭　参阅第五篇第十章。

4. 主动脉夹层　参阅第三篇第十二章。

【实验室检查】

1. 基本项目　血液生化（钠、钾、空腹血糖、甘油三酯、高密度脂蛋白胆固醇、低密度脂蛋白胆固醇、尿酸、肌酐）；全血细胞计数、血红蛋白和红细胞比容；尿液分析；心电图。

2. 推荐项目　24h 动态血压监测、超声心动图、颈动脉超声、餐后 2h 血糖、血同型半胱氨酸、尿白蛋白定量、尿蛋白定量、眼底、胸部 X 线检查、脉搏波传导速度、踝/臂血压比值等。

动态血压监测：是由仪器自动定时测量血压，连续 24h 或更长时间。正常参考范围为，24h 平均血压<130/80mmHg，白天血压均值<135/85mmHg，夜间血压均值<120/70mmHg。

3. 选择项目　对怀疑继发性高血压患者，根据需要选择：血浆肾素活性、血和尿醛固酮、血和尿皮质醇、血肾上腺素及去甲肾上腺素、血和尿儿茶酚胺、动脉造影、肾和肾上腺超声、

CT 或 MRI、睡眠呼吸监测等。

【诊断和鉴别诊断】

高血压诊断主要根据诊所测量的血压值，采用经核准的汞柱式血压计或电子血压计，测量安静休息坐位时上臂肱动脉部位血压，一般需非同日测量三次血压值收缩压≥140 mmHg 和（或）舒张压≥90 mmHg 可诊断高血压。或家庭自测血压收缩压≥135 mmHg 和（或）舒张压≥85 mmHg。或 24h 动态血压收缩压平均值≥130 mmHg 和（或）舒张压≥80 mmHg，白天收缩压平均值≥135 mmHg 和（或）舒张压≥85 mmHg，夜间收缩压平均值≥120 mmHg 和（或）舒张压≥70 mmHg。

【危险评估和预后】

高血压患者心血管危险分层见表 3-5-2。

表 3-5-2 高血压患者心血管危险分层

其他危险因素和病史	高血压		
	1 级	2 级	3 级
无	低危	中危	高危
1～2 个其他危险因素	中危	中危	很高危
3 个以上其他危险因素或靶器官损害	高危	高危	很高危
临床合并症或合并糖尿病	很高危	很高危	很高危

【治疗】

★（一）目的与原则

降压治疗的最终目的是减少高血压患者心、脑血管病的发生率和死亡率。高血压治疗原则如下。

1. 治疗性生活方式干预 适用于所有患者。①减轻体重；②减少钠盐摄入，每人每日食盐量以不超过 6g 为宜；③补充钙和钾盐；④减少脂肪摄入；⑤ 戒烟、限制饮酒；⑥增加运动；⑦减轻精神压力；⑧必要时补充叶酸治疗。

2. 降压药治疗对象 ①高血压 2 级或以上患者；②高血压合并糖尿病，或者已经有心、脑、肾靶器官损害和并发症患者；③凡血压持续升高，改善生活行为后血压仍未获得有效控制的患者。高危和很高危患者必须使用降压药物强化治疗。

3. 血压控制目标值 目前一般主张血压控制目标值至少＜140/90mmHg。糖尿病或慢性肾脏病合并高血压患者，血压控制目标值＜130/80mmHg。对于老年收缩期高血压患者，收缩压控制于 150mmHg 以下。

4. 多重心血管危险因素协同控制 应兼顾对血糖、血脂、尿酸和同型半胱氨酸等多重危险因素进行控制。

（二）降压药物治疗

1. 降压药物应用基本原则 小剂量开始，优先选择长效制剂，联合用药及个体化。

★2. 五大类降压药物 利尿药、β受体阻滞剂、钙通道阻滞剂（CCB）、血管紧张素转换酶抑制剂（ACEI）和血管紧张素Ⅱ受体阻滞剂（ARB）。

3. 降压治疗方案 大多数无并发症或合并症的患者可以单独或者联合使用噻嗪类利尿药、β受体阻滞剂、CCB、ACEI 和 ARB，治疗应从小剂量开始，逐步递增剂量。临床实际使用时，患者心血管危险因素状况、靶器官损害、并发症、合并症、降压疗效、不良反应以及药物费用等，都可能影响降压药的具体选择。2 级高血压患者在开始时就可以采用两种降压药物联合治疗，处方联合或者固定剂量联合，联合治疗有利于血压在相对较短时期内达到目标值，也有利于减少不良反应。

【特殊类型高血压】

1. 老年高血压 其高血压的特点是收缩压增高、舒张压降低、脉压增大；血压波动性大，容易出现直立性低血压。老年高血压患者的血压应降至150/90mmHg以下。

2. 儿童青少年高血压 以原发性高血压为主，表现为轻、中度血压升高。儿童青少年血压明显升高者多为继发性高血压，肾性高血压是首位病因。

3. 妊娠高血压 参见妇产科教材。

4. 顽固性高血压 尽管使用了三种以上合适剂量降压药联合治疗（一般应包括利尿药），血压仍未能达到目标水平。对顽固性高血压的处理，首先要寻找原因，常见原因如下。

（1）假性难治性高血压 血压测量错误、"白大衣现象"或治疗依从性差等导致。

（2）生活方式未得到有效改善。

（3）降压治疗方案不合理。

（4）其他药物干扰降压作用。

（5）容量超负荷 饮食钠摄入过多抵消降压药作用。

（6）胰岛素抵抗。

（7）继发性高血压。

顽固性高血压的处理应该建立在上述可能原因评估的基础上，进行有效生活方式干预，合理制订降压方案，除外继发性高血压，增加患者依从性，大多数患者可以控制。

5. 高血压急症和亚急症的治疗原则 高血压急症是指原发性或继发性高血压患者，在某些诱因作用下，血压突然或明显升高，一般超过180/120mmHg，伴有重要器官组织如心脏、脑、肾脏、眼底、大动脉的严重功能不全的表现。高血压急症可以发生在高血压患者表现为高血压危象或包括高血压脑病、脑出血、蛛网膜下腔出血、缺血性脑梗死、急性左心室心力衰竭、急性冠脉综合征、急性主动脉夹层、子痫、急慢性肾衰竭、嗜铬细胞瘤危象、围术期严重高血压等情况时。高血压亚急症是指血压明显升高，但不伴有严重临床症状及进行性靶器官损害。血压升高的程度不是区分高血压急症和亚急症的标准，区别两者的唯一标准是有无新近发生的急性进行性靶器官损害。

高血压急症和亚急症的治疗原则如下。

（1）及时降低血压 选择适宜有效的降压药物，静脉滴注给药，同时监测血压。如果情况允许，及早开始口服降压药治疗。

（2）控制性降压 开始的24h内将血压降低20%～25%，48h内血压不低于160/100mmHg。如果降压后发现有重要器官的缺血表现，血压降低幅度应更小些。在随后的1～2周内，再将血压逐步降到正常水平。

（3）合理选择降压药 硝普钠、硝酸甘油、尼卡地平、拉贝洛尔相对比较理想。在大多数情况下，硝普钠往往是首选的药物。

（4）避免使用的药物 避免使用利血平，也不宜使用强力的利尿降压药。

第二节　继发性高血压

临床上凡遇到以下情况时，要进行全面详尽的筛选检查：①中、重度血压升高的年轻患者；②症状、体征或实验室检查有怀疑线索；③降压药联合治疗效果很差；④恶性高血压患者。继发性高血压的主要疾病和病因见表3-5-3。

表 3-5-3　继发性高血压的主要疾病和病因

1. 肾脏疾病	3. 心血管病变
肾小球肾炎	主动脉瓣关闭不全
慢性肾盂肾炎	完全性房室传导阻滞
先天性肾脏病变(多囊肾)	主动脉缩窄
继发性肾脏病变(结缔组织病,糖尿病肾病,肾淀粉样变等)	多发性大动脉炎
肾动脉狭窄	4. 颅脑病变
肾肿瘤	脑肿瘤
2. 内分泌疾病	脑外伤
Cushing 综合征(皮质醇增多症)	脑干感染
嗜铬细胞瘤	5. 睡眠呼吸暂停综合征
原发性醛固酮增多症	6. 妊娠高血压综合征
肾上腺性变态综合征	红细胞增多症
甲状腺功能亢进症	药物(糖皮质激素、拟交感神经药、甘草)
甲状腺功能减退症	
甲状旁腺功能亢进症	
垂体前叶功能亢进症	
绝经期综合征	

习题

1. 原发性高血压的降压药物应用原则是什么?

答：降压药物应用基本原则：小剂量开始，优先选择长效制剂，联合用药及个体化。

2. 常用降压药物有哪几类?

答：目前常用降压药物可归纳为五大类，即利尿药、β受体阻滞剂、钙通道阻滞剂（CCB）、血管紧张素转换酶抑制剂（ACEI）和血管紧张素Ⅱ受体阻滞剂（ARB）。

3. 高血压急症和亚急症的治疗原则是什么?

答：治疗原则：①及时降低血压；②控制性降压；③合理选择降压药，如硝普钠、硝酸甘油、尼卡地平和拉贝洛尔；④避免使用的药物，如利血平。

第六章　心肌疾病

📖 教学目的

1. 掌握　心肌病的定义和分类；扩张型心肌病的诊断及鉴别诊断；肥厚型心肌病的临床表现及超声心动图特点；病毒性心肌炎的临床表现、诊断。

2. 熟悉　扩张型心肌病、肥厚型心肌病的治疗原则；病毒性心肌炎的病因。

3. 了解　病毒性心肌炎的病原血清学检测及治疗。

4. 自学　限制型心肌病的临床表现。

📖 内容精讲

【定义和分类】

★心肌病是由不同病因（遗传性病因较多见）引起的心肌病变导致心肌机械和（或）心电功能障碍，常表现为心室肥厚和扩张。由其他心血管疾病继发的心肌病理性改变不属于心肌病范畴，如心脏瓣膜病、冠状动脉粥样硬化性心脏病、高血压心脏病、肺源性心脏病、先天性心血管病等所致的心肌病变。

★心肌病分类如下。

1. 遗传性心肌病　肥厚型心肌病、右心室发育不良心肌病、左心室致密化不全、糖原贮积症、先天性传导阻滞、线粒体肌病、离子通道病（包括长 QT 间期综合征、Brugada 综合征、短 QT 间期综合征、儿茶酚胺敏感室速等）。

2. 混合性心肌病　扩张型心肌病、限制型心肌病。

3. 获得性心肌病　感染性心肌病、心动过速心肌病、心脏气球样变、围生期心肌病。

第一节　扩张型心肌病

扩张型心肌病是一类以左心室或双心室扩大伴收缩功能障碍为特征的心肌病。

【病因和发病机制】

多数原因不明，可能与感染、炎症、中毒、内分泌和代谢紊乱、遗传等有关。

【病理解剖和病理生理】

以心腔扩张为主，肉眼可见心室扩张，室壁多变薄，纤维瘢痕形成，且常伴有附壁血栓。组织学为非特异性心肌细胞肥大、变性，特别是程度不同的纤维化等病变混合存在。

【临床表现】

1. 症状　早期无症状。主要表现有呼吸困难、活动耐力下降，也有食欲下降、腹胀、水肿等，部分患者可发生栓塞或猝死。

2. 体征　心脏扩大，常可听到第三或第四心音，心率快时呈奔马律。体循环淤血体征。

【辅助检查】

1. 胸部 X 线检查　心影常明显增大，心胸比＞50％，肺淤血。

2. 心电图　无特异性。可见各种心律失常、ST-T 改变、低电压、R 波减低、病理性 Q 波。

3. 超声心动图 心腔扩大，室壁运动普遍减弱，二、三尖瓣反流。

4. 心肌磁共振 对诊断和鉴别诊断及预后评估均有很高价值。

5. 心肌核素显像 左心室容积增大，左室射血分数降低。

6. 冠状动脉 CT 检查 除外缺血性心肌病

7. 血液和血清学检查 BNP 或 NT-proBNP 升高，有助于鉴别呼吸困难的原因。

8. 冠状动脉造影和心导管检查 有助于除外冠心病。

9. 心内膜心肌活检 有助于诊断心肌炎。

★【诊断与鉴别诊断】

对于有慢性心力衰竭的临床表现，超声心动图检查有心腔扩大与心脏收缩功能减低，即应考虑诊断。

鉴别诊断应除外继发性心脏扩大的各种病因，如心脏瓣膜病、高血压性心脏病、冠心病、先天性心脏病。

【治疗】

（一）病因及加重诱因的治疗

控制感染、严格限酒、戒烟、治疗全身性疾病等。

（二）针对心力衰竭的药物治疗

①ACEI 或 ARB 的应用；②β 受体阻滞剂；③盐皮质激素受体拮抗剂（MRA）；④肼屈嗪和二硝酸异山梨酯；⑤伊伐布雷定；⑥血管紧张素受体脑啡肽酶抑制剂（ARNI）；⑦利尿药的应用；⑧ 洋地黄。

（三）心力衰竭的心脏再同步化治疗（CRT）

CRT 是通过植入带有左心室电极的起搏器，同步起搏左、右心室而使心室的收缩同步化，对部分心力衰竭患者有显著疗效，可在药物治疗的基础上选用。

（四）心力衰竭其他治疗

包括心脏移植，左心机械辅助循环。

（五）抗凝治疗

对于有心房颤动，或已经有附壁血栓形成或有血栓栓塞病史的患者，须长期服用华法林或新型口服抗凝血药。

（六）心律失常和心脏性猝死的防治

植入型心律转复除颤器（ICD）预防心脏猝死。

【特殊类型心肌病】

有酒精性心肌病、围生期心肌病、心动过速性心肌病、致心律失常性右心室心肌病、心肌致密化不全、心脏气球样变、缺血性心肌病等多种。

第二节　肥厚型心肌病

肥厚型心肌病（HCM）是一种遗传性心肌病，以心室非对称性肥厚为解剖特点，是青少年运动猝死的最主要原因之一。根据左心室流出道有无梗阻又可分为梗阻性和非梗阻性。

【病因与分子遗传学】

HCM 为常染色体显性遗传疾病，肌节收缩蛋白基因如心脏肌球蛋白重链及肌球蛋白结合蛋白 C 基因突变是主要的致病因素。

【病理生理】

有梗阻的病例可见二尖瓣前叶在收缩期前移（SAM征），加重梗阻。静息或运动负荷超声显示左心室流出道压力阶差≥30mmHg者，属梗阻性HCM。

【病理改变】

不均等的心室间隔增厚，亦有心尖部肥厚的类型。组织学特征为心肌细胞排列紊乱、小血管病变、瘢痕形成。

★**【临床表现】**

1. 症状 劳力性呼吸困难，劳力性胸痛，运动后晕厥。最常见的持续性心律失常是心房颤动。

2. 体征 心脏轻度增大，可听到第四心音；流出道有梗阻的患者可在胸骨左缘第3~4肋间听到较粗糙的喷射性收缩期杂音；心尖部也常可听到收缩期杂音。β受体阻滞剂、取下蹲位可使杂音减轻；含服硝酸甘油片、应用强心药或取站立位，可使杂音增强。

【辅助检查】

1. 胸部X线检查 心影正常大小或左心室增大。

2. 心电图 变化多端。左心室高电压在胸前导联出现，ST段压低和T波倒置多见于Ⅰ、aVL、V_4~V_6导联，深而不宽的病理性Q波可在Ⅰ、aVL或Ⅱ、Ⅲ、aVF、某些胸导联出现。可有各种心律失常。

★**3. 超声心动图** 心室不对称性肥厚而无心室腔增大为其特征。舒张期室间隔的厚度达15mm或与后壁之比≥1.3。有梗阻的病例可见SAM运动。部分患者的心肌肥厚局限在心尖部。

4. 心脏磁共振（CMR） 显示心室壁和（或）室间隔局限性或普遍性肥厚。梗阻性HCM可见左心室流出道狭窄、SAM征、二尖瓣关闭不全。

5. 心导管检查和冠状动脉造影 心导管检查示左心室舒张末期压升高。有梗阻者在左心室腔与流出道间有收缩期压差，心室造影显示左心室腔变形，呈香蕉状、犬舌状、纺锤状（心尖部肥厚时）。冠状动脉造影多无异常。

6. 心内膜心肌活检 心肌细胞肥大，排列紊乱，间质纤维化。

【诊断和鉴别诊断】

诊断标准：根据病史和体格检查，超声心动图示舒张期室间隔厚度达15mm。如有阳性家族史（猝死、心脏增大等）更有助于诊断。基因检查有助于明确遗传学异常。

鉴别诊断需除外高血压心脏病、冠心病、先天性心血管病、主动脉瓣狭窄等。

【治疗】

（一）药物治疗

1. 减轻左室流出道梗阻 β受体阻滞剂及非二氢吡啶类钙通道阻滞剂。

2. 针对心力衰竭的治疗 ACEI、ARB、β受体阻滞剂、利尿药、螺内酯甚至地高辛。

3. 针对心房颤动的治疗 胺碘酮和β受体阻滞剂，口服抗凝血药。

（二）非药物治疗

1. 手术治疗 对于药物治疗失败、心功能不全（心功能不全NYHA级）患者，若存在严重流出道梗阻，需要考虑室间隔切除术。欧美共识将手术列为首选治疗方式。

2. 酒精室间隔消融术 经冠状动脉间隔支注入无水酒精造成该供血区域心室间隔坏死，此法可望减轻患者左心室流出道梗阻及二尖瓣反流。

3. 起搏治疗 植入双腔DDD型起搏器，选择放置右心室心尖起搏有望减轻左心室流出道梗阻。

（三）猝死的风险评估和 ICD 预防

本病常为青年和运动员心源性猝死的最常见的原因，ICD 能有效预防猝死的发生。

第三节　限制型心肌病

限制型心肌病是以心室壁僵硬度增加、舒张功能降低、充盈受限而产生临床以右心衰竭症状为特征的一类心肌病。

【病因与分类】

限制型心肌病属于混合型心肌病，分为三类。①浸润型：淀粉样变性、结节病、血色病、糖原贮积症、戈谢病、Fabry 病；②非浸润型：特发性限制型心肌病、轻微扩张型心肌病、硬皮病、糖尿病心肌病等；③心内膜变性：心内膜弹力纤维增生症、高嗜酸细胞综合征、放射性、蒽环类抗生素等药物、类癌样心脏病、转移性癌等。

【病理改变与病理生理】

主要病理改变为心肌纤维化、炎性细胞浸润和心内膜面瘢痕形成，使心室充盈受限，心室舒张功能减低。

【临床表现】

活动耐量下降、乏力、呼吸困难、肝大、腹水、全身水肿。右心衰竭较重为其临床特点。可见体循环淤血体征。

【辅助检查】

1. 实验室检查　尿本周蛋白、BNP。

2. 心电图　低电压、QRS 波异常及 ST-T 异常。

3. 超声心动图　双心房扩大和心室肥厚。

4. X 线片、CTA、CMR　有助于鉴别缩窄性心包炎。

5. 心导管检查　肺动脉压明显升高，舒张压的变化较大，右心室舒张压相对较低。

6. 心内膜心肌活检　对淀粉样变性和高嗜酸细胞综合征等具有确诊的价值。

【诊断和鉴别诊断】

根据运动耐力下降、水肿病史、有右心衰竭检查结果，如果患者心电图肢导联低电压、超声心动图示双房大、室壁不厚或增厚、左心室不扩大而充盈受限，应考虑本病。

鉴别诊断应除外缩窄性心包炎。

【治疗】

无特异性治疗手段。针对心力衰竭治疗。

第四节　心肌炎

心肌炎指心肌本身的炎症性疾病。总的分为感染性和非感染性两大类。感染性可由细菌、病毒、螺旋体、立克次体、真菌、原虫、蠕虫等引起；非感染性的病因包括过敏、变态反应（如风湿热等）、化学、物理或药物（如阿霉素等）。本节重点叙述病毒性心肌炎。

【病因】

很多病毒都可能引起心肌炎，其中以肠道病毒包括柯萨奇 A、B 组病毒、孤儿（ECHO）病毒、脊髓灰质炎病毒等为常见，尤其是柯萨奇 B 组病毒（CVB）占 30％～50％。此外，人类腺病毒、流感病毒、风疹病毒、单纯疱疹病毒、脑炎病毒、肝炎（A、B、C 型）病毒及 HIV 等都能引起心肌炎。病毒性心肌炎的发病机制为病毒的直接作用和病毒介导的免疫损伤作用。

★【临床表现】

1. 症状　约半数于发病前 1～3 周有病毒感染前驱症状，如发热、全身倦怠感，即所谓"感冒"样症状或恶心、呕吐等消化道症状。然后出现心悸、胸痛、呼吸困难、水肿，甚至晕厥、猝死。临床诊断的病例绝大部分以心律失常为主诉或首发症状。

2. 体征　可见各种心律失常，可听到第三心音或杂音。或有颈静脉怒张、肺部湿啰音、肝大等心力衰竭体征。

【辅助检查】

1. 胸部 X 线检查　可见心影扩大或正常。

2. 心电图　常见 ST-T 改变和各型心律失常，特别是室性心律失常和房室传导阻滞等。如合并有心包炎可有 ST 段上升，严重心肌损害时可出现病理性 Q 波。

3. 超声心动图检查　左心室室壁运动减弱，左心室增大或附壁血栓等。

4. 心脏磁共振　心肌片状强化。

5. 实验室检查　血清肌钙蛋白（T 或 I）、心肌肌酸激酶（CK-MB）增高。红细胞沉降率加快，高敏 C 反应蛋白增加。

6. 病毒血清学检测　发病后 3 周内，相隔两周的两次血清 CVB 中和抗体滴度呈 4 倍或以上增高，或一次高达 1∶640，特异型 CVB IgM 1∶320 以上（按不同实验室标准），外周血白细胞肠道病毒核酸阳性等。

7. 心内膜心肌活检　病毒感染心肌的确诊有赖于心内膜、心肌或心包组织内病毒、病毒抗原、病毒基因片段或病毒蛋白的检出。

【诊断与鉴别诊断】

1. 诊断标准　主要是临床诊断。根据典型的前驱感染史、相关的临床表现及体征、心电图、心肌酶学检查或超声心动图、心脏磁共振显示的心肌损伤证据，应考虑此诊断。确诊有赖于心内膜心肌活检。

2. 鉴别诊断　注意排除甲状腺功能亢进症、二尖瓣脱垂综合征等。

【治疗】

无特异治疗，以针对心力衰竭的支持治疗为主。适当休息。心力衰竭时使用利尿药、血管扩张药、血管紧张素转换酶（ACE）抑制剂等。有快速心律失常者，采用抗心律失常药物。糖皮质激素度不主张常规使用。

➤➤ 习题 ➤➤

1. 试述心肌病的分类。

答：①遗传性心肌病：肥厚型心肌病、右心室发育不良心肌病、左心室致密化不全、糖原贮积症、先天性传导阻滞、线粒体肌病、离子通道病（包括长 QT 间期综合征、Brugada 综合征、短 QT 间期综合征、儿茶酚胺敏感室速等）；②混合性心肌病：扩张型心肌病、限制型心肌病；③获得性心肌病：感染性心肌病、心动过速心肌病、心脏气球样变、围生期心肌病。

2. 简述肥厚型心肌病的治疗。

答：（1）药物治疗

① 减轻左室流出道梗阻：β 受体阻滞剂及非二氢吡啶类钙通道阻滞剂。

② 针对心力衰竭的治疗：ACEI、ARB、β 受体阻滞剂、利尿药、螺内酯甚至地高辛。

③ 针对心房颤动的治疗：胺碘酮和 β 受体阻滞剂。口服抗凝血药。

（2）非药物治疗

① 手术治疗：室间隔切除术。

② 酒精室间隔消融术。

③ 起搏治疗。

（3）猝死的风险评估和 ICD 预防。

第七章　先天性心血管病

 教学目的

1. **熟悉**　成人常见先天性心血管病的类型、临床表现、诊断和鉴别诊断。
2. **了解**　成人常见先天性心血管病的病理解剖、病理生理和治疗。

 内容精讲

第一节　成人常见先天性心血管病

一、房间隔缺损

【病理解剖】

房间隔缺损一般分为原发孔缺损和继发孔缺损。后者为单纯房间隔缺损（包括中央型、上腔型、下腔型以及混合型）。

【病理生理】

房间隔缺损对血流动力学的影响主要取决于分流量的多少。由于左房压力高于右房，所以形成左向右的分流，持续的肺血流量增加导致肺淤血，使右心容量负荷增加，肺血管顺应性下降，从功能性肺动脉高压发展为器质性肺动脉高压，右心系统压力随之持续增高，使原来的左向右分流逆转为右向左分流而出现青紫。

【临床表现】

一般无症状。随病情发展可出现劳力性呼吸困难、心律失常、右心衰竭等。晚期因重度肺动脉高压出现青紫，形成艾森门格综合征。肺动脉瓣区第二心音亢进呈固定性分裂，并可闻及Ⅱ～Ⅲ级肺动脉瓣收缩期喷射性杂音。

【辅助检查】

1. **心电图**　可有电轴右偏、右室肥大、右束支传导阻滞等表现。

2. **X线检查**　右房、右室增大，肺动脉段突出及肺血管影增加。

3. **超声心动图**　肺动脉增宽，右房、右室增大，剑突下心脏四腔图可显示房间隔缺损的部位及大小。彩色多普勒可显示分流方向。

4. **心导管检查**　可测量心房水平的分流量以及肺循环阻力。

【诊断及鉴别诊断】

典型的心脏听诊、心电图、X线表现可提示房间隔缺损存在，超声心动图可以确诊。应与肺静脉畸形引流、肺动脉瓣狭窄及小型室间隔缺损等鉴别。

【治疗】

介入或手术治疗。

【预后】

死亡原因常为心力衰竭，其次为肺部感染、肺动脉血栓形成或栓塞。

二、室间隔缺损

【病理解剖】

根据缺损部位可分为膜部缺损、漏斗部缺损和肌型缺损。

【病理生理】

室间隔缺损必然导致心室水平的左向右分流,其血流动力学效应为:① 肺循环血量增多;② 左室容量负荷增大;③ 体循环血量下降;④晚期形成 Eisenmenger 综合征。

【临床表现】

1. 小型室间隔缺损 通常无症状,沿胸骨左缘第 3～4 肋间可闻及 Ⅳ～Ⅵ 级全收缩期杂音伴震颤,P_2 可有轻度分裂无明显亢进。

2. 中型室间隔缺损 胸骨左缘可闻及全收缩期杂音伴震颤,心尖区闻及舒张中期反流性杂音,P_2 可轻度亢进。部分患者有劳力性呼吸困难。

3. 大型室间隔缺损 青紫、呼吸困难、负荷能力下降。胸骨左缘收缩期杂音常减弱至Ⅲ级左右,P_2 亢进;可闻及肺动脉瓣舒张期杂音。

【辅助检查】

1. 心电图 成人小室间隔缺损心电图可以正常或电轴左偏;中等大室间隔缺损可有左室或双室肥大。

2. X 线检查 肺血增加,肺动脉扩张,左房、左室、右室增大,右心室肥厚。

3. 超声心动图 是确诊本病的主要无创方法。

4. 心导管检查 可以测量心室水平的分流量以及肺循环阻力。

【诊断及鉴别诊断】

典型室间隔缺损根据临床表现及超声心动图即可确诊。需与肺动脉瓣狭窄、肥厚型心肌病鉴别。合并肺动脉高压者应与原发性肺动脉高压及法洛四联症鉴别。

【治疗】

介入或手术治疗。

【预后】

较小室间隔缺损预后较好;较大的缺损至成人已发展为严重肺动脉高压导致右向左分流者预后极差。

三、动脉导管未闭

【病理解剖】

动脉导管连接肺动脉总干与降主动脉,如 1 岁后仍未闭塞,即为动脉导管未闭。

【病理生理】

由于左向右分流,使肺循环血流量增多,左心负荷加重,左心随之增大。

【临床表现】

分流量甚小者无主观症状,中等分流量者常有乏力、劳累后心悸、气喘胸闷,突出的体征为胸骨左缘第 2 肋间连续性机械样杂音,伴震颤。分流量大者多有青紫。

【辅助检查】

1. 心电图 左室大、左房大,有肺动脉高压时,右房大、右室肥大。

2. X 线检查 透视下所见肺门舞蹈征。

3. 超声心动图 可显示未闭动脉导管。

4. 心导管检查 可了解肺血管阻力、分流情况及除外其他复杂畸形。

【诊断和鉴别诊断】

根据典型杂音、X 线及超声心动图表现,大部分可以作出正确诊断。需与主动脉瓣关闭不全合并室间隔缺损、主动脉窦破裂等鉴别。

【治疗】

介入或手术治疗。

【预后】

除少数病例已发展至晚期失去手术介入治疗机会外，总体预后良好。

四、卵圆孔未闭

【病理解剖】

卵圆窝处原发隔与继发隔未能粘连融合留下一小裂隙称卵圆孔未闭。

【病理生理】

对血流动力学影响小，但造成"反常栓塞"，与不明原因脑卒中之间存在着密切的联系。

【临床表现】

多无症状及杂音，可能出现不明原因脑卒中。

【辅助检查】

1. 心电图、X 线检查 一般无异常。

2. 超声心动图 可发现左向右分流或右向左分流的卵圆孔未闭。

3. 心导管检查 可直接证实卵圆孔未闭存在。

【诊断和鉴别诊断】

主要靠心脏超声检查来明确诊断。需与小房间隔缺损鉴别。

【治疗】

介入或手术治疗。

【预后】

预后较好。

五、肺动脉瓣狭窄

【病理解剖】

本病主要病理变化可分为三型：瓣膜型，瓣下型，瓣上型。

【病理生理】

主要的病理生理为右心室的排血受阻，右室压力增高，右室代偿性肥厚，最终右室扩大以致衰竭。

【临床表现】

轻症肺动脉瓣狭窄可无症状，中度狭窄者在活动时有呼吸困难及疲倦，严重狭窄者可因剧烈活动而导致晕厥甚至猝死。胸骨左缘第 2 肋间可闻及响亮的收缩期喷射性杂音，常伴有震颤；肺动脉瓣区第二心音减弱。

【辅助检查】

1. 心电图 电轴右偏、右室肥大、右房增大、不完全右束支传导阻滞。

2. X 线检查 肺动脉段突出，肺血管影细小，肺野异常清晰；心影增大。

3. 超声心动图 肺动脉瓣增厚，可定量测定瓣口面积；可计算出跨瓣或狭窄上下压力阶差。

4. 右心导管检查及右心室造影 可以确定狭窄部位及程度。

【诊断及鉴别诊断】

典型的杂音、X 线表现及超声心动图检查可以确诊。需与原发性肺动脉扩张、房间隔缺损、室间隔缺损、法洛四联症及 Ebstein 畸形等鉴别。

【治疗】

介入或手术治疗。

【预后】
介入或手术治疗效果均良好。重症狭窄如不予处理，可致右心衰竭而死亡。

六、二叶主动脉瓣

【病理解剖】
先天性发育异常，常有渐进性钙化致主动脉瓣狭窄。

【病理生理】
当二叶瓣功能正常时无血流动力学异常，一旦出现瓣膜狭窄或关闭不全则可出现相应的血流动力学变化。

【临床表现】
瓣膜功能正常时可无任何症状体征，瓣膜功能障碍时出现主动脉瓣狭窄或关闭不全。

【辅助检查】
1. 超声心动图 是诊断二叶主动脉瓣最直接、最可靠的检查方法。

2. 心导管检查 仅用于拟行介入或手术治疗的患者，可测定跨瓣压差、计算瓣口面积、判断反流程度等。

【诊断及鉴别诊断】
根据超声心动图诊断。需与风湿性瓣膜病、梗阻性肥厚型心肌病鉴别。

【治疗】
介入或手术治疗。

七、三尖瓣下移畸形

【病理解剖】
三尖瓣瓣叶及其附着部位的异常，右心室被下移的三尖瓣分隔为较小的功能性右室及房化的右室，与原有的右房共同构成一大心腔。

【病理生理】
主要为三尖瓣关闭不全的病理生理变化，右房压增高。如同时有房间隔缺损，可能导致右向左分流而有青紫。

【临床表现】
可有心悸、气喘、乏力、头晕、右心衰竭等。可有青紫及阵发性房室折返性心动过速病史。心界明显增大，心前区搏动微弱。可闻及四音心律，三尖瓣听诊区出现全收缩期杂音、颈动脉扩张性搏动、肝大伴扩张性搏动。

【辅助检查】
1. 心电图 常有一度房室传导阻滞、P波高尖、右束支传导阻滞。约25%有预激综合征（右侧房室旁路）图形。

2. X线检查 球形巨大心影为其特征。

3. 超声心动图 可见到下移的瓣膜、巨大右房、房化右室及相对甚小的功能性右室、缺损的房间隔亦可显现。

4. 右心导管检查 拟行手术治疗者宜行右心导管检查。

【诊断及鉴别诊断】
临床表现和超声心动图可以确诊。有青紫者与其他青紫型先天性心脏病及三尖瓣闭锁鉴别；无青紫者应与扩张型心肌病和心包积液鉴别。

【治疗】
随访观察或手术治疗。

八、先天性主动脉缩窄

【病理解剖】

分为导管前型及导管后型。

【病理生理】

体循环近端缩窄以上供血范围高血压，包括上肢血压升高而以下肢为代表的缩窄以下的血压降低。

【临床表现】

主动脉缩窄以上供血增多，血压增高，可导致头痛、头晕、面部潮红、鼻出血等；缩窄以下供血不足而有下肢无力、麻木、发凉甚至有间歇性跛行。上肢血压有不同程度的增高，下肢血压下降。

【辅助检查】

1. 心电图　常有左室肥大和（或）心肌劳损表现。

2. X线检查　可见左室增大、升主动脉增宽，缩窄上下血管扩张而使主动脉弓呈"3"字征。

3. 超声心动图　可测定缩窄上下压力阶差。

4. 磁共振检查　可显示整个主动脉的解剖构形及侧支循环情况。

【诊断及鉴别诊断】

典型的上下肢血压的显著差别及胸部杂音可提示本病的诊断，超声心动图检查可确诊。鉴别诊断应考虑主动脉瓣狭窄、动脉导管未闭及多发性大动脉炎等。

【治疗】

介入或手术治疗。

【预后】

如不手术，半数以上死于30岁以内。

九、主动脉窦瘤

【病理解剖】

本病主要在主动脉窦部，随年龄增长瘤体常逐渐增大并突入心脏中，大到一定程度常破裂。瘤体可破入右心房、右心室、肺动脉、左心室或心包腔。

【病理生理】

根据瘤体的部位及破入不同的腔室而有不同的病理生理变化。

【临床表现】

在瘤体未破裂前一般无临床症状或体征。当窦瘤破裂后突感心悸、胸痛、呼吸困难、咳嗽等急性心功能不全症状，随后逐渐出现右心衰竭的表现。体征以胸骨左缘第3、4肋间闻及连续性响亮的机器样杂音，伴有震颤为特征。

【辅助检查】

1. 心电图　可正常，窦瘤破裂后可出现左室肥大或左、右室肥大表现。

2. X线检查　窦瘤破裂后，可见继发性肺淤血，左、右心室增大。

3. 超声心动图　窦瘤未破裂前即可见到相应的窦体增大有囊状物膨出，瘤体破裂后可见裂口；超声多普勒可显示经裂口的血液分流。

4. 磁共振成像　可更清晰显示窦瘤部位大小及与周围心血管腔室的关系。

5. 心导管检查　可准确判断破入的部位及分流量。

【诊断及鉴别诊断】

诊断主要靠影像检查技术。应与急性心肌梗死、动脉导管未闭、室间隔缺损等进行鉴别诊断。

【治疗】

窦瘤未破裂者不予处理,随访观察。一旦破裂应尽早治疗。介入或手术治疗。

【预后】

窦瘤一旦破裂预后不佳,多在数周或数月内死于心力衰竭。

十、冠状动脉瘘

【病理解剖】

冠状动脉瘘可进入心脏和大血管的任何部位,如右心室、右心房、冠状静脉窦、左心房和左心室。

【病理生理】

与右心系统交通时增加右心负荷,与左心交通时增加左心负荷。可有局部心肌供血不足。

【临床表现】

大多数无临床症状或体征。产生大量左向右分流时可导致"窃血综合征",出现心绞痛。最常见的并发症为心力衰竭。体征以连续性杂音伴局部震颤为特征。

【辅助检查】

1. 心电图 左室高电压、左室肥厚及双室肥厚。

2. X线检查 分流量大者右见肺血及心影轻度增大。

3. 超声心动图 清楚显示扩张的冠状动脉。

4. 磁共振检查 显示瘘的起源、走行、终点等。

5. 心导管检查 冠状动脉造影是诊断的金标准。

【诊断及鉴别诊断】

根据症状、心前区杂音、X线、心电图及超声心动图检查可确诊。需与动脉导管未闭、主动脉窦瘤、主-肺间隔缺损及室间隔缺损合并主动脉瓣关闭不全相鉴别。

【治疗】

介入或手术治疗。

【预后】

大部分成功栓塞的患者预后良好。

十一、法洛四联症

【病理解剖】

肺动脉狭窄、室间隔缺损、主动脉骑跨、右室肥大;如同时有房间隔缺损则称之为法洛五联症。

【病理生理】

右心室大量血液经骑跨的主动脉进入体循环,出现青紫并继发红细胞增多症。

【临床表现】

进行性青紫和呼吸困难,易疲乏,劳累后常取蹲踞位休息。可引起晕厥、右心心功能不全。常有杵状指(趾)。肺动脉瓣第二心音减弱以致消失,胸骨左缘常可闻及收缩期喷射性杂音。

【辅助检查】

1. 血常规检查 可显示红细胞、血红蛋白及血细胞比容均显著增高。

2. 心电图 可见电轴右偏、右室肥厚。

3. X线检查 主要为右室肥厚表现,肺动脉段凹陷,形成木靴状外形,肺血管纹理减少。

4. 超声心动图 可显示右室肥厚、室间隔缺损、主动脉骑跨、右室流出道狭窄及肺动脉瓣的情况。

5. 磁共振检查　对于各种解剖结构异常可进一步清晰显示。

6. 心导管检查　确定畸形的性质和程度，以及有无其他合并畸形。

【诊断及鉴别诊断】

根据临床表现、X线和心电图特征可以提示本病，超声心动图确诊。需与大动脉错位合并肺动脉瓣狭窄、右心室双出口及 Eisenmenger 综合征相鉴别。

【治疗】

手术治疗。

【预后】

不佳，多死于心力衰竭。

十二、艾森门格综合征

【病理解剖】

除原发的室间隔缺损、房间隔缺损或动脉导管未闭等原有畸形外，可见右心房、右心室均明显增大；肺动脉总干和主要分支扩大，而肺小动脉壁增厚，内腔狭小甚至闭塞。

【病理生理】

左向右分流流量一般均较大，导致肺动脉压增高，使原来的左向右分流逆转为右向左分流而出现青紫。

【临床表现】

轻至中度青紫、杵状指（趾）、气急、乏力、头晕、右心衰竭。

心浊音界明显增大，心前区胸骨左缘第 3～4 肋间有明显搏动，肺动脉瓣第二心音亢进、分裂，可闻及舒张期杂音，胸骨下段偏左部位可闻及收缩期反流性杂音。

【辅助检查】

1. 心电图　右心室肥大劳损、右心房肥大。

2. X 线检查　右心室、右心房增大，肺动脉干及左、右肺动脉均扩大，肺野轻度淤血或不淤血，血管纹理变细。

3. 超声心动图　除原有畸形表现外，肺动脉扩张及相对性肺动脉瓣及三尖瓣关闭不全支持本征诊断。

4. 心导管检查　除可见原有畸形外，可确定双向分流或右向左分流。

【诊断与鉴别诊断】

根据病史及临床上晚发青紫，结合 X 线及超声心动图检查诊断。鉴别诊断主要与先天性青紫型心脏畸形鉴别。

【治疗】

心肺联合移植。

【预后】

本病为先天性心脏病后期，已失去手术治疗机会，预后不良。

第二节　成人先天性心脏病的介入治疗

一、球囊瓣膜成形术

1. 经皮球囊肺动脉瓣成形术　为单纯肺动脉瓣狭窄的首选治疗方法。

2. 经皮球囊主动脉瓣成形术　适用于典型主动脉瓣狭窄不伴主动脉严重钙化，跨主动脉瓣压差≥60mmHg 的患者。

二、经导管封堵术

1. 动脉导管未闭封堵术　绝大多数的动脉导管未闭（PDA）均可经介入封堵。

2. 房间隔缺损封堵术　继发孔型，直径≥5mm 且≤36mm 的左向右分流房间隔缺损（ASD），可考虑介入封堵。

3. 室间隔缺损封堵术　有血流动力学异常的单纯性室间隔缺损（VSD），直径＞3mm 且＜14mm 可考虑介入封堵。

4. 卵圆孔未闭封堵术　应用介入方法可预防再发脑卒中。

5. 冠状动脉瘘封堵术　有明显外科手术适应证的先天性冠状动脉瘘，不合并其他需要手术矫正的心脏畸形，可考虑介入封堵。

6. 主动脉窦瘤破裂封堵术　已成为有明确适应证患者的一种治疗选择。

三、先天性心脏病的其他介入治疗术

1. 经皮球囊动脉扩张及支架/瓣膜植入术　可用于先天性主动脉狭窄、肺动脉瓣远端单纯肺动脉主干或分支狭窄、法洛四联症等的姑息治疗。

2. 人工房间隔造口术。

3. 异常血管弹簧圈堵闭术。

习题

1. 房间隔缺损需要与哪些疾病相鉴别？

答：①肺静脉畸形引流；②肺动脉瓣狭窄；③小型室间隔缺损。

2. 简述室间隔缺损的病理分型。

答：①膜部缺损；②漏斗部缺损；③肌型缺损。

3. 动脉导管未闭需要完善哪些辅助检查？

答：①心电图；②X 线检查；③超声心动图；④心导管检查。

第八章　心脏瓣膜病

 教学目的

　　1. 掌握　二尖瓣狭窄、二尖瓣关闭不全、主动脉瓣狭窄、主动脉瓣关闭不全的血流动力学变化、体征、诊断及治疗原则。

　　2. 熟悉　以上各种瓣膜病的鉴别诊断；超声心动图对瓣膜病的诊断意义。

　　3. 了解　多瓣膜病的病理生理特点。

内容精讲

第一节　概　述

　　心脏瓣膜病是由多种原因引起的心脏瓣膜狭窄或（和）关闭不全所致的心脏疾病。

　　【常见病因】

　　常见病因包括炎症、黏液样变性、先天性畸形、缺血性坏死、创伤性等原因，其中风湿炎症导致的瓣膜损害称为风湿性心脏病。

　　【风湿热】

　　风湿热由 A 组 β 溶血性链球菌感染所致，其致病机制与继发于链球菌感染后异常免疫反应有关。多急性起病，发生前 2～6 周常有咽喉炎或扁桃体炎等上呼吸道感染。临床表现有发热、食欲减退、多汗、疲倦等。心脏炎为小儿风湿热的主要表现，以心肌炎、心内膜炎最多见，亦可见心包炎。心内膜炎主要侵犯二尖瓣，其次是主动脉瓣，导致瓣膜关闭不全。

　　目前诊断采用根据 Jones 标准修订的风湿热诊断标准，在确定链球菌感染的前提下，有两个主要表现或一个主要表现、两个次要表现即可诊断急性风湿热。主要表现：①心脏炎；②多发性关节炎；③舞蹈病；④环形红斑。次要表现：①关节痛；②发热；③急性反应物增高，如红细胞沉降率及 C 反应蛋白；④PR 间期延长。

　　急性期应卧床休息。控制链球菌感染。心脏炎患者宜早期使用肾上腺皮质激素，停用激素之前加用阿司匹林。对于曾经发作过风湿热的患者，使用长效青霉素预防复发。

第二节　二尖瓣狭窄

　　【病因】

　　最常见原因为风湿热。少见病因有先天性发育异常、瓣膜钙化（如老年性退行性改变及结缔组织病）、病毒感染。

　　【病理】

　　风湿性二尖瓣狭窄的基本病理变化为瓣叶和腱索的功能障碍，瓣叶交界面相互粘连。瓣膜位置下移，严重者如漏斗状，并有瓣口面积缩小。

【病理生理】

瓣口面积1.5～2.0cm^{2}属轻度狭窄，1.0～1.5cm^{2}属中度狭窄，<1cm^{2}属重度狭窄。二尖瓣狭窄时左房压升高。左房压升高致肺静脉和肺毛细血管压升高，继而导致肺毛细血管扩张和淤血，产生肺间质水肿。心率增快时舒张期缩短，左房压更高，进一步增加肺毛细血管压力。长期肺静脉压升高导致肺动脉高压，引起：①升高的左心房压的被动后向传递；②肺小动脉收缩；③肺小动脉硬化。

【临床表现】

★（一）症状

一般在二尖瓣中度狭窄（瓣口面积<1.5cm^2）时始有明显症状。

1. 呼吸困难　常以运动、精神紧张、感染、妊娠或心房颤动为诱因。先有劳力性呼吸困难，随着狭窄加重，出现静息时呼吸困难、端坐呼吸和阵发性夜间呼吸困难，甚至发生急性肺水肿。

2. 咳嗽　常见，多在夜间睡眠或劳动后出现。

3. 咯血　有以下几种情况：①支气管静脉破裂引起大咯血；②阵发性夜间呼吸困难或咳嗽时的血性痰或带血丝痰；③急性肺水肿时咳大量粉红色泡沫状痰；④肺梗死伴咳胶冻状暗红色痰。

4. 血栓栓塞　为二尖瓣狭窄的严重并发症。

5. 其他症状　声嘶、吞咽困难、食欲减退、腹胀、恶心及胸痛。

★（二）体征

1. 严重狭窄体征　"二尖瓣面容"；剑突下收缩期抬举样搏动；右心衰竭体征，如颈静脉怒张、肝大及双下肢水肿等。

2. 心音　①心尖区可闻及第一心音亢进和开瓣音，提示前叶柔顺、活动度好；如瓣叶钙化僵硬，则第一心音减弱，开瓣音消失；②肺动脉瓣区第二心音亢进或伴分裂。

3. 心脏杂音　①心尖区有低调的隆隆样舒张中晚期杂音，局限，不传导。常可触及舒张期震颤；②Graham-Steel 杂音；③三尖瓣区全收缩期吹风样杂音。

【实验室和其他检查】

1. X线检查　①肺静脉压增高的迹象：肺静脉扩张、肺淤血、间质性肺水肿（如 Kerley B 线）。②心影：左心房增大，后前位见左心缘变直，右心缘有双心房影，右心室增大呈梨形心。③其他 X 线征象：肺动脉干突出、主动脉结缩小、含铁血黄素沉着等征象。

2. 心电图　左心房增大，电轴右偏和右心室肥厚表现，心房颤动。

★3. 超声心动图　M 型示二尖瓣城墙样改变（EF 斜率降低，A 峰消失），后叶向前移动及瓣叶增厚。二维超声心动图可显示狭窄瓣膜的形态和活动度，测绘二尖瓣口面积。彩色多普勒血流显像可实时观察二尖瓣狭窄的射流。经食管超声有利于左心耳及左心房附壁血栓的检出。超声心动图还可对房室大小、室壁厚度和运动、心室功能、肺动脉压、其他瓣膜异常和先天性畸形等方面提供信息。

【诊断和鉴别诊断】

心尖区有隆隆样舒张期杂音伴 X 线或心电图示左心房增大，提示二尖瓣狭窄，超声心动图检查可确诊。

心尖区舒张期隆隆样杂音尚见于如下情况，应注意鉴别：①主动脉瓣关闭不全时出现Austin-Flint 杂音；②左房黏液瘤；③经二尖瓣口血流增加。

【并发症】

二尖瓣狭窄的并发症包括：①心房颤动；②急性肺水肿；③血栓栓塞；④右心衰竭；⑤感染性心内膜炎；⑥肺部感染。

★【治疗】

（一）一般治疗

一般治疗包括：①苄星青霉素预防风湿热复发；②预防感染性心内膜炎；③无症状者避免剧烈体力活动；④呼吸困难者应减少体力活动，限制钠盐摄入，口服利尿药。⑤心率快时可用负性心率药物如β受体阻滞剂或钙通道阻滞剂。

（二）并发症的处理

1. 大量咯血 应取坐位，用镇静药，静脉注射利尿药，以降低肺静脉压。

2. 急性肺水肿 处理原则与急性左心衰竭所致的肺水肿相似。

3. 心房颤动 治疗目的为满意控制心室率，争取恢复和保持窦性心律，预防血栓栓塞。

4. 预防栓塞 若无禁忌，口服华法林，使 INR 保持在 2.5 至 3 之间。

（三）手术治疗

常用的介入及手术方法包括：①经皮球囊二尖瓣成形术；②二尖瓣分离术；③人工瓣膜置换术。

【预后】

死亡原因为心力衰竭、血栓栓塞和感染性心内膜炎。

第三节 二尖瓣关闭不全

【病因】

收缩期二尖瓣关闭依赖二尖瓣装置（瓣叶、瓣环、腱索、乳头肌）和左心室的结构和功能的完整性，其中任何部分的异常均可致二尖瓣关闭不全。二尖瓣关闭不全的病因分类见表 3-8-1。

表 3-8-1 二尖瓣关闭不全的病因分类

病损部位	慢性	急性或亚急性
瓣叶-瓣环	风湿性、黏液样变性、瓣环钙化、结缔组织病和先天性（如二尖瓣裂）	感染性心内膜炎、外伤、人工瓣周漏
腱索-乳头肌	瓣膜脱垂（腱索过长或乳头肌过长）、乳头肌功能不全	原发性腱索断裂、继发性腱索断裂、感染性心内膜炎或慢性瓣膜病变所致、心肌梗死并发乳头肌功能不全或断裂、创伤所致腱索或乳头肌断裂
心肌	扩张型心肌病、梗阻性肥厚型心肌病、冠心病	

★【病理生理】

1. 急性 收缩期左心室射出的部分血流经关闭不全的二尖瓣口反流至左心房，致左心房容量负荷骤增，左心室来不及代偿，其急性扩张能力有限，左心室舒张末压急剧上升，导致肺淤血，甚至肺水肿。

2. 慢性 左心室对慢性容量负荷过度的代偿为左心室舒末期容量增大，离心性肥大，在早期左心房压和左心室舒张末压无明显上升，肺淤血不出现。持续严重的过度容量负荷终致左心房压和左心室舒张末压明显上升，导致肺淤血和左心衰竭。晚期出现肺动脉高压，最终影响右心。

【临床表现】

（一）症状

1. 急性 轻者仅有轻微劳力性呼吸困难。重者很快发生急性左心衰竭，甚至发生急性肺水肿、心源性休克。

2. 慢性 轻度二尖瓣关闭不全可终身无症状。严重反流者心排出量减少，首先出现的突出症状是疲乏无力、活动耐力下降、不同程度的呼吸困难。晚期出现右心衰竭。

★ （二）体征

1. 急性　抬举样心尖搏动。肺动脉瓣区第二心音亢进。常可闻及心尖区第四心音、心尖区收缩期吹风样杂音，以及肺部干、湿性啰音。

2. 慢性　①心界：向左下扩大；②心音：第二心音分裂增宽，第一心音减弱，心尖区可闻及第三心音；③杂音：心尖区全收缩期吹风样杂音，杂音强度≥3/6级，可伴有收缩期震颤。二尖瓣脱垂者有喀喇音。

【实验室和其他检查】

1. X线检查　肺淤血，甚至肺水肿征；左心房左心室增大；二尖瓣环钙化。

2. 心电图　左心房增大，左心室肥厚和非特异性 ST-T 改变，少数有右心室肥厚征，心房颤动常见。

★**3. 超声心动图**　①M 型超声心动图可测量左心房、左心室大小；②二维超声可显示二尖瓣装置的形态特征，有助于明确病因；③彩色多普勒血流显像可于二尖瓣心房侧和左心房内探及收缩期反流束，并可对二尖瓣反流进行半定量及定量诊断。

【诊断和鉴别诊断】

1. 诊断　急性者，如突然发生呼吸困难、心尖区出现收缩期杂音、X 线心影不大而肺淤血明显，以及有病因可寻（如二尖瓣脱垂、感染性心内膜炎、急性心肌梗死、创伤和人工瓣膜置换术后），诊断不难。慢性者，心尖区有典型杂音伴左心房室增大，诊断可以成立。确诊有赖超声心动图。

2. 鉴别诊断　①三尖瓣关闭不全；②室间隔缺损；③主动脉瓣狭窄；④梗阻性肥厚型心肌病。

【并发症】

有心力衰竭、心房颤动、感染性心内膜炎、栓塞。

★【治疗】

（一）内科治疗

1. 急性　治疗目的是减少反流量，降低肺静脉压，增加心排出量。血压正常时可使用血管扩张药。如低血压，可使用主动脉内球囊反搏。

2. 慢性　预防风湿热复发和感染性心内膜炎。无症状、心功能正常者无需特殊治疗，但应定期随访。必要时可抗心力衰竭和心律失常。

（二）手术治疗

1. 急性　在药物控制症状的基础上，采取紧急或择期手术治疗。

2. 慢性　慢性二尖瓣关闭不全的手术适应证：①重度二尖瓣关闭不全伴心功能 NYHA Ⅲ 或 Ⅳ 级；②心功能 NYHA Ⅱ 级伴心脏大，左室收缩末期容量指数（LVESVI）$>30mL/m^2$；③重度二尖瓣关闭不全，左室射血分数（LVEF）减低，左室收缩及舒张末期内径增大，LVESVI 高达 $60mL/m^2$，虽无症状也应考虑手术治疗。

常见的手术方法有二尖瓣修补术和二尖瓣置换术。

【预后】

急性严重反流伴血流动力学不稳定者，如不及时手术，死亡率极高。

第四节　主动脉瓣狭窄

【病因】

病因有三种，即先天性病变、退行性变和炎症性病变。

【病理】

1. 先天性畸形　包括单叶瓣畸形、二叶瓣畸形、三叶瓣畸形。

2. 老年性主动脉瓣钙化　是成人最常见的主动脉瓣狭窄的原因。

3. 风湿性心脏病　瓣叶交界处融合，瓣叶纤维化、钙化、僵硬和挛缩畸形。

★【病理生理】

正常成人主动脉瓣口 $3\sim4cm^2$。当瓣口面积减少一半时，收缩期仍无明显跨瓣压差。主动脉瓣口 $\leqslant1.0cm^2$ 时，左心室收缩压明显升高，跨瓣压差显著，左心室代偿性肥厚，最终由于室壁应力增高、心肌缺血和纤维化等导致左心室功能衰竭。

【临床表现】

（一）症状

出现较晚。呼吸困难、心绞痛和晕厥为典型主动脉狭窄常见的三联征。

★（二）体征

1. 心界　正常或轻度向左扩大。

2. 心音　第二心音主动脉瓣成分减弱或消失，第二心音逆分裂，第四心音主动脉瓣喷射音。

3. 心脏杂音　收缩期喷射性杂音，为吹风样、粗糙、递增-递减型，在胸骨右缘第 2 或左缘第 3 肋间最响，主要向颈动脉，也可向胸骨左下缘传导，常伴震颤。

【实验室和其他检查】

1. X 线检查　心影一般正常，左心房可轻度增大，升主动脉根部常见狭窄后扩张。有时可见主动脉瓣钙化。

2. 心电图　左心室肥厚伴 ST-T 继发性改变和左心房增大。

★**3. 超声心动图**　二维超声心动图显示瓣叶数目、大小、增厚、钙化，以及收缩期呈圆拱状的活动度、交界处融合、瓣口大小和形状及瓣环大小等。用连续多普勒测定通过主动脉瓣的最大血流速度，可计算出平均和峰跨膜压差以及瓣口面积。瓣口面积 $>1.5cm^2$ 为轻度狭窄，$1.0\sim1.5cm^2$ 为中度狭窄，$<1.0cm^2$ 为重度狭窄。

【诊断和鉴别诊断】

典型主动脉狭窄杂音时，较易诊断。鉴别诊断：①梗阻性肥厚型心肌病；②先天性主动脉瓣上狭窄；③先天性主动脉瓣下狭窄。

【并发症】

有心律失常、心脏性猝死、充血性心力衰竭、感染性心内膜炎、体循环栓塞、胃肠道出血。

★【治疗】

（一）内科治疗

预防感染性心内膜炎。无症状的轻度狭窄患者每 2 年复查一次，应包括超声心动图定量测定。中度和重度狭窄的患者应避免剧烈体力活动，每 6～12 个月复查 1 次。若出现心房颤动，应尽早电复律。

（二）手术治疗

①人工瓣膜置换术；②直视下行瓣膜交界处分离术；③经皮球囊主动脉瓣成形术；④经皮主动脉瓣置换术（TAVI）。

【预后】

三联征出现提示预后不良。

第五节　主动脉瓣关闭不全

【病因】

主动脉瓣关闭不全的病因见表 3-8-2。

表 3-8-2　主动脉瓣关闭不全的病因

急性	慢性:主动脉瓣疾病	慢性:主动脉根部扩张
感染性心内膜炎	风湿性心脏病	Marfan 综合征
创伤	先天性畸形	梅毒性主动脉炎
主动脉夹层	感染性心内膜炎	强直性脊柱炎
人工瓣撕裂	退行性主动脉瓣病变	特发性升主动脉扩张
	主动脉瓣黏液样变性	严重高血压和(或)动脉粥样硬化

★**【病理生理】**

1. 急性　舒张期血流从主动脉反流入左心室，左心室舒张压急剧上升，导致左心房压增高和肺淤血，甚至肺水肿。

2. 慢性　左心室舒张末容量增加，左心室扩张。失代偿的晚期心室收缩功能降低，直至发生左心衰竭。

【临床表现】

(一) 症状

1. 急性　轻者可无症状，重者出现急性左心衰竭和低血压。

2. 慢性　可多年无症状，甚至可耐受运动。最先的主诉为与心搏量增多有关的心悸、心前区不适、头部强烈搏动感等症状，晚期始出现左心室衰竭表现。心绞痛较主动脉瓣狭窄时少见。常有体位性头昏，晕厥罕见。

★**(二) 体征**

1. 急性　第一心音减低，第三心音常见。主动脉瓣舒张期杂音较慢性者短和调低。

2. 慢性

(1) 面色苍白，头随心搏摆动。心界向左下扩大，呈心尖抬举性搏动。

(2) 心音　第一心音减弱，第二心音主动脉瓣成分减弱或缺如，心尖区常有第三心音。心底部可闻及收缩期喷射音。

(3) 心脏杂音　主动脉瓣第二听诊区舒张期杂音，坐位并前倾和深呼气时易听到。心底部常有主动脉瓣收缩期喷射性杂音。重度反流者，常在心尖区听到舒张中晚期隆隆样杂音 (Austin-Flint 杂音)。

(4) 周围血管征　包括随心脏搏动的点头征 (DeMusset 征)、颈动脉和桡动脉扪及水冲脉、股动脉枪击音 (Traube 征)、毛细血管搏动征、听诊器轻压股动脉闻及双期杂音 (Duroziez 征) 等。

【实验室和其他检查】

1. X 线检查　急性常有肺淤血或肺水肿征。慢性左心室增大，呈靴型心。

2. 心电图　急性者常见窦性心动过速和非特异性 ST-T 改变。慢性者常见左心室肥厚劳损。

★**3. 超声心动图**　M 型显示舒张期二尖瓣前叶或室间隔纤细扑动。彩色多普勒血流显像在主动脉瓣的心室侧可探及全舒张期反流束，并可判断其严重程度。

【诊断和鉴别诊断】

有典型主动脉瓣关闭不全的舒张期杂音伴周围血管征可诊断，超声心动图可确诊。主动脉瓣关闭不全应与 Graham-Steel 杂音鉴别。

【并发症】

感染性心内膜炎较常见；可发生室性心律失常，但心脏性猝死少见；心力衰竭在急性者出现早，在慢性者于晚期始出现。

★【治疗】

（一）急性

外科治疗（人工瓣膜置换术或主动脉瓣修复术）为根本措施，应早日手术。

（二）慢性

1. 内科治疗　预防感染性心内膜炎，预防风湿热；无症状的轻或中度反流者，应限制重体力活动，并每 1～2 年随访 1 次，随访应包括超声心动图检查；治疗心力衰竭。

2. 外科治疗　人工瓣膜置换术；主动脉瓣成形术；瓣膜修复术。

【预后】

患者常死于心力衰竭。

第六节　多瓣膜病

【病因】

① 一种疾病同时损害几个瓣膜，最常见为风湿性心脏病，其次老年退行性变、黏液样变性，以及感染性心内膜炎。

② 一个瓣膜损害致心脏容量或压力负荷过度，相继引起近端瓣膜功能受累。

③ 不同疾病分别导致不同瓣膜损害。

【病理生理和临床表现】

常见的多瓣膜病有以下几种。

1. 二尖瓣狭窄伴主动脉瓣关闭不全　二尖瓣狭窄可使左心室扩张延缓，周围血管征不明显，听诊二尖瓣舒张期可减弱，甚至消失。

2. 二尖瓣狭窄伴主动脉瓣狭窄　后者的一些表现常被掩盖。

3. 主动脉瓣狭窄伴二尖瓣关闭不全　前者加重二尖瓣反流，后者减少了主动脉瓣狭窄维持左心室每搏容量必需的前负荷，致使肺淤血早期发生。

4. 主动脉瓣关闭不全伴二尖瓣关闭不全　左心室承受双重容量过度负荷，较早发生左心室衰竭。

5. 二尖瓣狭窄伴三尖瓣和（或）肺动脉瓣关闭不全　常见于晚期风湿性心脏病二尖瓣狭窄患者。

【诊断和治疗】

内科治疗同单瓣膜损害者，手术治疗为主要措施。

◆◆◆◆▶〖习题〗◀

1. 二尖瓣狭窄的体征有哪些？

答：（1）严重狭窄体征　"二尖瓣面容"；剑突下收缩期抬举样搏动；右心衰竭体征，如颈静脉怒张、肝大及双下肢水肿等。

（2）心音　①心尖区可闻及第一心音亢进和开瓣音，提示前叶柔顺、活动度好；如瓣叶钙化僵硬，则第一心音减弱，开瓣音消失；②肺动脉瓣区第二心音亢进或伴分裂。

（3）心脏杂音 ①心尖区有低调的隆隆样舒张中晚期杂音，局限，不传导。常可触及舒张期震颤；②Graham-Steel杂音；③三尖瓣区全收缩期吹风样杂音。

2. 主动脉瓣关闭不全引起哪些周围血管征？

答：周围血管征常见，包括随心脏搏动的点头征（DeMusset征）、颈动脉和桡动脉扪及水冲脉、股动脉枪击音（Traube征）、毛细血管搏动征、听诊器轻压股动脉闻及双期杂音（Duroziez征）等。

3. 主动脉瓣狭窄的并发症有哪些？

答：①心律失常；②心脏性猝死；③充血性心力衰竭；④感染性心内膜炎；⑤体循环栓塞；⑥胃肠道出血。

第九章　心包疾病

 教学目的

1. **掌握**　急性心包炎的病因、临床表现及治疗原则。
2. **熟悉**　急性心包炎的心电图、超声心动图表现。
3. **自学**　心包积液及心脏压塞、缩窄性心包炎的临床表现及治疗原则。

内容精讲

心包疾病是由感染、肿瘤、代谢性疾病、尿毒症、自身免疫性、外伤等引起。临床上可按病程分为急性、亚急性及慢性，按病因分为感染性、非感染性。心包炎的分类见表 3-9-1。

表 3-9-1　心包炎的分类

病程分类	
急性	病程＜6 周,包括纤维素性和渗出性(浆液性或血性)
亚急性	病程在 6 周～6 个月,包括渗出性-缩窄性和缩窄性
慢性	病程＞6 个月,包括缩窄性、渗出性和粘连性
病因分类	
感染性	病毒性、化脓性、结核性、真菌性、其他
非感染性	急性心肌梗死、尿毒症、肿瘤、黏液腺瘤、胆固醇、乳糜性、外伤、主动脉夹层、放射性、急性特发性、结节病
过敏性或免疫性	风湿性、血管炎性、药物、心肌心包损伤后(包括手术)

第一节　急性心包炎

★ **【病因】**

最常见病因为病毒感染，其他如细菌、自身免疫性、肿瘤、尿毒症、急性心肌梗死、主动脉夹层、外伤、手术后。

★ **【临床表现】**

1. 症状　胸骨后、心前区疼痛，可放射到颈部、左肩、左臂及左肩胛骨，也可达上腹部，疼痛性质可尖锐，与呼吸运动有关，常因咳嗽、深呼吸、变换体位或吞咽而加重。

2. 体征　心包摩擦音是纤维蛋白性心包炎的典型体征，多位于心前区，以胸骨左缘第 3～4 肋间最为明显，坐位时身体前倾、深吸气或将听诊器胸件加压可更容易听到。

【辅助检查】

1. 血清学检查　取决于原发病，感染性者常有白细胞计数及中性粒细胞增加、红细胞沉降率增快等炎症反应。

2. 心电图 ①ST 段抬高，见于除 aVR 导联以外的所有常规导联中，呈弓背向下型，aVR 导联中 ST 段压低；②一至数日后，ST 段回到基线，出现 T 波低平及倒置，持续数周至数月后 T 波逐渐恢复正常；③心包积液时有 QRS 低电压，大量渗液时可见电交替；④常有窦性心动过速。

3. X 线检查 如积液较多，则心影增大，通常成人液体量少于 250mL、儿童少于 150mL 时，X 线难以检出其积液。

4. 超声心动图 可确认有无心包积液，判断积液量，判断有无心脏压塞及指导心包穿刺。

5. 心脏磁共振成像 能清晰地显示心包积液的容量和分布情况，帮助分辨积液的性质，可测量心包厚度。

6. 心包穿刺 心包穿刺的主要指征是心脏压塞和未能明确病因的渗出性心包炎。可对抽取的液体作生物学（细菌、真菌等）、生化、细胞分类的检查。

【诊断和鉴别诊断】

根据急性起病、典型胸痛、心包摩擦音、特征性的心电图表现可以诊断，超声心动图可确诊并判断积液量。急性心包炎应进一步明确病因，如特发性、结核性、化脓性、肿瘤性及心脏损伤后综合征。

鉴别诊断应注意其他引起急性胸痛的原因，如急性心肌梗死、主动脉夹层、肺栓塞。

★【治疗】

包括病因治疗、解除心脏压塞及对症支持治疗。

宜卧床休息，可使用非甾体抗炎药镇痛。其他药物治疗无效者，可给予糖皮质激素治疗。病情严重者可考虑外科心包切除术治疗。

第二节　心包积液及心脏压塞

【病因】

各种病因的心包炎均可能伴有心包积液，最常见的原因是肿瘤、特发性心包炎和感染性。迅速或大量的心包积液可引起心脏压塞。

【病理生理】

少量积液不影响血流动力学。但如液体迅速增多，即使仅达 200mL 也因心包无法伸展，心包内压力急骤上升，引起构成急性心脏压塞的临床表现。慢性心包积液则由于心包伸展适应，积液量可达 2000mL。部分老年人可出现右心室压塞综合征。

【临床表现】

心脏压塞的临床特征为 Beck 三联征：低血压、心音低弱、颈静脉怒张。

1. 症状 呼吸困难，严重时端坐呼吸。气管、食管受压迫而产生干咳、声音嘶哑及吞咽困难。

2. 体征 心脏浊音界向两侧增大，皆为绝对浊音区；心尖搏动弱，位于心浊音界左缘的内侧或不能扪及；心音低而遥远；可存在心包积液征（Ewart 征）、心包叩击音。大量渗液可使收缩压降低，而舒张压变化不大，故脉压变小。按积液时心脏压塞程度，脉搏可正常、减弱或出现奇脉。大量渗液可累及静脉回流，出现颈静脉怒张、肝大、腹水及下肢水肿等。

3. 心脏压塞 心动过速、血压下降、脉压变小和静脉压明显上升，如心排血量显著下降，可产生急性循环衰竭、休克等。如积液积聚较慢，可出现亚急性或慢性心脏压塞，表现为体循环静脉淤血、颈静脉怒张、静脉压升高、奇脉等。

【辅助检查】

1. X 线检查 心脏阴影向两侧增大呈烧瓶状，心脏搏动减弱或消失；尤其是肺部无明显充血现象而心影显著增大是心包积液的有力证据。

2. 心电图 心包积液时有 QRS 低电压，大量渗液时可见电交替，常有窦性心动过速。

3. 超声心动图 对诊断心包积液简单易行，迅速可靠。

4. 心脏磁共振成像 显示积液位置、范围和容量，推测积液性质，显示心包膜的增厚和心包腔内肿瘤。

5. 心包穿刺 对穿刺液行常规、生化、细菌培养和查找抗酸杆菌及细胞学检查，明确病因。

【诊断和鉴别诊断】

超声心动图见心包积液可确诊。本病主要与心力衰竭鉴别。

【治疗】

心包穿刺解除心脏压塞；对休克患者扩容治疗；针对病因进行治疗。

第三节 缩窄性心包炎

【病因】

结核性为最常见，其次为急性非特异性心包炎、化脓性或创伤性心包炎后演变而来。放射性心包炎和心脏直视手术后引起者逐渐增多。

【病理生理】

心包缩窄使心室舒张期扩张受阻，心室舒张期充盈减少，使心搏量下降。为维持心排血量，心率必然增快；同时上、下腔静脉回流也因心包缩窄而受阻，出现静脉压升高、颈静脉怒张、肝大、腹水、下肢水肿等。

【临床表现】

1. 症状 表现为心悸、呼吸困难、活动耐量下降、疲乏，以及肝大、腹腔积液、胸腔积液、下肢水肿等。

2. 体征 颈静脉压升高，脉压常变小。心尖搏动不明显，心浊音界不增大，心音减低，可闻及心包叩击音。心率增快，可见 Kussmaul 征。

【辅助检查】

1. X 线检查 心影轻度增大呈三角形或球形，左右心缘变直，主动脉弓小，上腔静脉扩张，心包钙化。

2. 心电图 心动过速、QRS 低电压、T 波低平或倒置。

3. 超声心动图 心包增厚、粘连，心脏变形，室壁活动减弱，室间隔舒张期矛盾运动。

4. 心脏 CT 或磁共振成像 评价心包受累的范围和程度、心包厚度和心包钙化等。

5. 右心导管检查 肺毛细血管压力、肺动脉舒张压力、右心室舒张末期压力、右心房压力均升高且都在同一高水平。

6. 活组织检查 心包腔纤维内镜探查和活组织检查。

【诊断和鉴别诊断】

根据典型的临床表现及辅助检查诊断。主要与限制型心肌病鉴别。

【治疗】

早期施行心包切除术。

习题

心脏压塞的临床表现有哪些？

答：心动过速、血压下降、脉压变小和静脉压明显上升，如心排血量显著下降，可产生急性循环衰竭、休克等。如积液积聚较慢，可出现亚急性或慢性心脏压塞，表现为体循环静脉淤血、颈静脉怒张、静脉压升高、奇脉等。

第十章 感染性心内膜炎

教学目的

1. **掌握** 感染性心内膜炎的诊断标准及治疗原则。
2. **熟悉** 感染性心内膜炎的临床表现、并发症、实验室检查。
3. **了解** 感染性心内膜炎的病因、发病机制及病理。

内容精讲

感染性心内膜炎（IE）为心脏内膜表面的微生物感染，伴赘生物形成。赘生物为大小不等、形状不一的血小板和纤维素团块，内含大量微生物和少量炎症细胞。

根据病程分为急性和亚急性。急性感染性心内膜炎特征：①中毒症状明显；②病程进展迅速，数天至数周引起瓣膜破坏；③感染迁移多见；④病原体主要为金黄色葡萄球菌。亚急性感染性心内膜炎特征：①中毒症状轻；②病程数周至数月；③感染迁移少见；④病原体以草绿色链球菌多见，其次为肠球菌。根据获得途径分为卫生保健相关性、社区获得性、文身、静脉药物滥用等。根据瓣膜材质分为自体瓣膜心内膜炎、人工瓣膜心内膜炎。

第一节 自体瓣膜心内膜炎

【病因】

急性者，主要由金黄色葡萄球菌引起，少数由肺炎球菌、淋球菌、A族链球菌和流感杆菌等所致。亚急性者，草绿色链球菌最常见，其次为D族链球菌（牛链球菌和肠球菌）、表皮葡萄球菌，其他细菌较少见。真菌、立克次体和衣原体为自体瓣膜心内膜炎的少见致病微生物。

【发病机制】

（一）亚急性

至少占据 2/3 的病例，发病与以下因素有关。

1. 血流动力学因素 主要发生于器质性心脏病，首先为心脏瓣膜病，尤其是二尖瓣和主动脉瓣；其次为先天性心血管病，如室间隔缺损、动脉导管未闭、法洛四联症和主动脉缩窄。赘生物常位于血流从高压腔经病变瓣口或先天缺损至低压腔产生高速射流和湍流的下游。

2. 非细菌性血栓性心内膜炎 当内膜的内皮受损暴露其下结缔组织的胶原纤维时，血小板在该处聚集，形成血小板微血栓和纤维蛋白沉着，成为结节样无菌性赘生物，称非细菌性血栓性心内膜炎，是细菌定居瓣膜表面的重要因素。

3. 短暂性菌血症 各种感染或细菌寄居的皮肤黏膜的创伤（如手术、器械操作等）常导致暂时性菌血症。

4. 细菌感染无菌性赘生物 循环中的细菌如定居在无菌性赘生物上，感染性心内膜炎即可发生。此取决于：①发生菌血症之频度；②循环中细菌的数量；③细菌黏附于无菌性赘生物的能力。

（二）急性

发病机制尚不清楚，主要累及正常心瓣膜。

【病理】

1. 心内感染和局部扩散 可引起：①赘生物导致瓣叶破损、穿孔或腱索断裂，引起瓣膜关闭不全。②瓣环或心肌脓肿、传导组织破坏、乳头肌断裂或室间隔穿孔和化脓性心包炎。

2. 赘生物碎片脱落致栓塞 可引起：①组织器官梗死，偶可形成脓肿；②动脉管壁坏死；③细菌性动脉瘤。

3. 血源性播散 可形成迁移性脓肿。

4. 免疫系统激活 可引起：①脾大；②肾小球肾炎；③关节炎、心包炎和微血管炎。

★【临床表现】

1. 发热 是感染性心内膜炎最常见的症状。

2. 心脏杂音 可由基础心脏病和（或）心内膜炎导致瓣膜损害所致。瓣膜损害所致的新的或增强的杂音主要为关闭不全的杂音，尤以主动脉瓣关闭不全多见。

3. 周围体征 包括：①瘀点；②指和趾甲下线状出血；③Roth 斑；④Osler 结节；⑤Janeway 损害。

4. 动脉栓塞 脑、心脏、脾、肾、肠系膜和四肢为临床所见的体循环动脉栓塞部位。

5. 感染的非特异性症状 包括：①脾大；②贫血。

★【并发症】

1. 心脏 包括：①心力衰竭；②心肌脓肿；③急性心肌梗死；④化脓性心包炎；⑤心肌炎。

2. 细菌性动脉瘤 多见于亚急性者。

3. 迁移性脓肿 多见于急性患者。

4. 神经系统 包括：①脑栓塞；②脑细菌性动脉瘤；③脑出血；④中毒性脑病；⑤脑脓肿；⑥化脓性脑膜炎。

5. 肾脏 包括：①肾动脉栓塞和肾梗死；②肾小球肾炎；③肾脓肿。

【实验室和其他检查】

（一）常规检验

1. 尿液 常有镜下血尿和轻度蛋白尿。红细胞管型和大量蛋白尿提示弥漫性肾小球性肾炎。

2. 血液 贫血，白细胞计数增高和明显核左移，红细胞沉降率升高。

（二）免疫学检查

可存在以下异常：高丙种球蛋白血症；出现循环中免疫复合物；类风湿因子试验阳性；血清补体降低。

★**（三）血培养**

每隔 1h 采血 1 次，共 3 次。已用过抗生素者，停药 2～7 天后采血。无需在体温升高时采血。并作需氧和厌氧培养，至少应培养 3 周。

（四）超声心动图

经胸超声检查可检出 50%～75% 的赘生物；经食管超声（TTE）可检出＜5mm 的赘生物。还可明确基础心脏病（如瓣膜病、先天性心脏病）和 IE 的心内并发症（如瓣膜关闭不全、瓣膜穿孔、腱索断裂、瓣周脓肿、心包积液等）。

（五）心电图

偶可见急性心肌梗死或房室、室内传导阻滞。

★（六）X 线检查

肺部多处小片状浸润阴影提示脓毒性肺栓塞所致肺炎。左心衰竭时有肺淤血或肺水肿征。主动脉细菌性动脉瘤可致主动脉增宽。细菌性动脉瘤有时需经血管造影诊断。CT 扫描有助于脑梗死、脓肿和出血的诊断。

（七）其他

如多层螺旋 CT、磁共振成像、^{18}F-脱氧葡萄糖、PET 等。

【诊断和鉴别诊断】

具体 IE 的诊断见表 3-10-1。

★表 3-10-1　感染性心内膜炎 Duke 诊断标准（修订版）

主要标准	
血培养阳性 （符合以下至少一项标准）	①两次血培养均为一致的典型 IE 致病微生物 ②多次血培养检出同一 IE 致病微生物 ③Q 热病原体 1 次血培养阳性或其 IgG 抗体滴度>1∶800
心内膜受累证据 （符合以下至少一项标准）	①超声心动图异常（赘生物、脓肿或人工瓣膜裂开） ②新出现的瓣膜返流
次要标准	
	①易患体质，心脏本身存在易患因素，或注射吸毒者 ②发热，体温≥38℃ ③血管现象：主要动脉栓塞、感染性肺梗死、细菌性动脉瘤、颅内出血、结膜出血，以及 Janeway 损害 ④自身免疫现象：肾小球肾炎、Osler 结节、Roth 斑及类风湿因子阳性 ⑤致病微生物感染证据：不符合主要标准的血培养阳性，或与 IE 一致的活动性致病微生物感染的血清学证据

确诊：满足 2 项主要标准，或 1 项主要标准＋3 项次要标准，或 5 项次要标准。

【治疗】

（一）抗微生物药物治疗

★用药原则为：①早期应用，在连续送 3～5 次血培养后即可开始治疗；②充分用药，选用杀菌性抗微生物药物，大剂量和长疗程；③静脉用药为主，保持高而稳定的血药浓度；④病原微生物不明时，急性者选用针对金黄色葡萄球菌、链球菌和革兰阴性杆菌均有效的广谱抗生素，亚急性者选用针对大多数链球菌（包括肠球菌）的抗生素；⑤已分离出病原微生物时，应根据致病微生物对药物的敏感程度选择抗微生物药物。

经验治疗选用抗生素的基本原则：①杀菌剂；②联合应用，包括至少 2 种具有协同作用的抗菌药物；③大剂量；④静脉给药；⑤长疗程，一般为 4～6 周或更长。

（二）外科治疗

活动性自体瓣膜心内膜炎紧急手术（<24h）适应证：主动脉瓣或二尖瓣伴有急性重度反流、阻塞或瓣周瘘导致难治性肺水肿、心源性休克。

【预后】

院内死亡率为 15%～30%。死亡原因为心力衰竭、肾衰竭、栓塞、细菌性动脉瘤破裂或严重感染。

【预防】

最有效的预防措施是良好的口腔卫生和定期的牙科检查。有创操作时严格执行无菌操作。预防性使用抗生素仅限于高危患者。

第二节 人工瓣膜和静脉药瘾者心内膜炎

（一）人工瓣膜心内膜炎

人工瓣膜置换术后 1 年以内者为早期，1 年以后为晚期。早期者致病菌以葡萄球菌、革兰阴性杆菌和真菌感染为主，晚期者以葡萄球菌、链球菌和肠球菌最常见。除赘生物形成外，常致人工瓣膜部分破裂、瓣周漏、瓣环周围组织和心肌脓肿，最常累及主动脉瓣。可见术后发热、出现新杂音、脾大或周围栓塞征。感染的临床征象和经胸超声心动图所见人工瓣膜结构和功能异常是确诊的重要依据。治疗应在自体瓣膜心内膜炎用药基础上，将疗程延长为 6～8 周。任一用药方案均应加庆大霉素。应早期手术。

（二）静脉药瘾者心内膜炎

致病菌最常来源于皮肤。主要致病菌为金黄色葡萄球菌。大多累及正常心瓣膜，三尖瓣最常受累，其次是肺动脉瓣。急性发病者多见，常伴有迁移性感染灶。对于多数单纯三尖瓣受累者，可使用苯唑西林治疗 2 周；对于复杂病例，则必须使用 4～6 周的标准治疗方案。

习题

1. 亚急性感染性心内膜炎的发病机制与哪些因素有关？

答：①血流动力学因素：患者有基础心脏病；②非细菌性血栓性心内膜炎；③短暂性菌血症；④细菌感染无菌性赘生物。

2. 亚急性感染性心内膜炎的用药原则是什么？

答：①早期应用，在连续送 3～5 次血培养后即可开始治疗；②充分用药，选用杀菌性抗微生物药物，大剂量和长疗程；③静脉用药为主，保持高而稳定的血药浓度；④病原微生物不明时，急性者选用针对金黄色葡萄球菌、链球菌和革兰阴性杆菌均有效的广谱抗生素，亚急性者选用针对大多数链球菌（包括肠球菌）的抗生素；⑤已分离出病原微生物时，应根据致病微生物对药物的敏感程度选择抗微生物药物。

第十一章　心脏骤停与心脏性猝死

 教学目的

1. 熟悉　心脏性猝死的临床表现及处理。

2. 了解　心脏性猝死的病因、病理、病理生理及预防。

 内容精讲

心脏骤停是指心脏射血功能突然终止，造成全身血液循环中断、呼吸停止和意识丧失。心脏性猝死指急性症状发作后 1h 内发生的以意识突然丧失为特征的、由心脏原因引起的自然死亡。

【病因】

绝大多数心脏性猝死发生在有器质性心脏病的患者，如冠心病、各种心肌病及离子通道病（如长 QT 综合征、Brugada 综合征等）。

【病理】

冠状动脉粥样硬化是最常见的病理表现。

【病理生理】

① 致命性快速心律失常。

② 严重缓慢型心律失常和心室停搏。

③ 无脉性电活动，如心脏破裂、心脏流入和流出道的急性阻塞、急性心脏压塞。

【临床表现】

1. 前驱期　在猝死前数天至数月，有些患者可出现胸痛、气促、疲乏、心悸等非特异性症状。但亦可无前驱表现，瞬即发生心脏骤停。

2. 终末事件期　典型的表现包括严重胸痛、急性呼吸困难、突发心悸或眩晕等。

3. 心脏骤停　意识突然丧失，伴有局部或全身性抽搐。叹息样或短促痉挛性呼吸，随后呼吸停止。皮肤苍白或发绀，瞳孔散大，二便失禁。

4. 生物学死亡。

【心脏骤停的处理】

1. 识别心脏骤停　判断患者有无意识、有无呼吸运动、有无脉搏，确立心脏骤停的诊断。

2. 呼救　设法（打电话或呼叫他人打电话）通知急救医疗系统。

3. 初级心肺复苏　即基础生命活动的支持（BLS），主要复苏措施包括胸外按压和早期除颤、开通气道及人工呼吸。

4. 高级心肺复苏

（1）通气与氧供　面罩、简易球囊维持通气、呼吸机。

（2）电除颤、复律与起搏治疗。

（3）药物治疗　肾上腺素、血管加压素、去甲肾上腺素、多巴胺、多巴酚丁胺、碳酸氢钠、抗心律失常药。

【复苏后处理】

（1）原发致心脏骤停疾病的治疗。

（2）维持有效循环。

（3）维持呼吸。

（4）防治脑缺氧和脑水肿。

（5）防治急性肾衰竭。

（6）其他 及时发现和纠正水、电解质紊乱和酸碱失衡，防治继发感染。对于肠鸣音消失和机械通气伴有意识障碍患者，应该留置胃管，并尽早地应用胃肠道营养。

【心脏骤停的预后】

左心室功能减退的患者心脏骤停复发的可能性较大，对抗心律失常药物的反应较差，死亡率较高。

【心脏性猝死的预防】

识别出高危人群。β受体阻滞剂能明显减少急性心肌梗死、心肌梗死后及充血性心力衰竭患者心脏性猝死。胺碘酮为常用的抗心律失常药物。可使用植入型心律转复除颤器（ICD）。

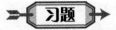

1. 初级心肺复苏包括哪些内容？

答：①胸外按压；②早期除颤；③开通气道；④人工呼吸。

2. 简述心脏性猝死的临床分期。

答：①前驱期；②终末事件期；③心脏骤停；④生物学死亡。

第十二章　主动脉疾病和周围血管病

教学目的

1. **熟悉**　主动脉夹层的分型、临床表现、诊断。
2. **了解**　主动脉夹层的治疗。

内容精讲

第一节　主动脉夹层

主动脉夹层与主动脉壁血肿以及透壁性动脉粥样硬化溃疡均以动脉中层破坏为特征，统称为急性主动脉综合征。

【病因、病理与发病机制】

基础病理变化：遗传或代谢性异常导致主动脉中层囊样退行性变。

发病机制：主动脉内膜撕裂后血流进入中层，部分患者是由于中层滋养动脉破裂产生血肿后压力过高撕裂内膜所致。

易患因素包括：①高血压、动脉粥样硬化及增龄；②先天性因素如 Marfan 综合征、Ehlers-Danlos 综合征等；③医源性损伤如安置主动脉内球囊泵，主动脉内造影剂注射误伤内膜等。

【分型】

DeBakey 分型如下。

Ⅰ型：夹层起源于升主动脉，扩展超过主动脉弓到降主动脉，甚至腹主动脉，此型最多见。

Ⅱ型：夹层起源并局限于升主动脉。

Ⅲ型：病变起源于降主动脉左锁骨下动脉开口远端，并向远端扩展，可直至腹主动脉。

【临床表现】

（一）疼痛

突发前胸或胸背部持续性、撕裂样或刀割样剧痛。

（二）血压变化

大多数患者合并高血压，且两侧肢体血压不对称。合并心肌梗死则可能低血压。夹层破裂出血表现为严重的休克。

（三）其他系统损害

1. 心血管系统　①动脉瓣关闭不全和心力衰竭；②心肌梗死；③心脏压塞。

2. 脏器或者肢体缺血　①神经系统缺血症状：头晕、一过性晕厥、精神失常、声音嘶哑、瘫痪、大小便失禁等；②四肢缺血症状：下肢缺血，脉搏减弱、消失，肢体发凉，发绀等；③内脏缺血：肾动脉受累可引起血尿、少尿、急性肾衰竭；肠系膜上动脉可致肠坏死；肝动脉闭塞致黄疸、血清转氨酶升高等。

（四）夹层动脉瘤破裂

夹层破入胸腔、腹腔可致胸腹腔积血；破入气管、支气管或食管可导致大量咯血或呕血。

【辅助检查】

1. X 线胸部平片与心电图 一般均无特异性诊断价值。

2. 超声心动图检查 可识别真、假腔或查获主动脉的内膜裂口下垂物。

3. 主动脉 CTA 及 MRA 有很高的决定性诊断价值，可观察到夹层隔膜将主动脉分割为真、假两腔。

4. 主动脉 DSA 不作为术前常规诊断手段，只在腔内修复术中应用。

【诊断与鉴别诊断】

根据急起胸背部撕裂样剧痛、伴有虚脱表现但血压下降不明显甚至增高、脉搏速弱甚至消失或两侧肢体动脉血压明显不等、突然出现主动脉瓣关闭不全或心脏压塞体征等临床表现，即应考虑主动脉夹层的诊断。鉴别诊断主要考虑急性心肌梗死和急性肺栓塞。

【治疗】

（一）即刻处理

严密监测血流动力学指标；监测中心静脉压、肺毛细血管楔压和心排血量。绝对卧床休息，强效镇静与镇痛。

（二）随后的治疗决策

应按以下原则：①首先给予强化的内科药物治疗；②升主动脉夹层宜急诊外科手术；③降主动脉夹层应争取介入治疗置入支架（动脉腔内隔绝术）。

（三）药物治疗

1. 降压 迅速将收缩压降至 100～120mmHg 或更低，可静滴硝普钠。

2. β受体阻滞剂或钙通道阻滞剂 减慢心率至 60～70 次/分。

（四）介入治疗

腔内隔绝术为主要术式。开窗主动脉覆膜支架和基于 3D 打印技术的定制支架等新型植入器械也已应用于临床。

（五）外科手术治疗

修补撕裂口，排空假腔或人工血管移植术。

第二节 闭塞性周围动脉粥样硬化

【病因与发病机制】

本病是冠心病的等危征。发病机制为动脉粥样硬化。

【临床表现】

（一）症状

主要和典型的症状是间歇性跛行和静息痛。

（二）体征

（1）狭窄远端的动脉搏动消失、狭窄部位可闻及收缩期杂音。

（2）患肢温度较低及营养不良，皮肤薄、亮、苍白，毛发稀疏，趾甲增厚，严重时有水肿、坏疽与溃疡。

（3）肢体位置改变测试 肢体自高位下垂到肤色转红时间＞10s 和表浅静脉充盈时间＞15s。

【辅助检查】

1. 踝肱指数（ABI）　正常值≥1，＜0.9为异常，＜0.5为严重狭窄。

2. 节段性血压测量　下肢不同动脉节段间有压力阶差。

3. 运动平板负荷试验　出现缺血症状。

4. 多普勒血流速度曲线分析及多普勒超声显像　血流速度曲线趋于平坦。

5. 磁共振血管造影和CT血管造影　具有肯定的诊断价值。

6. 动脉造影　可直观显示血管病变及侧支循环状态。

【诊断和鉴别诊断】

当患者有典型间歇性跛行或静息痛的症状与肢体动脉搏动不对称、减弱或消失，再结合诸多危险因素的存在及辅助检查结果，诊断并不困难。主要与多发性大动脉炎、血栓闭塞性脉管炎鉴别。

【治疗】

（一）内科治疗

（1）步行锻炼。

（2）抗血小板治疗。

（3）血管扩张剂的应用。

（4）其他　溶栓剂仅用在急性血栓时。

（二）血运重建

包括导管介入治疗和外科手术治疗。

第三节　静脉血栓症

【深静脉血栓形成】

（一）流行病学、病因及发病机制

促发静脉血栓形成的因素包括静脉内膜损伤、静脉血流淤滞及高凝状态。

（二）病理

血栓容易脱落而形成肺栓塞。可导致形成慢性静脉功能不全综合征。

（三）临床表现

患肢肿胀、疼痛，血栓部位压痛，肺栓塞表现。

（四）诊断

1. 静脉压测定　患肢静脉压升高。

2. 超声　二维超声显像可直接见到大静脉内的血栓。

3. 放射性核素检查　^{125}I纤维蛋白原扫描偶用于本病的诊断。

4. 阻抗容积描记法（IPG）和静脉血流描记法（PRG）　测量生理变化条件下静脉容积的改变。

5. CT静脉造影　可检查血栓情况。

6. 深静脉造影　如果出现静脉充盈缺损，即可作出定性及定位诊断。

（五）治疗

包括：①卧床；②抗凝；③溶栓治疗；④经皮穿刺作下腔静脉滤器放置术。

习题

1. 简述主动脉夹层的 DeBakey 分型。

答：①Ⅰ型：夹层起源于升主动脉，扩展超过主动脉弓到降主动脉，甚至腹主动脉，此型最多见；②Ⅱ型：夹层起源并局限于升主动脉；③Ⅲ型：病变起源于降主动脉左锁骨下动脉开口远端，并向远端扩展，可直至腹主动脉。

2. 闭塞性周围动脉粥样硬化有哪些体征？

答：①狭窄远端的动脉搏动消失、狭窄部位可闻及收缩期杂音；②患肢温度较低及营养不良，皮肤薄、亮、苍白，毛发稀疏，趾甲增厚，严重时有水肿、坏疽与溃疡；③肢体位置改变测试：肢体自高位下垂到肤色转红时间＞10s 和表浅静脉充盈时间＞15s。

第十三章 心血管神经症

教学目的

1. **熟悉** 心血管神经症的临床表现及鉴别诊断。
2. **了解** 心血管神经症的病因、发病机制及治疗。

内容精讲

心血管神经症是指以心血管疾病的有关症状为主要表现的临床综合征。临床上无器质性心脏病证据。

【病因和发病机制】

病因尚不清楚，可能与神经类型、环境因素、遗传因素和性格有关。

【临床表现】

症状：①心悸；②呼吸困难；③心前区痛；④自主神经功能紊乱症状，如多汗、手足发冷、双手震颤、尿频、大便次数增多或便秘等。

与较多的症状不相适应，体格检查缺乏有重要病理意义的阳性体征。

【诊断和鉴别诊断】

根据心血管神经症的临床表现，有上述症状而体征较少，且无特异性，以及不能找到器质性心脏病的证据，一般不难作出诊断。

鉴别诊断：①心绞痛；②甲状腺功能亢进症；③心肌炎；④二尖瓣脱垂综合征；⑤嗜铬细胞瘤。

【治疗】

以心理治疗为主，药物治疗为辅。

习题

1. 心血管神经症主要与哪些疾病相鉴别？

答：①心绞痛；②甲状腺功能亢进症；③心肌炎；④二尖瓣脱垂综合征；⑤嗜铬细胞瘤。

2. 心血管神经症有哪些症状？

答：①心悸；②呼吸困难；③心前区痛；④自主神经功能紊乱症状：多汗、手足发冷、双手震颤、尿频、大便次数增多或便秘等。

第十四章　肿瘤心脏病学

 教学目的

了解　肿瘤治疗相关的心脏问题种类。

 内容精讲

第一节　肿瘤治疗相关的心功能不全

心功能不全是肿瘤治疗最常见和最严重的并发症。

【发病机制】

肿瘤治疗的心脏毒性包括化学药物治疗和放射治疗相关的心脏毒性。一些化疗药物如蒽环类药物可对心肌细胞造成不可逆的损伤，诱导心肌重塑，并导致心肌病。

【临床表现】

可表现为急性、慢性或迟发性心功能不全。

【辅助检查】

1. 超声心动图　LVEF 降幅超过 10%，且低于正常值下限，提示心肌毒性。

2. 心脏磁共振　评估心肌纤维化、心肌活性和炎症性疾病的金标准。

3. 心肌生物标志物检查　包括 cTn、BNP、NT-proBNP。

4. 心内膜心肌活检　对于评估蒽环类药物的心脏毒性敏感且有效。

【诊断】

在接受抗肿瘤治疗后，新出现充血性心力衰竭相关的症状和体征，LVEF 下降幅度超过 10%，且低于 50%，或原有心力衰竭加重，LVEF 进一步降低，可作出诊断。

【早期监测方案】

在患者接受心脏毒性化疗药和（或）胸部放疗之前，应进行心血管疾病风险基线评估，早期识别高危患者。

【治疗】

推荐使用 β 受体阻滞剂联合 ACEI 或 ARB。

第二节　肿瘤治疗相关的冠状动脉疾病

【发病机制】

化疗药物可通过损伤血管内皮、诱导冠脉痉挛及血栓形成，导致心肌缺血甚至心肌梗死。放射治疗引起冠脉粥样硬化或非粥样硬化性疾病，造成斑块破裂、血栓形成和血管痉挛。

【临床表现】

化疗药物和放射治疗导致的神经毒性可能影响患者对心绞痛的感知，症状往往不典型。

【诊断】
结合患者的临床表现及检查结果，诊断并不困难。

【预防和治疗】
肿瘤治疗中出现心肌缺血症状，应停用化疗药物，立即开始规范的抗心肌缺血治疗。

第三节 肿瘤治疗相关的心律失常

肿瘤患者治疗过程中可出现多种类型的心律失常，包括快速型/缓慢型心律失常、室性/室上性心律失常和传导阻滞。

第四节 肿瘤治疗相关的血栓性疾病和周围血管疾病

一、静脉血栓性疾病

住院治疗的肿瘤患者，其静脉血栓的发生率高达 20％，是肿瘤患者严重并发症之一。肿瘤细胞一方面使宿主处于高凝状态，另一方面释放促炎因子及其他促凝物质，从而诱导静脉血栓形成。

二、动脉血栓性疾病

发生率较低，约为 1％。可能由药物的血管毒性引起，也可能继发于肿瘤患者的心房纤颤。

三、外周血管疾病

发生率高达 30％。可有间歇性跛行，予抗血小板治疗。

第五节 肿瘤治疗相关的其他心血管疾病

一、肿瘤治疗相关的心脏瓣膜病

由放射治疗引起。主要累及左心瓣膜。主要病理改变为瓣尖和瓣叶增厚，瓣膜钙化回缩，引起瓣膜狭窄或关闭不全。

二、肿瘤治疗相关的高血压

高血压是肿瘤重要的合并症，部分高血压是治疗肿瘤的直接结果。

三、肿瘤治疗相关的心包疾病

抗肿瘤治疗可导致心包炎。

习题

1. 肿瘤治疗相关的心脏问题有哪些？
答：①心功能不全；②冠状动脉疾病；③心律失常；④血栓性疾病；⑤周围血管疾病；⑥心脏瓣膜病；⑦高血压；⑧心包疾病。

2. 简述肿瘤治疗相关的心功能不全的机制。
答：肿瘤治疗的心脏毒性包括化学药物治疗和放射治疗相关的心脏毒性。一些化疗药物如蒽环类药物可对心肌细胞造成不可逆的损伤，诱导心肌重塑，并导致心肌病。

第四篇

消化系统疾病

第一章 总 论

内容精讲

由口腔、食管、胃、十二指肠、空肠、回肠、结直肠、肛门、肝、胆囊、胆道及胰腺构成了体内拥有最多脏器的消化系统。

第一节 常见疾病相关的消化生理、生化功能

★**【生理性食管抗反流防御机制】**

吞咽时,食管下段括约肌(LES)松弛,食物进入胃内。

1. 食管-胃抗反流屏障 包括 LES、膈肌脚、膈食管韧带、食管与胃底间的锐角等。LES 收缩时,可防止胃内容物反流入食管。

2. 食管清除作用 发生胃食管反流,大部分反流物通过食管自发和继发的蠕动性收缩将反流物排入胃内。剩余反流物则由唾液冲洗及中和。

3. 食管黏膜屏障 反流物进入食管后,食管黏膜屏障凭借黏液、复层鳞状上皮以及黏膜下丰富的血液供应,抵抗反流物对食管黏膜的损伤。

★**【胃黏膜屏障】**

幽门腺分布于胃窦及幽门部,内有内分泌细胞,是分泌黏液及促胃液素的主要腺体。胃底腺分布于胃底和胃体部,由主细胞、壁细胞、颈黏液细胞及内分泌细胞组成,是分泌胃酸、胃蛋白酶及内因子的主要腺体。贲门腺分布于胃贲门附近,主要分泌黏液。

胃液 pH 约为 0.9~1.5,在酸性环境下胃蛋白酶原被激活。胃黏膜经常与各种病原微生物、有刺激的、损伤性的物质接触,但胃黏膜却能保持本身完整无损,主要由于以下三个层面的作用。

1. 上皮前 由覆盖于胃黏膜上皮细胞表面的一层约 0.5mm 厚的黏液凝胶层及碳酸氢盐层构

成，能防止胃内高浓度的盐酸。

2. 上皮细胞　上皮细胞顶面膜及细胞间的紧密连接对酸反弥散及胃腔内的有害因素具有屏障作用。

3. 上皮后　胃黏膜丰富的毛细血管网为上皮细胞旺盛的分泌功能及自身不断更新提供足够的营养，也将局部代谢产物及反渗回黏膜的盐酸及时运走。

前列腺素、一氧化氮、表皮生长因子等分子群参与了复杂的胃黏膜屏障功能调节。

★【胃酸的分泌与调节】

胃窦从食物感受到的信息促使幽门腺的 G 细胞分泌促胃液素，经血液循环以内分泌的方式作用于胃体的肠嗜铬细胞，刺激其分泌组胺，组胺及少量促胃液素通过组胺 H_2 或缩胆囊素-B 受体共同促进胃体壁细胞合成及分泌盐酸。胃窦 D 细胞分泌的生长抑素对上述过程涉及的三种细胞均有调控作用。

胃壁细胞分泌盐酸分为 3 个主要步骤：①组胺、乙酰胆碱和促胃液素刺激壁细胞上的各自受体；②壁细胞内，在 cAMP 或钙离子介导下生成氢离子；③存在于壁细胞分泌小管和囊泡内的 H^+-K^+-ATP 酶，又称质子泵，将 H^+ 从壁细胞逆浓度梯度泵入胃腔。

【肠黏膜屏障】

肠黏膜屏障包括以下几类。

1. 机械屏障　是指肠黏膜上皮细胞、细胞间紧密连接与菌膜三者构成的完整屏障。

2. 化学屏障　胃酸和胆盐可灭活经口进入肠道的大量细菌。由肠黏膜上皮分泌的黏液、消化液及腔内正常寄生菌产生的抑菌物质构成。

3. 免疫屏障　由肠相关淋巴组织、肠系膜淋巴结、肝脏库普弗细胞和浆细胞产生的分泌型抗体及免疫细胞分泌的防御素等构成。

4. 生物屏障　详见肠道微生态。

5. 肠蠕动　如同肠道的清道夫。

【肠道微生态】

肠道微生态可分为：①益生菌：主要是各种双歧杆菌、乳酸杆菌等，可以合成各种维生素，参与食物的消化，促进肠道蠕动，阻止致病菌与肠上皮细胞的接触，分解有害、有毒物质等；②条件致病菌：如大肠杆菌等有双重作用的细菌，在正常情况下对健康有益，一旦增殖失控，就能引发疾病；③有害菌：如痢疾杆菌、沙门菌等，一旦大量生长，就会引发多种疾病。

肠黏膜屏障与肠道微生态之间具有相互影响、双向调节的作用。肠道微生态具备如下功能。

1. 代谢功能　可分泌复杂的蛋白酶，具有氧化还原作用，可促进分解食物中的成分，对内源及外源性其他物质进行分解、代谢或转化。

2. 营养功能　合成多种维生素、氨基酸、多肽、短链脂肪酸，微生物的代谢产物促进矿物质、营养物质的吸收。

3. 宿主免疫功能　调节宿主免疫器官的发育成熟，包括体液免疫和细胞免疫。

4. 肠道防御功能　是肠黏膜屏障的重要组成部分，能阻止潜在致病菌的入侵或定植。

【胃肠多肽】

散布在胃肠道的内分泌细胞可以产生 50 余种胃肠多肽，是体内最大的内分泌器官。

【主要营养物质的消化、吸收及肝脏的代谢作用】

1. 糖　食物淀粉经过胰淀粉酶水解成双糖，在小肠上皮细胞刷状缘双糖酶的作用下变为单糖，被小肠吸收入血，部分为机体供能，另一部分则以糖原的方式贮存于肌肉及肝脏。主要供肌肉收缩之急需；肝糖原则是稳定血糖的一个重要方式。当禁食＞10h，储备的肝糖原大部分被消耗，肝脏可将体内的部分蛋白质和脂肪合成为肝糖原和葡萄糖，即糖异生作用。

2. 脂肪　脂肪类在小肠经胆汁酸乳化后，被胰脂肪酶消化为甘油一酯、脂肪酸及胆固醇后，在空肠上段吸收。在小肠上皮细胞的光面内质网内，长链脂肪酸及2-甘油一酯可被合成为甘油三酯，后者与载脂蛋白、磷脂及胆固醇结合成乳糜微粒，经淋巴管进入血液循环。此外，肝脏及脂肪组织也可合成甘油三酯。进入肝脏的甘油一酯、脂肪酸及胆固醇通过氧化分解，产生热量以供能，也可通过糖异生作用，将多余的脂肪转化为葡萄糖和糖原。

3. 蛋白质　蛋白质在胃液和胰液蛋白酶的作用下水解为氨基酸及寡肽，小肠上皮细胞将寡肽水解为氨基酸。消化吸收的氨基酸与体内组织蛋白质降解产生的氨基酸混于一起，主要功能是合成蛋白质与多肽。肝脏除了合成本身所需的蛋白质外，还合成白蛋白、凝血酶原及凝血因子等。氨基酸分解代谢主要通过：①脱氨基作用；②α-酮酸代谢；③多数氨在肝中被合成尿素而解毒。未被消化的某些蛋白质具有抗原性，是导致过敏反应或加重肠黏膜免疫疾病的原因。

【肝脏的代谢与解毒功能】

肝脏是体内以代谢与解毒功能为主的器官，主要涉及4种形式的生物化学反应：①氧化，又称氧化解毒；②还原；③水解；④结合。由于肝内的一切生物化学反应，都需要肝细胞内各种酶系参加，在严重肝病或有门静脉高压、门-体静脉分流时，应注意药物选择。

【胆道的协调运动】

肝细胞分泌的胆汁经各级胆管汇合后形成胆总管，进入十二指肠。Oddi括约肌位于胆、胰管末端和十二指肠乳头之间，具有调节胆囊充盈，控制胆汁、胰液流入十二指肠，阻止十二指肠液反流及维持胆胰系统正常压力等功能。

肝脏连续不断地分泌胆汁。空腹状态，胆汁流入并充盈胆囊，大部分水分和电解质被胆囊吸收，胆汁浓缩。进食后，小肠分泌的缩胆囊素在促进胆囊收缩的同时，又使Oddi括约肌松弛，胆汁便被排入十二指肠。

★【胰酶合成、活化及胰腺防止自身消化的生理机制】

生理情况下，多种无活性的胰酶原（胰蛋白酶原、淀粉酶原、脂肪酶原、弹性蛋白酶原等）及溶酶体水解酶均在腺泡细胞粗面内质网合成，转运至高尔基体。溶酶体水解酶经糖基化及磷酸化后，通过与甘露糖-6磷酸化受体特异性结合，被转运至溶酶体内。胰蛋白酶原则不与甘露糖-6磷酸化受体结合。正是通过这两种不同的途径，同在粗面内质网合成的消化酶原和溶酶体水解酶被最终"分选"到不同的分泌泡内，分别形成了消化酶原颗粒和溶酶体。

腺泡细胞在各种生理刺激下，通过提升胞内钙离子浓度，促使酶原颗粒释放，经胰管、十二指肠乳头进入十二指肠，在肠激酶的作用下被激活，发挥其消化食物功能。由于胰蛋白酶可激活多种其他胰酶，因此，胰蛋白酶原活化为胰蛋白酶在多种胰酶级联激活中最为关键。生理状态下，从腺泡细胞分泌出的胰蛋白酶原在胰腺内可有微量激活，但胰腺间质细胞所产生的酶特异性抑制物（α_1-抗胰蛋白酶；α_2-巨球蛋白等）可使在胰腺内提前活化的胰蛋白酶迅速失活，避免发生自身消化。

第二节　消化系统重要诊疗技术

【内镜诊断】

1. 胃镜与肠镜　是食管、胃、十二指肠、大肠及肛门疾病最准确的检查方法，能直视黏膜病变，还能取活检。现代对病变的观察增加了色素对照、放大内镜、窄带光成像及激光共聚焦内镜等技术。

检查时，可在严密的监护下，经静脉给予适量的速效镇静药和麻醉药，使患者在检查过程中没有恶心、呕吐、躁动等不配合现象；口腔分泌物少，比较清洁；胃肠蠕动减少，便于观察及活检病变。可对各种出血病变进行止血治疗；取出胃内异物；对较小的或有蒂的息肉等良性肿瘤可采用圈套、电凝等将其完整切除；对较大的良性肿瘤及早期癌，可行黏膜切除或剥离术。

2. 胶囊内镜 由胶囊、信号接收系统及工作站构成。所获取的消化道图像信息被同时传给信号接收系统，然后在工作站上读片。

3. 小肠镜 小肠镜因具有吸引及注气的功能，对病变观察可以更清晰，发现病变后可以取活检及内镜下治疗；但小肠镜对病变检出率低于胶囊内镜。

4. 经内镜逆行胆胰管造影术（ERCP） 在十二指肠镜直视下，经十二指肠乳头向胆总管或胰管内插入造影导管，逆行注入造影剂后，在 X 线下显示胆系和胰管形态的诊断方法。治疗性 ERCP 包括乳头括约肌切开、胆总管取石、狭窄扩张、置入支架、鼻肌管引流术等。

5. 超声内镜（EUS） 将微型高频超声探头安置在内镜顶端或通过内镜孔道插入微型探头，直接观察病变同时进行实时扫描，了解病变来自管道壁的某个层次及周围邻近脏器。

【实验室检测】

（一）乙型肝炎病毒感染的诊断

包括乙型肝炎病毒（HBV）的 5 项血清免疫标志（HBsAg、HBsAb、HBeAg、HBeAb、HBcAb）检测、血清病毒检测（HBV-DNA 定量、HBV 基因分型、HBV 耐药突变株检测）和组织病毒学检测（肝组织 HBsAg、HBcAg、HBV-DNA）。

（二）幽门螺杆菌检测

1. 非侵入性方法 常用 ^{13}C 或 ^{14}C-尿素呼气试验（Hp-UBT），为 Hp 检测的"金标准"之一。

2. 侵入性方法 主要包括快速尿素酶试验、胃黏膜组织切片染色镜检及细菌培养等。

（三）肝功能评估

1. 肝脏合成功能

（1）血清清蛋白 清蛋白由肝细胞合成，肝脏合成功能降低时，血清清蛋白明显降低。

（2）血浆凝血因子 绝大部分凝血因子都在肝脏合成。凝血酶原时间测定（PT）、部分活化凝血酶原时间测定及凝血时间测定是最常用的指标。

（3）胆固醇 约70％的内源性胆固醇在肝脏合成。

2. 肝细胞损伤 丙氨酸氨基转移酶（ALT）和天冬氨酸氨基转移酶（AST）存在于肝细胞胞浆中，是反映肝细胞损伤的重要指标。由于 AST 也存在于骨临肌、心肌等中，因此血中以 AST 升高为主，则不一定是肝细胞受损。严重肝炎时，转氨酶下降而胆红素升高，此"酶胆分离"是细胞严重坏死的表现。

3. 胆红素代谢 胆红素是血液循环中衰老的红细胞在肝脏、脾脏及骨髓的单核-吞噬细胞系统中分解和破坏的产物。总胆红素（TB）包括非结合胆红素（CB）和结合胆红素（UCB）两种形式。非结合胆红素由肝细胞摄取后经与葡萄糖醛酸结合成水溶性的结合胆红素从胆道排出。对肝功能的评估，常采用 Child-Pugh 评分进行分级评估（表 4-1-1）。

表 4-1-1 肝功能 Child-Pugh 评分

观测指标	分数			分级	评分	1～2 年存活率(％)
	1	2	3	A	5～6	85～100
肝性脑病（期）	无	Ⅰ～Ⅱ	Ⅲ～Ⅵ	B	7～9	60～80
腹腔积液	无	少	多	C	10～15	35～45
胆红素（μmol/L）	＜34	34～51	＞51			
清蛋白（g/L）	＞35	28～35	＜28			
PT（＞对照秒）	＜4	4～6	＞6			

【影像诊断】

1. 超声 可探查消化系统实质性脏器、胆道及腹腔内的病变。

2. CT CT 增强扫描对于消化系统脏器小病灶、高密度病灶、需定位定性的病变以及血管性病变的诊断是必不可少的一种检查方法。

3. MRI 适用于微小病变的观察以及病变定性诊断。磁共振胆胰管成像（MRCP）是一种利用水成像原理的无创性的管成像术，是胆胰疾病的检查方法。

习题

1. 食管-胃抗反流屏障包括哪些？

答：食管-胃抗反流屏障包括 LES、膈肌脚、膈食管韧带、食管与胃底间的锐角等。

2. 幽门螺杆菌检测有哪些方法？

答：①非侵入性方法：常用 ^{13}C-或 ^{14}C-尿素呼气试验（Hp-UBT），为 Hp 检测的"金标准"之一；②侵入性方法：主要包括快速尿素酶试验、胃黏膜组织切片染色镜检及细菌培养等。

第二章　胃食管反流病

内容精讲

胃食管反流病（GERD）是由胃十二指肠内容物反流入食管引起不适症状和（或）并发症的疾病。反流和烧心是最常见的症状。分为反流性食管炎（RE）和非糜烂性反流病（NERD），也可引起咽喉、气道等损害。

★【病因和发病机制】

GERD 是以 LES 功能障碍为主的胃食管动力障碍性疾病，损伤因素为胃酸、胃蛋白酶、非结合胆盐、胰酶等。

1. 抗反流屏障结构与功能异常　贲门失弛缓症术后、食管裂孔疝、腹内压增高（如肥胖、呕吐等）及长期胃内压增高（如胃排空延迟），均可使 LES 结构受损，某些激素（如缩胆囊素）、食物（如巧克力等）、药物（如钙通道阻滞剂）等均可引起 LES 功能障碍或一过性松弛延长。

2. 食管清除作用降低　见于导致食管蠕动异常和唾液分泌减少的疾病。

3. 食管黏膜屏障功能降低　长期饮酒、吸烟、刺激性食物或药物可使食管黏膜的屏障功能降低。

【病理】

NERD 组织病理学改变为：①基底细胞增生；②固有层乳头延长，血管增殖；③炎症细胞浸润；④鳞状上皮细胞间隙增大。当食管远端黏膜的鳞状上皮被化生的柱状上皮替代时，称为Barrett 食管。

★【临床表现】

（一）食管症状

1. 典型症状　反流和烧心是最常见和典型的症状。

2. 非典型症状　胸痛，可放射至前区、后背、肩部、颈部、耳后，伴或不伴反流和烧心。也可引起吞咽困难及吞咽疼痛。

（二）食管外症状

如咽喉炎、慢性咳嗽、哮喘和牙蚀症。少部分人以慢性咳嗽或哮喘为首发或主要表现。部分患者诉咽部不适，有异物感或堵塞感，但无吞咽困难，称为球症。

（三）并发症

（1）上消化道出血。

（2）食管狭窄。

（3）Barrett 食管　有恶变为腺癌的倾向。

【辅助检查】

1. 胃镜 是诊断 RE 最准确的方法。胃镜下 RE 分级：正常，食管黏膜无破损；A 级，一个及以上食管黏膜破损，长径<5 毫米；B 级，一个及以上食管破损，长径>5 毫米，没有融合性病变；C 级，食管黏膜破损有融合，但小于 75% 的食管周径；D 级，食管黏膜破损融合，至少累及 75% 的食管周径。

2. 24h 食管 pH 监测 应用便携式 pH 记录仪监测患者 24h 食管 pH，明确食管是否存在过度酸、碱反流。

3. 食管钡剂造影 该检查对诊断 CERD 的敏感性不高。

4. 食管测压 可了解食管动力状态，用于抗反流手术术前评估。

【诊断与鉴别诊断】

有典型反流和烧心症状的患者，可拟诊为 GERD，用质子泵抑制剂（PPI）试验性治疗，若症状明显缓解，可以初步诊断。

RE 诊断：①有反流和（或）烧心症状；②胃镜发现 RE。NERD 诊断：①有反流和（或）烧心症状；②胃镜检查阴性；③24h 食管 pH 监测表明食管存在过度酸、碱反流；④PPI 治疗有效。

CERD 需与其他食管病变、消化性溃疡、胆道疾病等相鉴别。GERD 引起的胸痛应与心源性胸痛及其他非心源性胸痛鉴别。

【治疗】

目的在于控制症状、治愈食管炎、减少复发和防治并发症。

（一）药物治疗

1. 抑酸药

（1）PPI 是治疗 GERD 的首选药物，通常疗程 4~8 周。

（2）组胺 H_2 受体拮抗剂 适用于轻症至中症患者，疗程 8~12 周。

2. 促胃肠动力药 可通过增加 LES 压力、改善食管蠕动促进胃排空。适用于轻症患者或作为与抑酸药联用的辅助用药。

3. 抗酸药 仅用于症状轻、间歇发作的患者临时缓解症状。

4. 难治性 GERD 是指采用标准剂量 PPI 治疗 8 周后，症状无明显改善。原因有：抑酸不足、弱酸或碱反流、食管高敏感性等；与非反流相关的原因有：食管运动障碍、其他食管炎、功能性烧心等。

5. 维持治疗 分为按需治疗和长期治疗。即有症状时用药，症状消失时停药。对于停药后症状很快复发且持续、重度食管炎患者应长期治疗。

（二）患者教育

① 进食后不宜立即卧床，睡前 2h 不宜进食，睡时可将床头抬高 15~20cm。

② 注意减少引起腹内压增高的因素，如紧束腰带等；应避免食用降低 LES 压力的食物和药物等。

③ 禁酒及戒烟。

（三）抗反流手术治疗

腹腔镜胃底折叠术是目前最常用的抗反流手术。

（四）并发症治疗

1. 上消化道出血 详见本篇第二十五章。

2. 食管狭窄 绝大部分狭窄可行内镜下食管扩张术。

3. Barrett 食管 可用 PPI 维持治疗。其胃镜随访间期为 3~5 年。

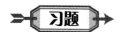

简述胃食管反流病的食管症状。

答：①典型症状：反流和烧心是最常见和典型的症状。②非典型症状：胸痛，可放射至前区、后背、肩部、颈部、耳后，伴或不伴反流和烧心。也可引起吞咽困难及吞咽疼痛。

第三章 食管癌

内容精讲

食管癌是原发于食管黏膜上皮的恶性肿瘤，主要为鳞癌和腺癌。以进行性吞咽困难为进展期典型症状。

【病因】

1. 亚硝胺类化合物和真菌毒素。

2. 慢性理化刺激及炎症 长期吸烟和饮酒、喜食过烫食物等对食管黏膜的慢性理化刺激，以及胃食管反流病、腐蚀性食管灼伤和狭窄等。

3. 营养因素 维生素（A、B_2、C、E、叶酸等）、锌、硒等微量营养素缺乏。

4. 遗传因素 食管癌的发病常表现家族倾向。

【病理】

（一）**大体病理**

1. 早期食管癌 病灶局限于黏膜层和黏膜下浅层，不伴淋巴结转移。胃镜下呈充血、斑块、糜烂和乳头状。

2. 中晚期食管癌 癌组织逐渐累及食管全周、突入腔内或穿透管壁。

（二）**组织病理**

多为鳞状细胞癌，少数为腺癌。

（三）**食管癌的扩散和转移方式**

①直接蔓延；②淋巴转移是主要转移方式；③血行转移。

【临床表现】

（一）**早期症状**

症状多不典型，主要表现为胸骨后不适等，或无症状。

（二）**中晚期症状**

（1）进行性吞咽困难 是中晚期食管癌的典型症状。

（2）食物反流。

（3）咽下疼痛。

（4）其他症状 可出现声嘶、呛咳、呃逆等。

（三）**体征**

早期体征可缺如，晚期可出现消瘦、贫血、营养不良、脱水或恶病质等。

【辅助检查】

1. 胃镜　是食管癌诊断的首选方法。色素内镜、放大内镜等可提高检出率。

2. 食管钡剂造影　当患者不宜行胃镜检查时，可选用此方法。

3. CT　可清晰显示食管与邻近纵隔器官的解剖关系、肿瘤外侵程度及转移病灶。

4. EUS　有助于判断食管癌的壁内浸润深度、肿瘤对周围器官的侵犯情况。

5. 其他检查　PET-CT 可发现病灶，并有助于判断远处转移。

【诊断与鉴别诊断】

对于有食物通过缓慢、轻度哽噎感或咽下困难者，应及时做相关检查确诊。需与下列疾病鉴别。

1. 贲门失弛缓症　临床表现为间歇性咽下困难，病程较长，一般无进行性消瘦。

2. 胃食管反流病　有烧心、胸痛或吞咽困难，胃镜检查可见黏膜糜烂或溃疡，黏膜活检未见肿瘤细胞。

3. 食管良性狭窄　有相关病史，胃镜检查可确诊。

4. 癔球症　女性多见，多无器质性食管病变。

5. 其他　需与食管平滑肌瘤、食管裂孔疝、纵隔肿瘤等鉴别。

【治疗】

1. 内镜治疗

（1）早期食管癌　内镜治疗是有效的治疗方式，包括：①内镜黏膜切除术（EMR）；②多环套扎黏膜切除术（MIBM）；③内镜黏膜下剥离术（ESD）；④内镜下非切除治疗，如射频消融术等。

（2）中晚期食管癌　有梗阻症状者，可通过内镜解除梗阻：①单纯扩张；②食管内支架置放术；③内镜下癌肿消融术。

2. 手术　早期切除常可达到根治效果。

3. 放疗　主要适用于上段食管癌及有手术禁忌者，也可用于术前或术后放疗。

4. 化疗　用于不能手术或放疗的晚期患者。

【预后】

早期食管癌及时根治预后良好。

【预防】

改良水质、防霉去毒和改变不良生活习惯等。

习题

何谓早期食管癌？

答：病灶局限于黏膜层和黏膜下浅层，不伴淋巴结转移。胃镜下呈充血、斑块、糜烂和乳头状。

第四章 胃 炎

教学目的

1. **掌握** 急性胃炎的常见病因及病理生理机制；慢性胃炎的病因和发病机制。
2. **熟悉** 慢性胃炎的治疗要点。
3. **了解** 特殊类型胃炎的临床表现。

内容精讲

胃炎是胃黏膜对胃内各种刺激因素的炎症反应。包括急性胃炎与慢性胃炎和少见的特殊类型胃炎。

第一节 急性胃炎

急性胃炎指各种病因引起的胃黏膜急性炎症，组织学上通常可见中性粒细胞浸润。

★【常见病因及病理生理机制】

1. 应激 如严重创伤、手术、多器官功能衰竭、败血症等，可致胃黏膜微循环障碍、缺氧、黏液分泌减少，局部前列腺素合成不足，屏障功能损坏；也可增加胃酸分泌，大量氢离子反渗，损伤血管和黏膜引起糜烂、出血甚至溃疡。

2. 药物 常见于非甾体抗炎药（NSAIDs）特别是阿司匹林。导致前列腺素 E 不足，黏膜修复障碍，出现糜烂和出血。抗肿瘤化疗药物常对胃肠道黏膜产生细胞毒作用，导致严重的黏膜损伤。

3. 酒精 乙醇具有的亲脂性和溶脂性能，可导致胃黏膜糜烂及出血。

4. 创伤和物理因素 大剂量放射线照射等均可导致胃黏膜糜烂甚至溃疡。

【临床表现】

有上腹痛、恶心、呕吐和食欲缺乏等，重症可有呕血、黑粪、脱水、酸中毒或休克等。

【诊断】

上述临床表现可疑诊，确诊有赖胃镜检查。

【治疗】

去除病因，积极治疗原发病和创伤，予 H_2 受体拮抗剂（H_2RA）或 PPI 及黏膜保护剂促进黏膜修复和止血。

【预后】

多数胃黏膜糜烂和出血可自行愈合及止血。

【预防】

停用不必要的 NSAIDs。严重创伤、烧伤、大手术和重要器官衰竭及需要长期服用阿司匹林等患者，可预防性给予 PPI。

第二节 慢性胃炎

慢性胃炎是指由多种病因引起的慢性胃黏膜炎症病变。

【病因和发病机制】

1. 幽门螺杆菌（Hp）感染 Hp 产生的尿素酶可分解尿素，产生的氨可中和反渗入黏液内的胃酸，形成有利于 Hp 定居和繁殖的环境。Hp 产生的氨和空泡毒素等物质可引起细胞损害；其细胞毒素相关基因蛋白能引起强烈的炎症反应；其菌体胞壁还可作为抗原诱导免疫反应。

2. 十二指肠-胃反流 胃肠慢性炎症及动力异常所致。

3. 药物和毒物 如阿司匹林、酒精等。

4. 自身免疫 当体内出现针对壁细胞或内因子的抗体时，导致胃酸分泌减少，内因子不能发挥作用，维生素 B_{12} 吸收不良。

5. 年龄因素和其他 老年人胃黏膜可出现退行性改变，使胃黏膜修复再生功能降低、炎症慢性化，出现上皮增殖异常及胃腺萎缩。

【胃镜及组织学病理】

内镜下慢性非萎缩性胃炎黏膜红黄相间、黏膜皱襞肿胀增粗；萎缩性胃炎表现黏膜变淡、血管显露、皱襞变平甚至消失。

慢性胃炎组织学变化主要有以下几个方面。

1. 炎症 以淋巴细胞、浆细胞为主的慢性炎症细胞浸润。活动性是指中性粒细胞出现。

2. 萎缩 腺体破坏、数量减少，固有层纤维化。分为非化生性萎缩及化生性萎缩。

3. 化生 胃黏膜表层上皮和腺体为杯状细胞和幽门腺细胞所取代。其分布范围越广，发生胃癌的危险性越高。胃腺化生分为 2 种：①肠上皮化生；②假幽门腺化生。

4. 异型增生 又称不典型增生，也称上皮内瘤变；低级别上皮内瘤变包括轻度和中度异型增生，而高级别上皮内瘤变包括重度异型增生和原位癌。异型增生是胃癌的癌前病变。

胃癌前情况包括萎缩、肠上皮化生和异型增生等。分为胃癌前状态（即胃癌前疾病，伴有或不伴有肠上皮化生的慢性萎缩性胃炎、胃息肉、胃溃疡病等）和癌前病变（即异型增生）两部分。

【临床表现】

多无明显症状，也可表现为中上腹不适、饱胀、钝痛、烧灼痛等，也可呈食欲缺乏、嗳气、泛酸、恶心等症状。

【诊断】

慢性胃炎分为胃窦为主胃炎、胃体为主胃炎、全胃炎；或 Hp 胃炎，非 Hp 胃炎。胃镜及组织学检查是慢性胃炎诊断的关键。

1. Hp 检测 有助于病因诊断。

2. 其他 血清抗壁细胞抗体、内因子抗体及维生素 B_{12} 检测。

【治疗】

（一）对因治疗

1. Hp 相关胃炎 根除治疗。

2. 十二指肠-胃反流 改善胃动力。

3. 胃黏膜营养因子缺乏 补充维生素等。

（二）对症治疗

抑制胃酸分泌，缓解症状，保护胃黏膜。有恶性贫血时注射维生素 B_{12}。

（三）癌前情况处理

补充维生素和含硒食物。定期随访，对重度异型增生予预防性手术。

（四）患者教育

清淡饮食，提倡分餐。

【预后】

慢性非萎缩性胃炎预后良好，肠上皮化生难以逆转。对有胃癌家族史者需警惕肠上皮化生、萎缩及异型增生向胃癌的进展。

第三节 特殊类型的胃炎或胃病

【腐蚀性胃炎】

吞服强酸、强碱、砷、磷、氯化汞等所致。强酸常在口唇、咽部黏膜留下烧灼痂；强碱所致的严重组织坏死多呈黏膜透明肿胀。

对腐蚀性胃炎，应暂时禁食，给予肠外营养，密切监护。若不清楚腐蚀剂，可饮用牛奶或蛋清进行稀释。

【感染性胃炎】

大多数非 Hp 感染的感染性胃炎患者机体存在免疫缺陷，如获得性免疫缺陷病毒感染、大剂量应用糖皮质激素等。

1. 细菌感染 化脓性炎症多由葡萄球菌、α-溶血链球菌或大肠埃希菌引起，胃手术及化疗常为诱因。有腹痛、恶心、呕吐、发热、压痛等。

2. 病毒感染 巨细胞病毒感染。

【克罗恩病】

可累及整个消化道。

【嗜酸性粒细胞胃炎】

病因未明。胃黏膜活检表现为明显嗜酸性粒细胞浸润，嗜酸性小凹脓肿、坏死伴中性粒细胞浸润和上皮再生。临床表现有上腹疼痛、恶心、呕吐，抑酸剂难以缓解腹痛，常伴有腹泻，外周血嗜酸性粒细胞增高。治疗可用糖皮质激素。

【淋巴细胞性胃炎】

胃黏膜表面及小凹内淋巴细胞密集浸润。其与内镜下疣状胃炎相关。根除 Hp 可显著改善胃上皮内淋巴细胞浸润、胃体炎症和消化不良症状。

【Ménétrier 病】

属增生性胃病，即慢性肥厚性胃炎。由于表层和腺体的分泌黏液的细胞过度增生，使胃小凹延长扭曲。胃镜下见胃体皱襞粗大、肥厚、扭曲呈脑回状，胃窦黏膜多正常。本病无特效治疗且具有一定的癌变率。

习题

1. 什么是胃癌前状态？

答：即胃癌前疾病，伴有或不伴有肠上皮化生的慢性萎缩性胃炎、胃息肉、胃溃疡病等。

2. 慢性胃炎的主要病因是什么？

答：慢性胃炎的主要病因是幽门螺杆菌感染。

第五章　消化性溃疡

教学目的

1. **掌握**　消化性溃疡的病因和发病机制、临床表现、并发症。
2. **熟悉**　消化性溃疡的治疗。
3. **了解**　消化性溃疡的辅助检查。

内容精讲

消化性溃疡（PU）指胃肠黏膜发生的炎性缺损，与胃液的胃酸和消化作用有关，病变穿透黏膜肌层或达更深层次。消化性溃疡常发生于胃、十二指肠。

【流行病学】

男性多于女性，可发生于任何年龄段。十二指肠溃疡（DU）多于胃溃疡（GU）。DU多见于青壮年，GU多见于中老年人。

★【病因和发病机制】

1. 胃酸与胃蛋白酶　PU发生的机制是致病因素引起胃酸、胃蛋白酶对胃黏膜的侵袭作用与黏膜屏障的防御能力间失平衡。侵袭作用增强和（或）防御能力减弱均可导致PU的产生。GU以黏膜屏障防御功能降低为主要机制，DU则以高胃酸分泌起主导作用。

2. 幽门螺杆菌（Hp）　DU患者的感染率可高达90%以上，GU的阳性率为60%～90%。根除Hp有助于PU的愈合及显著降低复发率。

3. 药物　长期用非甾体抗炎药（NSAIDs）、糖皮质激素等药物的患者易于发生PU。

4. 黏膜防御与修复异常　胃膜的防御和修复功能对维持黏膜的完整性、促进溃疡愈合非常重要。

5. 遗传易感性　部分PU患者有明显的家族史。

6. 其他　大量饮酒、长期吸烟、应激等是PU的常见诱因。少见的感染性疾病，如单纯疱疹病毒、结核、巨细胞病毒等感染累及胃或十二指肠可产生溃疡。

【病理】

典型的GU多见于胃角和胃窦小弯，一般为单个，呈圆形或椭圆形。DU直径多小于10mm，GU要比DU稍大，深者可达肌层甚至浆膜层，溃破血管时引起出血，穿破浆膜层时引起穿孔。

★【临床表现】

（一）症状

典型症状为上腹痛，可为钝痛、灼痛等。特点：①慢性过程；②反复或周期性发作，多在秋冬或冬春之交发病；③上腹痛呈节律性；④服用抗酸药可缓解。

（二）体征

发作时剑突下、上腹部或右上腹部可有局限性压痛。

（三）特殊类型溃疡

1. 复合溃疡　指胃和十二指肠均有活动性溃疡。

2. 幽门管溃疡 餐后很快发生疼痛，易出现幽门梗阻、出血和穿孔等，注意排除胃癌。

3. 球后溃疡 指发生在十二指肠降段、水平段的溃疡。疼痛可向右上腹及背部放射。严重的可导致梗阻性黄疸。

4. 巨大溃疡 指直径>2cm 的溃疡，常见于有 NSAIDs 服用史及老年患者。巨大 GU 并不一定都是恶性。

5. 老年人溃疡及儿童期溃疡 老年溃疡临床表现不典型，常无症状，易出现体重减轻和贫血，GU 多位于胃体上部。儿童期溃疡主要发生于学龄儿童。腹痛可在脐周，可出现恶心或呕吐。

6. 难治性溃疡 经正规抗溃疡治疗而溃疡仍未愈合。因素有：①病因未去除；②穿透性溃疡；③特殊病因，如克罗恩病；④某些疾病或药物影响抗溃疡药物吸收或效价降低；⑤误诊；⑥不良诱因存在，包括吸烟、酗酒及精神应激等。

★【并发症】

（一）出血

PU 是上消化道出血中最常见的病因。

（二）穿孔

当溃疡穿透胃、十二指肠壁时，发生穿孔。穿透、穿孔临床常有三种后果。

1. 溃破入腹腔引起弥漫性腹膜炎 呈突发剧烈腹痛，持续而加剧。

2. 穿透于周围实质性脏器，如肝、胰、脾等（穿透性溃疡） 有慢性病史，腹痛规律改变，变为顽固或持续。

3. 穿破入空腔器官形成瘘管 DU 可以穿破胆总管，形成胆瘘；GU 可穿破入十二指肠或横结，形成肠瘘。

（三）幽门梗阻

症状有上腹胀痛，餐后加重，呕吐后腹痛可稍缓解，呕吐物可为宿食，严重可致电解质紊乱、体重下降、营养不良。

（四）癌变

GU 癌变风险高，DU 一般不发生癌变。

【辅助检查】

（一）胃镜检查及活检

胃镜检查及活检是 PU 诊断的首选方法和金标准，可以：①确定有无病变、部位及分期；②鉴别良恶性溃疡；③治疗效果的评价；④对合并出血者给予止血治疗；⑤对合并狭窄梗阻患者给予扩张或支架；⑥超声内镜检查，评估胃和十二指肠壁、溃疡深度、病变与周围器官的关系、淋巴结数目和大小等。于 GU，应在溃疡边缘取活检。部分 GU 在胃镜下难以区别良恶性，有时需多次活检和病理检查，甚至超声内镜评估或穿刺活检，直到溃疡愈合。

（二）X 线钡剂造影

适用于：①了解胃的运动情况；②胃镜禁忌者；③不愿接受胃镜检查者和没有胃镜检查条件时。

（三）CT 检查

对于穿透性溃疡或穿孔，可以发现穿孔周围组织炎症、包块、积液，对于游离气体的显示优于立位片。

（四）实验室检查

1. Hp 检测 详见本篇第一章。

2. 其他检查　血常规、粪便隐血有助于了解溃疡有无活动出血。

【诊断】

慢性病程、周期性发作、节律性上腹痛、NSAIDs 服药史等是疑诊 PU 的重要病史。胃镜检查可以确诊。

【鉴别诊断】

1. 其他引起慢性上腹痛的疾病　是否有慢性肝胆胰疾病、功能性消化不良等。

2. 胃癌　胃镜发现胃溃疡时，应注意与恶性溃疡相鉴别，典型胃癌溃疡形态多不规则，常 >2cm，边缘呈结节状，底部凹凸不平、覆污秽状苔。

3. 促胃液素瘤（卓-艾综合征）　以多发溃疡、不典型部位、易出现溃疡并发症、对正规抗溃疡药物疗效差，可出现腹泻、高胃酸分泌，血促胃液素水平升高等为特征。促胃液素瘤通常较小，疑诊时，应检测血促胃液素水平；增强 CT 或磁共振扫描有助于发现肿瘤部位。PPI 可控制症状，应尽可能手术切除肿瘤。

【治疗】

治疗目标为去除病因、控制症状、促进溃疡愈合、预防复发和避免并发症。

（一）药物治疗

1. 抑制胃酸分泌

（1）H_2RA　是治疗 PU 的主要药物之一，疗效好，用药方便。常用药物有法莫替丁、雷尼替丁，治疗 GU 和 DU 的 6 周愈合率分别为 80%～95% 和 90%～95%。

（2）PPI　是治疗消化性溃疡的首选药物，作用于壁细胞胃酸分泌终末步骤中的关键酶 H^+-K^+-ATP 酶，使其不可逆失活，抑酸作用更强且持久。PPI 还可增强抗生素的杀菌作用。治疗 GU 时，应首先除溃疡型胃癌的可能。常用药物有奥美拉唑、兰索拉唑等。

2. 根除 Hp　PU 不论活动与否，Hp 阳性患者均应根除 Hp。一般应在治疗结束至少 4 周后复检 Hp。

3. 保护胃黏膜

（1）铋剂　与溃疡基底面的蛋白形成蛋白-铋复合物，覆于溃疡表面，阻隔胃酸、胃蛋白酶对黏膜的侵袭损害。铋剂被推荐为根除 Hp 方案的主要组成之一。肾功能不良者应忌用铋剂。

（2）弱碱性抗酸剂　常用铝碳酸镁等，可中和胃酸，起效较快，但很难治愈溃疡。

4. PU 的治疗方案及疗程　推荐 DU 的 PPI 疗程为 4 周，GU 疗程为 6～8 周。

5. 维持治疗　对溃疡多次复发，在去除常见诱因的同时，要进一步查找是否存在其他病因，并给予维持治疗，短者 3～6 个月，长者 1～2 年，或视具体病情延长用药时间。

（二）患者教育

适当休息，减轻精神压力；改善进食规律，戒烟、戒酒及少饮浓茶、浓咖啡等；停服不必要的 NSAIDs 药物。

（三）内镜治疗及外科手术

1. 内镜治疗　根据溃疡出血病灶的内镜下特点选择治疗策略，如喷洒蛋白胶、注射 1∶10000 肾上腺素、出血点钳夹和热凝固术等，结合 PPI 持续静脉滴注。PU 合并幽门变形或狭窄引起梗阻，可内镜下行可变气囊扩张术。

2. 外科治疗　①并发消化道大出血经药物、胃镜及血管介入治疗无效时；②急性穿孔、慢性穿透溃疡；③瘢痕性幽门梗阻，内镜治疗无效；④GU 疑有癌变。

【预后】

有效的药物治疗愈合率达到 95% 以上，老年患者主要死于大出血和急性穿孔。

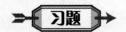习题

消化性溃疡的并发症有哪些?

答:消化性溃疡的并发症包括:出血、穿孔、幽门梗阻、癌变。

第六章 胃 癌

 教学目的

1. **掌握** 胃癌的临床表现、胃镜检查。
2. **熟悉** 胃癌的治疗方法。
3. **了解** 胃癌的发病机制。

内容精讲

胃癌是指源于胃黏膜上皮细胞的恶性肿瘤，绝大多数是腺癌。

【病因和发病机制】

（一）**感染因素**

Hp 感染与胃癌有共同的流行病学特点。

（二）**环境和饮食因素**

环境因素在胃癌发生中起重要作用。多吃新鲜水果和蔬菜可降低胃癌的发生。经常食用霉变食品、腌制烟熏食品，及过多摄入食盐，可增加危险性。

（三）**遗传因素**

10％的胃癌患者有家族史。

（四）**癌前变化**

或称胃癌前情况，分为癌前疾病（即癌前状态）和癌前病变。

1. **上皮化生、萎缩性胃炎及异型增生** 见本篇第四章第二节。
2. **胃息肉** 增生性息肉为罕见癌变，腺瘤具有较高的癌变率。
3. **残胃炎** 常发生于良性病变术后 20 年。
4. **胃溃疡** 可因边缘的炎症、糜烂、再生及异型增生所致。
5. **Ménétrier 病** 该病 5％与胃癌相关。

【病理】

好发部位依次为胃窦、贲门、胃体。早期胃癌是指病灶局限且深度不超过黏膜下层的胃癌，不论有无局部淋巴结转移。进展期胃癌深度超过黏膜下层，已侵入肌层者称中期胃癌，侵及浆膜或浆膜外者称晚期胃癌。

1. **胃癌的组织理学** 包括管状腺癌、印戒细胞癌、髓样癌等。根据分化程度分为高、中和低分化。

2. **侵袭与转移** 胃癌的扩散方式：①直接蔓延；②淋巴结转移；③血行播散；④种植转移，如种植于卵巢则称为 Krukenberg 瘤；也可在直肠周围形成一明显的结节状肿块。

【临床表现】

1. **症状** 早期胃癌多无症状。进展期胃癌最常见的症状是体重减轻和上腹痛，另有贫血、食欲缺乏、厌食、乏力等。胃癌发生并发症或转移时可出现一些特殊相关症状。

2. 体征　早期胃癌无明显体征,进展期在上腹部可扪及肿块,有压痛。如肿瘤转移至肝脏可致肝大及黄疸,甚至出现腹腔积液。有远处淋巴结转移时或可扪及淋巴结。

【诊断】

（一）胃镜

胃镜检查结合黏膜活检是目前最可靠的诊断手段。

1. 早期胃癌　可表现为小的息肉样隆起或凹陷;也可呈平坦样,但黏膜粗糙、触之易出血,有斑片状充血及糜烂。胃镜下疑诊者,可用亚甲蓝染色,有助于指导活检部位。放大胃镜、窄带光成像和激光共聚焦胃镜能更提高早期胃癌的诊断率。早期胃癌镜下分型:隆起型（息肉型）,Ⅰ型;浅表型（胃炎型）,Ⅱ型和凹陷型（溃疡型）,Ⅲ型。Ⅱ型中又分Ⅱa（隆起表浅型）,Ⅱb（平坦表浅型）及Ⅱc（凹陷表浅型）三个亚型。

2. 进展期胃癌　肿瘤表面常凹凸不平,糜烂,有污秽苔,活检时易出血。也可呈深大溃疡,底部覆有污秽灰白苔,溃疡边缘呈结节状隆起,无聚合皱襞,病变处无蠕动。当癌组织发生于黏膜之下,可在胃壁内向四周弥漫浸润扩散,同时伴有纤维组织增生,当病变累及胃窦,可造成胃流出道狭窄;当其累及全胃,可使整个胃壁增厚、变硬,称为皮革胃。

胃癌病灶处的超声内镜（EUS）检查可较准确地判断肿瘤侵犯深度,有助于区分早期和进展期胃癌。

（二）实验室检查

缺铁性贫血较常见,若伴有粪便隐血阳性,提示肿瘤有长期小量出血。血胃蛋白原（PG）Ⅰ/Ⅱ显著降低,可能有助于胃癌风险的分层管理。

（三）X线（包括CT）检查

X线钡剂检查可能发现胃内的溃疡及隆起型病灶,分别呈龛影或充盈缺损。

【并发症】

见本篇第五章。

【治疗】

早期胃癌无淋巴转移时,可采取内镜治疗;进展期胃癌在无全身转移时,可行手术治疗;肿瘤切除后抗Hp治疗。

1. 内镜治疗　早期胃癌可行EMR或ESD。EMR适应证为:①超声内镜证实的无淋巴结转移的黏膜内胃癌;②不伴有溃疡且<2cm的Ⅱa病灶、<1cm的Ⅱb或Ⅱc病灶等。ESD适应证:①无溃疡的任何大小的黏膜内肠型胃癌;②<3cm的伴有溃疡的黏膜内肠型胃癌;③直径<3cm的黏膜下层肠型胃癌,而浸润深度<500μm。切除的癌变组织应进行病理检查,如切缘发现癌变或表浅型癌肿侵袭到黏膜下层,需追加手术治疗。

2. 手术治疗　早期胃癌,可行胃部分切除术。进展期胃癌尽可能根治性切除;伴有远处转移者或伴有梗阻者,则可行姑息性手术。

3. 化学治疗　早期胃癌且不伴有任何转移灶者,术后不需要化疗。术前化疗可使肿瘤缩小,增加手术根治及治愈机会;术后辅助化疗方式主要包括静脉化疗、腹腔内化疗等。

【预后】

与诊断分期有关。

【预防】

根除Hp,内镜随诊高危人群,建立良好的生活习惯,多吃新鲜蔬菜和水果、少吃腌腊制品,积极治疗癌前疾病。

习题

1. 何谓早期胃癌?

答：早期胃癌是指病灶局限且深度不超过黏膜下层的胃癌，不论有无局部淋巴结转移。

2. 胃癌的最可靠的诊断手段是什么?

答：内镜检查结合黏膜活检。

第七章　肠结核和结核性腹膜炎

教学目的

1. **掌握**　肠结核和结核性腹膜炎的临床表现、诊断和鉴别诊断。
2. **熟悉**　肠结核和结核性腹膜炎的发病机制及辅助检查。
3. **了解**　肠结核和结核性腹膜炎的治疗方法。

内容精讲

第一节　肠结核

肠结核是结核分枝杆菌引起的肠道慢性特异性感染。

【病因和发病机制】

主要由人型结核分枝杆菌引起，多在回盲部引起病变，因为：①含结核分枝杆菌的肠内容物在回盲部停留时间较久；②该菌易侵犯淋巴组织，而回盲部富有淋巴组织。

也可由血行播散引起，见于粟粒型肺结核；或由（盆）腔内结核病直接蔓延。

【病理】

1. 溃疡型肠结核　肠壁的集合淋巴组织和孤立淋巴滤泡首先受累，出现肠壁充血、水肿，进一步发展为干酪样坏死，并形成边缘不规则、深浅不一的溃疡。可累及周围腹膜或邻近肠系膜淋巴结，引起局限性结核性腹膜炎或淋巴结结核。在病变修复过程中，纤维组织增生和形成可导致肠管狭窄。

2. 增生型肠结核　病变多局限在回盲部，黏膜下层及浆膜层可有大量结核肉芽肿和纤维组织增生，使局部肠壁增厚、僵硬。

3. 混合型肠结核　兼有上述两种病变。

★【临床表现】

1. 腹痛　多位于右下腹或脐周，餐后加重，常伴腹鸣，排便或肛门排气后缓解。

2. 大便习惯改变　溃疡型肠结核常伴腹泻，大便呈糊样，多无脓血，不伴里急后重。增生型肠结核以便秘为主。

3. 腹部肿块　多位于右下腹，质中、较固定、轻至中度压痛。多见于增生型肠结核。

4. 全身症状和肠外结核表现　结核毒血症状多见于溃疡型肠结核；增生型者全身情况一般较好。

并发症以肠梗阻及合并结核性腹膜炎多见，瘘管、腹腔脓肿、肠出血少见。

【实验室和其他检查】

1. 实验室检查　红细胞沉降率多明显增快，大便中可见少量红细胞。结核菌素试验呈强阳性。

2. CT 肠道显像（CTE）　可见腹腔淋巴结中央坏死或钙化等改变。

3. X 线钡剂灌肠　溃疡型肠结核，钡剂于病变肠段呈现激惹现象，排空很快，充盈不佳，而在病变上、下肠段则钡剂充盈良好，称为 X 线钡剂激惹征。

4. 结镜肠 见回盲部等处黏膜充血、水肿、溃疡形成，以及大小及形态各异的息肉等。活检发现肉芽肿、干酪坏死或抗酸杆菌时，可以确诊。

【诊断与鉴别诊断】

有以下情况应考虑本病：①中青年患者有肠外结核，主要是肺结核；②有腹泻、腹痛、右下腹压痛，也可有腹块、原因不明的肠梗阻，伴有发热、盗汗等症状；③X 线钡剂检查发现跳跃征、溃疡、肠管变形和肠腔狭窄等征象；④结肠镜检查发现主要位于回盲部的肠黏膜炎症、溃疡、炎症息肉或肠腔狭窄；⑤PPD 试验强阳性。活体组织病检发现干酪性肉芽肿具确诊意义，活检组织中找到抗酸染色阳性杆菌有助诊断。也可先行抗结核治疗，若数周内（2～6 周）症状明显改善，2～3 个月后肠镜检查病变明显改善或好转，可作出肠结核的临床诊断。

鉴别诊断需考虑如下疾病。

1. 克罗恩病 肠结核与克罗恩病的鉴别见表 4-7-1。

表 4-7-1　肠结核与克罗恩病的鉴别

项目	肠结核	克罗恩病
肠外结核	多见	一般无
病程	复发不多	缓解与复发交替
瘘管、腹腔脓肿、肛周病变	少见	可见
病变节段性分布	常无	多节段
溃疡形状	环行、不规则	纵行、裂隙状
结核菌素试验	强阳性	阴性或阳性
抗结核治疗	症状改善、肠道病变好转	无明显改善、肠道病变无好转
干酪性肉芽肿	可有	无
抗酸杆菌染色	可阳性	阴性

2. 右侧结肠癌 本病比肠结核发病年龄大，结肠镜检查及活检易确诊。

3. 阿米巴病或血吸虫病性肉芽肿 有相应感染史，脓血便常见，粪便常规或孵化检查可发现有关病原体。相应特效治疗有效。

4. 其他 还应与肠恶性淋巴瘤、肠放线菌病等鉴别。

【治疗】

目的是消除症状、改善全身情况、促使病灶愈合及防治并发症。强调早期治疗。

1. 抗结核化学药物治疗 是本病治疗的关键。

2. 对症治疗。

3. 手术治疗 适应证：①完全性肠梗阻或不完全性肠梗阻内科治疗无效者；②急性肠穿孔，或慢性肠穿孔瘘管形成经内科治疗而未能闭合者；③肠道大量出血经积极抢救不能有效止血者；④诊断困难需开腹探查者。

4. 患者教育 应多休息，避免合并其他感染；加强营养，给予易消化、营养丰富的食物；按时服药，坚持全疗程治疗；定期随访，评价疗效，监测药物不良反应。

【预后】

本病的预后取决于早期诊断与及时治疗。

第二节　结核性腹膜炎

结核性腹膜炎是由结核分枝杆菌引起的慢性弥漫性腹膜感染。

【病因和发病机制】

多继发于肺结核或体内其他部位结核病，主要感染途径为腹腔内的结核病灶直接蔓延，少数可由淋巴血行播散引起。

【病理】

1. 渗出型 腹膜充血、水肿，表面覆有纤维蛋白渗出物，可伴黄（灰）白色细小及融合之结节。腹腔积液呈草黄色或淡血性，偶为乳糜性。

2. 粘连型 大量纤维组织增生和蛋白沉积使腹膜、肠系膜明显增厚。可发生梗阻。

3. 干酪型 多由渗出型或粘连型演变而来，可兼具上述两型病理特点，并发症常见。病灶可向肠管、腹腔或阴道穿破而形成窦道或瘘管。

★【临床表现】

起病慢，早期症状轻；少数起病急，以急性腹痛或骤起高热为主。

1. 全身症状 主要是低热与中等热，呈弛张热或稽留热，可有盗汗，高热伴有明显毒血症者，主要见于渗出型、干酪型。后期有营养不良，出现消瘦、水肿、贫血、舌炎等。

2. 腹痛 位于脐周、下腹或全腹，呈持续或阵发性隐痛。偶可表现为急腹症。

3. 腹部触诊 常有揉面感，系腹膜受刺激或因慢性炎症而增厚、腹壁肌张力增高，腹壁与腹内脏器粘连引起。

4. 腹胀、腹腔积液 常有腹胀，伴有腹部膨隆。如有腹腔积液，少量至中量多见。

5. 腹部肿块 多见于粘连型或干酪型，以脐周为主。肿块多由增厚的大网膜、肿大的肠系膜淋巴结、粘连成团的肠曲或干酪样坏死脓性物积聚而成。

6. 其他 腹泻常见。

【实验室和其他检查】

1. 血液检查 可有轻度至中度贫血。病变活动时红细胞沉降率增快。

2. 结核菌素试验 阳性有助于诊断。

3. 腹腔积液检查 腹腔积液多为草黄色渗出液，静置后可自然凝固，少数为浑浊或淡血性，偶见乳糜性，以淋巴细胞或单核细胞为主。腹腔积液腺苷脱氨酶（ADA）活性常增高。腹腔积液普通细菌培养为阴性，取大量腹腔积液浓缩后行结核分枝杆菌培养或动物接种可明显增高阳性率。

4. 腹部影像学检查 超声、CT、MRI 可见增厚的腹膜、腹腔积液、腹腔内包块及瘘管。腹部 X 片可见肠系膜淋巴结钙化影。

5. 腹腔镜检查 适用于腹腔积液较多、诊断有困难者。

【诊断与鉴别诊断】

（一）诊断

有以下情况应考虑本病：①中青年患者，有结核病史，伴有其他器官结核病证据；②长期发热原因不明，伴有腹痛、腹水、腹壁柔韧感或腹部包块；③腹水为渗出液，以淋巴细胞为主，ADA 明显增高；④X 线胃肠钡餐检查发现肠粘连等征象；⑤PPD 试验呈强阳性。

典型病例可作出临床诊断，予抗结核治疗有效，可确诊。不典型病例，在排除禁忌证后，可行腹腔镜验查。

（二）鉴别诊断

1. 以腹腔积液为主要表现者

（1）腹腔恶性肿瘤 包括腹膜转移癌等。如腹腔积液找到癌细胞可确诊。

（2）肝硬化腹腔积液 多为漏出液，伴失代偿期肝硬化典型表现。合并感染（原发性细菌性腹膜炎）时腹腔积液为渗出液，普通细菌培养阳性。

（3）其他疾病引起的腹腔积液　如慢性胰源性腹腔积液、缩窄性心包炎等。

2. 以腹块为主要表现者　可由腹块的部位、性状与腹部肿瘤及克罗恩病等鉴别。

3. 以发热为主要表现者　需与引起长期发热的其他疾病鉴别。

4. 以急性腹痛为主要表现者　需与其他可引起急腹症的病因鉴别。

【治疗】

及早给予合理、足够疗程的抗结核化学药物治疗。

1. 抗结核治疗　抗结核化学药物的选择、用法、疗程详见肺结核的治疗。

2. 如有大量腹水，可适当放腹水。

3. 手术治疗　适应证包括：①并发完全或不全性肠梗阻，经内科治疗未见好转者；②急性肠穿孔，或腹腔脓肿经抗生素治疗无好转者；③肠瘘经抗结核化疗与加强营养未能闭合者；④本病诊断有困难，不能排除肿瘤者可开腹探查。

4. 患者教育　同本章第一节。

【预防】

对肺等结核病的早期诊断与积极治疗，有助于预防本病。

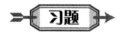

结核性腹膜炎的诊断依据是什么？

答：有以下情况应考虑本病：①中青年患者，有结核病史，伴有其他器官结核病证据；②长期发热原因不明，伴有腹痛、腹水、腹壁柔韧感或腹部包块；③腹水为渗出液，以淋巴细胞为主，ADA明显增高；④X线胃肠钡餐检查发现肠粘连等征象；⑤PPD试验呈强阳性。

第八章 炎症性肠病

内容精讲

炎症性肠病（IBD）是一组病因尚未阐明的慢性非特异性肠道炎症性疾病，包括溃疡性结肠炎（UC）和克罗恩病（CD）。

【病因和发病机制】

1. 环境因素 以往 IBD 在我国少见，近十多年明显增多，提示环境因素发挥了重要作用。

2. 遗传因素 IBD 发病具有遗传倾向。

3. 肠道微生态 IBD 患者的肠道微生态与正常人不同，抗生素治疗对某些 IBD 患者有效，说明肠道微生物在 IBD 的发生发展中起重要作用。

4. 免疫失衡 各种因素引起 Th1、Th2 及 Th17 炎症通路激活，炎症因子（如 IL-1、IL-6等）分泌增多，炎症因子/抗炎因子失衡，导致肠道黏膜持续炎症，屏障功能损伤。

IBD 的发病机制可概括为：环境因素作用于遗传易感者，在肠道微生物参与下引起肠道免疫失衡，损伤肠黏膜屏障，导致肠黏膜持续炎症损伤。

第一节 溃疡性结肠炎

本病可发生在任何年龄，多见于 20～40 岁。

【病理】

病变主要限于大肠黏膜与黏膜下层，呈连续性弥漫性分布。病变多自直肠开始，逆行向近段发展，可累及全结肠甚至末段回肠。活动期时结肠黏膜固有层内弥漫性中性粒细胞、淋巴细胞、浆细胞等浸润，可见黏膜糜烂、溃疡及隐窝炎、隐窝脓肿。慢性期有隐窝结构紊乱、腺体变形、排列紊乱、数目减少等萎缩改变，杯状细胞减少，出现潘氏细胞化生及炎性息肉。

由于结肠病变一般限于黏膜与黏膜下层，很少深入肌层，并发结肠穿孔、瘘管或腹腔脓肿者少见。病程超过 20 年的患者发生结肠癌的风险较正常人增高。

★【临床表现】

反复发作的腹泻、黏液脓血便及腹痛是 UC 的主要症状。起病多为亚急性，少数急性起病。病程呈慢性经过，发作与缓解交替。

（一）消化系统表现

1. 腹泻和黏液脓血便 是本病活动期最重要的临床表现。轻者排便 2～3 次/日，便血轻或无；重者＞10 次/日，脓血显见，甚至大量便血。

2. 腹痛 多有轻至中度腹痛，常有里急后重，便后腹痛缓解。

3. 其他症状 可有腹胀、食欲缺乏、恶心、呕吐等。

4. 体征 轻、中度患者仅有左下腹轻压痛。重型患者可有明显压痛。

（二）全身反应

1. 发热 一般出现在中、重度患者的活动期，高热提示病情进展、严重感染或并发症存在。

2. 营养不良 衰弱、消瘦等多出现在重症或病情持续活动者。

（三）肠外表现

包括外周关节炎、结节性红斑、坏疽性脓皮病、巩膜外层炎、前葡萄膜炎、口腔复发性溃疡等。

（四）临床分型

按病程、程度、范围及病期进行分型。

1. 临床类型 ①初发型，指首次发作；②慢性复发型，指缓解后再次出现症状，常表现为发作期与缓解期交替。

2. 疾病分期 分为活动期与缓解期。活动期按严重程度分为轻、中、重度。轻度指排便＜4次/日，便血轻或无，无发热及贫血，红细胞沉降率＜20mm/h。重度指腹泻≥6次/日，明显血便，体温＞37.8℃、脉搏＞90次/分，血红蛋白＜75％正常值，红细胞沉降率＞30mm/h。介于轻度与重度之间为中度。

3. 病变范围 分为直肠炎、左半结肠炎及广泛结肠炎。

【并发症】

1. 中毒性巨结肠 结肠病变广泛而严重，肠壁张力减退，结肠蠕动消失，肠内容物大量积聚，致急性结肠扩张。常因低钾等而诱发。表现为病情急剧恶化，毒血症明显，有脱水与电解质平衡紊乱，出现肠型、腹部压痛、肠鸣音消失。血白细胞计数升高。X线腹部平片可见结肠扩大，结肠袋形消失。易引起肠穿孔，预后差。

2. 癌变 多见于广泛性结肠炎、病程漫长者。

3. 其他并发症 结肠大出血、肠穿孔，肠梗阻少见。

【实验室和其他检查】

1. 血液 贫血、白细胞计数增加、红细胞沉降率加快及C反应蛋白增高均提示UC处于活动期。

2. 粪便 肉眼观常有黏液脓血，显微镜检见红细胞和脓细胞，急性发作期可见巨噬细胞。怀疑合并艰难梭状杆菌感染时可通过培养等方法证实。

★**3. 结肠镜** UC病变呈连续性、弥漫性分布，内镜所见改变有：①黏膜血管纹理模糊、紊乱或消失，充血、水肿、出血及脓性分泌物附着；②病变见弥漫性糜烂和多发性浅溃疡；③慢性病变常见黏膜粗糙，呈颗粒状、炎性息肉及桥状黏膜，结肠变形缩短，结肠袋浅、变钝或消失。

4. X线钡剂灌肠 主要X线征有：①黏膜粗乱和（或）颗粒样改变；②多发性浅溃疡，表现为管壁边缘毛糙呈毛刺状或锯齿状以及见小龛影，亦可表现为多个小的圆形或卵圆形充盈缺损；③肠管缩短，结肠袋消失，肠壁变硬，可呈铅管状。

★【诊断与鉴别诊断】

具有持续或反复发作腹泻和黏液脓血便、腹痛、里急后重，伴有（或不伴）不同程度全身症状者，排除慢性细菌性痢疾、阿米巴痢疾、肠结核等感染性结肠炎及结肠CD、缺血性肠炎等基础上，具有上述结肠镜检查重要改变中至少1项及黏膜活检组织学所见可以诊断本病。

UC需与下列疾病鉴别。

（1）感染性肠炎。

(2) 阿米巴肠炎。

(3) 血吸虫病。

(4) CD　UC 与 CD 的鉴别要点列于表 4-8-1。

(5) 大肠癌　多见于中年以后,结肠镜及活检可确诊。

(6) 肠易激综合征　粪便无脓血,显微镜检查正常,隐血试验阴性,结肠镜无异常。

(7) 其他　需与其他感染性肠炎、缺血性结肠炎、放射性肠炎、过敏性紫癜等鉴别。

表 4-8-1　UC 与 CD 的鉴别

项目	UC	CD
症状	脓血便多见	脓血便少见
病变分布	连续	节段性
直肠受累	绝大多数	少见
肠腔狭窄	少见,中心性	多见,偏心性
溃疡及黏膜	溃疡浅,黏膜弥漫性充血、水肿、颗粒状,脆性增加	纵行溃疡、鹅卵石样改变,病变间的黏膜正常
组织病理	固有膜全层弥漫性炎症、隐窝脓肿、隐窝结构明显异常,杯状细胞减少	多见裂隙状溃疡,非干酪肉芽肿、黏膜下淋巴细胞聚集

【治疗】

目标是诱导并维持症状缓解以及黏膜愈合,防治并发症。

(一) 控制炎症反应

1. 氨基水杨酸制剂　包括 5-氨基水杨酸(5-ASA)制剂和柳氮磺吡啶(SASP),用于轻、中度 UC 的诱导缓解及维持治疗。5-ASA 灌肠剂适用于病变局限在直肠及乙状结肠者,栓剂适用于病变局限在直肠者。

2. 糖皮质激素　用于对 5-ASA 疗效不佳的中度及重度患者的首选治疗。口服泼尼松,重度患者可先予静脉滴注,如氢化可的松,好转后再改甲泼尼龙口服。糖皮质激素只用于活动期的诱导缓解,症状控制后逐渐减量至停药。减量期间加用免疫抑制剂或 5-ASA 维持治疗。

激素无效指相当于泼尼松 $0.75mg/(kg \cdot d)$ 治疗超过 4 周,疾病仍处于活动期。激素依赖指:①虽能维持缓解,但激素治疗 3 个月后,泼尼松仍不能减量至 $10mg/d$;②在停用激素 3 个月内复发。

重度 UC 静脉使用糖皮质激素治疗无效时,可应用环孢素治疗,大部分患者可取得暂时缓解。生物制剂如抗肿瘤坏死因子-α(TNF-α)英夫利昔单抗在重度 UC 的诱导缓解及补救治疗方面取得进展。

3. 免疫抑制剂　用于 5-ASA 维持治疗疗效不佳、症状反复发作及激素依赖者的维持治疗。

(二) 对症治疗

及时纠正水、电解质平衡紊乱,严重贫血者可输血,低蛋白血症者应补充清蛋白。病情严重应禁食,予胃肠外营养治疗。对重症有继发感染者,应积极抗菌治疗。

(三) 患者教育

① 活动期患者应有充分休息,调节好情绪,避免心理压力过大。

② 急性活动期给予流质或半流质饮食,病情好转后改为富营养、易消化的少渣饮食。

③ 按医嘱服药及定期医疗随访,不要擅自停药。

(四) 手术治疗

紧急手术指征:并发大出血、肠穿孔及中毒性巨结肠经积极内科治疗无效者。择期手术指征：①并发结肠癌变；②内科治疗效果不理想、药物不良反应大不能耐受者、严重影响患者生存质量者。

【预后】

轻度及长期缓解者预后较好。病程漫长者癌变危险性增加，应注意随访。病程 8～10 年及以上的广泛性或全结肠炎和病程 15 年以上的左半结肠炎，至少 2 年一次行监测性结肠镜检查。

第二节　克罗恩病

克罗恩病是一种慢性炎性肉芽肿性疾病，多见于末段回肠和邻近结肠，但从口腔至肛门各段消化道均可受累，呈节段性分布。

【病理】

大体形态特点为：①病变呈节段性；②病变黏膜呈纵行溃疡，早期呈鹅口疮样溃疡；③病变累及肠壁全层，肠壁增厚、变硬，肠腔狭窄。

组织学特点为：①非干酪性肉芽肿；②裂隙溃疡，可深达黏膜下层甚至肌层；③肠壁各层炎症等。

★【临床表现】

起病隐匿、缓慢。病程呈慢性，长短不等的活动期与缓解期交替。少数急性起病，可表现为急腹症。腹痛、腹泻和体重下降是主要表现。

（一）消化系统表现

1. 腹痛　多位于右下腹或脐周、间歇性发作。出现持续性腹痛和明显压痛，提示炎症波及腹膜或腹腔内脓肿形成。

2. 腹泻　粪便多为糊状，可有血便，但次数增多及黏液脓血便通常没有 UC 明显。

3. 腹部包块　由肠粘连、肠壁增厚、肠系膜淋巴结肿大、内瘘或局部脓肿所致。

4. 瘘管形成　因透壁性炎性病变穿透肠壁全层至肠外组织或器官而成，分内瘘和外瘘。

5. 肛门周围病变　包括肛门周围瘘管、脓肿及肛裂等病变。

（二）全身表现

1. 发热　与肠道炎症活动及继发感染有关。

2. 营养障碍　表现为体重下降，可有贫血、低蛋白血症和维生素缺乏等表现。

（三）肠外表现

以口腔黏膜溃疡、皮肤结节性红斑及眼病为常见。

（四）临床分型

1. 临床类型　依疾病行为（B）可分为非狭窄非穿透型（B_1）、狭窄型（B_2）和穿透型（B_3）以及伴有肛周病变（P）。

2. 病变部位（L）　可分为回肠末段（L_1）、结肠（L_2）、回结肠（L_3）和上消化道（L_4）。

3. 严重程度　根据主要临床表现的程度及并发症计算 CD 活动指数（CDAI），用于区分疾病活动期与缓解期、估计病情严重程度（轻、中、重）和评定疗效。

【并发症】

肠梗阻最常见，其次是腹腔脓肿，偶可并发急性穿孔或大量便血。

【实验室和其他检查】

1. 实验室检查　详见本章第一节。

2. 内镜检查　镜检达末端回肠。表现为非连续性病变、纵行溃疡和卵石样外观。

3. 影像学检查 CT 或磁共振肠道显像（CTE/MRE）可反映肠壁的炎症改变、病变分布的部位和范围、狭窄的存在、肠腔外并发症等。

★【诊断与鉴别诊断】

对慢性起病，反复腹痛、腹泻、体重下降，特别是伴有肠梗阻、腹部压痛、腹块、肠瘘、肛周病变、发热等表现者，临床上应考虑本病。世界卫生组织提出的 CD 诊断要点列于表 4-8-2。

表 4-8-2　CD 诊断要点

项目	临床	影像	内镜	活检	切除标本
1. 非连续性或节段性		＋	＋		＋
2. 卵石样黏膜或纵行溃疡		＋	＋		＋
3. 全壁性炎性反应改变	＋（腹块）	＋（狭窄）	＋（狭窄）		＋
4. 非干酪性肉芽肿				＋	＋
5. 裂沟、瘘管	＋	＋			＋
6. 肛门部改变	＋			＋	＋

注：具有上述 1、2、3 者为疑诊；再加上 4、5、6 三者之一可确诊；具备第 4 项者，再加上 1、2、3 三者之二可确诊。

CD 需与各种肠道感染性或非感染性炎症疾病及肠道肿瘤鉴别。

1. 肠结核 鉴别要点见本篇第七章。

2. 肠淋巴瘤 腹痛、腹部包块、体重下降、肠梗阻、消化道出血等较为多见，发热少见，超声或 CT 检查肠壁明显增厚、腹腔淋巴结肿大，有利于肠淋巴瘤的诊断。

3. UC 鉴别要点见表 4-8-1。

4. 急性阑尾炎 常有转移性右下腹痛，压痛限于麦氏点，血常规检查白细胞计数增高。

5. 其他 如缺血性肠炎、放射性肠炎、各种肠道恶性肿瘤等。

【治疗】

目标为诱导和维持缓解，预防并发症，改善生存质量。治疗的关键环节是黏膜愈合。

（一）控制炎症反应

1. 活动期

（1）氨基水杨酸制剂　仅适用于病变局限在回肠末段或结肠的轻症患者。

（2）糖皮质激素　对控制疾病活动有较好疗效，适用于各型中至重度患者以及对 5-ASA 无效的轻度患者。

（3）免疫抑制剂　适用于激素治疗无效或对激素依赖的患者。

（4）抗菌药物　主要用于并发感染的治疗。

（5）生物制剂　用于 CD 的诱导缓解与维持治疗。

（6）全肠内营养　全肠内要素饮食对控制症状、降低炎症反应有帮助。

2. 缓解期 5-ASA 仅用于症状轻且病变局限的 CD 治疗。维持缓解用药时间至 4 年以上。

（二）对症治疗

纠正水、电解质平衡紊乱；贫血者输血，低蛋白血症者输注白蛋白。腹痛、腹泻可酌情使用抗胆碱能药物或止泻药，合并感染者予广谱抗生素。

（三）手术治疗

主要是针对并发症，包括肠梗阻、瘘管与腹腔脓肿、急性穿孔或大量出血及癌变。

（四）患者教育

同本章第一节。

【预后】

本病经治疗可好转，部分患者也可自行缓解。但多数患者反复发作，迁延不愈。

习题

1. 试述溃疡性结肠炎与克罗恩病的鉴别。

答：溃疡性结肠炎（UC）与克罗恩病（CD）的鉴别见下表。

项目	UC	CD
症状	脓血便多见	脓血便少见
病变分布	连续	节段性
直肠受累	绝大多数	少见
肠腔狭窄	少见,中心性	多见,偏心性
溃疡及黏膜	溃疡浅,黏膜弥漫性充血、水肿、颗粒状,脆性增加	纵行溃疡、鹅卵石样改变,病变间的黏膜正常
组织病理	固有膜全层弥漫性炎症、隐窝脓肿、隐窝结构明显异常,杯状细胞减少	多见裂隙状溃疡,非干酪肉芽肿、黏膜下淋巴细胞聚集

2. 溃疡性结肠炎的肠外表现有哪些?

答：包括外周关节炎、结节性红斑、坏疽性脓皮病、巩膜外层炎、前葡萄膜炎、口腔复发性溃疡等。

第九章　结直肠癌

 教学目的

1. **掌握**　结直肠癌的临床表现。
2. **熟悉**　结直肠癌的实验室和其他检查。
3. **了解**　结直肠癌的病因和发病机制。

内容精讲

结直肠癌即大肠癌，包括结肠癌和直肠癌，通常指结直肠腺癌。

【病因和发病机制】

（一）环境因素

过多摄入高脂肪或红肉、膳食纤维不足是重要因素。肠道微生态紊乱参与结直肠癌的发生发展。

（二）遗传因素

可将结直肠癌分为遗传性（家族性）和非遗传性（散发性）。

★（三）高危因素

1. 结直肠腺瘤　具备以下三项条件之一者即为高危腺瘤：①腺瘤直径≥10mm；②绒毛状腺瘤或混合性腺瘤而绒毛状结构超过25%；③伴有高级别上皮内瘤变。

2. 炎症性肠病　特别是溃疡性结肠炎可发生癌变，多见于幼年起病者。

3. 其他高危人群或高危因素　包括：①大便隐血阳性；②有结直肠癌家族史；③本人有癌症史；④长期吸烟、过度摄入酒精、肥胖、少活动、年龄＞50岁；⑤符合下列6项之任2项者：慢性腹泻、慢性便秘、黏液血便、慢性阑尾炎或阑尾切除史、慢性胆囊炎或胆囊切除史、长期精神压抑；⑥有盆腔放疗史者。

结直肠癌发生的途径有3条：腺瘤-腺癌途径（含锯齿状途径）、从无到有途径和炎症-癌症途径。

【病理】

1. 病理形态　早期结直肠癌不论有无局部淋巴结转移，病灶均局限且深度不超过黏膜下层；进展期结直肠癌则为肿瘤已侵入固有肌层。

2. 组织学分类　常见的组织学类型有腺癌、鳞状细胞癌和未分化癌等，腺癌最多见。

3. 临床病理分期　改良的Dukes分期法将结直肠癌分为A、B、C、D四期。

4. 转移途径　①直接蔓延；②淋巴转移；③血行播散。

★【临床表现】

1. 排便习惯与粪便性状改变　常为本病最早出现的症状。

2. 腹痛　多见于右侧结直肠癌，表现为右腹钝痛。

3. 直肠及腹部肿块　直肠指检是不可忽视的诊断方法。

4. 全身情况　可有贫血、低热，晚期进行性消瘦、恶病质等。并发症见于晚期，主要有肠梗阻、肠出血及癌肿腹腔转移引起的相关并发症。

【实验室和其他检查】

1. 粪便隐血　可作为普查筛检或早期诊断的线索。

2. 结肠镜　对结直肠癌具确诊价值，能直接观察全结直肠肠壁、肠腔改变，并确定肿瘤的部位、大小。早期结直肠癌的内镜下形态分为隆起型和平坦型。结肠镜下黏膜染色可显著提高微小病变的发现率。染色放大结肠镜技术结合腺管开口分型有助于判断病变性质和浸润深度。超声内镜技术有助于判断结直肠癌的浸润深度。

3. X线钡剂灌肠　用于不愿肠镜检查、肠镜检查有禁忌或肠腔狭窄肠镜难以通过但需窥视狭窄近段结肠者。

4. CT结肠成像　主要用于了解结直肠癌肠壁和肠外浸润及转移情况。

【诊断与鉴别诊断】

有高危因素的个体出现排便习惯与粪便性状改变、腹痛、贫血等症状时，应及早进行结肠镜检查。诊断主要依赖结肠镜检查和黏膜活检病理检查。

结直肠癌应注意与肠阿米巴病、肠结核、克罗恩病、痔、功能性便秘、慢性细菌性痢疾、直肠结肠息肉等鉴别。

【治疗】

关键在于早期发现与早期诊断。

1. 外科治疗　本病唯一根治方法是癌肿早期切除。

2. 结肠镜治疗　结直肠腺瘤癌变和黏膜内的早期癌可经结肠镜用高频电凝切除、EMR或ESD，切除后的病变做病理检查，如癌累及根部，则需追加手术。肠梗阻者可安置支架。

3. 化疗　早期癌根治后一般不需化疗，中晚期癌术后常用化疗作为辅助治疗。

4. 放疗　主要用于直肠癌，术前放疗可提高手术切除率和降低术后复发率；术后放疗仅用于手术未能根治或术后局部复发者。

5. 免疫靶向治疗　抑制人类血管内皮生长因子的单克隆抗体、抑制表皮生长因子受体的单克隆抗体可调控肿瘤生长的关键环节。

【预后】

取决于临床分期、病理组织学情况、早期诊断和手术能否根治等因素。

【预防】

首先，针对高危人群进行筛查以及早发现病变。对高危者再行进一步检查，包括肛门指诊、乙状结肠镜和全结肠镜检查等。

针对腺瘤一级预防和腺瘤内镜下摘除后的二级预防，可采取下列措施：①生活方式调整；②化学预防，高危人群（＞50岁，特别是男性、有结直肠肿瘤或其他癌家族史等）可考虑用阿司匹林或塞来昔布进行预防；③定期结肠镜检查；④积极治疗炎症性肠病。

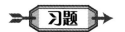 习题

什么是早期结直肠癌？

答：早期结直肠癌病灶局限且深度不超过黏膜下层，不论有无局部淋巴结转移。

第十章　功能性胃肠病

 教学目的

1. **掌握**　肠易激综合征的临床表现及诊断。
2. **熟悉**　功能性消化不良的治疗。
3. **了解**　功能性消化不良的病因。

内容精讲

功能性胃肠病是一组慢性、反复发作的胃肠道症状、无器质性改变的胃肠道功能性疾病。

第一节　功能性消化不良

功能性消化不良（FD）是指由胃和十二指肠功能紊乱引起的餐后饱胀感、早饱、中上腹痛及中上腹烧灼感等症状，而无器质性疾病的一组临床综合征。

★【病因】

可能与下列多种因素有关：①胃肠动力障碍；②内脏感觉过敏；③胃对食物的容受性舒张功能下降；④胃酸分泌增加和胃、十二指肠对扩张、酸、其他腔内刺激的高敏感性；⑤幽门螺杆菌感染；⑥精神和社会因素。

【临床表现】

主要症状包括餐后饱胀、早饱、中上腹痛、中上腹灼热感、嗳气、食欲缺乏、恶心等。起病多缓慢，呈持续性或反复发作。中上腹痛为常见症状，常与进食有关，表现为餐后痛，亦可无规律性。餐后饱胀是指正常餐量即出现饱胀感；早饱是指有饥饿感但进食后不久即有饱感。不少患者同时伴有失眠、焦虑、抑郁、头痛、注意力不集中等精神症状。

【诊断与鉴别诊断】

（一）诊断程序

应先判断患者有无下列"报警症状和体征"：45岁以上，近期出现消化不良症状；有消瘦、贫血、呕血、黑粪、吞咽困难、腹部肿块、黄疸等；消化不良症状进行性加重。应行全面检查直至找到病因。

需要鉴别的疾病：食管、胃和十二指肠的器质性疾病；各种肝胆胰疾病；全身性疾病如糖尿病、肾脏病、结缔组织病及精神病等；药物引起的上消化道症状。

（二）诊断标准

根据罗马Ⅳ标准，符合以下标准可诊断为FD。①存在以下1项或多项：餐后饱胀、早饱、中上腹痛、中上腹烧灼感症状；②呈持续或反复发作的慢性过程（症状出现至少6个月，近3个月症状符合以上诊断标准）；③排除可解释症状的器质性疾病。

★【治疗】

旨在缓解症状、提高患者的生活质量。

（一）一般治疗

帮助患者认识和理解病情，建立良好的生活和饮食习惯，避免烟、酒及服用非甾体抗炎药。避免食用可能诱发症状的食物。

（二）药物治疗

尚无特效药物，主要是经验性治疗。

1. 适度抑制胃酸　适用于以中上腹痛、烧灼感为主要症状的患者。

2. 促胃肠动力药　适用于以餐后饱胀、早饱为主要症状的患者。

3. 助消化药　消化酶制剂可作为治疗消化不良的辅助用药，改善与进餐相关的症状。

4. 抗抑郁药　上述治疗疗效欠佳而伴随精神症状明显者可试用。

【预后】

症状可反复发作。

第二节　肠易激综合征

肠易激综合征（IBS）是以腹痛伴排便习惯改变为特征而无器质性病变的常见功能性肠病。

【病因和发病机制】

本病是多因素作用的结果，病理生理机制涉及：①胃肠动力学异常；②内脏高敏感性；③中枢神经系统对肠道刺激的感知异常和脑-肠轴调节异常；④肠道感染；⑤肠道微生态失衡；⑥精神心理障碍。

★【临床表现】

起病隐匿，症状反复发作或慢性迁延，病程可长达数年至数十年。精神、饮食等因素常诱使症状复发或加重。最主要的临床表现是腹痛、排便习惯和粪便性状的改变。

腹泻型排便较急，呈糊状或稀水样。部分腹泻与便秘交替发生。便秘型常有排便困难。伴腹胀、排便不净感，部分患者同时有消化不良症状和失眠、焦虑、抑郁等精神症状。

★【诊断与鉴别诊断】

（一）诊断

在缺乏形态学改变和生化异常基础上，有反复发作的腹痛，近3个月内发作至少每周1次，伴以下2项或者2项以上症状：①与排便相关；②症状发生伴随排便次数改变；③症状发生伴随粪便性状（外观）改变。诊断前症状出现至少6个月，近3个月符合以上诊断。

以下症状支持IBS的诊断：①排便频率异常；②粪便性状异常；③粪便排出过程异常；④黏液便；⑤胃肠胀气或腹部膨胀感。

（二）鉴别诊断

应分别与引起腹痛和腹泻/便秘的疾病进行鉴别。

【治疗】

旨在改善患者症状，提高生活质量、消除顾虑。

（一）一般治疗

了解促发因素，并设法予以去除；指导患者建立良好的生活习惯及饮食结构，避免诱发症状的食物。解除患者顾虑。

（二）对症治疗

1. 腹痛

（1）解痉药　匹维溴铵能够缓解平滑肌痉挛，降低内脏高敏感性，对腹痛有一定疗效。

（2）调节内脏感觉的药物。

2. 腹泻 患者可根据病情适当选用止泻药。

3. 便秘

（1）泻药 对以便秘为主的患者，宜使用作用温和的轻泻剂，如乳果糖或山梨醇。

（2）促动力药 此类药物如莫沙必利、依托比利等。

4. 抗抑郁药 详见本章第一节。

5. 肠道微生态制剂 如双歧杆菌、乳酸杆菌等制剂，可纠正肠道菌群失调。

（三）心理和行为疗法

包括心理治疗、认知疗法、催眠疗法和生物反馈疗法等。

【预后】

IBS呈良性过程，症状可反复或间歇发作，影响生活质量，但一般不会严重影响全身情况。

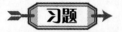

IBS的诊断标准是什么？

答：在缺乏形态学改变和生化异常基础上，有反复发作的腹痛，近3个月内发作至少每周1次，伴以下2项或者2项以上症状：①与排便相关；②症状发生伴随排便次数改变；③症状发生伴随粪便性状（外观）改变。诊断前症状出现至少6个月，近3个月符合以上诊断。

第十一章　病毒性肝炎

　教学目的

1. 掌握　乙型肝炎抗病毒治疗标准。

2. 熟悉　病毒性肝炎的病因和发病机制。

3. 了解　病毒性肝炎的临床表现和分型。

内容精讲

病毒性肝炎是指由嗜肝病毒所引起的肝脏感染性疾病，病理学上以急性肝细胞坏死、变性和炎症反应为特点。

【病因和发病机制】

病因至少有五种。

1. 甲型肝炎病毒（HAV）　为 RNA 病毒，通过粪-口途径传播。

2. 乙型肝炎病毒（HBV）　为分子量较小的 DNA 病毒，主要经血、母婴及性接触等途径传播，是我国感染携带率最高的肝炎病毒。HBV 可分为 8 个基因型（A～H 型），我国以 B 型和 C 型多见。

3. 丙型肝炎病毒（HCV）　为 RNA 病毒，主要经血液传播，根据核苷酸序列同源程度，可将 HCV 分为 6 个（1～6）基因型。

4. 丁型肝炎病毒（HDV）　为 RNA 病毒，必须在 HBV-DNA 病毒的辅助下才能复制增殖，主要通过血源传播。

5. 戊型肝炎病毒（HEV）　为 RNA 病毒，主要经粪-口途径传播。

肝炎病毒进入肝脏后，激活机体的免疫反应，细胞毒性 T 淋巴细胞（CTL）可直接作用于肝细胞，也可分泌多种细胞因子引起肝细胞死亡。HAV、HBV 所致的肝脏损伤主要就是由免疫应答所致。其他嗜肝病毒除了免疫应答的因素外，还有病毒本身也对肝细胞造成损害。

HBV、HCV 感染慢性化的机制主要由于宿主的免疫应答减弱、免疫耐受形成，也与病毒分子变异和分泌相关分子，使其逃避机体的免疫反应有关。

【临床表现和分型】

甲型肝炎和戊型肝炎起病急，常有发热、畏寒、腹痛、恶心等症状，继而出现厌食、乏力、尿色加深如浓茶、皮肤巩膜黄染。

HBV、HCV 感染人体后可造成急性肝炎、慢性肝炎和无症状携带者，少数可发生重症肝炎、肝衰竭。急性期的症状为乏力、厌食、尿色加深、肝区疼痛；慢性肝炎大多为非特异性症状。部分 HBV 或 HCV 携带者无明显临床症状和生化指标的异常，称为无症状携带者。

临床分型如下。

1. 急性期　①急性黄疸型；②急性无黄疸型。

2. 重症肝炎　①急性肝衰竭，起病 2 周内发生肝衰竭；②亚急性肝衰竭，发病 15 天至 26 周内出现肝衰竭；③慢加急性肝衰竭，是在慢性肝病基础上出现的急性肝衰竭；④慢性肝衰竭，在肝硬化基础上逐渐发生肝衰竭。

3. 慢性期 主要见于部分 HBV 和 HCV 感染者：①慢性肝炎；②合并肝硬化。

【实验室和辅助检查】

1. 病原血清学检查 HAV、HEV 感染时，如 IgM 抗体阳性，提示现症感染，如 IgG 抗体阳性，则提示既往感染，或本次感染的恢复期。

HBV 感染相关的血清学标志物包括 HBSAg、抗-HBs、HbeAg、抗-HBe、抗 HBe 和抗-HBe-IgM。HBsAg 阳性表示 HBV 感染；抗-HBs 为保护性抗体；抗-HBc-IgM 阳性多见于急性乙型肝炎及慢性乙型肝炎急性发作；只要感染过 HBV，抗-HBc 多为阳性。

血清中抗-HCV 阳性者，提示已有 HCV 的感染，应进一步检测 HCV-RNA，以确定是否为现症感染。

HDV 感染后，血清可检测出 HDAg 或 HDV-RNA，或抗-HD、抗-HD-IgM。

HBV、HCV 和 HDV 感染时，可从血中检测到病毒分子的复制滴度。

2. 肝功能生化指标 ALT、AST 明显升高，总胆红素、直接胆红素增高；胆汁淤积型患者总胆汁酸和碱性磷酸酶增高；重症肝炎、肝衰竭时，有凝血酶原时间延长、凝血酶原活动度下降和清蛋白浓度降低。

3. 影像学检查 超声、CT 或 MRI 在炎症期可见肝脏均匀性肿胀、脾脏轻度肿大；肝硬化时肝脏表面不均匀呈波浪状甚至结节状，脾脏中重度肿大，可见食管和（或）胃底静脉曲张，失代偿期肝硬化可见腹腔积液。

4. 病理学检查 特点包括：①肝细胞变性、坏死；②炎症和渗出反应；③肝细胞再生；④慢性化时不同程度的肝纤维化。

★【诊断与鉴别诊断】

诊断要求：①病因诊断；②临床类型诊断。如，病毒性肝炎，甲型，急性黄疸型；病毒性肝炎，乙型，慢加急性肝衰竭。

急性病毒性肝炎要与药物性肝损伤或中毒性肝损伤区别；慢性肝炎与自身免疫性肝病等鉴别。

【治疗】

1. 一般治疗 ①休息；②饮食与营养，应进易消化、富含维生素的清淡饮食，可短期静脉滴注葡萄糖液、维生素和电解质等。

2. 保肝治疗 可适当选用还原型谷胱甘肽、甘草酸制剂、维生素 E 等药物。伴有肝内胆汁淤积的患者，可选用熊去氧胆酸等。

3. 抗病毒治疗 甲型肝炎和戊型肝炎，不需要抗病毒治疗。

HBV 感染所致的急性乙型肝炎，出现以下情况之一可使用抗病毒治疗：① HBV-DNA＞2000U/mL；②感染时间＞4 周，而 HBV-DNA 及 HBsAg 未阴转者；③C 及 D 基因型。

慢性乙型肝炎抗病毒治疗指征：①HBeAg 阳性患者，HBV-DNA≥20000mU/mL；HBeAg 阴性患者，HBV-DNA≥2000mU/mL；②ALT 水平，一般要求 ALT 持续升高≥2×ULN；③肝硬化，无论有无病毒复制。

乙型肝炎抗病毒药物主要有核苷类似物和干扰素。

针对 HCV 的感染，所有 HCV-RNA 阳性患者均应抗病毒治疗，药物和方案主要包括：①直接抗病毒药物，如索非布韦等；②PR 方案，即聚乙二醇干扰素联合利巴韦林；③DAA 联合 PR 方案。

4. 人工肝或者肝移植 针对各型重症肝炎患者。

【预后和预防】

乙型肝炎慢性化率约为 10％。肝硬化的年发生率为 2％～10％，失代偿期肝硬化 5 年生存率为 14％～35％。肝硬化患者肝细胞癌年发生率为 3％～6％。

丙型肝炎慢性化率为55%～85%。一旦发展成为肝硬化，丙型肝炎相关的肝癌年发生率为2%～4%。

针对HAV、HBV和HEV的感染，已有相关的疫苗注射可以预防。避免与感染者的过度接触、避免医源性传播、避免性乱交，都是预防肝炎的有效措施。

习题

1. 简述慢性乙型肝炎抗病毒治疗指征。

答：慢性乙型肝炎抗病毒治疗指征：① HBeAg 阳性患者，HBV-DNA≥20000mU/mL；HBeAg 阴性患者，HBV-DNA≥2000mU/mL；② ALT 水平，一般要求 ALT 持续升高≥2×ULN。③肝硬化，无论有无病毒复制。

2. 简述病毒性肝炎的临床分型。

答：（1）急性期　①急性黄疸型；②急性无黄疸型。

（2）重症肝炎　①急性肝衰竭，起病2周内发生肝衰竭；②亚急性肝衰竭，发病15天至26周内出现肝衰竭；③慢加急性肝衰竭，是在慢性肝病基础上出现的急性肝衰竭；④慢性肝衰竭，在肝硬化基础上逐渐发生肝衰竭。

（3）慢性期　主要见于部分HBV和HCV感染者：①慢性肝炎；②合并肝硬化。

第十二章　脂肪性肝病

 教学目的

1. **掌握**　脂肪性肝病的病因及发病机制。
2. **熟悉**　脂肪性肝病的诊断及治疗。
3. **了解**　脂肪性肝病的分类。

内容精讲

脂肪性肝病（FLD）是以肝细胞脂肪过度贮积和脂肪变性为特征的临床病理综合征。根据组织学特征，分为脂肪肝和脂肪性肝炎；根据有无长期过量饮酒，又分为非酒精性脂肪性肝病和酒精性脂肪性肝病。

第一节　非酒精性脂肪性肝病

非酒精性脂肪性肝病（NAFLD）是指除外酒精和其他明确的肝损害因素所致的，以肝脏脂肪变性为主要特征的临床病理综合征，包括非酒精性脂肪肝（NAFD）也称单纯性脂肪肝，以及由其演变的脂肪性肝炎（NASH）、脂肪性肝纤维化、肝硬化甚至肝癌。

★【病因和发病机制】

高能量饮食、含糖饮料、久坐少动、肥胖、2 型糖尿病、高脂血症等单独或共同成为 NAFLD 的易感因素。

"多重打击"学说：第一次打击是肥胖、2 型糖尿病、高脂血症等伴随的胰岛素抵抗，引起肝细胞内脂质过量沉积；第二次打击是脂质过量沉积的肝细胞发生氧化应激和脂质过氧化，导致线粒体功能障碍、炎症因子的产生，从而产生肝细胞的炎症、坏死；肠道菌群紊乱也与 NAFLD 的发生相关；遗传背景、慢性心理应激、免疫功能紊乱等也有一定的作用。

【病理】

NAFLD 以大泡性或大泡性为主的肝细胞脂肪变性为特征。分为单纯性脂肪性肝病、脂肪性肝炎。

单纯性脂肪性肝病：肝小叶内＞30％的肝细胞发生脂肪变，以大泡性脂肪变性为主，分为轻、中、重三型。不伴有肝细胞的炎症、坏死及纤维化。

脂肪性肝炎：腺泡 3 区出现气球样肝细胞，腺泡点灶状坏死，门管区炎症伴（或）门管区周围炎症。可出现局灶性或广泛的桥接纤维化。

【临床表现】

少数患者可有乏力、右上腹轻度不适、肝区隐痛等非特异症状。严重可出现黄疸、食欲缺乏、恶心、呕吐等症状，部分患者可有肝大。

【实验室和其他检查】

1. 实验室检查　单纯性脂肪性肝病时，肝功能基本正常，或有 γ-谷氨酰转肽酶（γ-GT）轻度升高；NASH 时，多见血清转氨酶和 γ-GT 水平升高，通常以 ALT 升高为主。

2. 影像学检查 超声检查是诊断脂肪性肝病的手段。CT 平扫肝脏密度普遍降低，肝/脾 CT 平扫密度比值≤1 可明确脂肪性肝病的诊断。质子磁共振波谱是无创定量肝脏脂肪的最优方法。

3. 病理学检查 肝穿刺活组织检查是确诊 NAFLD 的主要方法。

★**【诊断与鉴别诊断】**

凡具备下列第 1～5 项和第 6 或第 7 项中任何一项者即可诊断为 NAFLD。①有易患因素；②无饮酒史或饮酒折合乙醇量男性每周<140g，女性每周<70g；③除外病毒性肝炎、药物性肝病等；④除原发疾病的临床表现外，可有乏力、肝区隐痛、肝脾大等症状及体征；⑤血清转氨酶或 γ-GT 升高；⑥符合脂肪性肝病的影像学诊断标准；⑦肝组织学改变符合脂肪性肝病的标准。

【治疗】

（一）病因治疗

治疗糖尿病、高脂血症，改变生活方式。

（二）药物治疗

对于 NASH 特别是合并进展性肝纤维化患者，使用维生素 E、甘草酸制剂等。二甲双胍、吡格列酮可用于合并 2 型糖尿病的 NAFLD 患者；伴有血脂高的患者应用降血脂药物。

（三）其他治疗

可通过减重手术进行治疗，也可行粪菌移植。

（四）患者教育

① 控制饮食、增加运动。

② 注意纠正营养失衡，禁酒，不宜乱服药。

【预后】

单纯性脂肪性肝病如积极治疗，可完全恢复。脂肪性肝炎如能及早发现、积极治疗，多数能逆转。

第二节　酒精性肝病

酒精性肝病（ALD）是由于大量饮酒所致的肝脏疾病。包括酒精性肝炎、酒精性脂肪肝、酒精性肝纤维化和肝硬化，可发展至肝癌。

★**【病因和发病机制】**

涉及下列多种机制：①乙醇的中间代谢物乙醛是高度反应活性分子，能与蛋白质结合形成乙醛-蛋白加合物，导致肝细胞受免疫反应的攻击；②乙醇代谢的耗氧过程导致小叶中央区缺氧；③乙醇在代谢过程中产生活性氧对肝组织的损害；④大量饮酒可致肠道菌群失调、肠道屏障功能受损；⑤长期大量饮酒导致肝脏微循环障碍和低氧血症。

危险因素有：①饮酒量及时间，平均每日乙醇摄入 40g，>5 年；②遗传易感因素；③性别；④其他肝病，如 HBV；⑤肥胖；⑥营养不良。

【病理】

主要为大泡性或大泡性为主伴小泡性的混合性肝细胞脂肪变性。分为以下几类。

酒精性脂肪肝：表现为肝细胞脂肪变性，主要分布在小叶中央区，进一步发展呈弥漫分布。分为轻、中和重度。肝细胞无炎症、坏死，小叶结构完整。

酒精性肝炎、肝纤维化：肝细胞坏死、中性粒细胞浸润、小叶中央区肝细胞内出现酒精性透明小体为酒精性肝炎的特征，严重的出现融合性坏死和（或）桥接坏死。

酒精性肝硬化：肝小叶结构完全毁损，代之以假小叶形成和广泛纤维化。

【临床表现】

与饮酒的量和时间长短有关。酒精性肝炎临床表现与组织学损害程度相关。近期大量饮酒后，出现全身不适、食欲缺乏、恶心呕吐、乏力、肝区疼痛等症状。可有低热、黄疸、肝大并有触痛。严重者可发生急性肝衰竭。

酒精性脂肪肝常无症状或症状轻微。酒精性肝硬化临床表现与其他原因引起的肝硬化相似，可伴有慢性酒精中毒的表现。戒断症状严重者如果不及时抢救，也可能会导致死亡。

【实验室和其他检查】

1. 实验室检查 酒精性脂肪肝可有血清 AST、ALT 轻度升高。酒精性肝炎 AST 升高比 ALT 升高明显，AST/ALT 常大于 2。γ-GT 常升高，TB、PT 等也可有不同程度的改变。

2. 影像学检查 同本章第一节。

3. 病理学检查 肝活组织检查是确定酒精性肝病及分期分级的可靠方法，是判断其严重程度和预后的重要依据。

★【诊断与鉴别诊断】

我国现有的酒精性肝病诊断标准为：长期饮酒史（>5 年），折合酒精量男性≥40g/d，女性≥20g/d；或 2 周内有大量饮酒史，折合酒精量>80g/d。

诊断思路：①是否存在肝病；②肝病是否与饮酒有关；③是否合并其他肝病；④如确定为酒精性肝病，则其临床病理属哪一阶段；必要时可行肝穿刺活检组织学检查。应与非酒精脂肪性肝病、病毒性肝炎、药物性肝损伤等其他肝病及其他原因引起的肝硬化进行鉴别。

【治疗】

1. 患者教育 戒酒。

2. 营养支持 予高热量、高蛋白、低脂饮食，并补充多种维生素。

3. 药物治疗 多烯磷脂酰胆碱、糖皮质激素等。酒精戒断症状严重者，对症处理。

4. 肝移植 严重酒精性肝硬化患者可考虑肝移植。

【预后】

酒精性脂肪肝一般预后良好，戒酒后可部分恢复。

习题

1. 简述酒精性肝病的治疗方法。

答：患者教育（戒酒）、营养支持、药物治疗、肝移植。

2. 简述非酒精性脂肪性肝病的诊断方法。

答：凡具备下列第 1～5 项和第 6 或第 7 项中任何一项者即可诊断为 NAFLD。①有易患因素；②无饮酒史或饮酒折合乙醇量男性每周<140g，女性每周<70g；③除外病毒性肝炎、药物性肝病等；④除原发疾病的临床表现外，可有乏力、肝区隐痛、肝脾大等症状及体征；⑤血清转氨酶或 γ-GT 升高；⑥符合脂肪性肝病的影像学诊断标准；⑦肝组织学改变符合脂肪性肝病的标准。

第十三章　自身免疫性肝病

教学目的

1. **掌握**　自身免疫性肝病的概念及临床表现。
2. **熟悉**　自身免疫性肝病的诊断及治疗。
3. **了解**　自身免疫性肝病的鉴别诊断。

内容精讲

自身免疫性肝病主要包括自身免疫性肝炎（AIH）、原发性胆汁性胆管炎（PBC）、原发性硬化性胆管炎（PSC）及这三种疾病中任何两者兼有的重叠综合征；IgG4 相关性肝胆疾病也被归为此类。其共同特点是，血清中可发现与肝脏有关的自身抗体。

第一节　自身免疫性肝炎

AIH 由机体对肝细胞产生自身抗体及 T 细胞介导的自身免疫应答所致。

【病因和发病机制】

主要的自身抗原为去唾液酸糖蛋白受体（ASGP-R）和微粒体细胞色素 P450ⅡD6。自身反应性 T 细胞及其抗原提呈细胞是 AIH 发病的另一必要条件。

★【临床表现】

女性多发。多起病缓慢，轻者甚至无症状，病变活动时有乏力、腹胀、食欲缺乏、瘙痒、黄疸等症状。早期肝大伴压痛，常有脾大等。

活动期 AIH 常有肝外表现，如持续发热、急性游走性大关节炎及多形性红斑等。

★【实验室检查】

1. **肝功能检查**　ALT 及 AST 常呈轻到中度升高。

2. **免疫学检查**　以 γ-球蛋白升高和血液中存在自身抗体为特征。自身抗体包括抗核抗体（ANA）、抗平滑肌抗体（SMA）、抗中性粒细胞胞浆抗体（pANCA）等。

3. **病理学检查**　界面型肝炎、汇管区和小叶淋巴浆细胞浸润、肝细胞玫瑰样花环以及淋巴细胞对肝细胞的穿透现象，是典型的 AIH 组织学改变。

【诊断及临床分型】

AIH 诊断积分系统见表 4-13-1。

表 4-13-1　简化 AIH 诊断积分系统

变量	标注	分值	备注
ANA 或 SMA	≥1∶40	1 分	
ANA 或 SMA	≥1∶80	2 分	多项同时出现,最多 2 分
或 LKM-1	≥1∶40		
或 SLA,或 LC1	阳性		

续表

变量	标注	分值	备注
IgG	＞正常上限	1分	
	＞1.10倍正常上限	2分	
	符合AIH	1分	典型AIH表现
肝组织学	典型AIH	2分	
排除病毒性肝炎	是	2分	

注：≥6分，AIH可能；≥7分，AIH确诊。

ANA：抗核抗体；SMA：抗平滑肌抗体；LKM-1：抗肝肾微粒体抗体-1；SLA：抗可溶性肝抗原；LC1：抗1型肝细胞溶质抗原抗体；AIH：自身免疫性肝炎；IgG：血清免疫球蛋白。

【治疗】

治疗指征：①转氨酶水平≥3倍正常值上限（ULN）、IgG≥1.5倍ULN；②组织学见桥接样坏死、多小叶坏死或中央静脉周围炎；③初发AIH、ALT和（或）AST≥10倍ULN；④除肝损伤外，伴出凝血异常。

成人治疗方案为：①推荐泼尼松联合硫唑嘌呤，特别适用于绝经后妇女，骨质疏松、脆性糖尿病、肥胖、痤疮、情绪不稳及高血压患者。②大剂量泼尼松单独疗法。非肝硬化的AIH患者也可以选用布地奈德。应强调个体化处理。疗程一般应维持3年以上，可根据情况加熊去氧胆酸。

对免疫抑制剂无效者，可试用环孢素、他克莫司等治疗。

【预后】

自身免疫性肝炎预后差异较大，在获得生化指标缓解后一般预后较好。

第二节　原发性胆汁性胆管炎

原发性胆汁性胆管炎（PBC）又名原发性胆汁性肝硬化，是肝内小胆管慢性进行性非化脓性炎症而导致的慢性胆汁淤积性疾病。

【病因和发病机制】

机制涉及体液免疫及细胞免疫。

★【临床表现】

多见于中年女性，起病隐匿，自然病程大致可分为4期。①临床前期：线粒体抗体（AMA）阳性、无症状、肝功能正常。②肝功能异常无症状期。③肝功异常症状期。④肝硬化期。

临床表现：乏力和皮肤瘙痒为最常见首发症状，其他有皮肤粗糙、色素沉着和夜盲症、骨软化和骨质疏松、出血倾向等。

本病常合并其他自身免疫性疾病。

【实验室和辅助检查】

1. **尿、粪检查**　尿胆红素阳性，尿胆原正常或减少，粪色变浅。

2. **肝功能试验**　血清胆红素增高，直接胆红素增高为主。血清胆固醇常增高，肝衰竭时降低。ALP与γ-GT在黄疸等出现前多已增高，ALP升高是最突出的生化异常。

3. **免疫学检查**　95％以上患者AMA阳性，滴度＞1：40有诊断意义，是PBC特异性指标。血清免疫球蛋白增加，特别是IgM。

4. **影像学检查**　超声CT、MRI、MRCP或ERCP用于排除肝胆系统其他疾病。

5. **组织学检查**　①Ⅰ期：胆管炎期；②Ⅱ期：汇管区周围炎期；③Ⅲ期：进行性肝纤维化期；④Ⅳ期：肝硬化期。

【诊断与鉴别诊断】

无症状患者，AMA、ALP 和 IgM 检测有助于发现早期病例。中年女性，临床表现为瘙痒、黄疸、肝大，伴有胆汁淤积性黄疸的生化改变而无肝外胆管阻塞证据时要考虑本病。

具备以下三项诊断标准中的两项即可诊断 PBC：①存在胆汁淤积的生化证据；②AMA、AMA-M$_2$ 等出现阳性；③组织学查符合 PBC 改变。

【治疗】

1. 熊去氧胆酸（UDCA） 是目前推荐用于 PBC 治疗的首选药物。

2. 其他治疗 UDCA 无效病例可试用布地奈德、贝特类降脂药等治疗。

【预后】

PBC 预后差异很大，有症状者平均生存期为 10～15 年。

第三节 原发性硬化性胆管炎

原发性硬化性胆管炎（PSC）以特发性肝内外胆管炎症和纤维化为特征，导致多灶性胆管狭窄，临床以慢性胆汁淤积病变为主要表现。

【病因和发病机制】

特殊类型的 HLA 遗传背景在 PSC 发病中起着重要作用。自身免疫性因素、感染、毒素等入侵并攻击胆管上皮细胞，引起胆管损伤。

【临床表现】

典型症状为黄疸和瘙痒，其他可有乏力、体重减轻和肝脾大等。

【实验室检查】

（一）血清生化检查

有 ALP、γ-GT 升高，而 ALT、AST 正常；若 ALT、AST 显著升高，需考虑存在急性胆道梗阻或重叠有 AIH。

（二）免疫学检查

血清核周型抗中性粒细胞胞浆抗体（pANCA）阳性，IgM 轻至中度升高、免疫复合物增加、补体 C3 减少等。

（三）影像学检查

1. 经内镜逆行性胰胆管造影（ERCP） 是诊断 PSC 的"金标准"，肝内外胆管多灶性、短节段性、环状狭窄，胆管壁僵硬缺乏弹性、似铅管样，狭窄上端的胆管可扩张呈串珠样。

2. 磁共振胰胆管造影（MRCP） 为疑诊 PSC 的首选影像学检查。

3. 腹部超声 显示肝内散在片状强回声及胆总管管壁增厚、胆管局部不规则狭窄及扩张等，胆囊壁增厚，胆汁淤积。

（四）病理学检查

PSC 的诊断主要依赖影像学，肝活检是非必需的。典型改变为同心圆性洋葱皮样纤维化。

【诊断与鉴别诊断】

主要基于 ALP、γ-GT 异常，胆道影像学示肝内外胆管多灶性狭窄。有些不典型的 PSC，还需与 PBC、AIH、药物性肝损伤等鉴别。

【治疗】

（一）药物

UDCA 可以改善患者肝脏生化指标、肝纤维化程度及胆道影像学表现。

（二）内镜

应用 ERCP 球囊扩张术或支架置入术，改善皮肤瘙痒和胆管炎等并发症。

（三）介入或手术

1. 经皮肝穿刺胆道引流（PTCD） 当无法行 ERCP 时可行 PTCD 置管引流。

2. 姑息性手术 适于非肝硬化的 PSC 患者以及肝门或肝外胆管显著狭窄、有明显胆汁淤积或复发性胆管炎、不能经微创术改善黄疸和胆管炎者。

3. 肝移植 适于终末期 PSC 患者。

【预后】

有症状的 PSC 患者随访 6 年后合并肝衰竭、胆管癌等可高达 41%。

第四节　IgG4 相关肝胆疾病

IgG4 相关肝胆疾病是累及多器官或组织的 IgG4 相关性疾病在肝胆器官的表现，以淋巴浆细胞性炎症为主，伴血清和组织中 IgG4 升高。

【病因和发病机制】

IgG4 主要是由调节型 T 细胞介导调节、由浆细胞产生的一种抗体，可以通过轻链与轻链的结合、轻链与重链的结合，形成自身免疫复合物。

【临床表现】

1. IgG4 相关硬化性胆管炎（IgG4-SC） 表现为直接胆红素升高、皮肤瘙痒、腹痛、食欲减退、体重下降等，常合并慢性胰腺炎。

2. IgG4 相关自身免疫性肝炎（IgG4-AIH） 起病缓慢，轻者甚至无症状，病变活动时表现有乏力、腹胀、食欲缺乏、黄疸等，可发展为肝硬化。

【实验室和辅助检查】

1. 血清生化检查 早期表现为以 ALP 和 γ-GT 明显升高为主的肝功能异常。

2. 免疫学检查 血清中 IgG4 水平的明显升高是共同特点，部分患者还伴有 IgE 水平的升高，可有自身抗体 ANA 和（或）SMA 的阳性。

3. 病理学检查 见显著的淋巴细胞及浆细胞浸润，免疫组化可见病灶中出现大量 IgG4 阳性的浆细胞。

4. 影像学检查 见胆总管下端显著狭窄，或合并肝门区胆管节段性狭窄。

★【诊断与鉴别诊断】

1. IgG4-SC 血清 IgG4 水平>1350mg/L；肝功能改变以 ALP 和 γ-GT 明显升高为主；影像学可见胆总管下端或肝门区胆管狭窄，狭窄处胆管壁环形增厚；病理可见显著的淋巴细胞和浆细胞浸润，IgG4 阳性浆细胞>10 个细胞/高倍视野。

2. IgG4-AIH 符合 AIH 明确诊断的积分要求；血清 IgG4 阳性（>1350mg/L）；病理可见 IgG4 阳性浆细胞浸润（>10 个细胞/高倍视野）。

【治疗】

首选糖皮质激素进行诱导缓解，维持 2~4 周后开始减量，之后每 1~2 周，根据患者症状、血清学指标及影像学表现递减剂量 5mg。推荐泼尼松 2.5~5.0mg/d 维持至少 3 年。

激素治疗不能控制疾病，且带来明显毒副作用者，可选用激素和免疫抑制剂联合治疗。

【预后】

IgG4 相关肝胆疾病应用糖皮质激素治疗的短期效果非常明显，大部分患者预后良好。

习题

1. 何谓自身免疫性肝炎？

答：自身免疫性肝炎是病因不明的肝脏慢性炎症，以高 γ-球蛋白血症和血液中有自身抗体为特征，肝组织学见界面型肝炎及汇管区大量浆细胞浸润。女性多于男性。

2. 简述 IgG4 相关肝胆疾病的诊断标准。

答：① IgG4-SC：血清 IgG4 水平＞1350mg/L；肝功能改变以 ALP 和 γ-GT 明显升高为主；影像学可见胆总管下端或肝门区胆管狭窄，狭窄处胆管壁环形增厚；病理可见显著的淋巴细胞和浆细胞浸润，IgG4 阳性浆细胞＞10 个细胞/高倍视野。

② IgG4-AIH：符合 AIH 明确诊断的积分要求；血清 IgG4 阳性（＞1350mg/L）；病理可见 IgG4 阳性浆细胞浸润（＞10 个细胞/高倍视野）。

第十四章　药物性肝病

1. 掌握　药物性肝病的临床分型。

2. 熟悉　药物性肝病的诊断。

3. 了解　药物性肝病的发病机制。

内容精讲

药物性肝病（DILI）指由各类药物所诱发的肝损伤。临床可表现为急性或慢性损伤，可进展为肝硬化，严重者可致急性肝衰竭甚至死亡。

【发病机制】

发病机制包括药物的直接肝毒性和特异质性肝毒性作用。

★【临床分型】

（一）固有型和特异质型

1. 固有型　由药物的直接肝毒性引起，往往呈剂量依赖。

2. 特异质型　发病机制复杂，难以预测，与药物剂量常无相关性，较为常见。

（二）急性和慢性

慢性 DILI 定义为：DILI 发生 6 个月后，血清 ALT、AST、ALP 及 TBiL 仍持续异常，或存在门静脉高压或慢性肝损伤的影像学和组织学证据。在临床上，急性 DILI 占绝大多数，其中 6%～20% 可发展为慢性。

（三）肝细胞损伤型、胆汁淤积型、混合型和肝血管损伤型

1. 肝细胞损伤型　诊断标准为 ALT ≥ 3 × ULN，且 R 值 ≥ 5。R ＝（ALT 实测值/ALT ULN）/（ALP 实测值/ALP ULN）；常于停药后 1 个月恢复正常。

2. 胆汁淤积型　主要表现为黄疸和瘙痒，ALP ≥ 2 × ULN 且 R 值 ≤ 2。

3. 混合型　临床和病理兼有肝细胞损伤和胆汁淤积的表现，ALT ≥ 3 × ULN 和 ALP ≥ 2 × ULN，且 R 值介于 2～5。

4. 肝血管损伤型　相对少见，发病机制尚不清楚。

【实验室和辅助检查】

1. 实验室检查　血清 ALT 水平是评价肝细胞损伤的敏感指标，其升高反映肝细胞受损更为严重；可引起胆红素、ALP 及 γ-GT 升高。

2. 影像学检查　超声检查对肝硬化、肝占位性病变、脂肪肝和肝血管病变具有一定诊断价值。CT 对于肝硬化、肝占位性病变的诊断价值优于超声检查。

3. 肝组织活检　肝组织活检主要用于排除其他肝胆疾病所造成的肝损伤。

【诊断与鉴别诊断】

1. 诊断　主要根据用药史、停用药物后的恢复情况、再用药时的反应、实验室有肝细胞损伤及胆汁淤积的证据确定诊断。

2. 鉴别诊断　本病需与各型病毒性肝炎、非酒精性脂肪性肝病、酒精性肝病等相鉴别。

【治疗】

首先是停用和防止再使用导致肝损伤的相关药物，早期清除和排泄体内药物，并尽可能避免使用药理作用或化学结构相同或相似的药物；其次是对已存在肝损伤或肝衰竭患者进行对症支持治疗。

还原型谷胱甘肽（GSH）为体内主要的抗氧化剂，具有清除自由基、抑制胞膜脂质过氧化的作用，可减轻肝损伤。甘草类药物除具有抗脂质过氧化作用外，还能降低血清转氨酶水平。多烯磷脂酰胆碱可与膜结合，起到修复、稳定、保护生物膜的作用。熊去氧胆酸（UDCA）可改善肝细胞和胆管细胞的分泌，并有免疫调节作用。糖皮质激素应严格掌握治疗适应证。

【预后】

多数患者及时停药后预后良好，肝损伤严重者预后较差。

【预防】

①有药物过敏史或过敏体质者、肝肾功能障碍者、新生儿及营养障碍者，应注意药物的选择和剂量；②尽量避免使用具有潜在肝毒性的药物；③加强对新药治疗时不良反应的监测。

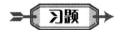

1. 药物性肝病的治疗原则是什么？

答：治疗原则首先是停用和防止再使用导致肝损伤的相关药物，早期清除和排泄体内药物，并尽可能避免使用药理作用或化学结构相同或相似的药物；其次是对已存在肝损伤或肝衰竭患者进行对症支持治疗。

2. 简述药物性肝病的发病机制。

答：发病机制包括药物的直接肝毒性和特异质性肝毒性作用。

第十五章　肝硬化

内容精讲

肝硬化是各种慢性肝病进展至以肝脏慢性炎症、弥漫性纤维化、假小叶、再生结节和肝内外血管增殖为特征的病理阶段。

【病因】

导致肝硬化的病因有 10 余种，我国目前仍以乙型肝炎病毒（HBV）为主。其他病因如下。

（一）胆汁淤积

任何原因引起肝内、外胆道梗阻，持续胆汁淤积，皆可发展为胆汁性肝硬化。

（二）循环障碍

肝静脉和（或）下腔静脉阻塞、慢性心功能不全等可致肝脏长期淤血，终致肝硬化。

（三）寄生虫感染

血吸虫虫卵在肝内主要沉积在门静脉分支附近，纤维化常使门静脉灌注障碍，所导致的肝硬化常以门静脉高压为突出特征。华支睾吸虫寄生于人肝内外胆管内，也可引起肝硬化。

（四）遗传和代谢性疾病

1. **铜代谢紊乱**　也称肝豆状核变性、Wilson 病，是一种常染色体隐性遗传的铜代谢障碍疾病。致使铜在体内沉积，损害肝、脑等器官而致病。
2. **血色病**　导致小肠黏膜对食物内铁吸收增加，使过多的铁沉积在肝脏。
3. **α_1-抗胰蛋白酶缺乏症**　α_1-抗胰蛋白（α_1-AT）是肝脏合成的一种低分子糖蛋白，由于遗传缺陷，正常的 α_1-AT 显著减少，异常的 α_1-AT 分子量小而溶解度低，以致肝脏不能将异常的 α_1-AT 排至血中，使肝组织受损，引起肝硬化。

（五）原因不明

部分患者难以用目前认识的疾病解释肝硬化的发生，称隐源性肝硬化。

【发病机制及病理】

致病因素激活肝星形细胞，使其增殖和移行，胶原合成增加、降解减少，沉积于 Disse 间隙，间隙增宽。汇管区和肝包膜的纤维束向肝小叶中央静脉延伸扩展，包绕再生结节或将残留肝小叶重新分割，改建成为假小叶，形成典型的肝硬化组织病理特点。

肝纤维化发展的同时，伴有肝内外血管异常增殖，致使：①肝窦狭窄、血流受阻，肝窦内物质穿过肝窦壁到肝细胞的转运受阻，肝细胞缺氧、养料供给障碍，肝细胞功能减退、变性、转化为间质细胞、凋亡增加甚或死亡；②肝内血管阻力增加，门静脉压力升高。肝内门静脉、肝静脉和肝动脉三个血管系之间出现交通吻合支等。肝外血管增殖，导致食管-胃底静脉曲张（EGV）、脾大、门静脉高压性胃肠病等并发症。

★【临床表现】

（一）代偿期

无症状或症状较轻，脾脏常有轻、中度肿大。肝功能试验检查正常或轻度异常。

（二）失代偿期

症状较明显，主要有肝功能减退和门静脉高压两类临床表现。

1. 肝功能减退

（1）消化吸收不良　食欲减退等。

（2）营养不良　消瘦、乏力，精神不振，患者皮肤干枯或水肿。

（3）黄疸　皮肤、巩膜黄染，尿色深。

（4）出血和贫血　与肝合成凝血因子减少、脾功能亢进和毛细血管脆性增加有关。

（5）内分泌失调

① 性激素代谢：常见雌激素增多，雄激素减少。前者与肝脏对其灭活减少有关，后者与雌激素增多反馈抑制有关。男性患者常有性欲减退及乳房发育等；女性有月经失调、闭经等症状。蜘蛛痣及肝掌的出现，均与雌激素增多有关。

② 肾上腺皮质功能：肝硬化时，肾上腺皮质激素合成不足，肾上腺皮质功能减退，促黑色生成激素增加。患者皮肤色素沉着、面色黑黄，晦暗无光，称肝病面容。

③ 抗利尿激素：促进腹腔积液形成。

④ 甲状腺激素：血清总 T_3、游离 T_3 降低。

（6）不规则低热。

（7）低清蛋白血症。

2. 门静脉高压

（1）门腔侧支循环形成　肝内分流是门静脉与肝静脉之间形成的交通支；肝外分流形成的常见侧支循环有：①食管-胃底静脉曲张；②腹壁静脉曲张；③痔静脉曲张；④腹膜后吻合支曲张；⑤脾肾分流。上述侧支循环除了导致食管-胃底静脉曲张出血等致命性事件，使从肠道进入门静脉血流的毒素等直接进入体循环，引发一系列病理生理改变，如肝性脑病等。

（2）脾功能亢进及脾大　易并发感染及出血。

（3）腹腔积液　形成的机制：①门静脉高压；②低清蛋白血症；③有效循环血容量不足，肾血流减少，肾素-血管紧张素系统激活，肾小球滤过率降低，排钠和排尿量减少；④肝脏对醛固酮和抗利尿激素灭能作用减弱，导致继发性醛固酮增多和抗利尿激素增多；⑤肝淋巴量超过了淋巴循环引流的能力。

★【并发症】

（一）消化道出血

① 食管-胃底静脉曲张出血（EGVB）。

② 消化性溃疡。

③ 门静脉高压性胃肠病。

（二）胆石症

患病率约30%。

（三）感染

感染与下列因素有关：①门静脉高压使肠黏膜屏障功能降低；②细胞免疫严重受损；③脾功

能亢进，免疫功能降低；④肝硬化常伴有糖代谢异常，糖尿病使机体抵抗力降低。

常见感染部位如下。

（1）自发性细菌性腹膜炎（SBP）非腹内脏器感染引发的急性细菌性腹膜炎。

（2）胆道感染 胆囊及肝外胆管结石所致的胆道梗阻或不全梗阻常伴发感染。

（3）肺部、肠道及尿路感染。

（四）肝性脑病

肝性脑病（HE）指在肝硬化基础上因肝功能不全和（或）门-体分流引起的、以代谢紊乱为基础、中枢神经系统功能失调的综合征。其发病机制如下。

1. 氨中毒 消化道是氨产生的主要部位，以非离子型氨（NH_3）和离子型氨（NH_4^+）两种形式存在，当结肠 pH>6 时，NH_4^+ 转为 NH_3，易经肠黏膜弥散入血；pH<6 时，NH_3 从血液转至肠腔，随粪排泄。肝衰竭时，肝脏对门静脉输入 NH_3 的代谢能力明显减退，体循环血 NH_3 水平升高；当有门-体分流存在时，肠道的 NH_3，不经肝脏代谢而直接进入体循环。体循环 NH_3 能透过血脑屏障，干扰脑功能。

2. 假性神经递质 肝对肠源性酪胺和苯乙胺清除发生障碍，此两种胺进入脑组织，分别形成 β-羟酪胺和苯乙醇胺，由于其化学结构与正常神经递质去甲肾上腺素相似，但不能传递神经冲动或作用很弱，被称为假性神经递质。

3. 色氨酸 血液循环中色氨酸与清蛋白结合不易通过血脑屏障，肝病时清蛋白合成降低，血中游离色氨酸增多，通过血脑屏障后在大脑中代谢为抑制性神经递质 5-羟色胺(5-HT 及 5-羟吲哚乙酸，导致 HE。

4. 锰离子 由肝脏分泌入胆道的锰具有神经毒性，肝病时锰不能经胆道排出，会经血液循环进入脑部，导致 HE。

HE 常见诱因有消化道出血、大量排钾利尿、放腹腔积液、高蛋白饮食、催眠镇静药、麻醉药、便秘、尿毒症、外科手术及感染等。

HE 临床表现为高级神经中枢的功能紊乱、运动和反射异常，其临床过程分为 5 期。

0 期（潜伏期）：无行为、性格的改变。只在心理测试或智力测试时有轻微异常。

1 期（前驱期）：焦虑、欣快激动、淡漠、睡眠倒错、健忘等，可有扑翼样震颤。

2 期（昏迷前期）：嗜睡、行为异常、言语不清、书写障碍及定向力障碍。有腱反射亢进、肌张力增高及 Babinski 征阳性等神经体征，有扑翼样震颤，脑电图有特征性改变。

3 期（昏睡期）：昏睡，但可唤醒，醒后尚能应答，有神志不清或幻觉，各种神经体征持续或加重，有扑翼样震颤，肌张力高，腱反射亢进，锥体束征常阳性。脑电图有异常波形。

4 期（昏迷期）：昏迷，不能唤醒。浅昏迷时，腱反射和肌张力仍亢进；深昏迷时，各种反射消失，肌张力降低。脑电图明显异常。

（五）门静脉血栓或海绵样变

因门静脉血流淤滞，门静脉主干、肠系膜上静脉、肠系膜下静脉或脾静脉血栓形成。门静脉血栓的临床表现变化较大。

门静脉海绵样变（CTPN）是指肝门部或肝内门静脉分支部分或完全慢性阻塞后，门静脉主干狭窄、萎缩甚至消失，在门静脉周围形成细小迂曲的网状血管。

（六）电解质和酸碱平衡紊乱

长期钠摄入不足及利尿、大量放腹腔积液、腹泻和继发性醛固酮增多均是常见原因。

（七）肝肾综合征

患者肾脏无实质性病变，由于严重门静脉高压，内脏高动力循环使体循环血流量明显减少；

多种扩血管物质如前列腺素等不能被肝脏灭活，引起体循环血管床扩张；大量腹腔积液引起腹腔内压明显升高，均可减少肾脏血流尤其是肾皮质灌注不足，出现肾衰竭。临床主要表现为少尿、无尿及氮质血症。

（八）肝肺综合征

肝肺综合征是在肝硬化基础上，排除原发心肺疾病后，出现呼吸困难及缺氧体征如发绀。

（九）原发性肝癌

见本篇第十六章。

【诊断】

包括确定有无肝硬化、寻找肝硬化原因、肝功能评估及并发症诊断。

（一）确定有无肝硬化

依据肝功能减退和门静脉高压两大同时存在的证据群。影像学所见肝硬化的征象有助于诊断。当肝功能减退和门静脉高压证据不充分、肝硬化的影像学征象不明确时，肝活检若查见假小叶形成，可建立诊断。

1. 肝功能减退　相关实验室检查见本篇第一章。

2. 门静脉高压

（1）体检发现腹壁静脉曲张及胃镜观察到食管-胃底静脉曲张均部分反映门腔侧支循环形成。门静脉高压时，腹部超声可探及门静脉主干的大小和血流速度及方向。腹部增强 CT 全面显示多种门静脉属支形态改变、门静脉血栓、海绵样变及动静脉瘘等征象。

（2）脾大、少量腹腔积液、肝脏形态变化均可采用超声、CT 及 MRI 证实。

（3）没有感染的肝硬化腹腔积液，通常为漏出液；合并自发性腹膜炎，腹腔积液可呈典型渗出液或介于渗、漏出液之间。

（二）寻找肝硬化原因

诊断肝硬化时，应尽可能搜寻其病因，以利于对因治疗。

（三）肝功能评估

见本篇第一章。

★（四）并发症诊断

1. EGVB 及门静脉高压性胃肠病　消化内镜、腹部增强 CT 及门静脉成像。

2. 胆石症　可采用腹部超声及 MRCP。

3. 自发性细菌性腹膜炎　有轻重不等的全腹压痛和腹膜刺激征。腹腔积液外观浑浊，生化及镜检提示为渗出性，腹腔积液可培养出致病菌。

4. 肝性脑病　诊断依据为：①有严重肝病和（或）广泛门-体侧支循环形成的基础及肝性脑病的诱因；②出现前述临床表现；③肝功能生化指标明显异常和（或）血氨增高；④排除脑血管意外及颅内肿瘤等疾病。

5. 门静脉血栓或海绵样变　可通过腹部增强 CT 及门静脉成像证实。

6. 肝肾综合征　诊断需符合下列条件：①肝硬化合并腹腔积液；②急进型（Ⅰ型）血清肌酐浓度在 2 周内升至 2 倍基线值或 $>226\mu mol/L$（25mg/L），缓进型（Ⅱ型）血清肌酐$>133\mu mol/L$（15mg/L）；③停利尿药>2 天、并经清蛋白扩容 $[1g/(kg \cdot d)$，最大量 100g/d$]$ 后，血清肌酐值没有改善（$>133\mu mol/L$）；④排除休克；⑤近期没有应用肾毒性药物或扩血管药物治疗；⑥排除肾实质性疾病。

7. 肝肺综合征　肝硬化患者有杵状指、发绀及严重低氧血症。

【鉴别诊断】

1. 引起腹腔积液和腹部膨隆的疾病 需与结核性腹膜炎、腹腔内肿瘤、肾病综合征、缩窄性心包炎和巨大卵巢囊肿等鉴别。

2. 肝大及肝脏结节性病变 应除外慢性肝炎、血液病、原发性肝癌和血吸虫病等。

3. 肝硬化并发症 ①上消化道出血应与消化性溃疡等鉴别；②肝性脑病应与低血糖、糖尿病酮症酸中毒等鉴别；③肝肾综合征应与急性肾小管坏死等鉴别；④肝肺综合征注意与肺部感染、哮喘等鉴别。

【治疗】

（一）保护或改善肝功能

（1）去除或减轻病因 抗肝炎病毒治疗及针对其他病因治疗。

（2）慎用损伤肝脏的药物。

（3）维护肠内营养 应进食易消化的食物，以碳水化合物为主，蛋白质摄入量以患者可耐受为宜，辅以多种维生素。肝衰竭或有肝性脑病先兆时，应减少蛋白质的摄入。

（4）保护肝细胞 可口服熊去氧胆酸，也可使用水飞蓟宾、还原型谷胱甘肽等。

（二）门静脉高压症状及其并发症治疗

1. 腹腔积液

（1）限制钠、水摄入 氯化钠摄入宜＜2.0g/d，入水量＜1000mL/d，如有低钠血症，在500mL以内。

（2）利尿 常联合使用保钾及排钾利尿药。

（3）经颈静脉肝内门腔分流术（TIPS） 是在肝内门静脉属支与肝静脉间置入特殊覆膜的金属支架，建立肝内门-体分流，降低门静脉压力。

（4）排放腹腔积液加输注清蛋白 一般每放腹腔积液1000mL，输注清蛋白8g。

（5）自发性细菌性腹膜炎 选用肝毒性小、主要针对革兰阴性杆菌并兼顾革兰阳性球菌的抗生素，疗效不满意时，根据治疗反应和药敏结果进行调整，用药时间不得少于2周。

2. EGVB 的治疗及预防

（1）一般急救措施和积极补充血容量 详见本篇第二十五章。血容量不宜补足，达到基本满足组织灌注、循环稳定即可。

（2）止血措施

① 药物：尽早给予收缩内脏血管药物如生长抑素、奥曲肽、特利加压素或垂体加压素，减少门静脉血流量，降低门静脉压，从而止血。对于中晚期肝硬化，可予以第三代头孢类抗生素，既有利于止血，也减少止血后的各种可能感染。

② 内镜治疗：应紧急经内镜用橡皮圈结扎曲张的食管静脉，局部缺血坏死、肉芽组织增生后形成瘢痕，封闭曲张静脉。

③ TIPS：对急性大出血的止血率达到95％。

④ 气囊压迫止血：在药物治疗无效、且不具备内镜和TIPS操作的大出血时暂时使用。

⑤ 一级预防：主要针对已有食管-胃底静脉曲张，但尚未出血者，包括a. 对因治疗，b. 常用普萘洛尔，治疗剂量应使心率不低于55次/分，对于顽固性腹腔积液患者，该类药不宜应用；c. EVL可用于中度食管静脉曲张。

（3）二级预防 指对已发生过EGVB的患者，预防其再出血。

① 患者在急性出血期间已行TIPS，止血后可不给予预防静脉曲张出血的药物。

② 患者在急性出血期间未行TIPS，预防再出血的方法有：a. 以TIPS为代表的部分门体分流术；b. 包括EVL、经内镜或血管介入途径向食管-胃底静脉注射液态栓塞胶；c. 以脾动脉栓塞

为代表的限流术；d. 与一级预防相同的药物。

（三）肝性脑病（HE）

1. 及早识别及去除诱因

（1）纠正电解质和酸碱平衡紊乱。

（2）预防和控制感染。

（3）改善肠内微生态，减少肠内氮源性毒物的生成与吸收。

① 止血和清除肠道积血：清除肠道积血可用乳果糖口服导泻，生理盐水或弱酸液（如稀醋酸溶液）清洁灌肠。

② 防治便秘：可给予乳果糖，以保证每日排软便 1～2 次，可用于各期 HE 治疗。

③ 口服抗生素：抑制肠道产尿素酶的细菌，减少氨的生成。常用的抗生素有甲硝唑等。

（4）慎用镇静药及损伤肝功能的药物。

2. 营养支持治疗 保证热能供应，避免低血糖；补充维生素；酌情输注血浆或清蛋白。

3. 促进体内氨的代谢 常用鸟氨酸、天冬氨酸、谷氨酸钠或钾、精氨酸等。

4. 调节神经递质

（1）氟马西尼 拮抗内源性苯二氮䓬所致的神经抑制。

（2）减少或拮抗假性神经递质 支链氨基酸制剂。

5. 阻断门-体分流 通过 TIPS 术联合曲张静脉的介入断流术，阻断异常的门-体分流。

（四）其他并发症治疗

1. 胆石症 应以内科保守治疗为主。

2. 感染 自发性细菌性腹膜炎、胆道及肠道感染的抗生素选择，应遵循广谱、足量、肝肾毒性小的原则。或根据药敏试验选择抗生素。

3. 门静脉血栓 对新近发生的血栓应做早期静脉肝素抗凝治疗。

4. 肝硬化低钠血症 轻症者，通过限水可以改善；中至重度者，可选用血管升压素 V_2 受体拮抗剂（托伐普坦）。

5. 肝肾综合征 TIPS 有助于减少缓进型转为急进型。肝移植是有效的治疗方法。

6. 肝肺综合征 吸氧及高压氧舱适用于轻型、早期患者。肝移植可逆转肺血管扩张，使氧分压、氧饱和度及肺血管阻力均明显改善。

7. 脾功能亢进 以部分脾动脉栓塞和 TIPS 治疗为主。

（五）手术

TIPS 已成为有效延长生存期的治疗方法。肝移植是对终末期肝硬化治疗的最佳选择。

（六）患者教育

① 休息：代偿期患者可从事轻体力劳动，失代偿期患者应多卧床休息。保持情绪稳定。

② 酒精及药物：严格禁酒。避免不必要且疗效不明确的药物。

③ 对已有食管-胃底静脉曲张者，进食不宜过快、过多，食物不要过于辛辣和粗糙。

④ 食物应以易消化、产气少的粮食为主，持续少量蛋白及脂肪食物，常吃蔬菜水果，调味不宜过于辛辣，保持大便通畅。

⑤ 避免感染：避免着凉及不洁饮食。

⑥ 了解肝硬化的病因，坚持使用针对病因的药物。

⑦ 有轻微肝性脑病患者的反应力较低，不宜驾车及高空作业。

⑧ 乙型肝炎及丙型肝炎患者可以与家人、朋友共餐。应避免血液途径的传染。

习题

1. 门静脉高压的临床表现有哪些？

答：包括脾大、腹腔积液、腹壁静脉曲张及食管-胃底静脉曲张等。

2. 肝硬化腹腔积液形成的机制是什么？

答：肝硬化腹腔积液形成的机制：①门静脉高压；②低清蛋白血症；③有效循环血容量不足，肾血流减少，肾素-血管紧张素系统激活，肾小球滤过率降低，排钠和排尿量减少；④肝脏对醛固酮和抗利尿激素灭能作用减弱，导致继发性醛固酮增多和抗利尿激素增多；⑤肝淋巴量超过了淋巴循环引流的能力。

第十六章 原发性肝癌

 教学目的

1. **掌握** 原发性肝癌的临床表现、诊断及治疗。
2. **熟悉** 原发性肝癌的辅助检查。
3. **了解** 原发性肝癌的发病机制。

内容精讲

原发性肝癌指起源于肝细胞或肝内胆管上皮细胞的恶性肿瘤，包括肝细胞癌（HCC）、肝内胆管癌（ICC）和 HCC-ICC 混合型三种不同的病理类型。

【病因和发病机制】

1. **病毒性肝炎** HBV 感染是我国肝癌患者的主要病因。
2. **黄曲霉毒素** 粮食受到黄曲霉毒素污染严重的地区，人群肝癌发病率高。
3. **肝纤维化** 各种病因所致的肝纤维化、肝硬化是肝癌发生的重要危险因素。
4. **其他高危因素** ①长期接触氯乙烯、亚硝胺类等化学物；②血吸虫及华支睾吸虫感染；③长期饮用污染水、藻类异常繁殖的河沟水；④香烟中多环芳经、亚硝胺等。

上述各种病因使肝细胞在损伤后的再生修复过程中，其生物学特征逐渐变化，基因突变，增殖与凋亡失衡；各种致癌因素也可促使癌基因表达及抑癌基因受抑。

【病理】

（一）大体病理分型

1. **块状型** 呈单个、多个或融合成块，直径 5～10cm，>10cm 称巨块型。
2. **结节型** 呈大小和数目不等的癌结节，<5cm，与周围肝组织的分界不清。单个癌结节直径小于 3cm 或相邻两个癌结节直径之和小于 3cm 称为小肝癌。
3. **弥漫型** 呈米粒至黄豆大的癌结节弥漫地分布于整个肝脏。

（二）组织病理分型

1. **HCC** 最为多见，癌细胞来自肝细胞，异型性明显。
2. **ICC** 较少见，癌细胞来自胆管上皮细胞。
3. **混合型** 最少见，具有肝细胞癌和胆管细胞癌两种结构。

（三）转移途径

1. **肝内转移** 在肝内引起多发性转移处。
2. **肝外转移** ①血行转移：常转移至肺等；②淋巴转移：常见肝门淋巴结转移；③种植转移：从肝表面脱落的癌细胞可种植在腹膜等处。

【临床表现】

起病隐匿，早期缺乏典型症状。中晚期临床表现如下。

1. **肝区疼痛** 是肝癌最常见的症状，当肝表面的癌结节破裂，可突然引起剧烈腹痛。
2. **肝大** 质地坚硬，表面凹凸不平，常有大小不等的结节，边缘钝而不整齐，压痛。

3. 黄疸　一般出现在肝癌晚期，多为阻塞性黄疸，少数为肝细胞性黄疸。

4. 肝硬化征象　在失代偿期肝硬化基础上发病者，可表现为腹腔积液迅速增加且难治。

5. 全身性表现　进行性消瘦、发热、食欲缺乏、乏力、营养不良和恶病质等。部分患者以转移灶症状首发而就诊。

6. 伴癌综合征　癌肿本身代谢异常或肝癌患者机体内分泌/代谢异常而出现的一组综合征，如自发性低血糖症、红细胞增多症等。

【并发症】

1. 肝性脑病　是肝癌终末期最严重的并发症。

2. 上消化道出血　与以下因素有关：①EGVB；②门静脉高压性胃肠病合并凝血功能障碍而有广泛出血。

3. 肝癌结节破裂出血　可局限于肝包膜下，局部疼痛，也可破入腹腔引起急性腹痛。

4. 继发感染。

【实验室和其他辅助检查】

（一）肝癌标志物检查

1. 甲胎蛋白（AFP）　是诊断肝细胞癌特异性的标志物，在排除妊娠和生殖腺胚胎瘤的基础上，AFP>400ng/mL为诊断肝癌的条件之一。对AFP逐渐升高不降或>200ng/mL持续8周，应结合影像学，检测AFP异质体有助于提高诊断率。

2. 其他肝癌标志物　血清岩藻糖苷酶（AFu）、γ-谷氨酰转肽酶同工酶Ⅱ（γ-GT_2）等有助于AFP阴性的肝癌的诊断。

（二）影像学检查

1. 超声　是目前肝癌筛查的首选方法。

2. 增强CT/MRI　是诊断及确定治疗策略的重要手段。

3. 数字减影血管造影（DSA）　经选择性肝动脉行DSA检查是肝癌诊断的重要补充手段。

4. PET-CT、SPECT-CT　可提高诊断和评判疾病进展的准确性。

（三）肝穿刺活体组织检查

超声或CT引导下细针穿刺行组织学检查是确诊肝癌的可靠方法。

★【诊断】

满足下列三项中的任一项，即可诊断肝癌。

①具有两种典型的肝癌影像学（超声、增强CT、MRI或选择性肝动脉造影）表现，病灶>2cm。

② 一项典型的肝癌影像学表现，病灶>2cm，AFP>400ng/mL。

③ 肝脏活检阳性。

对高危人群每6～12个月检测AFP和超声筛查，有助于肝癌早期诊断。

【鉴别诊断】

1. 继发性肝癌　原发于呼吸道、胃肠道等处的癌灶处常转移至肝。

2. 肝硬化结节　增强CT/MRI若无强化，则考虑为肝硬化结节。AFP>400ng/mL，有助于肝癌诊断。

3. 活动性病毒性肝炎　病毒性肝炎活动时血清AFP往往呈短期低浓度升高，如：①AFP和ALT动态曲线平行或同步高，或ALT持续增高至正常的数倍，则肝炎的可能性大；②二者曲线分离，AFP持续升高，往往超过400ng/mL，而ALT不升高，呈曲线分离现象，则多考虑肝癌。

4. 肝脓肿　表现为发热、肝区疼痛、压痛明显，白细胞计数和中性粒细胞升高，在超声引导下做诊断性穿刺或药物试验性治疗可明确诊断。

5. 肝包虫病 患者常有牧区生活和接触病犬等生活史。

6. 其他肝脏肿瘤或病变 当影像学与肝脏其他良性肿瘤如血管瘤等鉴别有困难时，可检测AFP 等肿瘤标志物，并随访超声、增强 CT/MRI。

【治疗】

常用治疗方法有手术切除、肝移植、血管介入、射频消融术等。治疗性切除术是目前治疗肝癌最有效的方法之一。

（一）手术治疗

术前应采用 Child-Pugh 评分评价肝功能储备情况，一般认为 Child-Pugh A～B 级是实施手术切除的必要条件。

（二）局部治疗

（1）射须消随术（RF）。

（2）微波消融。

（3）经皮穿刺瘤内注射无水乙醇（PEI）。

（4）肝动脉栓塞（TAE） 是经肿瘤的供血动脉注入栓塞剂，阻断肿瘤的供血，使其发生坏死。

（三）肝移植

对于肝癌合并肝硬化患者，肝移植可将整个病肝切除，是治疗肝癌和肝硬化的有效手段。

（四）药物治疗

分子靶向药物多激酶抑制剂索拉非尼是治疗晚期肝癌的分子靶向药物。

（五）患者教育

详见本篇第十五章。

【预后】

下述情况预后较好：①肝癌直径小于 5cm；②癌肿包膜完整，分化程度高。

习题

1. 什么是小肝癌？

答：单个癌结节直径小于 3cm 或相邻两个癌结节直径之和小于 3cm 者称为小肝癌。

2. 肝癌的主要并发症有哪些？

答：肝癌的主要并发症有肝性脑病、上消化道出血、肝癌结节破裂出血、继发感染。

第十七章 急性肝衰竭

教学目的

1. 掌握 急性肝衰竭的发病机制。
2. 熟悉 急性肝衰竭的诊断。
3. 了解 急性肝衰竭的治疗方法。

内容精讲

急性肝衰竭（ALF）多是由药物、肝毒性物质、病毒等诱发的一组临床综合征，患者肝功能急剧恶化，表现为意识障碍和凝血功能紊乱。

★【病因和发病机制】

首要因素是乙型肝炎病毒，其他包括药物性肝损伤、病毒性肝炎、自身免疫性肝病等。

发病机制涉及内毒素及细胞因子介导的免疫炎症损伤，肝微循环障碍，细胞凋亡，肝细胞再生受抑，肝脏能量代谢及解毒功能丧失。

【组织病理】

肝细胞坏死体积≥肝实质的2/3，或亚大块坏死（占肝实质的1/2～2/3），或桥接坏死。

【体格检查及实验室检查】

1. 体格检查 评估是否存在肝性脑病并确定程度分级。

2. 实验室检查 ①血常规、动脉血气分析、动脉血乳酸；②凝血酶原时间、INR；③肝肾功能、血糖、血电解质；④病毒性肝炎血清学；⑤自身免疫性标志物。

【诊断与鉴别诊断】

（一）临床诊断

急性起病，2周内出现2度及以上肝性脑病，并有以下表现者：①极度乏力、有明显厌食、呕吐等严重消化道症状；②短期内黄疸进行性加深；③出血倾向明显；④肝脏进行性缩小。

（二）鉴别诊断

1. 胆道梗阻及严重的胆道感染 黄疸深，而肝功能损害轻，并常有发热、腹痛等特点。

2. 淤胆型肝炎 黄疸较深时易误诊为肝衰竭，但此病消化道症状轻，血清ALT升高及PT延长不明显，患者有明显皮肤瘙痒及粪便颜色变浅。

3. 肝性脑病 应与其他原因引起的昏迷相鉴别。

【治疗】

（一）对因治疗

对有明确病因的ALF需立刻进行对因治疗。

（二）常规治疗

1. 内科监护 对ALF患者对因治疗的同时需给予持续重症监护支持治疗。

2. 支持治疗 ①绝对卧床休息。②给予高糖、低脂、低蛋白营养，补充足量维生素和微量元素，给予支链氢基酸支持。③补充新鲜血浆、清蛋白，改善微循环，防止或减轻脑水肿及腹腔积液。④纠正电解质、酸碱平衡。⑤预防院内感染。

3. 脑水肿及肝性脑病治疗　对已出现颅内高压的患者，应给予甘露醇、高渗盐水、巴比妥类药物及低温治疗等。

4. 抗感染　及时发现潜在的细菌或真菌感染，尽早采取抗感染治疗。

5. 防治出血　使用质子泵抑制剂预防应激性溃疡出血。

6. 纠正代谢紊乱　监测整体营养状况及电解质水平，及时纠正代谢紊乱；适时给予足够的肠外肠内营养。

7. 人工肝支持　是借助体外机械、化学或生物性装置，暂时或部分替代肝脏功能。

8. 肝移植　是治疗肝衰竭的有效手段。

【预后】

病因是 ALF 重要的预后预测指标之一。

习题

1. 试述急性肝衰竭的诊断。

答：急性起病，2周内出现2度及以上肝性脑病，并有以下表现者：①极度乏力，有明显厌食、呕吐等严重消化道症状；②短期内黄疸进行性加深；③出血倾向明显；④肝脏进行性缩小。

2. 试述急性肝衰竭的概念。

答：急性肝衰竭多是由药物、肝毒性物质、病毒等诱发的一组临床综合征，患者肝功能急剧恶化，表现为意识障碍和凝血功能紊乱。

第十八章 肝外胆系结石及炎症

教学目的

1. **掌握** 肝外胆系结石及炎症的治疗。
2. **熟悉** 肝外胆系结石及炎症的临床表现。
3. **了解** 肝外胆系结石及炎症的诊断方法。

内容精讲

第一节 胆囊结石及胆囊炎

胆囊结石指发生在胆囊的结石；胆囊炎是胆囊结石的并发症，也可在无胆囊结石时发生。

【危险因素及成石机制】

危险因素：>40 岁、女性、妊娠、口服避孕药和雌激素替代治疗、肥胖等。

当胆汁中的胆固醇呈过饱和状态时，易于析出结晶而形成结石。胆囊收缩减低，胆囊内胆汁淤滞也有利于结石形成。

【病理】

胆囊壁出现水肿和急性炎症，严重者可有胆囊壁坏死和坏疽。

★【临床表现】

（一）无症状胆囊结石

无临床症状。

（二）有症状胆囊结石

症状出现与否与结石的大小、部位、是否合并感染、梗阻及胆囊的功能有关。小胆石更容易出现症状，表现如下。

1. 消化不良等胃肠道症状 大多数仅是进食油腻食物后出现上腹部或右上腹部隐痛等。

2. 胆绞痛 是胆囊结石的典型表现，疼痛位于上腹部或右上腹部，可向肩胛部和背部放射，常发生在饱餐、进食油腻食物后。

（三）胆囊结石的并发症

1. 急性胆囊炎 严重者可发展为化脓性胆囊炎。临床表现为持续性右上腹疼痛，可向右肩或背部放射。发热常见，上腹或右上腹肌紧张，墨菲征阳性。

2. 胆囊积液 胆囊结石长期嵌顿或阻塞胆囊管但未合并感染时，胆囊黏膜吸收胆汁中的胆色素，并分泌黏液性物质，积液为无色透明。

3. 继发性胆总管结石及胆源性胰腺炎 详见本章第二节及本篇第二十章第一节。

4. Mirizzi 综合征 持续嵌顿于胆囊颈部或胆囊管的较大的结石压迫肝总管致肝总管狭窄或胆囊胆管瘘，结石部分或全部堵塞肝总管引起反复发作的胆囊炎、胆管炎及阻塞性黄疸。

5. 胆囊十二指肠结肠瘘、胆石性肠梗阻 结石压迫引起胆囊炎症、慢性穿孔，可造成胆囊十二指肠或胆囊结肠瘘；大的结石通过瘘管进入肠道，阻塞于回肠末段引起肠梗阻。

6. 慢性胆囊炎 炎症反复发作，可使胆囊与周围组织粘连、囊壁增厚并逐渐瘢痕化，胆囊萎缩，失去功能。

7. 胆囊癌 结石及炎症的长期刺激可诱发胆囊癌。

（四）急性非结石性胆囊炎

急性非结石性胆囊炎是一种胆囊急性炎性、坏死性疾病。临床表现比较隐匿，可有不明原因发热、血白细胞增多或不明确的腹部不适，也可能出现黄疸或右上腹包块。

【实验室和其他检查】

腹部超声是胆囊结石首选的检查方法。CT、MRI 和 MRCP 也可显示胆囊结石。急性胆囊炎患者常有血白细胞增多伴中性粒细胞比例增高。

【诊断与鉴别诊断】

1. 无并发症的胆囊结石 腹部超声等影像学确定有胆囊结石。有症状者需与消化性溃疡等鉴别。

2. 急性胆囊炎 右上腹或上腹部疼痛、发热及血白细胞增多、墨菲征阳性。

急性胆囊炎需与急性胰腺炎、阑尾炎等鉴别。

【治疗】

1. 无并发症的胆囊结石 有下列情况时，即使无症状也应治疗：①胆囊壁增厚、钙化或瓷性胆囊；②胆囊萎缩、胆囊息肉进行性增大：③结石直径>3cm；④胆囊结石>10 年；⑤有糖尿病、心肺疾病的老年人；⑥上腹部其他择期手术；⑦儿童胆囊结石；⑧医疗条件较差地区。

2. 急性胆囊炎 治疗包括禁食，静脉补液、纠正电解质紊乱和止痛，予抗生素治疗。

对于非结石性急性胆囊炎患者，有血培养和药敏试验结果后，予以抗生素治疗，视病情转归切除胆囊或胆囊造瘘。

胆囊切除术适用于择期手术或急性发作炎症较轻的患者。腹腔镜胆囊切除术（LC）是首选术式。

第二节 肝外胆管结石及胆管炎

肝外胆管结石分为原发性和继发性两种。

【病因和发病机制】

原发性胆总管结石发生于有复发性或持续性胆道感染的患者。十二指肠乳头旁憩室、胆汁淤积、胆道蛔虫病史，可增加原发性胆管结石的风险。继发性肝外胆管结石指胆囊结石或肝内胆管结石排至肝外胆管而发生的结石。

【临床表现】

症状的有无取决于结石是否造成胆道梗阻和感染。继发感染时，出现以下并发症。

1. 急性梗阻性化脓性胆管炎 典型表现为腹痛、寒战高热和黄疸，称为查科三联症。

2. 急性和慢性胆管炎 结石引起胆道阻塞，胆汁淤滞，感染造成胆管壁黏膜充血、水肿，加重胆管梗阻；反复的胆管炎使管壁纤维化并增厚、狭窄，近端胆管扩张等。患者可有上腹痛、黄疸等症状。

3. 肝损伤和胆源性胰腺炎 可致肝细胞坏死及胆源性肝脓肿，反复感染和肝损害可进展为胆汁性肝硬化；结石嵌顿于壶腹部时可引起胰腺的急性和（或）慢性炎症。

【实验室和其他检查】

1. 实验室检查 血清总胆红素及结合胆红素增高，血清转氨酶和碱性磷酸酶升高。

2. 影像学检查 首选腹部超声检查。

【诊断和鉴别诊断】

腹痛、寒战高热和黄疸，结合影像学检查，可以确诊。

【治疗】

1. 一般治疗 禁食、补液、营养支持治疗。

2. 抗感染治疗 经验选择抗生素治疗，根据血培养及药敏试验指导抗生素应用。

3. 内镜治疗 胆总管结石首选内镜下括约肌切开（EST）取石。

➤➤ 习题 ➤➤

1. 无并发症的胆囊结石治疗指征是什么？

答：有下列情况时，即使无症状也应治疗：①胆囊壁增厚、钙化或瓷性胆囊；②胆囊萎缩、胆囊息肉进行性增大；③结石直径>3cm；④胆囊结石>10年；⑤有糖尿病、心肺疾病的老年人；⑥上腹部其他择期手术；⑦儿童胆囊结石；⑧医疗条件较差地区。

2. 试述肝外胆管结石及胆管炎的治疗方法。

答：①一般治疗；②抗感染治疗；③内镜治疗（首选内镜下 EST 取石）。

第十九章　胆道系统肿瘤

 教学目的

1. **掌握**　胆囊良性肿瘤的诊断及治疗。
2. **熟悉**　胆囊癌的临床表现。
3. **了解**　胆管癌的治疗。

 内容精讲

第一节　胆道系统良性肿瘤

胆道系统良性肿瘤主要包括胆囊和胆管的良性病变。

【病理】

胆囊良性肿瘤以胆囊腺瘤和乳头状瘤多见，当瘤体直径>10mm 时具有恶变倾向。

【临床表现】

胆囊良性肿瘤多无症状，常在超声检查时发现。

【诊断】

诊断方法有：①常规超声；②超声内镜（EUS）；③CT 增强扫描；④超声导引下经皮细针穿刺活检。ERCP 对道梗阻部位有定位诊断价值，也可以明确病变性质。

【治疗】

对于胆囊息肉样病变，其病变>10mm 者，应手术切除胆囊。对于<10mm 且无明显状的患者，需评估恶性肿瘤风险，定期超声随访。

第二节　胆囊癌

胆囊癌是胆道常见的恶性肿瘤。

【病因】

1. **慢性胆囊炎、胆石症**　胆囊慢性炎症伴有囊壁不均匀钙化，被认为是癌前病变。
2. **胆囊息肉**　息肉直径>10mm 或存在危险因素时，癌变风险增加。
3. **胰胆管汇合异常**　系一种先天性畸形，胰液逆流入胆囊，引起恶变。

【病理和临床分期】

胆囊癌可位于胆囊底部、体部、颈部及胆囊管，约 80% 为腺癌。胆囊癌 TNM 分期：Ⅰ期，黏膜内原位癌；Ⅱ期，侵犯黏膜和肌层；Ⅲ期，侵犯胆囊壁全层；Ⅳ期，侵犯胆囊壁全层及周围淋巴结；Ⅴ期，侵犯或转移至肝及其他器官。

【临床表现】

好发于中老年人，起病隐匿，早期多无症状，进展期出现上腹痛、右上腹包块、黄疸。

【实验室和其他检查】

1. 实验室检查 肿瘤标志物 CEA、CA19-9、CA125 等均可升高，其中以 CA19-9 较为敏感，但无特异性。

2. 影像学检查 首选腹部超声，CT、MRI、EUS 检查可进一步判断肿瘤浸润程度和肝脏、血管受累情况以及是否有淋巴结转移及远处转移。

【诊断】

影像学阳性发现及肿瘤标志物显著升高，临床可作出初步诊断。

【治疗】

首选手术切除，肿瘤局限于胆囊时可获根治。

【预防】

出现下列危险因素时应行胆囊切除术：①直径≥3cm 的胆囊结石；②合并有胆囊壁不均匀钙化、点状钙化或多个细小钙化的胆囊炎以及瓷性胆囊；③胆囊息肉直径≥10mm，或胆囊息肉直径<10mm 合并胆囊结石、胆囊炎，或单发或无蒂的息肉迅速长大者；④合并胆囊结石、胆囊炎的胆囊腺肌症；⑤胰胆管汇合异常合并胆囊占位性病变；⑥胆囊结石合并糖尿病。

第三节　胆管癌

胆管癌是起源于肝内外胆管的恶性肿瘤，分为肝内胆管癌及肝外胆管癌。肝外胆管癌又分为肝门部胆管癌和远端胆管癌。

【病因】

可能与下列因素有关：①胆道结石；②原发性硬化性胆管炎；③先天性胆管囊性扩张症，胆管-空肠吻合术后；④慢性肝吸虫感染及溃疡性结肠炎等。

【临床表现】

腹痛、上腹部肿块、黄疸、发热等，大便色浅，尿色深黄及皮肤瘙痒，常伴有乏力、体重减轻等全身表现。

【实验室和其他检查】

1. 实验室检查 胆道梗阻时，血清总胆红素、ALP 和 γ-GT 均显著升高。胆道梗阻致维生素 K 吸收障碍，肝合成凝血因子受阻，凝血酶原时间延长。

2. 影像学检查 ①超声是首选方法；②CT 可显示肝内外胆管周围组织受累情况；③MRCP 可较好地显示胆道分支，反映胆管的受累范围；④十二指肠镜可直视壶腹部的远端胆管癌，且可取活检。

【诊断】

根据典型的胆管癌影像特点，可作出临床诊断。

【治疗】

手术切除是首选方法。对有胆道梗阻而肿瘤不能切除的患者，可置入胆道支架。

习题

1. 简述胆囊癌 TNM 分期。

答：胆囊癌 TNM 分期：Ⅰ期，黏膜内原位癌；Ⅱ期，侵犯黏膜和肌层；Ⅲ期，侵犯胆囊壁全层；Ⅳ期，侵犯胆囊壁全层及周围淋巴结；Ⅴ期，侵犯或转移至肝及其他器官。

2. 简述胆囊癌的预防方法。

答：出现下列危险因素时应行胆囊切除术：①直径≥3cm 的胆囊结石；②合并有胆囊壁不均

匀钙化、点状钙化或多个细小钙化的胆囊炎以及瓷性胆囊；③胆囊息肉直径≥10mm，或胆囊息肉直径＜10mm合并胆囊结石、胆囊炎，或单发或无蒂的息肉迅速长大者；④合并胆囊结石、胆囊炎的胆囊腺肌症；⑤胰胆管汇合异常合并胆囊占位性病变；⑥胆囊结石合并糖尿病。

第二十章　胰腺炎

教学目的

1. **掌握**　急性胰腺炎的临床表现、诊断及治疗。
2. **熟悉**　急性胰腺炎的发病机制、病因。
3. **了解**　慢性胰腺炎的诊断。

内容精讲

第一节　急性胰腺炎

急性胰腺炎（AP）是多种病因致胰腺组织自身消化所致的胰腺水肿、出血及坏死等炎症性损伤。以急性上腹痛及血淀粉酶或脂肪酶升高为特点。

★【病因】

1. **胆道疾病**　胆石症及胆道感染等是 AP 的主要病因。
2. **酒精**　可促进胰液分泌、胰管内压升高，引发腺泡细胞损伤。
3. **胰管阻塞**　胰管结石、蛔虫、狭窄、肿瘤可引起胰管阻塞和胰管内压升高。
4. **十二指肠降段疾病**　球后穿透溃疡、邻近十二指肠乳头的肠憩室炎等直接波及胰腺。
5. **手术与创伤**　腹腔手术、腹部钝挫伤等损伤胰腺组织。ERCP 可导致胰腺炎。
6. **代谢障碍**　当血甘油三酯≥11.3mmol/L 极易发生 AP。甲状旁腺肿瘤、维生素 D 过多等所致的高钙血症可致 AP。
7. **药物**　噻嗪类利尿药、硫唑嘌呤等药物可促发 AP。
8. **感染及全身炎症反应**　可继发于急性流行性腮腺炎、甲型流感等。
9. **过度进食**　胰液不能经胰管流出道顺利排至十二指肠，胰管内压升高，可引发 AP。
10. **其他**　各种自身免疫性的血管炎等也可引发 AP。病因不明者，称为特发性 AP。

★【发病机制】

各种病因致胰管内高压，溶酶体在腺泡细胞内提前激活酶原，胰酶消化胰腺自身，导致：①损伤腺泡细胞；②胰腺微循环障碍使胰腺出血、坏死。炎症过程中参与的众多因素可以正反馈方式相互作用，使炎症逐级放大，炎症向全身扩展，出现多器官炎症性损伤及功能障碍。

【病理】

（一）**胰腺急性炎症性病变**

可分为急性水肿型及急性出血坏死型胰腺炎。

1. **急性水肿型**　多见，胰腺肿大、充血、水肿和炎症细胞浸润，有轻微的局部坏死。
2. **急性出血坏死型**　胰腺内有灰白色或黄色斑块的脂肪组织坏死，出血严重者，则胰腺呈棕黑色并伴有新鲜出血。

（二）**胰腺局部并发症**

1. **急性胰周液体积聚**　AP 早期，胰腺内、胰周较多渗出液积聚。

2. 胰瘘　胰腺炎症致胰管破裂，胰液从胰管漏出，即为胰瘘。

3. 胰腺假性囊肿　胰内瘘的渗出液积聚，纤维组织增生形成囊壁，包裹而成。

4. 胰腺坏死　单纯腺实质坏死、胰周脂肪坏死及胰腺实质伴胰周脂肪坏死。

5. 胰腺脓肿　胰周积液、胰腺假性囊肿或胰腺坏死感染，发展为脓肿。

6. 左侧门静脉高压（LSPH）　胰腺坏死严重、大量渗出、假性囊肿压迫等导致脾静脉血栓形成，继而脾大、胃底静脉曲张。

（三）AP 导致的多器官炎性损伤病理

全身炎症反应可波及全身其他脏器，呈急性炎症病理改变。

★【临床表现】

（一）急性腹痛

首发症状，常较剧烈，可伴有恶心、呕吐、轻度发热。体征表现为中上腹压痛，肠鸣音减少。

（二）急性多器官功能障碍及衰竭

在上述症状基础上，出现多功能器官障碍的症状及体征，见表 4-20-1。

表 4-20-1　AP 多器官功能障碍的症状及体征及相应的病理生理改变

症状及体征	病理生理改变
低血压、休克	大量炎症渗出
呼吸困难	肺间质水肿、胸腔积液
腹痛、全腹膨隆、广泛压痛	肠麻痹、腹膜炎
少尿、无尿	休克、肾功能不全
黄疸加剧	胆管梗阻、肝损伤
Grey-Turner 征	腹水、出血
体温不退	严重炎症反应
精神失常	胰性脑病
消化道出血	应激性溃疡
猝死	严重心律失常

（三）胰腺局部并发症

包括间隔室综合征、假性囊肿、胰腺脓肿、左侧门静脉高压等。

【辅助检查】

（一）诊断 AP 的重要血清标志物

1. 淀粉酶　起病后 2～12h 开始升高，48h 开始下降，持续 3～5 天。

2. 脂肪酶　起病后 24～72h 开始升高，持续 7～10 天，其敏感性优于淀粉酶。

血清淀粉酶、脂肪酶的高低与病情程度无确切关联。

（二）反映 AP 病理生理变化的实验室检测指标（表 4-20-2）

表 4-20-2　反映 AP 病理生理变化的实验室检测指标

检测指标	病理生理变化
白细胞↑	炎症或感染
C 反应蛋白＞150mg/L	炎症反应

续表

检测指标	病理生理变化
血糖升高	胰岛素释放减少、胰高血糖素释放增加、胰腺坏死；急性应激反应
TB、AST、ALT↑	胆道梗阻、肝损伤
清蛋白↓	大量炎性渗出、肝损伤
尿素氮、肌酐↑	休克、肾功能不全
血氧分压↓	成人呼吸窘迫综合征
血钙<2mmol/L	钙离子内流入腺泡细胞
血甘油三酯↑	可能是 AP 的病因
血钠、钾、pH 异常	肾功能受损、内环境紊乱

（三）胰腺等脏器影像变化

1. 腹部超声　是 AP 的初筛影像检查。

2. 腹部 CT　平扫有助于确定有无胰腺炎、胰周炎性改变及胸、腹腔积液及胰腺坏死程度。急性胰腺炎 CT 评分见表 4-20-3。

表 4-20-3　急性胰腺炎 CT 评分

积分	胰腺炎症反应	胰腺坏死	胰腺外并发症
0	胰腺形态正常	无坏死	
2	胰腺＋胰周炎性改变	坏死<30%	胸、腹腔积液，脾、门静脉血栓，胃流出道梗阻等
4	单发或多个积液区或胰周脂肪坏死	坏死>30%	

注：评分≥4 分为中度重症急性胰腺炎或重症急性胰腺炎。

★【诊断】

1. 确定是否为 AP　应具备下列 3 条中任意 2 条：①急性、持续中上腹痛；②血淀粉酶或脂肪酶>正常值上限 3 倍；③AP 的典型影像学改变。

2. 确定 AP 程度　根据器官衰竭、胰腺坏死及胰腺感染情况（表 4-20-4），AP 程度分为：①轻症急性胰腺炎（MAP）；②中度重症急性胰腺炎（MSAP）；③重症急性胰腺炎（SAP）；④危重急性胰腺炎（CAP）。

表 4-20-4　AP 程度诊断

项目	MAP	MASP	SAP	CAP
器官衰竭	无	<48h 内恢复	>48h	>48h
	和	和（或）	或	和
胰腺坏死	无	无菌性	感染性	感染性

关于器官衰竭，根据器官功能衰竭的改良 Marshall 评分进行评价，见表 4-20-5。

表 4-20-5　器官功能衰竭的改良 Marshall 评分

项目	0	1	2	3	4
呼吸（PaO_2/FiO_2）	>400	301~400	201~300	101~200	<101

续表

项目	0	1	2	3	4
循环（收缩压，mmHg）	＞90	＜90	＜90	＜9	＜90
	补液可纠正	补液不能纠正	pH＜7.3	pH＜7.2	
肾脏（肌酐，mol/L）	＜134	170～310	311～439	311～439	＞439

注：PaO_2 为动脉血氧分压，正常值 95～100mmHg；FiO_2 为吸入氧浓度，空气（21%），纯氧 2L/min(25%)，纯氧 4L/min(30%)，纯氧 6～8L/min(40%)，纯氧 9～10L/min(50%)。

3. 寻找病因

【鉴别诊断】

需与胆石症、消化性溃疡、心肌梗死及急性肠梗阻等鉴别。

★**【治疗】**

AP 治疗的两大任务：①寻找并去除病因；②控制炎症。

AP，即使是 SAP，应尽可能采用内科及微创治疗。

（一）监护

根据症状、体征、实验室检测、影像学变化及时了解病情发展。

（二）器官支持

1. 液体复苏 MSAP 患者补液量宜控制在 3500～4000mL/d。在用晶体进行液体复苏时，应注意补充乳酸林格平衡液。缺氧致组织中乳酸堆积，代谢性酸中毒较常见，应积极补充碳酸氢钠。重症患者应注意补充清蛋白。进入 SAP，补液量应根据每日出量考虑。液体复苏临床观察指标有：心率、呼吸、血压、尿量、血气分析及 pH、血尿素氮、肌酐等。

2. 呼吸功能 力争使动脉氧饱和度＞95%。必要时给予正压机械通气。

3. 肠功能维护 口服抗生素有助于减轻肠腔内细菌、毒素在肠屏障功能受损时的细菌移位及减轻肠道炎症反应。导泻可减少肠腔内细菌过生长，促进肠蠕动，有助于维护肠黏膜屏障，可予以芒硝（硫酸钠）40g＋开水 600mL 分次饮入。必要时可胃肠减压，有助于减轻腹胀。

4. 连续性血液净化 当患者出现难以纠正的急性肾功能不全时，连续性血液净化，有利于患者肺、肾、脑等重要器官功能改善和恢复。

（三）减少胰液分泌

1. 禁食 短期禁食，降低胰液分泌，减少胰酶对胰腺的自身消化。

2. 生长抑素及其类似物 生长抑素可抑制胰泌素和缩胆囊素刺激的胰液基础分泌。

（四）控制炎症

1. 液体复苏 是早期控制 AP 引发全身炎症反应的关键措施之一。

2. 生长抑素 生长抑素或生长抑素类似物可抑制胰液的分泌，更重要的是有助于控制胰腺及全身炎症反应，不仅有助于预防 SAP 的发生，也可部分缓解 SAP。

3. 早期肠内营养 有助于控制全身炎症反应。

（五）镇痛

对严重腹痛者，可注射哌替啶止痛。

（六）急诊内镜治疗去除病因

对胆总管结石性梗阻、急性化脓性胆管炎、胆源性败血症等应尽早行内镜下 Oddi 括约肌切开术、取石术、放置鼻胆管引流等。

（七）预防和抗感染

可采取：①导泻及口服抗生素；②尽早恢复肠内营养；③当胰腺坏死＞30％时，可预防性静脉给予亚胺培南或美罗培南7～10天。疑诊或确定胰腺感染时，应选择针对革兰阴性菌和厌氧菌的、能透过血胰屏障的抗生素，第三代头孢菌素＋抗厌氧菌类、喹诺酮＋抗厌氧菌类，疗程7～14天。如疑有真菌感染，可经验性应用抗真菌药。

（八）早期肠内营养

AP起病后获得及时、有效治疗，MAP及MSAP患者可在病后48～72h开始经口肠内营养。对于病程长，因较大的胰腺假性囊肿致上消化道不全梗阻患者，可安置空肠营养管。

（九）择期内镜、腹腔镜或手术去除病因

胆总管结石、胰腺分裂、胰管先天性狭窄等多在AP恢复后择期手术，尽可能选用微创方式。

（十）胰腺局部并发症

1. 胰腺假性囊肿　囊肿直径＞6cm者在观察6～8周后，若无缩小和吸收的趋势，则需要引流。其方式包括经皮穿刺引流、内镜引流、外科引流。

2. 胰腺脓肿的处理　在充分抗生素治疗后，脓肿不能吸收，可行腹腔引流或灌洗，或施行坏死组织清除和引流手术。

（十一）患者教育

①在急性胰腺炎早期，应告知患者可能的不良预后；②积极取得患者配合；③告知治疗性ERCP在AP诊疗中的重要作用；④告知呼吸机或连续性血液净化的必要性；⑤告知肠内营养的重要性及实施要点；⑥对有局部并发症者，请患者出院后定期随访。

【预后】

轻症患者常在1周左右康复，重症患者死亡率约15％。

【预防】

积极治疗胆胰疾病，适度饮酒及进食。

第二节　慢性胰腺炎

慢性胰腺炎（CP）是由于各种原因导致的胰腺局部或弥漫性的慢性进展性炎症伴随胰腺内外分泌功能的不可逆损害。

★【病因和发病机制】

1. 各种胆胰管疾病。

2. 酒精　饮酒一直都被认为是CP的首要病因。

3. B组柯萨奇病毒。

4. 特发性胰腺炎　可能与基因突变有关。

5. 遗传性胰腺炎　患者多有家族史，临床以急性复发性胰腺炎为特点，多在幼年发病，常进展为CP并伴有高胰腺癌发病率。

6. 自身免疫性胰腺炎　患者血清中有多种免疫抗体。

7. 高钙血症　高浓度钙离子在碱性液中易形成沉积，促进胰管结石形成。

8. 营养因素　食物中饱和脂肪酸及低蛋白饮食可促进CP或胰腺退行性病变的发生。

【病理】

基本病变是胰腺腺泡萎缩，弥漫性纤维化或钙化；腺管有多发性狭窄和囊状扩张，管内有结石、钙化和蛋白栓。胰管阻塞区见局限性水肿、炎症和坏死。

【临床表现】

（一）症状

1. 腹痛 上腹痛，平卧位时加重，前倾坐位、弯腰、侧卧蜷曲时疼痛可减轻。常因饮酒、饱食或高脂食物诱发。

2. 胰腺外分泌功能不全的表现 上腹饱胀、消瘦、腹泻及维生素缺乏等症状。

3. 胰腺内分泌功能不全的表现 可发生糖尿病。

（二）体征

有腹部轻压痛，并发胰腺假性囊肿时，腹部可扪及包块。也可出现黄疸。

【辅助检查】

（一）影像学

1. X线腹部平片 可见胰腺区域的钙化灶、结石影。

2. 腹部超声和超声内镜 主胰管狭窄或不规则扩张及分支胰管扩张、胰管结石、假性囊肿等。

3. 腹部CT及MRI 胰腺增大或缩小、胰管不规则扩张或假性囊肿。

4. ERCP及MRCP 是CP形态学诊断和分期的重要依据。

（二）胰腺内、外分泌功能测定

血糖测定、糖耐量试验及血胰岛素水平可反映胰腺内分泌功能。准确、实用的胰腺外分泌功能检测方法有待建立。

（三）免疫学检测

IgG4-AIP患者血清IgG4水平＞1350mg/L。

【诊断与鉴别诊断】

首先确定有无CP，然后寻找其病因。当临床表现提示CP时，通过影像学技术获得胰腺有无钙化、纤维化、结石、胰管扩张及胰腺萎缩等形态学资料，并进一步了解内外分泌功能，排除胰腺肿瘤。

需要鉴别的常见疾病包括：胆道疾病、小肠性吸收功能不良、慢性肝病等。

【治疗】

CP治疗目标是：消除病因，控制症状，改善胰腺功能、治疗并发症和提高生活质量等。

（一）腹痛

1. 药物 口服胰酶制剂、皮下注射奥曲肽等。

2. 内镜 ERCP下行胰管括约肌切开、胰管取石术及胰管支架置入术等。

3. 手术 当内镜治疗失败可考虑手术治疗。

（二）胰腺外分泌功能不全

肠溶胰酶替代治疗并辅助饮食疗法，同时应用PPI抑制胃酸分泌，提高药物疗效。

（三）糖尿病

按糖尿病治疗。

（四）AIP

常用泼尼松口服。

（五）外科治疗

手术指征：①内科或内镜处理后不能缓解的疼痛；②胰管结石、胰管狭窄伴胰管梗阻；①发生胆道梗阻、十二指肠梗阻、门静脉高压和胰性腹腔积液或囊肿等并发症。

（六）患者教育

须禁酒、戒烟，避免过量高脂、高蛋白饮食。

【预后】

积极治疗可缓解症状，但不易根治。

习题

1. 急性胰腺炎应与哪些疾病鉴别？

答：急性胰腺炎要与以下疾病鉴别：①消化性溃疡；②胆石症；③急性肠梗阻；④心肌梗死等。

2. 简述慢性胰腺炎的诊断方法。

答：首先确定有无 CP，然后寻找其病因。当临床表现提示 CP 时，通过影像学技术获得胰腺有无钙化、纤维化、结石、胰管扩张及胰腺萎缩等形态学资料，并进一步了解内外分泌功能，排除胰腺肿瘤。

第二十一章　胰腺癌

 教学目的

1. **掌握**　胰腺癌的临床表现及诊断。
2. **熟悉**　胰腺癌的辅助检查及治疗。
3. **了解**　胰腺癌的病因和发病机制。

 内容精讲

胰腺癌主要起源于胰腺导管上皮及腺泡细胞。

【病因和发病机制】

高危因素：①长期大量吸烟；②肥胖，BMI＞35kg/m²；③慢性胰腺炎；④＞10年的糖尿病病史；⑤男性及绝经期后的女性；⑥家族中有多位直系亲属50岁前患病者；⑦某些遗传综合征患者。

【病理】

多数胰腺癌为导管细胞癌，位于胰头，压迫胆道，侵犯十二指肠及堵塞主胰管。转移的方式有直接蔓延、淋巴转移、血行转移和沿神经鞘转移四种。

【临床表现】

早期无特状，出现明显症状时，多已进入晚期。

（1）腹痛　腹痛常为首发症状。

（2）消化不良　大多数患者有食欲缺乏、消化不良、大便恶臭、脂肪泻。

（3）黄疸。

（4）焦虑及抑郁。

（5）消瘦。

（6）症状性糖尿病。

（7）其他症状　腹胀、呕吐、上消化道出血、低热等。

【实验室和其他检查】

（一）实验室检查

血清胆红素升高，以结合胆红素为主，重度黄疸时尿胆红素阳性，尿胆原阴性，大便可呈灰白色。葡萄糖耐量异常或有高血糖和糖尿。胰腺癌患者CA19-9常升高。

（二）影像学检查

1. **CT**　可显示直径＞2cm的胰腺癌，可见大血管受压、淋巴结或肝转移等。

2. **腹部超声**　发现的胰腺癌多已晚期。

3. **超声内镜**　图像显示较体表超声清晰，结合细针穿刺活检，提高检出率。

4. **ERCP**　能直接观察十二指肠壁和壶腹部有无癌肿浸润，可同时放置胆道内支架。

5. **MRCP**　无创，效果基本与ERCP相同。

6. **选择性动脉造影**　有助于判断病变范围和手术切除的可能性。

（三）组织病理学和细胞学检查

在超声内镜、经腹壁超声或 CT 定位和引导下，或在剖腹探查中用细针穿刺，做多处细胞学或活体组织检查，确诊率高。

【诊断与鉴别诊断】

对 40 岁以上，近期出现下列临床表现者应进行前述检查及随访：①持续性上腹不适，进餐后加重伴食欲下降；②不能解释的进行性消瘦；③新发糖尿病或糖尿病突然加重；④多发性深静脉血栓或游走性静脉炎；⑤有胰腺癌家族史者。

胰腺癌应与慢性胰腺炎、壶腹癌、胆总管癌等相鉴别。

【治疗】

对病灶较小的胰腺癌应争取手术切除。

1. 外科治疗 胰十二指肠切除术（Whipple 手术）是治疗胰腺癌最常用的根治手术。

2. 内科治疗 晚期或手术前后病例均可进行化疗、放疗和各种对症支持治疗。顽固性腹痛者可给予镇痛药及麻醉药。各种支持疗法对晚期胰腺癌及术后患者十分必要。

【预后】

胰腺癌预后极差。未接受治疗的胰腺癌患者生存期约为 4 个月。

习题

1. 试述胰腺癌腹痛的特点。

答：常为持续、进行性加剧的中上腹痛或持续性腰背部剧痛，夜间明显；俯卧等体位症状减轻。

2. 试述胰腺癌的早期诊断。

答：对 40 岁以上，近期出现下列临床表现者应进行检查及随访：①持续性上腹不适，进餐后加重伴食欲下降；②不能解释的进行性消瘦；③新发糖尿病或糖尿病突然加重；④多发性深静脉血栓或游走性静脉炎；⑤有胰腺癌家族史者。

第二十二章　腹　痛

教学目的

1. **掌握**　腹痛的诊断与鉴别诊断。
2. **熟悉**　腹痛的病因。
3. **了解**　腹痛的临床表现。

内容精讲

腹痛是临床常见症状，多由腹部疾病所致，也可因腹部以外疾病或全身性疾病引起。临床上可按起病缓急分为急性腹痛和慢性腹痛。

★【病因】

1. 急性腹痛　①腹腔器官急性炎症；②空腔脏器阻塞或扩张；③脏器扭转或破裂；④腹膜炎症；⑤腹腔内血管阻塞；⑥腹壁疾病；⑦胸腔疾病所致的腹部牵涉痛；⑧全身性疾病所致的腹痛。

2. 慢性腹痛　①腹腔脏器慢性炎症；②消化道运动障碍；③胃、十二指肠溃疡；④腹腔脏器扭转或梗阻；⑤脏器包膜的牵张；⑥中毒与代谢障碍；⑦肿瘤浸润。

【临床表现】

1. 腹痛部位　腹痛部位多为病变脏器所在。

2. 腹痛程度和性质　中上腹持续性隐痛多为慢性胃炎或胃、十二指肠溃疡；胆石症或泌尿系统结石常为阵发性绞痛；上腹部持续性钝痛或刀割样疼痛呈阵发性加剧多为急性胰腺炎；突发的中上腹剧烈刀割样痛或烧灼样痛，多为消化性溃疡穿孔；持续性、广泛性剧烈腹痛伴腹壁肌紧张或板样强直，提示急性弥漫性腹膜炎。

3. 诱发因素　胆囊炎或胆石症，急性胰腺炎，肝、脾破裂均由不同诱因所致。

4. 发作时间　餐后疼痛可能由于胆胰疾病、胃部肿痛或消化不良所致；子宫内膜异位者腹痛与月经来潮相关。

5. 与体位的关系　胃黏膜脱垂患者左侧卧位疼痛可减轻等。

6. 伴随症状　①伴发热、寒战；②伴黄疸；③伴休克；④伴呕吐；⑤伴反酸、嗳气；⑥伴腹泻；⑦伴血便；⑧伴血尿。

7. 腹痛常见体征　见表 4-22-1。

表 4-22-1　腹痛患者常见体征

名称	体征	疾病
Murphy 征	吸气时右上腹胆囊点压痛	急性胆囊炎
Mcburney 征	脐与右侧髂前上棘中、外 1/3 交界处压痛及反跳痛	急性阑尾炎
Cullen 征	脐周围或下腹壁皮肤紫蓝色瘀斑为腹腔内大出血征象	腹膜后出血 急性出血坏死性胰腺炎 腹主动脉瘤破裂

续表

名称	体征	疾病
Grey Turner 征	胁腹部皮肤紫蓝色瘀斑	腹膜后出血 急性出血坏死性胰腺炎 腹主动脉瘤破裂
Kehr 征	腹腔内血液刺激左侧膈肌，引起左肩部疼痛	脾破裂 异位妊娠破裂
Psoas 征	患者左侧卧位，右大腿后伸，引起右下腹疼痛	阑尾炎（阑尾位于盲肠后位或者腹膜后位）
Obturator 征	患者仰卧位，右髋和右大腿屈曲，然后被动向内旋转，引起右下腹疼痛	阑尾炎（阑尾靠近闭孔内肌）
Rovsing 征	患者仰卧位，右手压迫左下腹，左手挤压近侧结肠，引起右下腹疼痛	阑尾炎

【辅助检查】

（一）实验室检查

1. 血常规　血白细胞总数及中性粒细胞比例升高提示存在炎症。

2. 尿常规和其他尿液检查　菌尿和脓尿提示泌尿系统感染；血尿提示泌尿系统结石、肿瘤或外伤；血红蛋白尿提示急性溶血等。

3. 大便常规和隐血试验　大便肉眼观察、隐血试验、镜下常规细胞检查、病菌培养、脂滴检查有助于临床诊断。

4. 血生化　血清淀粉酶和脂肪酶高于正常上限 3 倍提示胰腺炎。肝肾功能、血糖、电解质等检查结果异常也有助于明确病因。

5. 肿瘤标志物　升高应怀疑肿瘤可能。

6. 诊断性穿刺　腹痛诊断不明确且伴有腹腔积液时，应行腹腔穿刺检查。

（二）影像学检查

1. X 线　发现膈下游离气体，肠腔积气、扩张和多个液平面等。

2. 超声　有助于发现胆道结石、胆管扩张、肝胆胰脾大、腹腔肿瘤、腹腔积液等。

3. CT 和 MRI　对脏器外伤、炎症、脓肿、血管性疾病、肿瘤等均有较高的诊断价值。

4. 内镜　主要有胃肠镜、超声内镜、膀胱镜、腹腔镜等。

（三）其他检查

心电图检查、脑电图检查、血管造影等。

（四）手术探查

在急性腹痛病因不明、保守治疗无效、病情转危的紧急情况下，应考虑手术探查。

【诊断与鉴别诊断】

腹痛病因的诊断应结合病史、临床表现、辅助检查综合分析。应增加观察症状及体征的频率，前后比较、细致分析，从病理生理的角度解释临床现象，不断调整诊断思路。

【治疗】

腹痛的治疗应针对病因给予相应治疗措施。

1. 气道维护、呼吸和循环维护　吸氧、静脉输液补充有效血容量，纠正水、电解质和酸碱平衡紊乱等。

2. 胃肠减压　适宜于胃肠梗阻者。

3. 止痛剂 小剂量的吗啡能缓解患者腹痛，减少其烦躁，放松腹肌，有助于发现腹部阳性体征，不会延误临床诊断或影响手术决定。

4. 灌肠和泻药 未能排除肠坏死、肠穿孔等情况下，不宜使用。

5. 抗生素 有明确感染病灶时，应予以抗生素。

6. 手术探查 对诊断不明、有危及生命的腹腔内出血、穿孔、肠梗阻、严重腹膜炎等情况时，可考虑开腹探查。

习题

1. 简述急性弥漫性腹膜炎的临床表现。

答：持续性、广泛性剧烈腹痛伴腹壁肌紧张或板样强直，提示急性弥漫性腹膜炎。

2. 何种疾病易出现 Grey Turner 征？

答：腹膜后出血、急性出血坏死性胰腺炎、腹主动脉瘤破裂。

第二十三章　慢性腹泻

教学目的

1. 掌握　腹泻的类型。
2. 熟悉　腹泻的诊断。
3. 了解　腹泻的治疗方法。

内容精讲

腹泻是指排便次数增多（＞3 次/日），或粪便量增加（＞200g/d），或粪质稀薄（含水量＞85%）。分为急性和慢性腹泻两大类，病程短于 4 周者为急性腹泻，超过 4 周或长期反复发作者为慢性腹泻。

★【腹泻类型】

1. 渗透性腹泻　是由于肠腔内存在大量的高渗食物或药物，导致肠腔内渗透压升高，体液水分大量进入肠腔所致。特点是禁食后腹泻减轻或停止。

2. 分泌性腹泻　是由于肠黏膜受到刺激而致水、电解质分泌过多或吸收受抑，导致分泌、吸收失衡而引起的腹泻。特点：①每日大便量＞1L；②大便为水样，无脓血；③粪便的 pH 多为中性或碱性；④禁食48h 后腹泻仍持续存在。

3. 渗出性腹泻　肠黏膜发生炎症、溃疡等，大量体液渗出到肠腔，导致腹泻，亦称炎症性腹泻。可分为感染性和非感染性两类。特点是粪便含有渗出液或血液成分，甚至血液。

4. 动力异常性腹泻　肠道蠕动过快，肠内容物快速通过肠腔，与肠黏膜接触时间过短，影响消化与吸收，发生腹泻。特点是便急，粪便不成型或水样便，粪便不带渗出物和血液。原因有：①物理刺激；②药物；③神经内分泌因子；④肠神经病变；⑤胃肠道手术。

【诊断与鉴别诊断】

慢性腹泻的诊断旨在明确病因。要从年龄、性别、起病方式、病程、腹泻次数及粪便特点、腹泻与腹痛的关系、伴随症状和体征、缓解与加重因素等方面收集临床资料，初步判断腹泻病因在小肠抑或结肠（表 4-23-1），结合其他症状、体征、实验室及影像资料建立诊断。

表 4-23-1　小肠性腹泻与结肠性腹泻的鉴别要点

项目	小肠性腹泻	结肠性腹泻
腹痛	脐周	下腹部或左下腹
粪便	常量多,为稀便,含脂肪,黏液少见,味臭	量少,肉眼可见脓、血,有黏液
大便次数	2~10 次/日	次数可以更多
里急后重	无	可有
体重减轻	常见	可见

慢性腹泻应与大便失禁区别。

【实验室和其他检查】

以下辅助检查有助于诊断。

（一）实验室检查

1. 粪便检查 包括隐血试验，涂片查白细胞、红细胞、未消化的食物、寄生虫及虫卵，涂片查粪便细菌、真菌，大便细菌培养等。

2. 血液检查 血常规、血电解质、肝肾功能、血气分析等。

3. 小肠吸收功能试验 如右旋木糖吸收试验、维生素 B_{12} 吸收试验等。

（二）影像及内镜检查

1. 超声 了解有无肝胆胰疾病。

2. X线 包括腹部平片、钡餐、钡剂灌肠、CT等。

3. 内镜 胃肠镜对上消化道、结肠肿瘤和炎症等病变引起的慢性腹泻具有重要诊断价值。逆行胆管造影对胆、胰疾病相关的慢性腹泻有意义。胶囊内镜诊断小肠病变有价值。

【治疗】

（一）病因治疗

感染性腹泻需针对病原体进行治疗。抗生素相关性腹泻须停止抗生素或调整原来使用的抗生素，可加用益生菌。粪菌移植是治疗肠道难辨梭状杆菌感染的有效手段。

（二）对症治疗

① 纠正腹泻所引起的水、电解质紊乱和酸碱平衡失调。

② 对严重营养不良者，应给予肠内或肠外营养支持治疗。

③ 在针对病因治疗的同时，可根据患者腹泻的病理生理特点，酌情选用止泻药。

习题

1. 腹泻的类型有哪些？

答：渗透性腹泻、分泌性腹泻、渗出性腹泻、动力异常性腹泻。

2. 试述小肠性腹泻与结肠性腹泻的鉴别要点。

答：小肠性腹泻与结肠性腹泻的鉴别要点如下表。

项目	小肠性腹泻	结肠性腹泻
腹痛	脐周	下腹部或左下腹
粪便	常量多,为稀便,含脂肪,黏液少见,味臭	量少,肉眼可见脓、血,有黏液
大便次数	2～10 次/日	次数可以更多
里急后重	无	可有
体重减轻	常见	可见

第二十四章 便 秘

 教学目的

1. **掌握** 便秘的病因和发病机制。
2. **熟悉** 便秘的治疗。
3. **了解** 便秘的临床表现。

 内容精讲

便秘是指排便次数减少、粪便干硬和排便困难。

★【病因和发病机制】

便秘持续＞12周为慢性便秘。

1. 结肠肛门疾病 ①先天性疾病；②肠腔狭窄；③出口性梗阻；④肛管及肛周疾病；⑤其他，如肠易激综合征。

2. 肠外疾病 ①神经与精神疾病；②内分泌与代谢病；③盆腔疾病；④药源性疾病；⑤肌病。

3. 不良生活习惯 ①食量过少、食物精细等；②运动少、久坐等；③不良的排便习惯。

4. 社会与心理因素 ①人际关系紧张等；②生活规律改变。

慢性便秘按病理生理机制分为慢传输型、排便障碍型（排便不协调）、混合型。

【临床表现】

每周排便少于3次，排便困难，每次排便时间长，排出粪便干结如羊粪且数量少，排便后仍有粪便未排尽的感觉，可有下腹胀痛、食欲减退、无力、头晕、烦躁、焦虑、失眠等症状。

【诊断与鉴别诊断】

便秘诊断旨在寻找病因，应进行充分检查。在排除器质性便秘的基础上诊断功能性便秘。

1. 内镜 结肠镜可直接观察。

2. 胃肠道 X 线 对了解胃肠运动功能有参考价值。

3. 结肠传输试验 有助于评估便秘是慢传输型还是出口性梗阻。

4. 排粪造影 用于出口性梗阻便秘的诊断，如直肠前突、盆底失弛缓症等。

5. 肛管直肠压力测定 检查肛门内外括约肌、盆底、直肠功能及协调情况，对分辨出口性梗阻便秘的类型提供帮助。

6. 肛门肌电图检查 检查盆底肌中耻骨直肠肌、外括约肌的功能，能帮助明确便秘是否为肌源性。

【治疗】

（一）器质性便秘

针对病因治疗，可临时选用泻药，缓解便秘症状。

（二）功能性便秘

1. 患者教育 增加膳食纤维和多饮水，养成定时排便习惯，增加体能运动，避免滥用泻药等，可以适当予以心理干预，消除患者疑虑。

2. 药物治疗

（1）泻药　通过刺激肠道分泌和减少吸收、增加肠腔内渗透压和流体静力压而发挥导泻作用。分为刺激性泻剂、盐性泻剂、渗透性泻剂、膨胀性泻剂、润滑性泻剂。急性便秘可选择盐类泻剂、刺激性泻剂及润滑性泻剂。慢性便秘以膨胀性泻剂为宜。

（2）促动力药　通过刺激肠肌间神经元，促进胃肠平滑肌蠕动，促进小肠和大肠的运转。

（3）调节肠道菌群　微生态制剂可防止有害菌的定植和入侵，补充有效菌群发酵糖产生大量有机酸，使肠腔内的 pH 下降，调节肠道正常蠕动，改变肠道微生态。

3. 生物反馈疗法　是通过测压和肌电设备使患者直观地感知其排便的盆底肌的功能状态，"意会"在排便时如何放松盆底肌，同时增加腹内压实现排便的疗法。

4. 清洁灌肠　对于粪便嵌塞可采用栓剂（甘油栓）或清洁灌肠。

习题

1. 简述便秘的常见病因。

答：常见病因有结肠肛门疾病、肠外疾病、不良生活习惯、社会与心理因素。

2. 简述便秘的临床表现。

答：每周排便少于 3 次，排便困难，每次排便时间长，排出粪便干结如羊粪且数量少，排便后仍有粪便未排尽的感觉，可有下腹胀痛、食欲减退、无力、头晕、烦躁、焦虑、失眠等症状。

第二十五章　消化道出血

教学目的

1. **掌握**　消化道出血的部位和病因。
2. **熟悉**　消化道出血的临床表现、治疗。
3. **了解**　消化道出血的诊断。

内容精讲

消化道出血是指从食管到肛门之间的消化道出血。

【部位与病因】

1. 上消化道出血（UGIB）　指屈氏韧带以上的消化道病变引起的出血。常见病因为消化性溃疡、食管-胃底静脉曲张破裂、急性糜烂出血性胃炎和上消化道肿瘤。其他病因有：①食管疾病；②胃十二指肠疾病；③胆道出血；④胰腺疾病累及十二指肠；⑤全身性疾病。

2. 中消化道出血（MGIB）　指屈氏韧带至回盲部之间的小肠出血。病因包括小肠血管畸形、小肠憩室、钩虫感染、克罗恩病、小肠间质瘤等。

3. 下消化道出血（LGIB）　为回盲部以远的结直肠出血。痔、肛裂是最常见的原因。

4. 全身性疾病　①血管性疾病，如过敏性紫癜；②血液病，如血友病等；③其他，如尿毒症等。

【临床表现】

取决于出血量、出血速度、出血部位及性质，与患者的年龄及循环功能的代偿能力有关。

1. 呕血　是 UCIB 的特征性表现。

2. 黑便　呈柏油样，黏稠而发亮。

3. 便血　多为 MGIB 或 LGIB 的临床表现，UGIB 出血量＞1000mL，可有便血，大便呈暗红色血便，甚至鲜血便。

4. 失血性周围循环衰竭　急性大量失血由于循环血容量迅速减少而导致周围循环衰竭。

5. 贫血和血象变化　在出血的早期，血红蛋白浓度、红细胞计数与血细胞比容可无明显变化。一般须经 3～4h 及以上才出现贫血，出血后 24～72h 血液稀释到最大限度。贫血程度除取决于失血量外，还与出血前有无贫血基础、出血后液体平衡状况等因素有关。

6. 发热与氮质血症　发热可能与循环衰竭影响体温调节中枢功能有关。由于大量血液蛋白质的消化产物在肠道被吸收，血中尿素氮浓度可暂时增高。

【诊断】

（一）确定消化道出血

根据典型临床表现可诊断消化道出血，须除外消化道以外的出血。

（二）出血程度的评估和周围循环状态的判断

每日消化道出血＞5mL，便潜血试验阳性；每日出血量超过 50mL，可出现黑便；胃内积血量＞250mL，可引起呕血。一次出血量＜400mL 时，多不引起全身症状；出血量＞400mL，可出现头晕、心悸、乏力等症状；短时间内出血量＞1000mL，可有休克表现。

（三）判断出血是否停止

肠道内积血需经约 3 日才能排尽。下列情况应考虑有消化道活动出血：①反复呕血，或黑粪（血便）次数增多，肠鸣音活跃；②周围循环状态经充分补液及输血后未见明显改善，或虽暂时好转而又恶化；③血红蛋白浓度、红细胞计数与血细胞比容继续下降；④补液与尿量足够的情况下，血尿素氮持续或再次升高。

（四）判断出血部位及病因

1. 病史与体检 病史与体检对于建立良好的临床思维至关重要。

2. 胃镜和结肠镜 是诊断 UGIB 和 LGIB 病因、部位和出血情况的首选方法。

3. 胶囊内镜及小肠镜 胶囊内镜是诊断 MGIB 的一线检查方法。在此基础上发现的病变，用推进式小肠镜进行活检或内镜治疗。

4. 影像学 X 线钡剂造影有助于发现肠道憩室及较大的隆起或凹陷样肿瘤，但在急性消化道出血期间不宜检查。CT 对于有腹部包块、肠梗阻征象的患者有一定的诊断价值。也可行选择性血管造影，并可予以经导管栓塞止血。超声、CT 及 MRI 有助于了解肝胆胰病变。

5. 手术探查 各种检查不能明确出血灶，持续大出血危及患者生命，必须手术探查。

（五）预后估计

下列情况死亡率较高：①高龄患者，＞65 岁；②合并严重疾病，如心、肺、肝、肾功能不全等；③本次出血量大或短期内反复出血；④食管-胃底静脉曲张出血伴肝衰竭；⑤消化性溃疡基底血管裸露。

【治疗】

（一）一般急救措施

卧位，保持呼吸道通畅，禁食，必要时吸氧。

严密监测患者生命体征、尿量及神志变化；观察呕血与黑粪、血便情况；定期复查血红蛋白浓度等；必要时行中心静脉压测定；对老年患者根据情况进行心电监护。

（二）积极补充血容量

先输平衡液或葡萄糖盐水甚至胶体扩容剂。输液量以维持组织灌注为目标，尿量是有价值的参考指标。以下征象对血容量补充有指导作用：意识恢复；四肢末端由湿冷、青紫转为温暖、红润；脉搏及血压正常；尿量＞0.5mL(kg·h)；中心静脉压改善。输浓缩红细胞的指征：①收缩压＜90mmHg；②心率增快（＞120 次/分）；③血红蛋白＜70g/L 或血细胞比容＜25％。输血量以使血红蛋白达到 70g/L 左右为宜。

（三）止血措施

在治疗原发疾病基础上，根据消化道不同部位病变进行止血。

1. UGIB 分为非静脉曲张性出血和静脉曲张性出血。

（1）抑制胃酸分泌 血小板聚集及血浆凝血功能所诱导的止血作用需在 pH＞6.0 时才能有效发挥，而且新形成的凝血块在 pH＜5.0 的胃液中会迅速被消化。内镜检查前静脉予 PPI 可改善出血灶的内镜下表现；检查后维持 PPI 治疗，出血停止后，改口服至溃疡愈合。

（2）内镜治疗 高风险的患者需给予积极的内镜下治疗及住院治疗。

（3）介入治疗 内镜治疗不成功时，可通过血管介入栓塞胃十二指肠动脉。

（4）手术治疗 药物、内镜及介入治疗仍不能止血，必须不失时机地进行手术。

2. MGIB

（1）缩血管药物 常用生长抑素或奥曲肽，通过其收缩内脏血管的作用而止血。

（2）糖皮质激素及 5-氨基水杨酸类　用于克罗恩病引起的小肠溃疡出血。

（3）内镜治疗　发现出血病灶，内镜下止血，适用于病灶较局限的患者。

（4）血管介入　可行肠系膜上、下动脉栓塞治疗，或经导管动脉内注入止血药物，使小动脉收缩，血流量减少，达到止血目的。

（5）手术　指征为① Meckel 憩室；②肿瘤；③经内科、内镜及介入治疗仍出血不止。

3. LGIB

（1）痔　可予以直肠栓剂抗炎治疗、注射硬化剂及结扎疗法。

（2）息肉　内镜下切除。

（3）重型溃疡性结肠炎　详见本篇第八章。

（4）血管病变　内镜下止血。

（5）过敏性紫癜　可静脉用糖皮质激素，病情缓解后改口服泼尼松。

（6）各种肿瘤　手术切除。

（7）经药物、内镜及介入治疗仍出血不止，危及生命者，均有手术指征。

习题

1. 上消化道出血的止血措施有哪些？

答：抑制胃酸分泌、内镜治疗、介入治疗、手术治疗。

2. 消化道出血的临床表现有哪些？

答：呕血、黑便、便血、失血性周围循环衰竭、贫血和血象变化、发热与氮质血症。

第五篇

泌尿系统疾病

第一章　总　论

1. **掌握**　肾脏疾病常见综合征；肾脏疾病防治原则。
2. **熟悉**　肾脏的基本结构及生理功能。
3. **了解**　肾脏疾病的检查。

 内容精讲

　　泌尿系统是由肾、输尿管、膀胱、尿道及有关的血管、神经等组成，不仅是人体主要的排泄器官，也是一个重要的内分泌器官。

【肾脏的基本结构】

　　肾脏位于腹膜后脊椎两旁，左右各一个，约为第 12 胸椎至第 3 腰椎的位置。由肾单位、肾小球旁器、肾间质、血管和神经组成。肾单位是肾脏的结构和功能单位，包括肾小体和肾小管两部分。肾小体由肾小球和肾小囊两部分组成，肾小管分为近端小管、细段、远端小管以及连接小管四部分。

【肾的生理功能】

（一）肾小球滤过功能

　　是代谢产物排泄的主要方式。其中含氮类废物、部分有机酸由肾小球滤过排出。滤过功能是肾脏最重要的生理功能，也是临床最常用的评估肾功能的参数。肾小球滤过功能（GFR）成人 $120\text{mL}/(\text{min}\cdot1.73\text{m}^2)$，女性约低 10％。GFR 主要取决于肾小球血流量、有效滤过压、滤过面积和毛细血管通透性等因素。

（二）肾小管重吸收和分泌功能

　　肾小球每日滤过的原尿可达 180L，99％以上的水、全部的葡萄糖和氨基酸、大部分的电解质及碳酸氢根等被肾小管和集合管重吸收。

（三）肾脏的内分泌功能

　　肾脏不仅是激素作用的靶目标，而且它还合成、调节和分泌激素，肾脏分泌的激素可分为血管活性肽和非血管活性激素。前者包括肾素、前列腺素等，后者包括 1α-羟化酶和促红细胞生成素等。

【肾脏疾病的临床表现】

肾脏疾病的临床表现包括肾脏疾病本身的临床症状及肾功能受损引起的各系统症状（包括血尿、蛋白尿、水肿、高血压等）。继发性肾脏病尚可见原发病及其他器官受损的表现（包括皮疹、关节痛等）。

【肾脏疾病的检查】

（一）尿液检查

1. 尿常规检查 包括尿液外观、理化检查、尿沉渣检查、生化检查。

2. 尿相差显微镜检查 用于判断尿中红细胞的来源。肾小球源性血尿表现为红细胞形态发生改变、棘型红细胞＞5%、或尿中红细胞以变异型红细胞为主。如尿中出现红细胞管型，提示血尿为肾小球源性。

3. 尿蛋白检测 每日尿蛋白持续超过150mg，可诊断为蛋白尿。随机尿蛋白/肌酐比值在30～300mg/g为微量蛋白尿，大于300mg/g为临床蛋白尿。蛋白尿可分为生理性蛋白尿、肾小球性蛋白尿、肾小管性蛋白尿、溢出性蛋白尿4类。

4. 其他尿液成分检测 包括尿钠（用于了解钠盐的摄入）、尿钾（用于肾小管酸中毒和低钾血症的诊断）、尿尿素检测（用于计算患者蛋白质摄入量及患者营养状态）。

（二）肾功能检查

1. 血清肌酐检测 血清肌酐检测是临床评估肾小球滤过功能的常用方法，但是敏感度低（肾小球滤过功能损害大于50%时才开始上升），不能反映早期肾损害。

2. 估算的肾小球滤过率（eGFR） 用于估算GFR的常用公式有MDRD公式、Cockcroft-Gault公式和慢性肾脏病流行病学研究（CKD-EPI）公式。

3. 内生肌酐清除率 根据血肌酐浓度和24h尿肌酐排泄量计算。通常以内生肌酐清除率的方法来评估肾小球滤过率。正常值平均在100 ± 10mL/min左右。

（三）影像学检查

包括超声显像、静脉尿路造影、CT、MRI、肾血管造影、放射性核素检查等。

（四）肾脏病理学检查

为了明确诊断、指导治疗或判断预后，在无肾穿刺禁忌证时可行肾穿刺活检。

★【肾脏疾病常见综合征】

1. 肾病综合征 各种原因所致的大量蛋白尿（＞3.5g/d）、低白蛋白血症（＜30g/L）、常伴有水肿和（或）高脂血症的临床综合征。

2. 肾炎综合征 以血尿、蛋白尿、水肿和高血压为特点的综合征。分为急性、急进性和慢性肾炎综合征。

3. 无症状性尿异常 包括无症状性蛋白尿和（或）血尿，不伴有水肿、高血压等明显症状。

4. 急性肾损伤 血肌酐在48h内绝对值升高≥0.3mg/dL(26.5μmol/L)或较基础值升高≥50%或尿量＜0.5mL/(kg·h)，持续时间＞6h，称为急性肾损伤（AKI）。急性肾衰竭是AKI的严重阶段，临床主要表现为少尿、无尿、含氮代谢产物在血中潴留、水、电解质及酸碱平衡紊乱等。

5. 慢性肾脏病 慢性肾脏病（CKD）是指肾脏损伤或肾小球滤过率＜60mL/(min·1.73m^2)，时间＞3个月。慢性肾衰竭是慢性肾脏病的严重阶段，主要表现为消化系症状、心血管并发症及贫血、肾性骨病等。

【肾脏疾病的诊断】

包括病因诊断、病理诊断、功能诊断、并发症诊断。

★【肾脏疾病防治原则】

（一）一般治疗

避免劳累，去除感染等诱因，避免接触肾毒性药物或毒物，健康生活及合理饮食。

（二）针对病因和发病机制的治疗

1. 免疫抑制治疗　包括糖皮质激素及免疫抑制剂的合理应用。环磷酰胺和硫唑嘌呤较为常用，一些新型免疫抑制剂，如环孢素、他克莫司、霉酚酸酯等也被用于免疫性肾病的治疗。

2. 针对非免疫发病机制的治疗　高血压、高血脂、高血糖、高尿酸血症、肥胖、蛋白尿以及肾内高凝状态、肾素-血管紧张素系统激活等都是肾脏病发生和发展的促进因素，必须积极控制和治疗。

（三）并发症的治疗

并发症包括感染、心力衰竭、贫血、尿毒症脑病等，必须积极治疗。

（四）肾脏替代治疗

1. 透析治疗　包括腹膜透析、血液透析。

2. 肾移植　成功的肾移植可以使患者恢复正常的肾功能（包括内分泌和代谢功能）。但肾移植后需长期用免疫抑制剂，以防止排斥反应。

（五）中西医结合治疗

大黄、雷公藤总苷、黄芪等制剂。

习题

1. 肾脏疾病常见综合征有哪些？

答：肾病综合征、肾炎综合征、无症状性尿异常、急性肾损伤（AKI）、慢性肾脏病（CKD）。

2. 肾脏疾病防治原则有哪些？

答：肾脏疾病防治原则有：一般治疗；针对病因和发病机制的治疗；并发症的治疗；肾脏替代治疗（包括腹膜透析、血液透析，肾移植）；中西医结合治疗。

第二章　原发性肾小球疾病

1. 掌握　肾小球疾病的分类；急性肾小球肾炎、急进性肾小球肾炎、无症状性血尿和（或）蛋白尿、IgA 肾病、肾病综合征、慢性肾炎的临床表现及治疗原则；急性肾小球肾炎的病理分型；肾病综合征的诊断、并发症及防治；无症状性血尿和（或）蛋白尿的诊断与鉴别诊断。

2. 熟悉　肾小球疾病的临床表现；急性肾小球肾炎、急进性肾小球肾炎、IgA 肾病的诊断及鉴别诊断；肾病综合征的病理生理特点；慢性肾小球肾炎的鉴别诊断。

3. 了解　肾小球疾病、急性肾小球肾炎、急进性肾小球肾炎、IgA 肾病、慢性肾炎的发病机制；IgA 肾病、无症状性血尿和（或）蛋白尿、慢性肾炎的病理；肾病综合征的鉴别诊断；无症状性血尿和（或）蛋白尿的实验室检查。

内容精讲

第一节　肾小球疾病概述

肾小球疾病系指一组有相似的临床表现（如血尿、蛋白尿、高血压、肾功能损害等）的疾病，可分原发性、继发性和遗传性。本章主要介绍原发性肾小球疾病。

★【分类】

原发性肾小球疾病可按临床及病理分型。

（一）临床分型

分为急性肾小球肾炎、急进性肾小球肾炎、慢性肾小球肾炎、无症状性血尿和（或）蛋白尿（隐匿型肾小球肾炎）、肾病综合征。

（二）病理分型

依据世界卫生组织（WHO）1995 年制定的肾小球疾病病理学分类标准，分为如下几类。

1. 肾小球轻微病变。

2. 局灶性节段性肾小球病变。

3. 弥漫性肾小球肾炎

（1）膜性肾病。

（2）增生性肾炎　包括：①系膜增生性肾小球肾炎；②毛细血管内增生性肾小球肾炎；③系膜毛细血管性肾小球肾炎；④致密物沉积性肾小球肾炎；⑤新月体性肾小球肾炎。

（3）硬化性肾小球肾炎。

4. 未分类的肾小球肾炎。

【发病机制】

（一）免疫反应

1. 体液免疫　可通过下列方式形成肾小球内免疫复合物（IC），包括：①循环免疫复合物沉积；②原位免疫复合物形成；③自身抗体。

2. 细胞免疫 肾小球疾病患者循环中存在血管通透性因子。急进性肾小球肾炎早期肾小球内常可发现较多的单核-巨噬细胞。因此细胞免疫在肾小球肾炎发病机制中具有重要作用。

(二)炎症反应

始发的免疫反应需引起炎症反应才能导致肾小球损伤及其临床症状。

1. 炎症细胞 主要包括单核-巨噬细胞、中性粒细胞等。炎症细胞可产生多种炎症介质，造成肾小球炎症病变。

2. 炎症介质 已证实炎症介质在肾炎发病机制的重要作用。

(三)非免疫因素

肾小球疾病在慢性进展过程中存在着非免疫机制参与，主要包括肾小球毛细血管内高压力、蛋白尿、高脂血症等。

【临床表现】

1. 蛋白尿 经肾小球滤过的原尿中95％以上的蛋白质被近曲小管重吸收，故正常人尿中因蛋白含量低，临床上尿常规的定性试验不能测出。当尿蛋白超过150mg/d，尿蛋白定性阳性，称为蛋白尿。如蛋白尿＞3.5g/d，称为大量蛋白尿。

2. 血尿 离心后尿沉渣镜检每高倍视野红细胞超过3个为血尿，1L尿含1mL血即呈现肉眼血尿。

可用以下两项检查帮助区分血尿来源：①新鲜尿沉渣相差显微镜检查。变形红细胞尿为肾小球源性，均一形态正常红细胞尿为非肾小球源性。②尿红细胞容积分布曲线。肾小球源性血尿常呈非对称曲线，其峰值红细胞容积小于静脉峰值红细胞容积，非肾小球源性血尿常呈对称性曲线，其峰值红细胞容积大于静脉峰值红细胞容积。

3. 水肿 肾性水肿的基本病理生理改变为水、钠潴留。肾小球疾病时水肿可基本分为两大类：①肾病性水肿，主要由于长期、大量蛋白尿造成血浆蛋白过低，血浆胶体渗透压降低，液体从血管内渗入组织间隙，产生水肿；②肾炎性水肿，主要由于肾小球滤过率下降，导致水钠潴留。肾病性水肿组织间隙蛋白含量低，水肿多从下肢部位开始；而肾炎性水肿（如急性肾小球肾炎）组织间隙蛋白含量高，水肿多从眼睑、颜面部开始。

4. 高血压 肾小球疾病常伴高血压，慢性肾衰竭患者90％出现高血压。持续存在的高血压会加速肾功能恶化。肾小球疾病高血压的发生机制：①水、钠潴留；②肾素分泌增多；③肾实质损害后肾内降压物质分泌减少。肾小球疾病所致的高血压多数为容量依赖型，少数为肾素依赖型。但两型高血压常混合存在。

5. 肾功能异常 急进性肾小球肾炎常导致急性肾衰竭，部分急性肾小球肾炎患者可有一过性肾功能损害，慢性肾小球肾炎及蛋白尿控制不好的肾病综合征患者随着病程进展至晚期常发展为慢性肾衰竭。

第二节　急性肾小球肾炎

急性肾小球肾炎简称急性肾炎（AGN），是以急性肾炎综合征为主要临床表现的一组疾病。其特点为急性起病，患者出现血尿、蛋白尿、水肿和高血压，并可伴有一过性氮质血症。

【病因和发病机制】

本病常因β-溶血性链球菌"致肾炎菌株"感染所致。致病抗原导致免疫反应后可通过循环免疫复合物沉积于肾小球而致病，或种植于肾小球的抗原与循环中的特异抗体相结合形成原位免疫复合物而致病。

【病理】

病变类型为毛细血管内增生性肾小球肾炎。

★【临床表现和实验室检查】

潜伏期 1~3 周，有前驱感染症状，起病较急，病情轻重不一，典型者呈急性肾炎综合征表现，重症者可发生急性肾损伤，大多预后良好。典型者具有以下表现。

1. 尿异常　几乎全部患者均有肾小球源性血尿，约 30% 患者可有肉眼血尿。可伴有轻、中度蛋白尿，少数患者可呈肾病综合征范围的蛋白尿，有颗粒管型和红细胞管型等。

2. 水肿　80% 以上患者均有水肿，表现为晨起眼睑水肿或伴有下肢轻度可凹性水肿，少数严重者可波及全身。

3. 高血压　约 80% 患者出现一过性轻、中度高血压，常与其水钠潴留有关。少数患者可出现严重高血压。

4. 肾功能异常　肾功能可一过性受损，表现为轻度氮质血症，仅有极少数患者可表现为急性肾衰竭。

5. 充血性心力衰竭　水钠严重潴留和高血压为重要的诱发因素。

6. 免疫学检查异常　起病初期血清 C3 及总补体下降，8 周内逐渐恢复正常。血清抗链球菌溶血素 "O" 滴度可升高。

【诊断及鉴别诊断】

链球菌感染后 1~3 周发生血尿、蛋白尿、水肿和高血压，甚至少尿及氮质血症等急性肾炎综合征表现，伴血清 C3 下降，于发病 8 周内逐渐减轻到完全恢复正常者，即可临床诊断为急性肾炎。

当临床诊断困难时，需考虑进行肾活检。肾活检的指征为：①少尿 1 周以上或进行性尿量减少伴肾功能恶化者；②病程超过 2 个月而无好转趋势者；③急性肾炎综合征伴肾病综合征者。

本病应与以急性肾炎综合征起病的肾小球疾病鉴别，包括：①其他病原体感染后的急性肾炎；②膜增生性肾小球肾炎；③IgA 肾病；④系统性疾病肾脏受累等。

★【治疗】

本病治疗以休息及对症治疗为主。

1. 一般治疗　急性期卧床休息，静待肉眼血尿消失、水肿消退及血压恢复正常。低盐饮食，患者有氮质血症时，饮食以优质动物低蛋白为主，少尿者应限制液体入量。

2. 治疗感染灶　如现无感染证据，不需要使用抗生素。反复发作的慢性扁桃体炎，可考虑做扁桃体摘除。

3. 对症治疗　包括利尿消肿、降血压，预防心脑合并症的发生。

4. 透析治疗　少数发生急性肾衰竭而有透析指征时，应及时给予透析治疗以帮助患者渡过急性期。

【预后】

多数患者预后良好，约 6%~18% 病例遗留尿异常和（或）高血压而转为"慢性"。

第三节　急进性肾小球肾炎

急进性肾小球肾炎（RPGN）是以在急性肾炎综合征基础上，肾功能急剧恶化、多在早期出现少尿性急性肾衰竭为临床特征，病理类型为新月体性肾小球肾炎的一组疾病。

★【病因和发病机制】

由多种原因所致的一组疾病，包括：①原发性急进性肾小球肾炎；②继发于全身性疾病的急进性肾小球肾炎；③在原发性肾小球疾病的基础上形成广泛新月体，即病理类型转化而来的新月体性肾小球肾炎。

RPGN根据免疫病理可分为三型：①Ⅰ型，抗肾小球基底膜型；②Ⅱ型，免疫复合物型；③Ⅲ型，少免疫沉积型。

【病理】

病理类型为新月体性肾小球肾炎。光镜下通常以广泛（50%以上）的肾小球囊腔内有大新月体形成（占肾小球囊腔50%以上）为主要特征，病变早期为细胞新月体，后期为纤维新月体。另外，Ⅱ型常伴有肾小球内皮细胞和系膜细胞增生，Ⅲ型常可见肾小球节段性纤维素样坏死。免疫病理学检查是分型的主要依据，Ⅰ型IgG及C3呈光滑线条状沿肾小球毛细血管壁分布；Ⅱ型IgG及C3呈颗粒状沉积于系膜区及毛细血管壁；Ⅲ型肾小球内无或仅有微量免疫沉积物。电镜下可见Ⅱ型电子致密物在系膜区和内皮下沉积，Ⅰ型和Ⅲ型无电子致密物。

【临床表现和实验室检查】

起病多较急，病情急骤进展。以急性肾炎综合征为主要表现，多在早期出现少尿或无尿，进行性肾功能恶化并发展成尿毒症，患者常伴有中度贫血。Ⅱ型患者约半数可伴肾病综合征，Ⅲ型患者常有不明原因的发热、乏力、关节痛或咯血等系统性血管炎的表现。

免疫学检查异常主要有抗GBM抗体阳性（Ⅰ型）、ANCA阳性（Ⅲ型）。此外，Ⅱ型患者的血循环免疫复合物及冷球蛋白可呈阳性，并可伴血清C3降低。

B型超声等影像学检查常显示双肾增大。

【诊断和鉴别诊断】

凡急性肾炎综合征伴肾功能急剧恶化，应怀疑本病并及时进行肾活检。若病理证实为新月体性肾小球肾炎，根据临床和实验室检查能除外系统性疾病，诊断可成立。

原发性急进性肾炎应与下列疾病鉴别。

（一）引起少尿性急性肾衰竭的非肾小球疾病

1. 急性肾小管坏死 常有明确的肾缺血、肾毒性药物、肾小管堵塞等诱因，临床上以肾小管损害为主，一般无急性肾炎综合征表现。

2. 急性过敏性间质性肾炎 常有明确的用药史及部分患者有药物过敏反应（低热、皮疹等）、血和尿嗜酸性粒细胞增加等，可资鉴别。

3. 梗阻性肾病 患者常突发或急骤出现无尿，B超、膀胱镜检查或逆行尿路造影可证实尿路梗阻的存在。

（二）引起急进性肾炎综合征的其他肾小球疾病

1. 继发性急进性肾炎 肺出血-肾炎综合征（Goodpasture综合征）、系统性红斑狼疮肾炎、过敏性紫癜肾炎均可引起新月体性肾小球肾炎，依据系统受累的临床表现和实验室特异检查，鉴别诊断一般不难。

2. 原发性肾小球疾病 有的病理改变并无新月体形成，但病变较重和（或）持续，临床上可呈现急进性肾炎综合征。临床上鉴别常较为困难，常需做肾活检协助诊断。

【治疗】

（一）强化疗法

1. 血浆置换疗法 适用于各型急进性肾炎，但主要适用于Ⅰ型；对于伴有威胁生命的肺出血患者，应首选。

2. 甲泼尼龙冲击伴环磷酰胺治疗 主要适用Ⅱ、Ⅲ型，Ⅰ型疗效较差。

（二）支持对症治疗

凡急性肾衰竭已达透析指征者应及时透析。对强化治疗无效的晚期病例或肾功能已无法逆转者，则有赖于长期维持透析。肾移植应在病情静止半年（Ⅰ型、Ⅲ型患者血中抗 GBM 抗体、ANCA 需转阴）后进行。

【预后】

影响患者预后的主要因素有：①免疫病理类型，Ⅲ型较好，Ⅰ型差，Ⅱ型居中；②早期强化治疗，少尿、血肌酐 $>600\mu mol/L$，病理显示广泛慢性病变时预后差；③老年患者预后相对较差。

第四节　IgA 肾病

IgA 肾病指肾小球系膜区以 IgA 或 IgA 沉积为主的原发性肾小球疾病，是我国最常见的肾小球疾病，并成为终末期肾病（ESRD）的重要病因。

【病因和发病机制】

IgA 肾病的发病机制目前尚不清楚。由于 IgA 肾病免疫荧光检查以 IgA 和 C3 在系膜区的沉积为主，提示本病可能是由于循环免疫复合物在肾脏内沉积，激活补体而致肾损害。目前研究认为，感染等二次"打击"刺激自身抗体的产生，免疫复合物形成并沉积于肾小球产生炎症反应，继而刺激系膜细胞增殖和系膜外基质集聚等，最终导致肾小球硬化和间质纤维化。

【病理】

IgA 肾病病理变化多种多样，可涉及增生性肾小球肾炎几乎所有的病理类型，主要病理类型为系膜增生性肾小球肾炎。

免疫荧光以 IgA 为主呈颗粒样或团块样在系膜区沉积，或伴毛细血管袢分布，常伴有 C3 沉积。电镜下可见电子致密物主要沉积于系膜区，有时呈巨大团块样。

【临床表现】

IgA 肾病起病隐匿，常表现为无症状性血尿，伴或不伴蛋白尿，往往是在体检时发现。起病前多有感染，感染后（24～72h）出现突发性肉眼血尿，然后可转为镜下血尿，少数患者肉眼血尿可反复发作。更常见的另一类患者起病隐匿，主要表现为无症状持续性或间发性镜下血尿，可伴或不伴轻度蛋白尿。IgA 肾病是原发性肾小球疾病中呈现单纯性血尿的最常见病理类型。

IgA 肾病呈现肾病综合征者约为 10％～20％。治疗反应及预后与病理改变程度有关。少数 IgA 肾病患者（<5％）可合并急性肾衰竭（ARF），部分呈弥漫性新月体形成或伴肾小球毛细血管袢坏死者肾功能进行性恶化，并常需透析配合。20％～50％的 IgA 肾病患者有高血压，少数患者可发生恶性高血压。

【实验室检查】

尿沉渣检查常表现为镜下血尿或肉眼血尿，以畸形红细胞为主，提示肾小球源性血尿。60％的患者伴有不同程度蛋白尿，有些患者可表现为肾病综合征。血 IgA 可升高。血清补体水平正常。

【诊断与鉴别诊断】

年轻患者出现镜下血尿和（或）蛋白尿，尤其是与上呼吸道感染有关的血尿，都应该考虑 IgA 肾病可能。本病诊断依靠肾活检标本的免疫病理学检查，即肾小球系膜区或伴毛细血管袢 IgA 为主的免疫球蛋白呈颗粒样或团块样沉积。

主要与链球菌感染后急性肾小球肾炎鉴别，此病潜伏期长，有自愈倾向，并结合实验室检查可鉴别。还需与非 IgA 系膜增生性肾炎、薄基底膜肾病、继发性 IgA 沉积为主的肾小球疾病（过敏性紫癜肾炎、慢性酒精性肝硬化）、泌尿系统感染相鉴别。

★【治疗】

1. 单纯性血尿　一般无特殊治疗，避免劳累、预防感冒和避免使用肾毒性药物。

2. 反复发作性肉眼血尿　对于感染后反复出现肉眼血尿或镜检异常加重的患者，应积极控制感染。对于扁桃体反复感染者应做手术摘除。

3. 伴蛋白尿　用 ACEI 或 ARB 治疗，剂量可加至最大可耐受量，尿蛋白控制到＜0.5g/d。如尿蛋白仍持续＞1g/d 且 GFR＞50mL/(min·1.73m^2) 的患者，可使用糖皮质激素。

4. 肾病综合征　肾功能正常、病理改变轻微者，单独给予糖皮质激素常可得到缓解，使肾功能稳定。肾功能受损、病变活动者则需激素及细胞毒药物联合应用。

5. 急性肾衰竭　细胞性新月体肾炎者应予强化治疗（甲泼尼龙冲击治疗、环磷酰胺冲击治疗等）。若患者已达到透析指征，应配合透析治疗。

6. 高血压　控制高血压可保护肾功能，延缓慢性肾脏疾病的进展。ACEI 或 ARB 可良好控制 IgA 肾病患者的高血压，减少蛋白尿。

7. 慢性肾衰竭　按本篇第十章慢性肾衰竭章节处理。

8. 其他　如 IgA 肾病患者的诱因与某些食品引起的黏膜免疫有关，则应避免这些食物的摄入。

第五节　肾病综合征

肾病综合征（NS）诊断标准是：①尿蛋白大于 3.5g/d；②血浆白蛋白低于 30g/L；③水肿；④血脂升高。其中①②两项为诊断所必需。

【病因】

NS 可分为原发性及继发性两大类。原发性肾病综合征可由多种不同病理类型的肾小球疾病所引起。继发性肾病综合征包括过敏性紫癜肾炎、乙型肝炎病毒相关性肾炎、狼疮肾炎、糖尿病肾病、肾淀粉样变性、骨髓瘤性肾病、淋巴瘤或实体肿瘤性肾病等。

【病理生理】

1. 大量蛋白尿　当肾小球滤过膜分子屏障及电荷屏障受损，造成大量蛋白尿。

2. 低白蛋白血症　大量白蛋白从尿中丢失，造成低蛋白血症。

3. 水肿　低蛋白血症、血浆胶体渗透压下降是造成水肿的主要原因。

4. 高脂血症　与肝脏合成脂蛋白增加和脂蛋白分解减少有关。

【病理类型及其临床特征】

引起原发性 NS 的肾小球疾病的主要病理类型有微小病变型肾病、系膜增生性肾小球肾炎、局灶性节段性肾小球硬化、膜性肾病、系膜毛细血管性肾小球肾炎。它们的病理及临床特征如下。

1. 微小病变型肾病　微小病变型肾病多见于儿童，典型的临床表现为 NS，仅 15% 左右患者伴有镜下血尿，一般无持续性高血压及肾功能减退。90% 病例对糖皮质激素治疗敏感，复发率高达 60%。

2. 系膜增生性肾小球肾炎　依其增生程度可分为轻、中、重度。免疫病理检查分为 IgA 肾病及非 IgA 系膜增生性肾小球肾炎。呈 NS 者，对糖皮质激素及细胞毒药物的治疗反应与其病理改变轻重相关，轻者疗效好，重者疗效差。

3. 局灶性节段性肾小球硬化（FSGS）　光镜下可见病变呈局灶、节段分布，表现为受累节段的硬化，相应的肾小管萎缩、肾间质纤维化。根据硬化部位及细胞增殖的特点，FSGS 可分为以下五种亚型：①经典型；②塌陷型；③顶端型；④细胞型；⑤非特殊型。

多数顶端型 FSGS 糖皮质激素治疗有效，预后良好。塌陷型治疗反应差，进展快，多于 2 年内进入终末期肾病。其余各型的预后介于两者之间。50%FSGS 患者对糖皮质激素治疗有效，只是起效较慢，平均缓解期为 4 个月。缓解者预后好，不缓解者 6～10 年超过半数进入终末期肾病。

4. 膜性肾病 光镜下可见肾小球弥漫性病变,早期仅于肾小球基底膜上皮侧见多数排列整齐的嗜复红小颗粒;进而有钉突形成,基底膜逐渐增厚。早期膜性肾病患者经糖皮质激素和细胞毒药物治疗后可达临床缓解。但随疾病逐渐进展,治疗疗效则较差。本病变多呈缓慢进展,10年肾脏存活率为80%~90%。

5. 系膜毛细血管性肾小球肾炎 较常见的病理改变为系膜细胞和系膜基质弥漫重度增生,并可插入到肾小球基底膜(GBM)和内皮细胞之间,使毛细血管祥呈"双轨征"。本病所致NS治疗困难,糖皮质激素及细胞毒药物治疗可能仅对部分儿童病例有效,成人疗效差。本病病变进展较快,发病10年后约有50%的病例将进展至慢性肾衰竭。

【并发症】

包括感染、血栓和栓塞、急性肾损伤、蛋白质及脂肪代谢紊乱。

【诊断和鉴别诊断】

诊断包括三个方面:①确诊NS;②确认病因;③判定有无并发症。

需进行鉴别诊断的继发性NS病因主要有系统性红斑狼疮肾炎,该疾病好发于青少年和中年女性,依据多系统受伤的临床表现和免疫学检查可检出多种自身抗体,一般不难明确诊断。同时还需与过敏性紫癜肾炎、乙型肝炎病毒相关性肾炎、糖尿病肾病、肾淀粉样变性、骨髓瘤性肾病相鉴别。

★【治疗】

(一)一般治疗

应适当注意休息,避免到公共场所及预防感染;正常优质蛋白饮食、低盐、低脂饮食。

(二)对症治疗

1. 利尿消肿

(1)噻嗪类利尿药 常用氢氯噻嗪25mg,每日3次口服。长期服用应防止低钾、低钠血症。

(2)潴钾利尿药 常用氨苯蝶啶50mg,每日3次,或醛固酮拮抗剂螺内酯20mg,每日3次。长期服用需防止高钾血症,对肾功能不全患者应慎用。

(3)袢利尿药 常用呋塞米20~120mg/d,或布美他尼1~5mg/d,分次口服或静脉注射。在渗透性利尿药应用后随即给药效果更好。应用袢利尿药时需谨防低钠血症及低钾、低氯血症性碱中毒发生。

(4)渗透性利尿药 常用不含钠的低分子右旋糖酐或羟乙基淀粉代血浆,250~500mL静脉滴注,隔日1次。随后加用袢利尿药可增强利尿效果。但对少尿(尿量<400mL/d)患者应慎用此类药物,可导致急性肾衰竭。

(5)提高血浆胶体渗透压 血浆或白蛋白等静脉输注均可提高血浆胶体渗透压,如继而用呋塞米60~120mg加于葡萄糖溶液中缓慢静脉滴注,有时能获得良好的利尿效果。对严重低蛋白血症、高度水肿而又少尿(尿量<400mL/d)的NS患者,在必须利尿的情况下方可考虑使用,但也要避免过频过多。

对NS患者利尿治疗的原则是不宜过快过猛,以免造成血容量不足、加重血液高黏倾向,诱发血栓、栓塞并发症。

2. 减少尿蛋白 血管紧张素转换酶抑制剂(ACEI)(如贝那普利)或血管紧张素Ⅱ受体拮抗剂(ARB),可通过降低肾小球内压和直接影响肾小球基底膜对大分子的通透性,有不依赖于降低全身血压的减少尿蛋白作用。

3. 降脂治疗 存在高脂血症的肾病综合征患者因发生心血管疾病的风险增高,可以考虑给以降脂治疗。

（三）免疫抑制治疗

1. 糖皮质激素　使用原则和方案一般为：①起始足量；②缓慢减药；③长期维持，最后以最小有效剂量（10mg/d）再维持半年左右。根据患者对糖皮质激素的治疗反应，可将其分为"激素敏感型""激素依赖型"和"激素抵抗型"三类。

2. 细胞毒药物　这类药物可用于"激素依赖型"或"激素抵抗型"的患者，常用环磷酰胺。

3. 钙调神经蛋白抑制剂　环孢素和他克莫司能用于治疗激素及细胞毒药物无效的难治性 NS。

4. 吗替麦考酚酯（MMF）　选择性抑制 T、B 淋巴细胞增殖及抗体形成而达到治疗目的。

（四）并发症防治

1. 感染　通常在激素治疗时无需应用抗生素预防感染，一旦发现感染，应及时选用对致病菌敏感、强效且无肾毒性的抗生素积极治疗。

2. 血栓及栓塞　当血浆白蛋白低于 20g/L 时，即应开始预防性抗凝治疗，抗凝同时可辅以抗血小板药。对已发生血栓、栓塞者应尽早给予尿激酶或链激酶全身或局部溶栓，同时配合抗凝治疗，抗凝药一般应持续应用半年以上。

3. 急性肾损伤　可采取以下措施。①袢利尿药：对袢利尿药仍有效者应予以较大剂量；②血液透析：利尿无效，并已达到透析指征者，应血液透析；③原发病治疗；④碱化尿液。

4. 蛋白质及脂肪代谢紊乱　ACEI 及 ARB 均可减少尿蛋白；中药黄芪可促进肝脏白蛋白合成，并兼有减轻高脂血症的作用。降脂药物可选择降胆固醇为主的羟甲基戊二酰辅酶 A 还原酶抑制剂。

【预后】

预后的个体差异很大，决定预后因素包括病理类型、临床表现、激素治疗效果及并发症的存在与否。

第六节　无症状性血尿和（或）蛋白尿

无症状性血尿和（或）蛋白尿，既往国内称为隐匿型肾小球肾炎，系指无水肿、高血压及肾功能损害，而仅表现为肾小球源性血尿和（或）蛋白尿的一组肾小球疾病。

【病理】

本组疾病可由多种病理类型的原发性肾小球疾病所致，但病理改变多较轻。

★【临床表现】

临床多无症状，常因发作性肉眼血尿、镜下血尿或蛋白尿而发现。对单纯性血尿患者，确属肾小球源性血尿，又无水肿、高血压及肾功能减退时，即应考虑此病。以反复发作的单纯性血尿为表现者多为 IgA 肾病。

【实验室检查】

尿液分析可有镜下血尿和（或）蛋白尿；相差显微镜尿红细胞形态检查和（或）尿红细胞容积分布曲线测定，确定肾小球源性血尿；免疫学检查（抗核抗体、抗双链 DNA 抗体、免疫球蛋白、补体等）正常；部分 IgA 肾病患者可有 IgA 水平增高；肾功能及影像学检查（B 超、肾盂静脉造影、CT 等）正常。

【诊断与鉴别诊断】

无症状性血尿和（或）蛋白尿临床上无特殊症状，应加强随访。

对于单纯性血尿患者（无蛋白尿），需行相差显微镜检查来确定红细胞形态。如为非肾小球源性血尿，要除外尿路结石、尿路感染、肿瘤等。如为肾小球源性血尿，临床无症状，应考虑本病。但必须除外其他肾小球疾病的可能，如全身性疾病（狼疮肾炎、过敏性紫癜肾炎等）、继发性肾小球疾病（糖尿病肾病、肾淀粉样变性、多发性骨髓瘤等）。必要时肾活检检查确诊。

★【治疗】

本病无需特殊疗法。但应采取以下措施：①对患者定期监测尿沉渣、尿蛋白、肾功能和血压的变化；②保护肾功能，避免肾损伤的因素；③对血尿伴有蛋白尿的患者，或者单纯蛋白尿增多（尤其>1.0g/d）者，建议使用 ACEI/ARB 治疗；④对反复发生的慢性扁桃体炎与血尿、蛋白尿发生密切相关者，可待急性期过后行扁桃体摘除术；⑤随访中发现高血压及肾功能损害，按慢性肾小球肾炎处理；⑥可用中医药辨证施治。

【预后】

无症状性血尿和（或）蛋白尿可长期迁延，也可呈间歇性或时而轻微时而稍重，大多数患者的肾功能可长期维持正常。但少数患者疾病转归可表现为自动痊愈，或尿蛋白渐多，出现高血压和肾功能损害。

第七节　慢性肾小球肾炎

慢性肾小球肾炎，简称慢性肾炎，是指以蛋白尿、血尿、高血压、水肿为基本临床表现，病情迁延，进展缓慢，可有不同程度的肾功能减退，最终将发展为慢性肾衰竭的一组肾小球疾病。

【病因和发病机制】

仅有少数慢性肾炎是由急性肾炎发展所致，大多数是由不同病因的原发性肾小球疾病发展而来。起始因素多为免疫介导炎症。导致病程慢性化的机制除免疫因素外，非免疫非炎症因素（大量蛋白尿、高血压、高脂血症等）也起到重要作用。

【病理】

慢性肾炎可由多种病理类型引起，常见类型有系膜增生性肾小球肾炎、系膜毛细血管性肾小球肾炎、膜性肾病及局灶性节段性肾小球硬化等，病变进展至后期，肾小球硬化，相应肾单位的肾小管萎缩、肾间质纤维化。

【临床表现和实验室检查】

慢性肾炎可发生于任何年龄，但以青中年男性多见。多数起病缓慢、隐匿。临床表现呈多样性，蛋白尿、血尿、高血压、水肿为其基本临床表现，可有不同程度肾功能减退，渐进性发展为慢性肾衰竭。

实验室检查多为轻度尿异常，尿蛋白常在 1～3g/d，尿检红细胞增多，可见管型。血尿为肾小球源性血尿。肾功能早期正常或轻度受损，晚期肾功能恶化，出现贫血等。B超检查早期肾脏大小正常，晚期可出现双肾对称性缩小。

【诊断和鉴别诊断】

凡尿检异常（蛋白尿、血尿、管型尿）、水肿及高血压病史达 3 个月以上，无论有无肾功能损害均应考虑此病，在除外继发性肾小球肾炎及遗传性肾小球肾炎后，临床上可诊断为慢性肾炎。

慢性肾炎主要应与下列疾病鉴别。

1. 继发性肾小球疾病　如狼疮肾炎、过敏性紫癜肾炎、糖尿病肾病等，依据相应的系统表现及特异性实验室检查，一般不难鉴别。

2. Alport 综合征　多在 10 岁之前起病，眼、耳、肾异常，并有性连锁显性遗传。

3. 其他原发性肾小球疾病　①无症状性血尿和（或）蛋白尿：临床上轻型慢性肾炎应与无症状性血尿和（或）蛋白尿相鉴别，后者主要表现为无症状性血尿和（或）蛋白尿，无水肿、高血压和肾功能减退。②感染后急性肾炎：潜伏期不同，血清 C3 的动态变化有助鉴别，疾病的转归不同，慢性肾炎无自愈倾向。

4. 原发性高血压肾损害　呈血压明显增高的慢性肾炎需与原发性高血压继发肾损害相鉴别，后者先有较长期高血压病史，其后再出现肾损害，临床上远曲小管功能损伤多较肾小球功能损伤早，尿改变轻微，常有高血压的其他靶器官并发症。

5. 慢性肾盂肾炎和梗阻性肾病　多有反复发作的泌尿系感染史，并有影像学及肾功能异常，尿沉渣中常有白细胞，尿细菌学检查阳性。梗阻性肾病多有泌尿系梗阻的病史，慢性者影像学常有多发性肾结石、肾盂扩张并积水、肾脏萎缩等征象。

★【治疗】

慢性肾炎的治疗应以防止或延缓肾功能进行性恶化、改善或缓解临床症状及防治严重并发症为主要目的，而不以消除尿红细胞或轻微尿蛋白为目标。

（一）积极控制高血压和减少尿蛋白

1. 高血压的治疗目标　力争把血压控制在理想水平。尿蛋白≥1g/d，血压应控制在 125/75mmHg 以下；尿蛋白<1g/d，血压控制可放宽到 130/80mmHg 以下。

2. 选择能延缓肾功能恶化、具有保护肾功能作用的药物　如 ACEI 或 ARB。

3. 尿蛋白的治疗目标　争取减少至<1g/d。

4. 低盐饮食　限制盐的摄入量（<6g/d）。

（二）限制食物中蛋白及磷的入量

肾功能不全氮质血症患者应限制蛋白及磷的入量，采用优质低蛋白饮食 [0.6~1.0g/(kg·d)]或加用必需氨基酸或 α-酮酸 [0.1~0.2g/(kg·d)]。

（三）糖皮质激素和细胞毒药物

一般不主张积极应用，但患者肾功能正常或仅轻度受损，肾脏体积正常，病理类型较轻，尿蛋白较多，如无禁忌者可试用，无效者逐步撤去。

（四）避免加重肾脏损害的因素

避免感染、劳累、妊娠及肾毒性药物的使用。

【预后】

最终进展至慢性肾衰竭，进展速度主要取决于病理类型。

⟫⟫⟫ 习题 ⟪⟪⟪

1. 原发性肾小球疾病的分类有哪些？

答：①临床分型：急性肾小球肾炎；急进性肾小球肾炎；慢性肾小球肾炎；无症状性血尿和（或）蛋白尿（隐匿型肾小球、肾炎）；肾病综合征。②病理分型：肾小球轻微病变；局灶性节段性小球病变（包括局灶性肾小球肾炎）；弥漫性肾小球肾炎（膜性肾病、增生性肾炎、硬化性肾小球肾炎）；未分类的肾小球肾炎。

2. 急性肾小球肾炎临床表现有哪些？

答：尿异常（血尿、蛋白尿、红细胞管型等）；水肿；高血压；肾功能异常（一过性氮质血症）；充血性心力衰竭；免疫学检查异常（补体下降，抗“O”滴度增高）。

3. 急进性肾小球肾炎的免疫病理分型是什么？

答：分为三型：①Ⅰ型，抗肾小球基底膜型；②Ⅱ型，免疫复合物型；③Ⅲ型，少免疫沉积型。

4. 急进性肾小球肾炎影响患者预后的主要因素有哪些？

答：①免疫病理类型，Ⅲ型较好，Ⅰ型差，Ⅱ型居中；②早期强化治疗，少尿、血肌酐＞600μmol/L，病理显示广泛慢性病变时预后差；③老年患者预后相对较差。

5. 简述 IgA 肾病血尿及蛋白尿的治疗。

答：①单纯性血尿的治疗：一般无特殊治疗，避免劳累、预防感冒和避免使用肾毒性药物。②反复发作性肉眼血尿的治疗：应积极控制感染，对于扁桃体反复感染者应做手术摘除。③蛋白尿的治疗：用 ACEI 或 ARB 治疗，剂量可加至最大可耐受量，尿蛋白控制到＜0.5g/d。如尿蛋白仍持续＞1g/d 且 GFR＞50mL/(min·1.73m^2) 的患者，可使用糖皮质激素。

6. 肾病综合征的诊断标准是什么？

答：肾病综合征（NS）诊断标准是：①尿蛋白大于 3.5g/d；②血浆白蛋白低于 30g/L；③水肿；④血脂升高。其中①②两项为诊断所必需。

7. 肾病综合征的并发症有哪些？

答：包括感染、血栓和栓塞、急性肾损伤、蛋白质及脂肪代谢紊乱。

8. 无症状性血尿和（或）蛋白尿的治疗原则有哪些？

答：①对患者定期监测尿沉渣、尿蛋白、肾功能和血压的变化；②保护肾功能，避免肾损伤的因素；③对血尿伴有蛋白尿的患者，或者单纯蛋白尿增多（尤其＞1.0g/d）者，建议使用 ACEI/ARB 治疗；④对反复发作的慢性扁桃体炎与血尿、蛋白尿发生密切相关者，可待急性期过后行扁桃体摘除术；⑤随访中发现高血压及肾功能损害，按慢性肾小球肾炎处理；⑥可用中医药辨证施治。

9. 慢性肾小球肾炎的治疗原则有哪些？

答：应以防止或延缓肾功能进行性恶化、改善或缓解临床症状及防治严重并发症为主要目的，而不以消除尿红细胞或轻微尿蛋白为目标。

第三章　　继发性肾病

教学目的

1. 掌握　狼疮肾炎、血管炎肾损害的临床表现；狼疮肾炎、糖尿病肾病、高尿酸肾损害的治疗原则。

2. 熟悉　狼疮肾炎的实验室检查；糖尿病肾病、血管炎肾损害的诊断与鉴别诊断；高尿酸肾损害的临床表现。

3. 了解　狼疮肾炎、糖尿病肾病的病理；糖尿病肾病、血管炎肾损害的发病机制；高尿酸肾损害的诊断与鉴别诊断。

内容精讲

第一节　狼疮肾炎

狼疮肾炎（LN）是系统性红斑狼疮（SLE）的肾脏损害。狼疮肾炎是我国终末期肾衰竭的重要原因之一，肾衰竭是 SLE 患者死亡的常见原因。

【发病机制】

免疫复合物（IC）形成与沉积是引起狼疮肾炎的主要机制。

★【病理】

2003 年国际肾脏病协会/肾脏病理学会工作组（ISN/RPS）进行了 LN 的病理分型，见表 5-3-1。

表 5-3-1　狼疮肾炎病理分型

病理分型	病理表现
Ⅰ型	系膜轻微病变性狼疮肾炎
Ⅱ型	系膜增生性狼疮肾炎
Ⅲ型	局灶性狼疮肾炎（累及＜50％肾小球）
Ⅲ（A）	活动性病变
Ⅲ（A/C）	活动性伴慢性病变
Ⅲ（C）	慢性病变
Ⅳ型	弥漫性狼疮肾炎（累及≥50％肾小球）
Ⅳ-S	节段性病变（累及＜50％肾小球毛细血管祥）
Ⅳ-G	球性病变（累及≥50％肾小球毛细血管祥）
Ⅴ型	膜性狼疮肾炎
Ⅵ型	终末期硬化性狼疮肾炎

★【临床表现】

SLE 是全身性疾病，在肾脏受累的同时，常常伴有肾外其他脏器的损害，临床表现差异很大，可为无症状蛋白尿和（或）血尿、高血压，也可表现为肾病综合征、急性肾炎综合征或急进性肾炎综合征等，晚期发生尿毒症。主要临床表现包括蛋白尿、血尿、管型尿、高血压、肾衰竭。

【实验室和其他检查】

不同系统受累出现血常规、肝肾功能、尿液检查及影像学异常，抗核抗体、抗 dsDNA 抗体、抗 ENA 抗体谱等阳性。上述检查与疾病活动性有关。

【诊断和鉴别诊断】

在确诊为 SLE 的基础上，有肾脏损害表现，如持续蛋白尿、血尿或管型尿，则可确诊为狼疮肾炎。狼疮肾炎易误诊为原发性肾小球疾病，根据多系统损伤及免疫学检查加以鉴别。

★【治疗】

不同病理类型 LN，免疫损伤性质不同，治疗方法不一，应根据肾活检病变性质选择治疗方案。

1. 轻度肾脏损害 尿蛋白<3g/d，尿沉渣无活动性变化，血压、肾功能正常，病理表现为Ⅰ型或Ⅱ型者，对症治疗。

2. 增生性狼疮肾炎 无临床和严重组织学病变活动的Ⅲ型患者，给予对症治疗、小剂量糖皮质激素和（或）环磷酰胺治疗。如有弥漫性肾损害、大量蛋白尿、活动性尿沉渣和血肌酐高，治疗同弥漫增殖性狼疮肾炎处理。

3. 膜性狼疮肾炎（Ⅴ型） 表现为无症状蛋白尿和肾功能稳定者，对症治疗。肾病综合征者则需要使用大剂量糖皮质激素联合免疫抑制剂（环磷酰胺、环孢素、吗替麦考酚酯、他克莫司等）。

4. 弥漫增殖性（Ⅳ型）和严重局灶增殖性（Ⅲ型）狼疮肾炎 治疗一般包括诱导阶段及维持阶段：甲泼尼龙 15mg/(kg·d) 静脉滴注，连续 3 天为 1 个疗程，必要时可重复 1 个疗程，一般不超过 3 个疗程。冲击治疗后，续以泼尼松 1.0 mg/(kg·d)口服，8 周后逐渐减量，5～10mg维持。对于重型狼疮肾炎用环磷酰胺冲击治疗，每月 0.5～1.0g，连续 6 个月。

【预后】

狼疮肾炎治疗后虽能缓解，但易复发。近年来对狼疮肾炎诊断水平的提高及糖皮质激素及免疫抑制剂的合理使用，狼疮肾炎 10 年存活率明显提高。

第二节　糖尿病肾病

糖尿病肾病（DN）是糖尿病最常见的微血管并发症之一。无论是 1 型糖尿病还是 2 型糖尿病均可发生肾脏损害。

【发病机制】

发病机制包括糖代谢异常、肾脏血流动力学改变、氧化应激、免疫炎症因素、遗传因素。

【病理】

病理上早期主要表现为肾小球肥大，肾小球基底膜轻度增厚，系膜区轻度增宽。晚期肾小球基底膜弥漫增厚，基质增生，形成典型的 K-W 结节。

【临床表现与分期】

主要表现为不同程度蛋白尿及肾功能的进行性减退。1 型糖尿病与 2 型糖尿病比，高血压、动脉粥样硬化等的并发症较少。

1 型糖尿病的自然病史比较清楚，分为 5 期。

Ⅰ期：临床无肾病表现，此时肾小球滤过率升高，可有一过性微量蛋白尿。

Ⅱ期：出现持续性微量白蛋白尿，临床无明显自觉症状。

Ⅲ期：已有明显的临床表现，蛋白尿明显增加（尿白蛋白排泄率 >200mg/24h，尿蛋白定量＞500mg/24h），患者可有轻度高血压，GFR 下降，血肌酐正常。

Ⅳ期：出现大量蛋白尿，达肾病综合征程度并出现相关症状；肾功能持续减退直至终末期肾衰竭。高血压明显加重，出现其他微血管病变。

Ⅴ期：肾功能持续减退直至终末期肾脏病。

2 型糖尿病肾损害的过程与 1 型糖尿病基本相似，只是高血压出现早、发生率更高，其他并发症更多。

糖尿病肾病的其他表现尚有：Ⅳ型肾小管酸中毒；易发生尿路感染；单侧/双侧肾动脉狭窄；梗阻性肾病；肾乳头坏死。

【诊断与鉴别诊断】

1. 诊断　对于 1 型糖尿病患者在发病后 5 年，2 型糖尿病患者在确诊的同时，出现持续的微量白蛋白尿，就应怀疑糖尿病肾病的存在。如病程更长，临床表现为蛋白尿，甚至出现大量蛋白尿或肾病综合征，同时合并糖尿病的其他并发症，就应考虑糖尿病肾病。

2. 鉴别诊断　糖尿病患者有下列情况之一者，应考虑糖尿病合并其他慢性肾脏疾病：① 无糖尿病视网膜病变；②急性肾损伤；③短期内蛋白尿急剧增多或表现为肾病综合征；④无高血压；⑤肾小球源性血尿；⑥其他系统性疾病的症状和体征。肾穿刺病理检查有助确诊。

★【治疗】

主要包括饮食治疗、控制血糖、控制血压、调脂治疗、并发症治疗、透析和移植。

【预后】

通常预后不佳，影响预后的因素主要有蛋白尿、肾功能、高血压等。

第三节　血管炎肾损害

血管炎是以血管壁的炎症和纤维素样坏死为病理特征的一组疾病。抗中性粒细胞胞浆抗体（ANCA）阳性的系统性小血管炎包括：①肉芽肿性多血管炎（CPA）；②显微镜下多血管炎（MPA）；③嗜酸性肉芽肿性多血管炎（EGPA）。ANCA 的主要靶抗原为蛋白酶 3（PR3）和髓过氧化物酶（MPO）。我国以 MPO-ANCA 阳性的 MPA 为主。

【发病机制】

1. ANCA 与中性粒细胞　ANCA 可介导中性粒细胞与内皮细胞黏附，ANCA 活化的中性粒细胞发生呼吸爆发和脱颗粒，释放的活性氧自由基和各种蛋白酶等可引起血管炎。

2. 补体　动物模型及来自患者的研究均证实，补体旁路途径活化参与了该病的发病机制。其中补体活化产物 C5a 可通过 C5a 受体发挥致炎症效应而参与血管炎发病。

【病理】

免疫荧光和电镜检查一般无免疫复合物或电子致密物，或仅呈微量沉着。光镜检查多表现为局灶性节段性肾小球毛细血管袢坏死和新月体形成，且病变新旧不等。

★【临床表现】

1. 全身表现　发热、疲乏、关节肌肉疼痛和体重下降等。

2. 检验　化验 ANCA 阳性，CRP 升高，ESR 快。

3. 肾脏受累表现　肾脏受累时，活动期有血尿，多为镜下血尿，可见红细胞管型，多伴蛋白尿；肾功能受累常见，约半数表现为 RPGN。

4. 肾外表现　包括肺、头颈部和内脏损伤。其中肺受累主要表现为咳嗽、痰中带血甚至咯血，严重者因肺泡广泛出血发生呼吸衰竭而危及生命。胸片可表现为阴影、空洞和肺间质纤维化。

【诊断与鉴别诊断】

应用 2012 年修订的 Chapel Hill 系统性血管炎命名国际会议所制定的分类诊断标准。

中老年患者表现为发热、乏力和体重下降等炎症表现，加之血清 ANCA 阳性可考虑该病诊断。本病需要与过敏性紫癜肾炎和狼疮肾炎鉴别，血清 IgA 水平、特异性血清学指标（如 ANA、抗 dS-DNA 等）可资鉴别。肾活检可协助确诊和分型。

★【治疗】

1. 诱导治疗 糖皮质激素联合环磷酰胺是最常用的治疗方案。泼尼松 $1mg/(kg \cdot d)$，$4\sim6$ 周，病情控制后逐步减量。同时联合环磷酰胺，静脉冲击 $0.75g/m^2$，每个月 1 次，连续 6 个月。对老年患者和肾功能不全者，环磷酰胺酌情减量。

重症患者，如小动脉纤维素样坏死、大量细胞新月体和肺出血，可加用甲泼尼龙冲击治疗，每日 1 次或隔日 1 次，3 次为 1 个疗程。血浆置换的主要适应证为合并抗 GBM 抗体、严重肺出血和起病时血肌酐 $>500\mu mol/L$ 者。

2. 维持治疗 小剂量糖皮质激素的基础上，常用免疫抑制剂包括硫唑嘌呤 $[2mg/(kg \cdot d)]$ 和吗替麦考酚酯 $[(1.0\sim1.5)g/d$，分为 2 次$]$。

【预后】

应用糖皮质激素和环磷酰胺治疗的 5 年生存率达 80%。影响患者预后的独立危险因素包括高龄、继发感染以及肾功能不全。肺脏存在基础病变特别是肺间质纤维化是继发肺部感染的独立危险素。超过 15% 的患者在诱导治疗成功后的 2 年内复发，是造成器官损害和进展到终末期肾衰竭的独立危险因素。

第四节 高尿酸肾损害

非同日两次空腹血尿酸水平男性高于 $420\mu mol/L$，女性高于 $360\mu mol/L$，即称为高尿酸血症。

高尿酸肾损害分为急性和慢性高尿酸血症性肾病及尿酸性肾结石。急性高尿酸血症性肾病多表现为少尿型急性肾损伤；慢性高尿酸血症性肾病多表现为间质性肾损害；尿酸性肾结石主要表现为肾梗阻。

【发病机制】

1. 急性高尿酸血症性肾病 多见于恶性肿瘤放、化疗患者。高浓度的尿酸超过近端肾小管的重吸收能力，滞留在肾小管腔形成结晶，导致肾内梗阻而出现急性肾损伤。

2. 慢性高尿酸血症性肾病 表现为肾间质纤维化。既往认为尿酸盐结晶沉积于肾间质，周围包绕巨噬细胞，从而导致炎症反应和肾间质纤维化。近些年的研究提示有其他机制参与。

3. 高尿酸尿症 高尿酸尿症者易发生尿酸肾结石。在酸性尿的情况下，尿酸容易析出、沉积并形成结石。

【病理】

1. 急性高尿酸血症性肾病 一般不需要肾活检。光镜下管腔内尿酸结晶沉积，可阻塞肾小管造成近端肾小管扩张，肾小球结构正常。

2. 慢性高尿酸血症性肾病 典型病理表现是在光镜下见到尿酸盐结晶在肾实质沉积。结晶体周围有白细胞、巨噬细胞浸润及纤维物质包裹。

★【临床表现】

1. 急性高尿酸血症性肾病 通常发生在放、化疗后 $1\sim2$ 天，常伴溶瘤综合征的特点和低钙血症。可有腰痛、腹痛、少尿甚至无尿。

2. 慢性高尿酸血症性肾病 患者通常存在长期的高尿酸血症，常反复发作痛风。肾损害早期表现隐匿，多为尿浓缩功能下降，尿沉渣无有形成分，尿蛋白阴性或微量，患者逐渐出现慢性肾脏病。

3. 尿酸肾结石 常见的症状是肾绞痛和血尿，部分患者为体检时发现结石。

【诊断与鉴别诊断】

1. 急性高尿酸血症性肾病 典型患者在肿瘤放、化疗后，出现少尿型急性肾损伤，伴严重的高尿酸血症，可高于 $893\mu mol/L$，其他急性肾损伤所致的高尿酸血症一般不高于 $714\mu mol/L$。尿液呈酸性，尿沉渣无有形成分，尿蛋白阴性。

2. 慢性高尿酸血症性肾病 典型的痛风病史及逐渐发生肾功能损害、尿常规变化不明显者，可疑诊慢性高尿酸血症性肾病。

鉴别诊断需仔细排除其他原因，如铅中毒。其次要分析是否肾脏损伤在先，仔细询问病史及既往的体检情况将有所帮助；尿酸排泄分数可有助于鉴别，慢性肾脏病引起血尿酸升高，其尿酸排泄分数常下降。

3. 尿酸肾结石 诊断需首先确认存在肾结石，其次确定是否为尿酸结石。尿酸结石 X 线片上不显影，称阴性结石。

★【治疗原则】

1. 急性高尿酸血症性肾病 以预防为主，肿瘤放、化疗之前 3～5 天即可应用别嘌醇。严重者可采用血液透析以尽快清除尿酸。此外，可通过水化和适时碱化尿液（尿液 pH 7.0）减少尿酸沉积。

2. 慢性高尿酸血症性肾病 患者如同时发生痛风则参照痛风的治疗原则进行综合治疗，包括：①控制饮食嘌呤摄入；②抑制尿酸生成；③使用促尿酸排泄药物；④使用促进尿酸分解的药物。

3. 尿酸肾结石 治疗目的是减小已形成结石的体积，防止新结石形成。

【预后】

急性高尿酸血症性肾病以预防为主，发生急性高尿酸血症性肾病后及时治疗，预后较好。慢性高尿酸血症性肾损害与高血压、心脑血管病密切相关，如不及时防治可进展至终末期肾病。

习题

1. 狼疮肾炎的临床表现有哪些？

答：SLE 是全身性疾病，在肾脏受累的同时，常常伴有肾外其他脏器的损害，临床表现差异很大，可为无症状蛋白尿和（或）血尿、高血压，也可表现为肾病综合征、急性肾炎综合征或急进性肾炎综合征等，晚期发生尿毒症。主要临床表现包括蛋白尿、血尿、管型尿、高血压、肾衰竭。

2. 糖尿病肾病的治疗原则有哪些？

答：主要包括饮食治疗、控制血糖、控制血压、调脂治疗、并发症治疗、透析和移植。

3. 血管炎肾损害的临床表现有哪些？

答：①发热、疲乏、关节肌肉疼痛和体重下降等；②化验 ANCA 阳性，CRP 升高，ESR 快；③肾脏受累时，活动期有血尿，多为镜下血尿，可见红细胞管型，多伴蛋白尿；肾功能受累常见；④肾外表现包括肺、头颈部和内脏损伤。

4. 简述慢性高尿酸血症性肾病患者如同时发生痛风时的治疗原则。

答：控制饮食嘌呤摄入；抑制尿酸生成；使用促尿酸排泄药物；使用促进尿酸分解的药物。

第四章　间质性肾炎

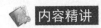

1. 掌握　急性间质性肾炎、慢性间质性肾炎的病因；急性间质性肾炎的临床表现；慢性间质性肾炎的诊断。

2. 熟悉　急性间质性肾炎的诊断与治疗原则；慢性间质性肾炎的治疗原则及临床表现。

3. 了解　急性间质性肾炎、慢性间质性肾炎的病理。

内容精讲

第一节　急性间质性肾炎

急性间质性肾炎（AIN）又称急性肾小管间质性肾炎，是一组以肾间质炎症细胞浸润及肾间质水肿为主要病理表现的急性肾脏病。

【病因及发病机制】

AIN 的病因多种多样，其中药物和感染是最常见因素。

1. 药物　包括：①抗生素；②非甾体抗炎药；③治疗消化性溃疡药物；④利尿药；⑤其他（别嘌醇、环磷酰胺等）。其中以抗生素、非甾体抗炎药最常见。药物与机体组织蛋白结合，诱发机体超敏反应，导致肾小管-间质炎症。由非甾体抗炎药引起者，还能同时导致轻微病变性肾小球肾炎。

2. 全身性感染　布鲁氏菌病、支原体肺炎、梅毒等。

3. 原发肾脏感染　包括肾盂肾炎、肾结核和肾真菌感染等。

4. 免疫性　包括继发免疫结缔组织病和移植肾急性排异病等。

5. 特发性。

【病理表现】

急性间质性肾炎光镜检查可见肾间质水肿、弥漫性淋巴细胞及单核细胞浸润，散在嗜酸性粒细胞浸润，并偶见肉芽肿。肾小管上皮细胞呈严重空泡及颗粒变性，刷毛缘脱落，管腔扩张，而肾小球及肾血管正常。免疫荧光检查多阴性。

★【临床表现】

1. 全身过敏表现　常见药疹、药物热及外周血嗜酸性粒细胞增多，有时还可见关节痛或淋巴结肿大。但由非甾体抗炎药引起者全身过敏表现常不明显。

2. 尿化验异常　无菌性白细胞尿、血尿及蛋白尿。非甾体抗炎药引起轻微病变性肾小球肾炎时，却可出现大量蛋白尿（>3.5g/d）。

3. 肾功能损害　少尿或非少尿性急性肾衰竭，可出现肾性糖尿、低比重及低渗透压尿。

【诊断】

1. 诊断依据　①近期用药史；②药物过敏表现；③尿检异常；④肾小管及肾小球功能损害。一般认为有上述表现中前两条，再加上后两条中任何一条，即可临床诊断本病。确诊依靠肾活检。

2. 鉴别诊断 造成 AKI 的 AIN 主要需与其他可以引起急性肾衰竭的病因鉴别，符合 AIN 的临床表现者，还需鉴别 AIN 是否原发于肾间质，或继发于肾小球疾病。

★【治疗】

1. 去除病因 停用可疑药物，去除过敏原；合理使用抗生素治疗感染性 AIN。

2. 免疫抑制治疗 对非感染性 AIN 重症病例宜服用糖皮质激素（如泼尼松每日 30～40mg，使用 4～6 周病情好转后逐渐减量，共服 2～3 个月，如用药 6 周无效则停用），能加快疾病缓解。很少需要并用细胞毒药物。

3. 支持治疗 对症治疗，如为急性肾衰竭或合并高血钾、心力衰竭、肺水肿等达血液净化指征者，应及时进行透析治疗。

第二节　慢性间质性肾炎

慢性间质性肾炎（CIN）又称慢性肾小管间质性肾炎，是一组以肾间质纤维化及肾小管萎缩为主要病理表现的慢性肾脏病。

★【病因】

CIN 病因多种多样，常见病因有：①持续性或进行性急性间质性肾炎发展而来；②尿路梗阻包括梗阻性肾病和反流性肾病；③肾毒性物（药物如镇痛药、内源性代谢物质如高尿酸、重金属如铅、放射性肾炎、中草药如含马兜铃酸的中药）；④慢性肾盂肾炎、肾结核等；⑤自身免疫性疾病如系统性红斑狼疮；⑥移植肾慢性排异；⑦合并肿瘤或副蛋白血症；⑧囊性肾病如多囊肾；⑨特发性。

【病理】

肾脏常萎缩。光镜下肾间质呈多灶状或大片状纤维化，伴或不伴淋巴及单核细胞浸润，肾小管萎缩乃至消失，肾小球出现缺血性皱缩或硬化。免疫荧光检查阴性。电镜检查在肾间质中可见大量胶原纤维束。

【临床表现】

多缓慢隐袭进展，常首先出现肾小管功能损害。出现夜尿多、低比重及低渗透压尿、肾性糖尿，乃至 Fanconi 综合征、远端或近端肾小管酸化功能障碍，均可出现肾小管酸中毒。而后，肾小球功能也受损，早期肌酐清除率下降，随之血清肌酐逐渐升高，最终进入尿毒症。患者早期仅有轻度蛋白尿，少量红、白细胞及管型。随肾功能损害，出现肾性贫血及高血压。

★【诊断】

据临床表现可高度疑诊，但是确诊仍常需病理检查。

CIN 诊断要点包括：①滥用镇痛药史、其他特殊药物史，或慢性肾盂肾炎史，或相应免疫系统疾病基础；②起病隐匿，多尿、夜尿突出，酸中毒及贫血与肾功能损害不平行；③尿检尿比重低于 1.15，尿蛋白低；④尿溶菌酶增多等。

应与高血压肾损害、不完全梗阻性肾病相鉴别。

【治疗】

对早期 CIN 病例，应积极去除致病因子。如出现慢性肾功能不全应予非透析保守治疗，以延缓肾损害进展，若患者出现尿毒症症状则应进行肾脏替代治疗。

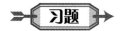 习题

1. 急性间质性肾炎的临床表现有哪些？

答：全身过敏表现；尿化验异常（无菌性白细胞尿、血尿及蛋白尿）；肾功能损害（少尿或非少尿性急性肾衰竭，可出现肾性糖尿、低比重及低渗透压尿）。

2. 慢性间质性肾炎的常见病因有哪些？

答：常见病因有：①持续性或进行性急性间质性肾炎发展而来；②尿路梗阻；③肾毒性物；④慢性肾盂肾炎、肾结核等；⑤自身免疫性疾病如系统性红斑狼疮；⑥移植肾慢性排异；⑦合并肿瘤或副蛋白血症；⑧囊性肾病如多囊肾；⑨特发性。

第五章　尿路感染

内容精讲

　　尿路感染是指各种病原微生物引起的尿路感染性疾病。根据感染发生部位可分为上尿路感染和下尿路感染，前者系指肾盂肾炎，后者主要指膀胱炎。

　　【病因和发病机制】

　　（一）病原微生物

　　革兰阴性杆菌为尿路感染最常见致病菌，其中以大肠埃希菌最为常见，占非复杂性尿路感染的 $75\%\sim90\%$。$5\%\sim15\%$ 的尿路感染由革兰阳性细菌引起，主要是肠球菌和凝固酶阴性的葡萄球菌。大肠埃希菌最常见于无症状性细菌尿、非复杂性尿路感染或首次发生的尿路感染。医院内感染、复杂性或复发性尿路感染、尿路器械检查后发生的尿路感染，多为肠球菌、变形杆菌、克雷伯杆菌和铜绿假单胞菌所致。其中变形杆菌常见于伴有尿路结石者，铜绿假单胞菌多见于尿路器械检查后，金黄色葡萄球菌则常见于血源性尿路感染。

　　（二）发病机制

　　★**1. 感染途径**　①上行感染（最常见）；②血行感染；③直接感染；④淋巴道感染。

　　2. 机体防御机制　①排尿的冲刷作用；②尿道和膀胱黏膜的抗菌能力；③尿液中高浓度尿素、高渗透压和低 pH 值等；④前列腺分泌物中含有的抗菌成分；⑤感染出现后，白细胞很快进入膀胱上皮组织和尿液中，起清除细菌的作用；⑥输尿管膀胱连接处的活瓣，具有防止尿液、细菌进入输尿管的功能；⑦女性阴道的乳酸杆菌菌群对限制性致病菌病原体的繁殖有重要作用。

　　★**3. 易感因素**　①尿路梗阻；②膀胱输尿管反流；③机体免疫力低下；④神经源性膀胱；⑤妊娠；⑥性别和性活动；⑦医源性因素；⑧泌尿系统结构异常；⑨遗传因素。

　　4. 细菌的致病力　细菌进入膀胱后能否引起尿路感染，与其致病力有很大关系。

　　【流行病学】

　　女性尿路感染发病率明显高于男性。一半以上的女性一生中至少有过一次症状性尿路感染，每年 $2\%\sim10\%$ 的女性患至少一次尿路感染，其中 $20\%\sim30\%$ 患者尿路感染反复发作。成年男性极少发生尿路感染，65 岁以后男性因前列腺肥大的发生率增高，尿路感染发生率也相应增高。

　　【病理解剖】

　　急性膀胱炎的病理变化主要表现为膀胱黏膜血管扩张、充血、上皮细胞肿胀、黏膜下组织充血、水肿及炎症细胞浸润，重者可有点状或片状出血，甚至黏膜溃疡。

　　急性肾盂肾炎表现为局限或广泛的肾盂肾盏黏膜充血、水肿，表面有脓性分泌物，黏膜下可有细小脓肿；肾小管上皮细胞肿胀、坏死、脱落，肾小管腔中有脓性分泌物；肾间质水肿。

慢性肾盂肾炎双侧肾脏病变常不一致，肾脏体积缩小，表面不光滑，有肾盂肾盏粘连、变形，肾乳头瘢痕形成，肾小管萎缩及肾间质淋巴-单核细胞浸润等慢性炎症表现。

【临床表现】

（一）膀胱炎

占尿路感染的60%以上，包括急性单纯性膀胱炎和反复发作性膀胱炎。表现为尿频、尿急、尿痛、排尿不适、下腹部疼痛等，部分患者迅速出现排尿困难。尿液常混浊，并有异味，约30%可出现血尿。致病菌多为大肠埃希菌，占75%以上。

（二）肾盂肾炎

★1. 急性肾盂肾炎

（1）全身症状　发热、寒战、头痛、全身酸痛等。

（2）泌尿系症状　尿频、尿急、尿痛、排尿困难、下腹部疼痛、腰痛等。

（3）腰痛　多为顿痛或酸痛。一侧或两侧肋脊角或输尿管点压痛和（或）肾区叩击痛。

2. 慢性肾盂肾炎　有程度不同的低热、间歇性尿频、排尿不适、腰部酸痛及肾小管功能受损表现。病情持续可发展为慢性肾衰竭。急性发作时患者症状明显，类似急性肾盂肾炎。

（三）无症状细菌尿

无症状细菌尿指有真性细菌尿，而无尿路感染的症状。致病菌多为大肠埃希菌，可在病程中出现急性尿路感染症状。

（四）复杂性尿路感染

在伴有泌尿系结构或功能异常或免疫力低下的患者中发生的尿路感染。临床表现不一，从轻的尿路感染到严重的肾盂肾炎，甚至发展成菌血症、败血症。

导管相关性尿路感染是指留置导尿管或先前48h内留置导尿管者发生的感染。

【并发症】

尿路感染如能及时治疗，并发症很少；但伴有糖尿病和（或）存在复杂因素的肾盂肾炎未及时治疗或治疗不当可出现肾乳头坏死、肾周围脓肿等并发症。

【实验室和其他检查】

（一）尿液检查

1. 常规检查　可有白细胞尿、血尿、蛋白尿。尿沉渣镜检白细胞>5个/HP，部分尿路感染患者有镜下血尿，尿沉渣镜检红细胞数多为3~10个/HP，呈均一性红细胞尿，极少数急性膀胱炎患者可出现肉眼血尿；蛋白尿多为阴性至微量。部分肾盂肾炎患者尿中可见白细胞管型。

2. 白细胞排泄率　白细胞计数>3×10^5/h。

3. 细菌学检查

（1）涂片细菌检查　清洁中段尿沉渣涂片，革兰染色用油镜或不染色用高倍镜检查，每个视野下可见1个或更多细菌，提示尿路感染。

（2）细菌培养　中段尿细菌定量培养≥10^5CFU/mL，称为真性细菌尿，可确诊尿路感染；尿细菌定量培养$10^4 \sim 10^5$CFU/mL，为可疑阳性，需复查；如<10^4CFU/mL，可能为污染。

尿细菌定量培养假阳性主要见于：①中段尿收集不规范，标本被污染；②尿标本在室温下存放超过1h才进行接种；③检验技术错误等。假阴性主要原因为：①近7天内使用过抗生素；②尿液在膀胱内停留时间不足6h；③收集中段尿时，消毒药混入尿标本内；④饮水过多，尿液被稀释；⑤感染灶排菌呈间歇性等。

4. 亚硝酸盐还原试验　此法诊断尿路感染的敏感性较差，特异性很高。该方法可作为尿路感染的过筛试验。

5. 白细胞酯酶试验　中性粒细胞可产生白细胞酯酶，该试验检测尿中是否存在中性粒细胞，包括已破坏的中性粒细胞。

（二）血液检查

1. 血常规　急性肾盂肾炎时血白细胞计数常升高，中性粒细胞增多，核左移。ESR 可增快。

2. 肾功能　慢性肾盂肾炎肾功能受损时可出现肾小球滤过率下降，血肌酐升高等。

（三）影像学检查

影像学检查如 B 超、X 线腹平片、静脉肾盂造影、排尿期膀胱输尿管反流造影、逆行性肾盂造影等。

【诊断】

（一）尿路感染的诊断

典型的尿路感染有尿路刺激征、感染中毒症状、腰部不适等，结合尿液改变和尿液细菌学检查，真性细菌尿者，诊断不难。如尿培养的菌落数不能达到上述真性细菌尿标准，但满足下列一项时，也可帮助诊断：①亚硝酸盐还原试验和（或）白细胞酯酶阳性；②白细胞尿（脓尿）；③未离心尿革兰染色发现病原体，一次性尿细菌定量培养≥10^3 CFU/mL。

（二）尿路感染的定位诊断

真性细菌尿的存在表明有尿路感染，但不能判定是上尿路或下尿路感染，需进行定位诊断。

1. 根据临床表现定位　上尿路感染常有发热、寒战等症状，伴明显腰痛、输尿管点和（或）肋脊点压痛、肾区叩击痛等。而下尿路感染，常以膀胱刺激征为突出表现，一般少有发热、腰痛等。

2. 根据实验室检查定位　出现下列情况提示上尿路感染。

（1）膀胱冲洗后尿培养阳性。

（2）尿沉渣镜检有白细胞管型，并排除间质性肾炎、狼疮肾炎等疾病。

（3）肾小管功能不全表现。

（三）复杂性尿路感染

对治疗反应差或反复发作的尿路感染，应检查是否为复杂性尿路感染。

（四）无症状性细菌尿

患者无尿路感染症状，两次尿培养菌落计数≥10^5 CFU/mL，均为同一细菌。

★（五）慢性肾盂肾炎的诊断

除反复发作尿路感染病史之外，尚需结合影像学及肾脏功能检查。

（1）肾外形凹凸不平，且双肾大小不等。

（2）静脉肾盂造影可见肾盂、肾盏变形、缩窄。

（3）持续性肾小管功能损害。

具备上述第（1）、（2）条的任何一项再加第（3）条可诊断慢性肾盂肾炎。

【鉴别诊断】

1. 尿道综合征　常见于妇女，患者有尿频、尿急、尿痛及排尿不适等尿路刺激症状，但多次检查均无真性细菌尿。

2. 肾结核　本病膀胱刺激症状更为明显，一般抗生素治疗无效，尿沉渣可找到抗酸杆菌，尿培养结核分枝杆菌阳性，而普通细菌培养为阴性。静脉肾盂造影可发现肾实质虫蚀样缺损等表现。部分患者伴有肾外结核，抗结核治疗有效，可资鉴别。

3. 慢性肾小球肾炎 慢性肾盂肾炎当出现肾功能减退、高血压时应与慢性肾小球肾炎相鉴别。后者多为双侧肾脏受累，且肾小球功能受损较肾小管功能受损突出，并常有较明确的蛋白尿、血尿和水肿病史；而前者常有尿路刺激征，细菌学检查阳性，影像学检查可表现为双肾不对称性缩小。

【治疗】

（一）一般治疗

急性期注意休息，多饮水，勤排尿。发热者给予易消化、高热量、富含维生素的饮食。

（二）抗感染治疗

用药原则：①选用致病菌敏感的抗生素，首选对革兰阴性杆菌有效的抗生素，治疗3天症状无改善，应按药敏结果调整用药；②抗生素在尿和肾内的浓度要高；③选用肾毒性小的抗生素；④单一药物治疗失败、严重感染、混合感染、耐药菌株出现时应联合用药；⑤对不同类型的尿路感染给予不同治疗时间。

1. 急性膀胱炎 对女性非复杂性膀胱炎用 SMZ-TMP 或者呋喃妥因3～7天，必要时使用阿莫西林、头孢菌素类等。

★2. 肾盂肾炎 首次发生的急性肾盂肾炎的致病菌80%为大肠埃希菌，在留取尿细菌检查标本后应立即开始治疗，首选对革兰阴性杆菌有效的药物。72h 显效者无需换药；否则应按药敏结果更改抗生素。

（1）病情较轻者 可在门诊口服药物治疗，疗程10～14天。

（2）严重感染全身中毒症状明显者 需住院治疗，应静脉给药，疗程为2周。治疗72h无好转，应按药敏结果更换抗生素。

慢性肾盂肾炎治疗的关键是积极寻找并祛除易感因素，慢性肾盂肾炎急性发作时治疗同急性肾盂肾炎。

3. 反复发作尿路感染 包括重新感染和复发。

（1）重新感染 治疗后症状消失，尿菌阴性，但在停药6周后再次出现真性细菌尿，菌株与上次不同，称为重新感染。多数病例有尿路感染症状，治疗方法与首次发作相同。对半年内发生2次以上者，可用长程低剂量抑菌疗法，即每晚临睡前排尿后服用小剂量抗生素1次，每7～10天更换药物一次，连用半年。

（2）复发 治疗后症状消失，尿菌阴转后在6周内再出现菌尿，菌种与上次相同（菌种相同且为同一血清型），称为复发。应按药敏选择强有力的杀菌性抗生素，疗程不少于6周。反复发作者，给予长程低剂量抑菌疗法。

4. 复杂性尿路感染 因基础病不同，感染部位、细菌种类及严重程度不同，治疗要个体化。但同时必须治疗基础疾病。

5. 无症状性菌尿 下述情况者应予治疗：①妊娠期无症状性菌尿；②学龄前儿童；③出现有症状感染者；④肾移植、尿路梗阻及其他尿路有复杂情况者。主张短疗程用药。

6. 妊娠期尿路感染 宜选用毒性小的抗菌药物，孕妇的急性膀胱炎治疗时间一般为3～7天。孕妇急性肾盂肾炎应静脉滴注抗生素治疗，疗程为2周。反复发生尿路感染者，可用呋喃妥因行长程低剂量抑菌治疗。

（三）疗效评定

1. 治愈 症状消失，尿菌阴性，疗程结束后2周、6周复查尿菌仍阴性。

2. 治疗失败 治疗后尿菌仍阳性，或治疗后尿菌阴性，但2周或6周复查尿菌转为阳性，且为同一种菌株。

【预防】

① 坚持多饮水、勤排尿，是最有效的预防方法。

② 注意会阴部清洁。

③ 尽量避免尿路器械的使用，必需应用时，严格无菌操作。

④ 如必须留置导尿管，前 3 天给予抗生素可延迟尿路感染的发生。

⑤ 与性生活有关的尿路感染，应于性交后立即排尿，并口服一次常用量抗生素。

⑥ 膀胱-输尿管反流者，要"二次排尿"。

习题

1. 尿路感染的感染途径及易感因素有哪些？

答：（1）感染途径　包括上行感染、血行感染、直接感染、淋巴道感染。

（2）易感因素　①尿路梗阻；②膀胱输尿管反流；③机体免疫力低下；④神经源性膀胱；⑤妊娠；⑥性别和性活动；⑦医源性因素；⑧泌尿系统结构异常；⑨遗传因素。

2. 简述急性肾盂肾炎的临床表现。

答：①全身症状：发热、寒战、头痛、全身酸痛等；②泌尿系症状：尿频、尿急、尿痛、排尿困难、下腹部疼痛、腰痛等；③腰痛：多为顿痛或酸痛。一侧或两侧肋脊角或输尿管点压痛和（或）肾区叩击痛。

第六章　肾小管疾病

 教学目的

1. **掌握**　肾小管酸中毒的临床分型及各型的临床表现和治疗原则；Fanconi 综合征的临床表现及诊断。
2. **熟悉**　肾小管酸中毒各型的诊断与实验室检查；Fanconi 综合征的病因及治疗。

 内容精讲

第一节　肾小管酸中毒

肾小管酸中毒（RTA）是由于各种原因导致肾脏酸化功能障碍而产生的一种临床综合征。根据部位和机制分为 4 型：远端肾小管酸中毒（Ⅰ型）；近端肾小管酸中毒（Ⅱ型）；混合性肾小管酸中毒（Ⅲ型）；高血钾型肾小管酸中毒（Ⅳ型）。

一、远端肾小管酸中毒

此型 RTA 最常见，又称为经典型远端 RTA 或Ⅰ型 RTA。

【临床表现】

1. 一般表现　代谢性酸中毒和低钾血症可使患者出现多种临床表现。表现为乏力、夜尿增多、软瘫和多饮多尿。低钾血症可致乏力、软瘫、心律失常，严重者出现呼吸困难。

2. 肾脏受累表现　长期低钾血症可出现低钾性肾病（呈现多尿及尿浓缩功能障碍），患者出现高尿钙，形成肾结石和肾钙化。

3. 骨骼系统表现　患者出现高尿钙、低血钙，进而继发甲状旁腺功能亢进，导致高尿磷、低血磷。儿童出现发育迟缓，成人出现骨痛、骨骼畸形等。

【实验室检查】

尿常规、血尿同步测电解质、尿酸化功能试验、影像学检查、阴离子隙（AG）计算、氯化铵负荷试验、碳酸氢盐重吸收试验等检查。

【诊断】

根据患者病史、临床表现、相关肾小管功能及尿酸化功能检查即可诊断远端 RTA，排除其他引起低钾血症的疾病及继发性因素。出现 AG 正常的高血氯性代谢性酸中毒、低钾血症及高尿钾、化验尿中可滴定酸和（或）NH_4^+ 减少、尿 pH>5.5，远端 RTA 诊断即成立。

★【治疗】

1. 纠正酸中毒　应补充碱剂，常用枸橼酸合剂（枸橼酸 100g、枸橼酸钠 100g，加水至 1000mL），亦可服用碳酸氢钠。

2. 补充钾盐　常口服枸橼酸钾。

3. 防治肾结石及骨病　口服枸橼酸合剂可以预防肾结石及肾钙化。使用中性磷酸盐合剂纠正低磷血症。对已发生严重骨病而无肾钙化的患者，可小心应用钙剂及骨化三醇治疗。

二、近端肾小管酸中毒

此型 RTA 也较常见，又称 Ⅱ 型 RTA。

【临床表现】

与远端 RTA 比较，该型患者主要表现为 AG 正常的高血氯性代谢性酸中毒，由于远端肾小管酸化功能正常，患者的尿 pH 值可以正常。尿 pH 常在 5.5 以下。患者还可以表现为肾性糖尿病、肾性氨基酸尿。患者无高尿钙，肾结石及肾钙化发生率低。

【诊断】

出现 AG 正常的高血氯性代谢性酸中毒、低钾血症，化验尿中 HCO_3^- 增多，近端 RTA 诊断即成立。

★**【治疗】**

1. 纠正酸中毒与电解质紊乱　能进行病因治疗者应予治疗。纠正酸中毒及补充钾盐与治疗远端 RTA 相似，但是碳酸氢钠用量要大（6～12g/d）。重症病例尚可配合服用小剂量氢氯噻嗪，以增强近端肾小管 HCO_3^- 重吸收。

2. 继发性近端肾小管酸中毒患者　应首先进行病因治疗。

三、混合性肾小管酸中毒

特点是同时存在 Ⅰ 型和 Ⅱ 型 RTA。因此其高血氯性代谢性酸中毒明显，尿中同时存在 HCO_3^- 丢失和 NH_4^+ 排泄减少。症状较为明显。治疗主要为对症治疗（同 Ⅰ 型和 Ⅱ 型 RTA）。

四、高血钾型肾小管酸中毒

此型 RTA 较少见，又称 Ⅳ 型 RTA。

【临床表现】

本型 RTA 多见于某些轻、中度肾功能不全的肾脏病患者。临床上本病以 AG 正常的高血氯性代谢性酸中毒及高钾血症为主要特征，其酸中毒及高血钾严重度与肾功能不全严重度不成比例。由于远端肾小管泌 H^+ 障碍，故尿 NH_4^+ 减少，尿 pH>5.5。

【诊断】

出现 AG 正常的高血氯性代谢性酸中毒及高钾血症，化验尿 NH_4^+ 减少，诊断即可成立。血清醛固酮可以降低或正常。

★**【治疗】**

除病因治疗外，针对此型 RTA 应予如下措施：①纠正酸中毒，服用碳酸氢钠。②纠正高血钾；③对于体内醛固酮缺乏，无高血压及容量负荷过重的患者，可肾上腺盐皮质激素治疗。

第二节　Fanconi 综合征

Fanconi 综合征是遗传性或获得性近端肾小管多功能缺陷疾病。存在近端肾小管多项转运功能缺陷。

【病因】

分为原发性和继发性。原发者多为常染色体隐性遗传，继发性可继发于慢性间质性肾炎、中毒性肾病等。

【临床表现】

Fanconi 综合征临床表现多种多样，与其原发病及严重程度有关。儿童患者通常为先天性疾病。老年患者常为获得性疾病。由于近端肾小管对多种物质重吸收障碍，临床可出现肾性糖尿、全氨基酸尿、磷酸盐尿、尿酸盐尿及碳酸氢盐尿等，并相应出现低磷血症、低尿酸血症及近端肾小管酸中毒。

【实验室检查】

尿常规、血、尿同步测电解质、尿糖、尿氨基酸、磷酸盐、影像学检查和病因方面的检查。

【诊断】

具备上述典型表现即可诊断，其中肾性糖尿、全氨基酸尿、磷酸盐尿为基本诊断条件。

【治疗】

除病因治疗外，近端肾小管酸中毒应予对症治疗，严重低磷血症可补充中性磷酸盐及骨化三醇。

◆━━▶【习题】◀━━◆

1. 肾小管酸中毒的临床分型包括哪些?

答：分为 4 型：远端肾小管酸中毒（Ⅰ型）；近端肾小管酸中毒（Ⅱ型）；混合性肾小管酸中毒（Ⅲ型）；高血钾型肾小管酸中毒（Ⅳ型）。

2. 简述 Fanconi 综合征的临床表现及诊断标准。

答：临床出现肾性糖尿、全氨基酸尿、磷酸盐尿、尿酸盐尿及碳酸氢盐尿等，并相应出现低磷血症、低尿酸血症及近端肾小管酸中毒等表现，可诊断。其中肾性糖尿、全氨基酸尿、磷酸盐尿为基本诊断条件。

第七章 肾血管疾病

 教学目的

1. 掌握 肾动脉狭窄的临床表现及诊断；肾动脉栓塞和血栓形成的临床表现与治疗；良性小动脉性肾硬化症及恶性小动脉性肾硬化症的临床表现；肾静脉血栓形成的病因及临床表现。

2. 熟悉 肾动脉狭窄的病因及治疗；肾动脉栓塞和血栓形成的病因与诊断；良性小动脉性肾硬化症及恶性小动脉性肾硬化症的病因及防治；肾静脉血栓形成的诊断与治疗。

3. 了解 肾动脉狭窄的病理生理；良性小动脉性肾硬化症及恶性小动脉性肾硬化症的病理。

内容精讲

第一节 肾动脉狭窄

【病因及病理生理】

肾动脉狭窄常由动脉粥样硬化及纤维肌性发育不全引起，在我国及亚洲，还可由大动脉炎导致。

肾动脉狭窄常引起肾血管性高血压，这是由于肾缺血刺激肾素分泌，体内肾素-血管紧张素-醛固酮系统（RAAS）活化，外周血管收缩，水钠潴留而形成。动脉粥样硬化及大动脉炎所致肾动脉狭窄可引起缺血性肾病，导致肾小球硬化、肾小管萎缩及肾间质纤维化。

★【临床表现】

1. 肾血管性高血压 血压正常者出现高血压后即迅速进展，原有高血压的中、老年患者血压近期迅速恶化，舒张压明显升高。此外，约15％的本病患者因血浆醛固酮增多可出现低钾血症。单侧肾动脉狭窄所致肾血管性高血压，若长久不能良好控制，还能引起对侧肾损害。

2. 缺血性肾脏病 可伴或不伴肾血管性高血压。肾脏病变主要表现为肾功能缓慢进行性减退，由于肾小管对缺血敏感，故其功能减退常在先，尔后肾小球功能才受损，尿改变常轻微。后期肾脏体积缩小，且两肾大小常不对称。

★【诊断】

诊断肾动脉狭窄主要依靠如下6项检查，前两项检查仅为初筛检查，3～5项检查才为主要诊断手段，尤其肾动脉血管造影常被认作诊断"金指标"。

① 超声检查。

② 螺旋CT血管成像。

③ 磁共振血管成像。

④ 肾动脉血管造影。

⑤ 放射性核素检查。

⑥ 血浆肾素活性检查。

【治疗】

包括经皮球囊扩张血管成形术、经皮经腔肾动脉支架置入术、外科手术治疗、内科药物治疗。

单侧肾动脉狭窄呈高肾素者，现常首选 ACEI 或 ARB，但是必须从小量开始，逐渐加量，以免血压下降过快过低。双侧肾动脉狭窄者应禁服上述药物。为有效控制血压，常需多种降压药物配伍应用。

第二节 肾动脉栓塞和血栓形成

本病较少见，可引起肾缺血及梗死。

【病因】

肾动脉栓塞的栓子主要来源于心脏，但也可来源于心脏外。可在肾动脉病变或血液病变基础上发生，但更常见于动脉壁创伤引起。

【临床表现】

主干或大分支阻塞常诱发肾梗死，引起患侧剧烈腰痛、脊肋角叩痛、蛋白尿及血尿。约60%患者可因肾缺血引起肾素释放增多而出现高血压。而双侧肾动脉广泛阻塞时，常致无尿及急性肾衰竭。

【诊断】

可疑病例应做放射性核素肾显影检查，若存在节段性肾灌注缺损（分支阻塞）或肾灌注完全缺如（肾动脉主干完全阻塞），则提示本病。当然，最直接可靠的诊断手段仍为选择性肾动脉造影。

★【治疗】

肾动脉栓塞或血栓形成应尽早治疗，包括经皮肾动脉插管局部溶栓、全身抗凝、抗血小板聚集及外科手术取栓等。

第三节 小动脉性肾硬化症

一、良性小动脉性肾硬化症

【病因】

由长期未控制好的良性高血压引起，高血压持续5～10年即可能出现良性小动脉性肾硬化症的病理改变，尔后即出现临床表现。

【病理】

主要侵犯肾小球前小动脉，导致入球小动脉玻璃样变，小叶间动脉及弓状动脉肌内膜增厚，造成动脉管腔狭窄，供血减少，进而继发缺血性肾实质损害，造成肾小球硬化、肾小管萎缩及肾间质纤维化。

【临床表现】

肾小管对缺血敏感，故临床首先出现肾小管浓缩功能障碍表现，当肾小球缺血病变发生后，尿常规检查出现异常，肾小球功能渐进受损，并逐渐进展至终末期肾衰竭。肾损害同时，常伴随出现高血压眼底病变及心、脑并发症。

【防治】

本病应重在预防，积极治疗高血压是关键。血压一定要控制达标，才可能预防高血压肾损害发生。良性小动脉性肾硬化症发生后，控制高血压仍然是延缓肾损害进展的关键。

二、恶性小动脉性肾硬化症

【病因】

恶性小动脉性肾硬化症是恶性高血压引起的肾损害。既往恶性高血压几乎都引起肾损害，但是随着诊治手段进展，近年来仅 63%～90%恶性高血压患者发生恶性小动脉性肾硬化症。

【病理】

主要侵犯肾小球前小动脉，可见入球小动脉、小叶间动脉及弓状动脉纤维素样坏死，小叶间动脉和弓状动脉内膜增厚，故动脉管腔高度狭窄，乃至闭塞。

本病肾小球有两种病变：一为缺血性病变，另一为节段坏死增生性病变。恶性高血压的肾实质病变进展十分迅速，很快导致肾小球硬化、肾小管萎缩及肾间质纤维化。

【临床表现】

恶性高血压的肾脏病变与心、脑病变一样，均十分险恶。患者出现血尿、蛋白尿、管型尿及无菌性白细胞尿，肾功能进行性恶化，常于发病数周至数月后出现少尿，进入终末期肾衰竭。

【防治】

及时控制严重高血压，防止威胁生命的心、脑、肾并发症发生是救治关键。如出现肾衰竭，则应及时进行透析治疗。

第四节　肾静脉血栓形成

★【病因及发病机制】

肾静脉血栓常在下列情况下发生：①血液高凝状态；②肾静脉受压，血流淤滞；③肾静脉血管壁受损。临床上以肾病综合征并发肾静脉血栓最常见。

★【临床表现】

急性肾静脉血栓的典型临床表现如下：①患侧腰肋痛或腹痛；②尿检异常；③肾功能异常，可致急性肾损伤；④病肾增大。慢性肾静脉血栓有时还可引起肾小管功能异常，呈现肾性糖尿等。

【诊断】

确诊肾静脉血栓必须依靠选择性肾静脉造影检查，若发现静脉腔内充盈缺损或静脉分支不显影即可确诊。

【治疗】

肾静脉血栓确诊后应尽早开始溶栓及抗凝治疗。肾静脉主干大血栓溶栓无效且反复导致肺栓塞时，可考虑手术取栓。

习题

1.肾动脉狭窄的诊断方法有哪些？

答：①超声检查；②螺旋 CT 血管成像；③磁共振血管成像；④肾动脉血管造影；⑤放射性核素检查；⑥血浆肾素活性检查。尤其肾动脉血管造影常被认作诊断"金指标"。

2.肾动脉栓塞或血栓形成的治疗包括哪些？

答：包括经皮肾动脉插管局部溶栓、全身抗凝、抗血小板聚集及外科手术取栓等。

3.恶性小动脉性肾硬化症的临床表现有哪些？

答：患者出现血尿、蛋白尿、管型尿及无菌性白细胞尿，肾功能进行性恶化，常于发病数周至数月后出现少尿，进入终末期肾衰竭。

4.急性肾静脉血栓形成的临床表现有哪些？

答：①患侧腰肋痛或腹痛；②尿检异常；③肾功能异常，可致急性肾损伤；④病肾增大。

第八章　遗传性肾脏疾病

教学目的

1. **掌握**　常染色体显性遗传多囊肾病、Alport 综合征的临床表现及治疗。
2. **熟悉**　常染色体显性遗传多囊肾病、Alport 综合征的诊断。
3. **了解**　常染色体显性遗传多囊肾病、Alport 综合征的发病机制。

内容精讲

第一节　常染色体显性遗传多囊肾病

常染色体显性遗传多囊肾病（ADPKD）是最常见的遗传性肾脏病，主要表现为双侧肾脏大小不一的囊肿，囊肿进行性增大，最终破坏肾脏结构和功能，导致终末期肾病（ESRD）。

【病因和发病机制】

引起多囊肾病的突变基因主要有 *PKD*1 和 *PKD*2 两种。目前认为 ADPKD 患者胚胎期从父母遗传的上述两种基因杂合子突变并不足以引起肾囊肿发生，后天在毒素、感染等环境因素的影响下，部分肾小管细胞又发生体细胞突变，引起多囊蛋白复合体和肾脏纤毛功能障碍时才出现肾囊肿。

★【临床表现】

ADPKD 临床表现包括肾脏表现和肾外表现。

（一）肾脏表现

1. **肾囊肿**　肾脏皮质、髓质存在多发性液性囊肿，囊肿的大小、数目随病程进展而逐渐增加。

2. **疼痛**　背部或季肋部疼痛是患者最常见的早期症状。急性疼痛或疼痛突然加剧常提示囊肿破裂出血、结石或血块引起的尿路梗阻或合并感染。慢性疼痛多为增大的肾脏或囊肿牵拉肾包膜、肾蒂，压迫邻近器官引起。

3. **出血**　90% 以上的患者有囊内出血或肉眼血尿，多为自发性。

4. **高血压**　最常见的早期表现之一。

5. **肾功能损害**　早期肾功能损害常表现为肾脏浓缩功能下降，最终导致慢性肾衰竭。

（二）肾外表现

肾外病变可分为囊性和非囊性两类。囊性病变是指囊肿累及肝、胰、脾、卵巢、蛛网膜等器官，非囊性病变包括心脏瓣膜异常、颅内动脉瘤等。

【诊断】

1. **家族遗传史**　约 60% ADPKD 患者有明确家族史，呈现典型的常染色体显性遗传特征，即男女发病率相等。

2. **临床诊断标准**

（1）主要标准　①影像学检查肾脏存在许多散在囊肿；②明确家族史。

（2）次要标准 ①多囊肝；②肾功能不全；③腹壁疝；④心脏瓣膜病；⑤胰腺囊肿；⑥脑动脉瘤；⑦精囊腺囊肿。

有两项主要标准加一项次要标准，或者第一项主要标准加三项次要标准，即可诊断。

3. 影像学检查 超声检查敏感性高，无放射性、无创伤、经济、简便，是首选的诊断方法。CT 和 MRI 分辨率高，特别在囊肿出血或感染时，可提供有价值的信息。

4. 分子遗传学诊断 目前广泛用于症状前和产前诊断，以及无明确家族遗传史而与其他囊肿性疾病鉴别困难者。

【鉴别诊断】

主要与其他肾脏囊肿性疾病相鉴别，包括：①常染色体隐性遗传多囊肾病；②多囊性肾发育不良；③单纯性肾囊肿；④获得性肾囊肿。

★【治疗】

目前尚缺乏特异性的干预措施和治疗药物，治疗重点在于对症治疗、治疗并发症、缓解症状、保护肾功能。进入 ESRD 时，进行肾脏替代治疗。

（一）一般治疗

限制含咖啡因饮料，合并高血压时限盐，避免应用肾毒性药物，避免剧烈体力活动等。

（二）控制并发症

1. 疼痛 首先针对囊肿出血、感染或结石等病因进行治疗。急性剧烈疼痛可用麻醉性镇痛药，慢性疼痛一般采取保守治疗，如改变生活习惯、避免剧烈活动等。

2. 囊肿出血和血尿 多为自限性，一般卧床休息、止痛、适当饮水防止血凝块阻塞输尿管等保守治疗效果较好。保守治疗无效的患者经 CT 检查或血管造影后，行选择性肾动脉栓塞术或肾脏切除。

3. 高血压 药物治疗首选血管紧张素转换酶抑制剂（ACEI）、血管紧张素 II 受体拮抗剂（ARB）和钙通道阻滞剂（CCB）。

4. 感染 应联合使用水溶性和脂溶性抗生素，疗程 1～2 周。

5. 多囊肝 无症状时不需治疗。症状明显时可行经皮肝囊肿穿刺硬化治疗、腹腔镜下去顶减压术或开放手术去顶减压术，甚至肝部分切除或者肝移植。

6. 颅内动脉瘤 对于有动脉瘤家族史的患者应进行 MRI 或血管造影，直径＞10mm 的动脉瘤需要手术治疗。

（三）肾脏替代治疗

当 ADPKD 进展至终末期肾衰竭时需采取替代治疗，包括血液透析、腹膜透析、肾移植。

（四）新型“特异性”药物治疗

托伐普坦可延缓多囊肾患者肾体积增大和肾功能恶化，但要注意肝功能损伤、脱水、电解质紊乱的并发症。

第二节 Alport 综合征

Alport 综合征是一种主要表现为血尿、肾功能进行性减退、感音神经性耳聋和眼部异常的遗传性肾小球疾病。

【遗传方式及发病机制】

Alport 综合征是一种遗传异质性疾病。存在三种遗传方式：X 连锁显性遗传、常染色体隐性遗传和常染色体显性遗传。其中 X 连锁显性遗传最常见。

★【临床表现】

（一）肾脏表现

1. 血尿 为最常见的症状，且大多数为肾小球性血尿。因上呼吸道感染或劳累后出现阵发性肉眼血尿。

2. 蛋白尿 在小儿或疾病早期不出现或极微量，随年龄增长或血尿的持续而逐渐加重，甚至发展至肾病水平。

3. 肾功能异常 X连锁显性遗传型 Alport 综合征的男性患者肾脏预后极差，几乎全部将发展至终末期肾病。常染色体隐性遗传型 Alport 综合征的患者于青春期出现肾衰竭，30 岁前几乎所有患者均出现肾衰竭。常染色体显性遗传型 Alport 综合征的患者临床表现相对较轻。

（二）肾外表现

1. 感音神经性耳聋。

2. 眼部病变 具有诊断意义的眼部病变为前锥形晶状体。

3. 血液系统异常 表现为血小板减少性紫癜。

4. 其他 弥漫性平滑肌瘤、甲状腺病变等。

【实验室检查】

（一）肾组织常规病理检查

光镜下表现为局灶性：节段性肾小球硬化，特征性的病理改变为电镜下可见肾小球基底膜呈极不规则外观，呈现弥漫性增厚或增厚与变薄相间、致密层劈裂、分层、篮网状改变。免疫荧光检查多为阴性，少数标本系膜区、毛细血管壁可有 IgA、IgG、IgM、C3、C4 沉积。

（二）皮肤及肾组织Ⅳ型胶原不同 α 链间接免疫荧光检测

Ⅳ型胶原不同 α 链间接免疫荧光检测具有重要诊断意义，有助于 Alport 综合征遗传方式的确定。

【诊断】

目前诊断 Alport 综合征主要依据临床表现、家族史、皮肤和肾活检检查、Ⅳ型胶原不同 α 链间接免疫荧光检测进行综合分析。

Alport 综合征需与薄基底膜肾病、家族性 IgA 肾病、家族性局灶性节段性肾小球硬化等鉴别。

【治疗】

无特异性治疗方法，以综合对症治疗为主：积极控制高血压；减少蛋白质摄入；控制蛋白尿；纠正贫血、水及电解质紊乱；积极查找和去除感染灶；避免肾毒性药物；延缓肾功能减退。进展至终末期肾病的患者，可进行透析或肾移植治疗。基因治疗用于临床尚需待以时日。

➤➤➤ 习题 ➤➤➤

1. ADPKD 的临床表现有哪些？

答：①肾脏表现：肾脏皮质、髓质存在多发性液性囊肿；背部或季肋部疼痛；囊内出血或肉眼血尿；高血压；肾功能损害。②肾外表现：肾外病变可分为囊性和非囊性两类。囊性病变是指囊肿累及肝、胰、脾、卵巢、蛛网膜等器官，非囊性病变包括心脏瓣膜异常、颅内动脉瘤等。

2. 简述 Alport 综合征的治疗原则。

答：无特异性治疗方法，以综合对症治疗为主：积极控制高血压；减少蛋白质摄入；控制蛋白尿；纠正贫血、水及电解质紊乱；积极查找和去除感染灶；避免肾毒性药物；延缓肾功能减退。进展至终末期肾病的患者，可进行透析或肾移植治疗。

第九章　急性肾损伤

 教学目的

1. **掌握**　急性肾损伤的临床表现、诊断及治疗。
2. **熟悉**　急性肾损伤的病因及实验室检查。
3. **了解**　急性肾损伤的发病机制。

内容精讲

急性肾损伤（AKI）是由多种原因引起的肾功能快速下降而出现的临床综合征。可发生在原来无肾脏病的患者，也可发生在原有慢性肾脏病的基础上。

【病因和分类】

AKI可分为肾前性、肾性和肾后性三类。

【发病机制】

1. 肾前性 AKI　肾前性 AKI 最常见，是肾灌注减少导致的。原因包括：①有效血容量不足；②心排血量降低；③全身血管扩张；④肾动脉收缩；⑤肾血流自主调节反应受损。

2. 肾性 AKI　分为小管性、间质性、血管性和小球性。主要包括急性肾小管坏死（ATN）和急性间质性肾炎（AIN）。ATN 常由缺血所致，也可由肾毒性药物引起，临床分为起始期、进展期、维持期和恢复期。AIN 主要病因包括：①药物；②感染；③系统性疾病；④特发性。

3. 肾后性 AKI　双侧尿路梗阻或孤立肾患者单侧尿路梗阻时出现。

★【临床表现】

典型 ATN 临床病程可分为三期。

（一）起始期

遭受低血压、缺血、脓毒血症和肾毒素等，但尚未发生明显的肾实质损伤，在此阶段 AKI 是可预防的。但随着肾小管上皮细胞发生明显损伤，GFR 突然下降，则进入进展期。

（二）进展期和维持期

又称少尿期。典型的为 7～14 天，但也可短至几天，长至 4～6 周。许多患者可出现少尿（<400mL/d）或者无尿。但也有些患者可没有少尿，尿量在 400mL/d 以上，称为非少尿型 AKI，其病情大多较轻，预后较好。然而，不论尿量是否减少，随着肾功能减退，临床上均可出现一系列尿毒症表现。

1. AKI 的全身并发症

（1）消化系统症状　食欲减退、恶心、呕吐、腹胀、腹泻等，严重者可发生消化道出血。

（2）呼吸系统症状　感染、呼吸困难、咳嗽、憋气、胸痛等。

（3）循环系统症状　高血压及心力衰竭、肺水肿、心律失常及心肌病变。

（4）神经系统症状　出现意识障碍、躁动、谵妄、抽搐、昏迷等尿毒症脑病症状。

（5）血液系统症状　可有出血倾向及轻度贫血现象。

2. 水、电解质和酸碱平衡紊乱　可表现为代谢性酸中毒、高钾血症、低钠血症。

（三）恢复期

肾小管细胞再生、修复，肾小管完整性恢复。肾小球滤过率逐渐恢复正常或接近正常范围，少尿型患者开始出现利尿，可有多尿表现。

【实验室和辅助检查】

1. 血液检查　可有轻度贫血，血肌酐和尿素氮进行性上升，血 pH 值常低于 7.35。碳酸氢根离子浓度多低于 20mmol/L。血清钠浓度正常或偏低。血钙降低，血磷升高。

2. 尿液检查　尿蛋白多为 ± ~ +；可见肾小管上皮细胞、上皮细胞管型和颗粒管型及少许红、白细胞等；尿比重降低，尿渗透浓度低；尿钠含量增高。

3. 影像学检查　包括超声、CT、MRI 或放射性核素检查。

4. 肾活检　在排除了肾前性及肾后性原因后，没有明确致病原因（肾缺血或肾毒素）的肾性 AKI 都有肾活检指征。活检结果可确定包括急性肾小球肾炎、系统性血管炎、急进性肾炎及急性过敏性间质性肾炎等肾脏疾病。

【诊断】

根据原发病因，肾功能急速进行性减退，结合相应临床表现和实验室检查，一般不难作出诊断。

★AKI 诊断标准为：肾功能在 48h 内突然减退，血肌酐绝对值升高 ≥0.3mg/dL（26.5μmol/L）；或 7 天内血肌酐增至 ≥1.5 倍基础值；或尿量 <0.5mL/(kg·h)，持续时间 >6h。

【鉴别诊断】

AKI 诊断与鉴别诊断的步骤包括：①判断患者是否存在肾损伤及其严重程度；②是否存在需要紧急处理的严重并发症；③评估肾损伤时间，有无基础 CKD；④明确 AKI 病因。

在鉴别诊断方面还需与肾前性少尿、肾后性 AKI、肾小球或肾脏微血管疾病、AIN、双侧急性肾静脉血栓形成和双侧肾动脉栓塞等疾病相鉴别。

★【治疗】

（一）早期病因干预治疗

AKI 治疗首先要纠正可逆的病因，包括处理血容量不足、休克和感染，停用肾毒性药物，解除梗阻等。继发于肾小球肾炎、小血管炎的 AKI 要应用糖皮质激素和（或）免疫抑制剂治疗。

（二）营养支持治疗

1. 每日补液量　按前一日尿量加 500mL 计算。在容量控制治疗中应用袢利尿药可增加尿量，有助于清除体内过多的液体。

2. 补充营养　以维持机体的营养状况和正常代谢，有助于损伤细胞的修复和再生，提高存活率。

（三）并发症治疗

1. 高钾血症处理　血钾超过 6mmol/L，心电图表现为 QRS 波增宽等明显的变化时，应予以紧急处理，包括：①停用一切含钾药物和食物；②对抗钾离子对心肌毒性，予钙剂；③转运钾至细胞内，予 50% 葡萄糖溶液 50~100mL 加普通胰岛素 6~12U 缓慢地静脉注射，纠正酸中毒；④清除钾，口服离子交换树脂、利尿药、紧急透析。

2. 纠正代谢性酸中毒　HCO_3^- 低于 15mmol/L，可选用 5% 碳酸氢钠 100~250mL 静脉滴注。对于严重酸中毒患者，应立即开始透析。

3. 心力衰竭处理　以扩张血管、减少负荷、透析超滤为主要治疗方案。

4. 控制感染　是常见并发症，也是死亡主要原因之一。应尽早使用抗生素。

（四）肾脏替代治疗

心包炎、严重脑病、高钾血症、严重代谢性酸中毒、容量负荷过重对利尿药治疗无效者都是透析治疗指征。AKI 的透析治疗可选择腹膜透析（PD）、间歇性血液透析（IHD）或连续性肾脏替代治疗（CRRT）。

（五）恢复期的治疗

重点为维持水、电解质和酸碱平衡，控制氮质血症，治疗原发病和防治各种并发症。

【预后】

肾前性及肾后性因素引起的 AKI，如及时治疗大多预后良好；肾性 AKI，预后差异很大；CKD 基础上的 AKI，患者加速进入终末期肾衰竭。

【预防】

积极治疗原发病，及时发现并去除引起 AKI 的因素。

习题

1. 急性肾损伤的典型过程包括哪些？

答：起始期、进展期和维持期、恢复期。

2. AKI 的诊断标准是什么？

答：肾功能在 48h 内突然减退，血肌酐绝对值升高≥0.3mg/dL（26.5μmol/L）；或 7 天内血肌酐增至≥1.5 倍基础值；或尿量＜0.5mL/(kg·h)，持续时间＞6h。

第十章　慢性肾衰竭

 教学目的

1. 掌握　慢性肾脏病和慢性肾衰竭的定义和分期；慢性肾衰竭进展的危险因素、临床表现、预防与治疗。

2. 熟悉　慢性肾衰竭的诊断与鉴别诊断。

3. 了解　慢性肾衰竭的发病机制。

内容精讲

★【定义、病因和发病机制】

（一）慢性肾脏病和慢性肾衰竭的定义和分期

各种原因引起的慢性肾脏结构和功能障碍（肾脏损伤病史＞3个月），包括GFR正常和不正常的病理损伤、血液或尿液成分异常，及影像学检查异常，或不明原因的GFR下降（GFR＜60mL/min）超过3个月，称为慢性肾脏病（CKD）。而广义的慢性肾衰竭（CRF）则是指慢性肾脏病引起的肾小球滤过率（GFR）下降及与此相关的代谢紊乱和临床症状组成的综合征。

K/DOQI把慢性肾脏病分为5期，见表5-10-1。

表 5-10-1　K/DOQI 对慢性肾脏病的分期

分期	特征	GFR/[ml/(min·1.73m²)]
1	GFR 正常或升高	≥90
2	GFR 轻度降低	60~89
3a	GFR 轻到中度降低	45~59
3b	GFR 中到重度降低	30~44
4	GFR 重度降低	15~29
5	ESRD	＜15 或透析

（二）慢性肾脏病与慢性肾衰竭的患病率与病因

慢性肾脏病的患病率有上升趋势。我国慢性肾脏病的患病率已高达10.8%。

慢性肾脏病与慢性肾衰竭的病因主要有糖尿病肾病、高血压肾小动脉硬化、原发性与继发性肾小球肾炎、肾小管间质病变、肾血管病变、遗传性肾病等。在发达国家，糖尿病肾病、高血压肾小动脉硬化已成为慢性肾衰竭的主要病因，包括中国在内的发展中国家，这两种疾病在慢性肾衰竭各种病因中仍位居原发性肾小球肾炎之后。

（三）慢性肾衰竭进展的危险因素

1. 慢性肾衰竭渐进性发展的危险因素　包括高血糖、高血压、蛋白尿、低蛋白血症、吸烟等。此外，贫血、高脂血症、高同型半胱氨酸血症、营养不良、老年、尿毒症毒素蓄积等，也可能在慢性肾衰竭的病程进展中起一定作用。

★2. 慢性肾衰竭急性加重、恶化的危险因素　主要有：①累及肾脏的疾病复发或加重；

②有效血容量不足；③肾脏局部血供急剧减少；④严重高血压未能控制；⑤肾毒性药物；⑥泌尿道梗阻；⑦其他，包括严重感染、高钙血症、肝衰竭、心力衰竭等。

（四）慢性肾衰竭的发病机制

包括：①肾单位高灌注、高滤过；②肾单位高代谢；③肾组织上皮细胞表型转化的作用；④某些细胞因子和生长因子促纤维化的作用；⑤其他，如细胞凋亡、醛固酮过多。

（五）尿毒症症状的发生机制

包括：①肾脏排泄和代谢功能下降，导致水、电解质和酸碱平衡失调；②尿毒症毒素的毒性作用；③肾脏内分泌功能障碍。

★**【临床表现与诊断】**

（一）慢性肾衰竭的主要临床表现

1. 水、电解质代谢紊乱　慢性肾衰竭时，酸碱平衡失调和各种电解质代谢紊乱相当常见。

（1）代谢性酸中毒　动脉血 HCO_3^- <15mmol/L，则可有较明显症状，如食欲缺乏、呕吐、虚弱无力、呼吸深长等。

（2）水钠代谢紊乱　水钠代谢紊乱主要表现为水钠潴留，有时也可表现为低血容量和低钠血症。

（3）钾代谢紊乱　当 GFR 降至 $20\sim25$mL/min 或更低时，肾脏排钾能力逐渐下降，此时易于出现高钾血症。

（4）钙磷代谢紊乱　主要表现为钙缺乏和磷过多。

（5）镁代谢紊乱　当 GFR<20mL/min 时，由于肾排镁减少，常有轻度高镁血症。

2. 蛋白质、糖类、脂肪和维生素代谢紊乱　CRF 患者蛋白质代谢紊乱一般表现为蛋白质代谢产物蓄积（氮质血症），也可有血清白蛋白水平下降、血浆和组织必需氨基酸水平下降等。糖代谢异常主要表现为糖耐量减低和低血糖症两种情况。CRF 患者中高脂血症相当常见。维生素代谢紊乱也相当常见，如血清维生素 A 水平增高、维生素 B_6 及叶酸缺乏等。

3. 心血管系统表现　心血管病变是 CKD 患者的主要并发症之一和最常见的死因。

（1）高血压和左心室肥厚　大部分患者有不同程度的高血压，多是由于水钠潴留、肾素-血管紧张素增高和（或）某些舒张血管的因子不足所致。高血压可引起动脉硬化、左心室肥厚和心力衰竭。

（2）心力衰竭　是尿毒症患者最常见的死亡原因。急性左心衰竭时可出现阵发性呼吸困难、不能平卧、肺水肿等症状。

（3）尿毒症性心肌病　与代谢废物的潴留和贫血等因素有关，部分患者可伴有冠状动脉粥样硬化性心脏病。

（4）心包病变　心包积液在 CRF 患者中相当常见，其原因多与尿毒症毒素蓄积、低蛋白血症、心力衰竭等因素有关，少数情况下也可能与感染、出血等因素有关。

（5）血管钙化和动脉粥样硬化。

4. 呼吸系统症状　体液过多或酸中毒时均可出现气短、气促，严重酸中毒可致呼吸深长。体液过多、心功能不全可引起肺水肿或胸腔积液。

5. 胃肠道症状　主要表现有食欲缺乏、恶心、呕吐、口腔有尿味，消化道出血也较常见。

6. 血液系统表现　主要表现为肾性贫血和出血倾向。

7. 神经肌肉系统症状　早期症状可有疲乏、失眠、注意力不集中等。其后会出现性格改变、抑郁、记忆力减退、判断力降低。尿毒症时常有反应淡漠、谵妄、惊厥、幻觉、昏迷、精神异常等。

8. 内分泌功能紊乱　主要表现有：①肾脏本身内分泌功能紊乱，如1,25-二羟维生素 D_3、红细胞生成素不足和肾内肾素-血管紧张素Ⅱ过多；②下丘脑-垂体内分泌功能紊乱，如泌乳素、促黑色素激素等水平增高；③外周内分泌腺功能紊乱，大多数患者有继发性甲旁亢，甲状腺激素水平降低、性腺功能减退等。④糖耐量异常和胰岛素抵抗。

9. 骨骼病变 肾性骨营养不良（即肾性骨病）相当常见，包括纤维囊性骨炎、骨生成不良、骨软化症及骨质疏松症。

（二）慢性肾衰竭的诊断

慢性肾衰竭诊断并不困难，主要依据病史、肾功能检查及相关临床表现。临床医师应当十分熟悉 CRF 患者的病史特点，仔细询问病史和查体，并及时做必要的实验室检查，以尽早明确诊断，防止 CRF 的误诊。

（三）慢性肾衰竭的鉴别诊断

CRF 与肾前性氮质血症的鉴别并不困难，在有效血容量补足 48～72h 后肾前性氮质血症患者肾功能即可恢复，而 CRF 则肾功能难以恢复。

CRF 与急性肾损伤的鉴别，多数情况下并不困难，往往根据患者的病史即可作出鉴别诊断。在患者病史欠详时，可借助于影像学检查（如 B 超、CT 等）或肾图检查结果进行分析，如双肾明显缩小，或肾图提示慢性病变，则支持 CRF 的诊断。

CRF 有时可发生急性加重或伴发急性肾衰竭。如 CRF 本身已相对较重，或其病程加重过程未能反映急性肾衰竭演变特点，则称之为"慢性肾衰竭急性加重"。如果 CRF 较轻，而急性肾损伤相对突出，且其病程发展符合急性肾损伤演变过程，则可称为"慢性肾衰竭合并急性肾损伤"，其处理原则基本上与急性肾损伤相同。

★【预防与治疗】

（一）早期防治对策和措施

1. 及时、有效地控制高血压 24h 持续、有效地控制高血压，CKD 患者血压应控制在 130/80mmHg 以下。

2. ACEI 和 ARB 的应用 ACEI 和 ARB 具有良好降压作用，还有其独特的减少肾小球高滤过、减轻蛋白尿的作用。双侧肾动脉狭窄、血肌酐＞256μmol/L、明显血容量不足要谨慎使用。

3. 严格控制血糖 严格控制血糖，空腹血糖控制在 5.0～7.2mmol/L，糖化血红蛋白＜7%，可延缓慢性肾脏病进展。

4. 控制蛋白尿 将蛋白尿控制在＜0.5g/24h，或明显减轻微量白蛋白尿，均可改善疾病长期预后。

5. 其他 积极纠正贫血、减少尿毒症毒素蓄积、应用他汀类降脂药、戒烟等。

（二）营养治疗

应用低蛋白、低磷饮食，摄入足量热量。单用或加用必需氨基酸或 α-酮酸，可能具有减轻肾小球硬化和肾间质纤维化的作用。

（三）CRF 及其并发症的药物治疗

1. 纠正酸中毒和水、电解质紊乱

（1）纠正代谢性中毒。

（2）水钠紊乱的防治。

（3）高钾血症的防治。

2. 高血压的治疗 ACEI、ARB、CCB、袢利尿药、β 受体阻滞剂、血管扩张药等均可应用。透析前 CRF 患者的血压应＜130/80mmHg，但维持透析患者血压一般不超过 140/90mmHg 即可。

3. 贫血的治疗和重组人促红细胞生成素（rHuEPO）的应用。

4. 低钙血症、高磷血症和肾性骨营养不良的治疗。

5. 防治感染。

6. 高脂血症的治疗。

7. 口服吸附疗法和导泻疗法。

8. 其他　①糖尿病肾衰竭患者随着 GFR 不断下降，必须相应调整胰岛素用量，一般应逐渐减少；②高尿酸血症通常不需药物治疗，但如有痛风，则予以别嘌醇 0.1g，每日口服 1～2 次；③皮肤瘙痒，口服抗组胺药物，控制高磷血症及强化透析，对部分患者有效。

（四）肾脏替代治疗

包括血液透析、腹膜透析、肾移植。

习题

1. 慢性肾衰竭急性加重、恶化的危险因素主要有哪些？

答：①累及肾脏的疾病复发或加重；②有效血容量不足；③肾脏局部血供急剧减少；④严重高血压未能控制；⑤肾毒性药物；⑥泌尿道梗阻；⑦其他，包括严重感染、高钙血症、肝衰竭、心力衰竭等。

2. 慢性肾衰竭及其并发症的药物治疗原则有哪些？

答：纠正酸中毒和水、电解质紊乱；高血压的治疗；贫血的治疗和 rHuEPO 的应用；低钙血症、高磷血症和肾性骨营养不良的治疗；防治感染；高脂血症的治疗；口服吸附疗法和导泻疗法等。

第十一章　肾脏替代治疗

教学目的

1. 熟悉　肾脏替代治疗的方法。

2. 了解　血液透析、腹膜透析的原理及适应证。

内容精讲

肾脏替代治疗包括血液透析、腹膜透析和肾移植，临床上需根据患者病情选择合适的肾脏替代治疗方式。

【血液透析】

（一）原理与装置

血液透析（HD）主要替代肾脏对溶质和液体的清除功能，利用半透膜原理，通过溶质交换使患者水、电解质及酸碱达到平衡。

主要装置包括血液透析机、透析管路、透析器、透析液及透析水处理系统。

（二）血管通路

包括动静脉内瘘、深静脉导管。其中动静脉内瘘是目前最理想的永久性血管通路（包括自体血管和人造血管内瘘），深静脉导管分为临时导管和长期导管。

（三）适应证与治疗

1. 适应证　包括急性肾损伤、慢性肾衰竭、急性药物或毒物中毒、心力衰竭、急性肺水肿、电解质紊乱等。

2. 抗凝治疗　血液透析时需抗凝，常用肝素。

3. 透析剂量和充分性　血液透析一般每周 3 次，每次 4~6h。临床所用的透析充分性是以尿素清除指数（Kt/V）为量化指标。

（四）并发症

（1）透析失衡综合征。

（2）低血压。

（3）血栓。

（4）其他　包括空气栓塞、痛性肌痉挛、透析器首次使用综合征、发热、心律失常、低血糖、出血、急性溶血。

（五）连续性肾脏替代治疗

连续性肾脏替代治疗（CRRT）是持续、缓慢清除溶质和水分的血液净化技术的总称。该透析方式相对普通血透具有如下特点：①对血流动力学影响小；②可持续清除溶质及水分；③同时清除中小分子物质；④可实现床边治疗与急救。

【腹膜透析】

（一）原理与装置

腹膜透析（PD）是利用患者自身腹膜为半透膜的特点，通过向腹腔内灌注透析液，实现血液与透析液之间溶质交换以清除血液内的代谢废物、维持电解质和酸碱平衡，同时清除过多的液体。

腹膜透析装置主要由腹透管、连接系统、腹透液组成。

（二）适应证与治疗

1. 适应证　急性肾损伤、慢性肾衰竭，某些中毒性疾病、充血性心力衰竭等。如无条件血液透析，也可选择腹膜透析。

2. 腹膜透析疗法　模式有持续性非卧床腹膜透析（CAPD）、间歇性腹膜透析（IPD）等。以CAPD最为常用，剂量为每天 6～10L，白天交换 3～4 次，每次留腹 4～6h，夜间交换 1 次，留腹 10～12h。

3. 腹膜转运功能评估　常采用腹膜平衡试验（PET）来评估。

4. 透析充分性评估　CAPD 每周 $Kt/V \geqslant 1.7$，患者无毒素蓄积或容量潴留症状。

（三）并发症

（1）腹膜透析管功能不良。

（2）感染。

（3）疝和腹膜透析液渗漏。

【肾移植】

肾移植是将来自供体的肾脏通过手术植入受者体内，从而恢复肾脏功能。

（一）肾移植供、受者评估

肾移植可由尸体供肾或活体供肾，后者的近、远期效果均更好。肾移植适用于各种原因导致的终末期肾病，但需对受者进行全面评估，包括心肺功能、预期寿命、是否有活动性感染等。

（二）免疫抑制治疗

肾移植受体需常规使用免疫抑制剂以抑制排斥反应，免疫抑制治疗包括：①预防性用药；②治疗或逆转排斥反应；③诱导治疗。

（三）移植物排斥反应

移植物排斥反应是肾移植主要并发症，分为超急性排斥反应、加速性排斥反应、急性排斥反应、慢性排斥反应。

（四）预后

肾移植受者 1 年存活率 95% 以上，5 年存活率 80% 以上，10 年存活率 60% 以上。

习题

肾脏替代治疗的方法有哪几种？

答：血液透析、腹膜透析、肾移植。

第六篇

血液系统疾病

第一章 总 论

 内容精讲

【血液系统结构】

1. 造血组织与造血功能 造血组织包括骨髓、胸腺、淋巴结、肝脏、脾脏、胚胎及胎儿的造血组织。不同时期造血部位不同，可分为胚胎期、胎儿期及出生后三个阶段的造血期：即中胚叶造血期、肝脾造血期及骨髓造血期。卵黄囊是胚胎期最早出现的造血场所。卵黄囊退化后，由肝脾代替其造血。出生后主要造血器官为骨髓，当需要额外造血时，骨髓以外的器官如肝脾参与造血，即髓外造血。

2. 造血细胞生成与调节 现已公认各种血液细胞及免疫细胞均起源于共同的骨髓造血干细胞（HSC），自我更新与多向分化是 HSC 的两大特征。血细胞的发育共分为 5 个阶段：初级多能干细胞、次级多能干细胞、定向祖细胞、前体细胞、各系血细胞。血细胞生成也需有正常造血微环境及正、负造血调控因子的存在。造血组织中的非造血细胞成分，包括微血管系统、神经成分、网状细胞、基质及其他结缔组织，统称为造血微环境。

★【血液系统疾病的分类】

血液系统疾病指原发（如白血病）或主要累及血液和造血器官的疾病（如缺铁性贫血）。血液系统疾病分为：红细胞疾病、粒细胞疾病、单核细胞和巨噬细胞疾病、淋巴细胞和浆细胞疾病、造血干细胞疾病、脾功能亢进、出血性及血栓性疾病。

【血液系统疾病的诊断】

1. 病史采集 了解每一位患者的症状及其特点。

2. 体格检查 重点注意肝、脾及淋巴结肿大及皮肤黏膜瘀点、瘀斑。

★**3. 实验室检查** 包括血常规、网织红细胞计数、骨髓检查及细胞化学染色、出血性疾病检查、溶血性疾病检查、生化及免疫学检查、细胞遗传学检查及分子生物学检查、造血细胞的培养及测试技术、器械检查、放射性核素、组织病理学检查。

【血液系统疾病的治疗】

1. 一般治疗　包括饮食与营养及精神与心理治疗。

2. 去除病因　脱离致病因素。

3. 保持正常的血液成分及功能　补充造血所需营养、刺激造血、脾切除、过继免疫治疗、成分输血及抗生素的使用。

4. 去除异常血液成分和抑制异常功能　化疗、放疗、诱导分化、治疗性血液成分单采、免疫抑制、抗凝及溶栓治疗。

5. 靶向治疗　如酪氨酸激酶抑制剂治疗慢性粒细胞白血病。

6. 表观遗传学抑制　如组蛋白去乙酰化酶口服抑制剂西达苯胺用于治疗复发及难治性外周 T 淋巴细胞瘤。

7. 造血干细胞移植　通过预处理，去除异常的骨髓造血组织，然后植入健康的 HSC，重建造血与免疫系统，是一种能根治血液系统恶性肿瘤及遗传性疾病等的综合性治疗方法。

8. 细胞免疫治疗　如嵌合抗原受体 T 细胞免疫治疗。

【血液病学的进展及展望】

目前血液病的诊断已从形态学发展到分子生物学、基因学的高水平阶段；治疗已从化疗进展到诱导分化、靶基因治疗、造血干细胞移植治疗、细胞免疫治疗。未来的发展方向是探索新的治疗靶点、生物效应治疗、基因治疗等。

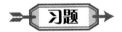

简述血液系统疾病的分类。

答：分为红细胞疾病、粒细胞疾病、单核细胞和巨噬细胞疾病、淋巴细胞和浆细胞疾病、造血干细胞疾病、脾功能亢进、出血性及血栓性疾病。

第二章　贫血概述

 教学目的

1. **掌握**　贫血的定义及分类。
2. **熟悉**　贫血的诊断及治疗原则。
3. **了解**　贫血的临床表现。

内容精讲

贫血是指人体外周血红细胞容量减少，低于正常范围下限，不能运输足够的氧至组织而产生的综合征。我国海平面地区，成年男性血红蛋白（Hb）＜120g/L，成年女性（非妊娠）Hb＜110g/L，孕妇 Hb＜100g/L 即为贫血。

★【分类】

贫血按病因分为红细胞生成减少性贫血、红细胞破坏过多性贫血、失血性贫血；按红细胞形态分为大细胞性贫血、正常细胞性贫血、小细胞低色素性贫血（见表 6-2-1）；按血红蛋白浓度分为轻度贫血、中度贫血、重度贫血、极重度贫血；按贫血进展速度分为急、慢性贫血；按骨髓红系增生情况分为增生不良性贫血（再生障碍性贫血）和增生性贫血（除再生障碍性贫血以外的贫血）。

表 6-2-1　贫血的细胞学分类

类型	MCV/fl	MCHC/%	常见疾病
大细胞性贫血	＞100	32～35	巨幼细胞贫血
正细胞性贫血	80～100	32～35	再生障碍性贫血
小细胞低色素性贫血	＜80	＜32	缺铁性贫血

注：MCV，红细胞平均体积；MCHC，平均红细胞血红蛋白浓度。

【临床表现】

神经系统表现为头昏、耳鸣、记忆减退、注意力不集中等；皮肤黏膜表现为皮肤苍白；呼吸系统表现呼吸加快加深；循环系统表现为活动后心悸；消化系统表现为消化不良；泌尿系统表现为尿胆原尿、含铁血黄素尿；内分泌系统表现为腺体的功能改变；生殖系统表现为性激素分泌异常；免疫系统表现为红细胞在抵御病原微生物感染过程中的调理素作用降低；血液系统表现为外周血的血细胞量、形态和生化成分异常，骨髓中有核细胞的增生度不同。

【诊断】

1. **血常规**　红细胞参数（MCV、MCH 及 MCHC）可对贫血进行红细胞形态分类；网织红细胞计数间接反映骨髓红系增生及代偿情况；外周血涂片可观察红细胞、白细胞、血小板数量或形态改变，有否疟原虫和异常细胞等。

2. **骨髓**　骨髓细胞涂片反映骨髓细胞的增生程度、细胞成分、比例和形态变化；骨髓活检反映骨髓造血组织的结构、增生程度、细胞成分和形态变化。

3. **发病机制检查**　缺铁性贫血的铁代谢及引起缺铁的原发病检查；巨幼细胞贫血的血清叶

酸和维生素 B_{12} 水平测定及导致此类造血原料缺乏的原发病检查；失血性贫血的原发病检查；溶血性贫血可发生游离血红蛋白增高、结合珠蛋白降低、血钾增高、间接胆红素增高等。

【治疗】

1. 对症治疗 目的是减轻重度血细胞减少对患者的致命影响，为对因治疗发挥作用赢得时间。具体内容包括：重度贫血患者、老年或合并心肺功能不全的贫血患者予输血；急性大量失血患者应迅速恢复血容量并输红细胞。对贫血合并的出血、感染、脏器功能不全者应施予不同的支持治疗；多次输血并发血色病者应予去铁治疗。

2. 对因治疗 实乃针对贫血发病机制的治疗。如：缺铁性贫血补铁治疗；巨幼细胞贫血补充叶酸或维生素 B_{12}；自身免疫性溶血性贫血采用糖皮质激素或脾切除术治疗；范科尼贫血采用造血干细胞移植等。

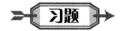

简述贫血的临床表现。

答：神经系统表现为头昏、耳鸣、记忆减退、注意力不集中等；皮肤黏膜表现为皮肤苍白；呼吸系统表现呼吸加快加深；循环系统表现为活动后心悸；消化系统表现为消化不良；泌尿系统表现为尿胆原尿、含铁血黄素尿；内分泌系统表现为腺体的功能改变；生殖系统表现为性激素分泌异常；免疫系统表现为红细胞在抵御病原微生物感染过程中的调理素作用降低；血液系统表现为外周血的血细胞量、形态和生化成分异常，骨髓中有核细胞的增生度不同。

第三章 缺铁性贫血

教学目的

1. **掌握** 缺铁性贫血的实验室检查、诊断及治疗。
2. **熟悉** 缺铁性贫血的临床表现病因及发病机制。
3. **了解** 机体铁代谢的特点。

内容精讲

当机体对铁的需求与供给失衡，导致体内贮铁耗尽（ID），继之红细胞内铁缺乏（IDE），最终导致缺铁性贫血（IDA）。IDA 是铁缺乏症的最终阶段，表现为缺铁引起的小细胞低色素性贫血及其他异常。

【流行病学】

IDA 是最常见的贫血。其发病率在经济不发达地区的婴幼儿、育龄妇女明显增高。

【铁代谢】

人体内铁分两部分：其一为功能状态铁，包括血红蛋白铁、肌红蛋白铁、转铁蛋白铁、乳铁蛋白、酶和辅因子结合的铁；其二为贮存铁，包括铁蛋白和含铁血黄素。铁吸收部位主要在十二指肠及空肠上段，吸收入血的二价铁经铜蓝蛋白氧化成三价铁，与转铁蛋白结合后转运到组织或通过幼红细胞膜转铁蛋白受体饮入细胞内，再与转铁蛋白分离并还原成二价铁，参与形成血红蛋白。多余的铁以铁蛋白和含铁血黄素形式贮存于肝、脾、骨髓等器官的单核-巨噬细胞系统。

【病因和发病机制】

1. **病因** 需铁量增加而铁摄入不足、铁吸收障碍、铁丢失过多。
2. **发病机制** 缺铁影响铁代谢、缺铁影响造血系统、缺铁影响组织细胞代谢。

【临床表现】

缺铁原发病表现，如消化性溃疡、肿瘤或痔导致的黑便、血便或腹部不适；贫血表现为乏力、易倦、头晕、头痛、耳鸣、心悸、气促、纳差等；组织缺铁表现为精神行为异常、毛发干枯等。

★【实验室检查】

1. **血象** 呈小细胞低色素性贫血。平均红细胞体积（MCV）低于 80fl，平均红细胞血红蛋白量（MCH）小于 27pg，平均红细胞血红蛋白浓度（MCHC）小于 32%。
2. **骨髓象** 增生活跃或明显活跃，以红系增生为主，粒系、巨核系无明显异常；有"核老浆幼"现象。
3. **铁代谢** 血清铁 $<8.95\mu mol/L$，总铁结合力 $>64.44\mu mol/L$，转铁蛋白饱和度 $<15\%$，血清铁蛋白 $<12\mu g/L$。
4. **红细胞内卟啉代谢** 游离原卟啉（FEP）$>0.9\mu mol/L$（全血），锌原卟啉（ZPP）$>0.96\mu mol/L$（全血），FEP/Hb $>4.5\mu g/gHb$。
5. **血清转铁蛋白受体测定** 可溶性转铁蛋白受体（sTfR）浓度 $>26.5nmol/L$。

★【诊断与鉴别诊断】

（一）诊断

1. ID ①血清铁蛋白＜12μg/L；②骨髓铁染色显示骨髓小粒可染铁消失，铁粒幼细胞＜15％；③血红蛋白及血清铁等指标尚正常。

2. IDE ①ID的①＋②；②转铁蛋白饱和度＜15％；③FEP/Hb＞4.5μg/gHb；④血红蛋白尚正常。

3. IDA ①IDE的①＋②＋③；②小细胞低色素性贫血：男性 Hb＜120g/L，女性 Hb＜120g/L，孕妇 Hb＜100g/L；MCV＜80fl，MCH＜27pg，MCHC＜32％。

（二）病因诊断

IDA 仅是一种临床表现，其背后隐藏着基础性疾病，有时病因诊断比贫血本身更为重要。

（三）鉴别诊断

应与铁粒幼细胞贫血、珠蛋白生成障碍性贫血、慢性病性贫血、转铁蛋白缺乏症相鉴别。

【治疗】

1. 病因治疗 应尽可能去除导致缺铁的病因。如月经过多引起的 IDA 应调理月经，寄生虫感染者应驱虫治疗等。

2. 补铁治疗 首选口服补铁，口服铁剂后，先是外周血网织红细胞增多，高峰在开始服药后 5～10 天，2 周后血红蛋白浓度上升，一般 2 个月左右恢复正常。铁剂治疗在血红蛋白恢复正常后至少持续 4～6 个月，待铁蛋白正常后停药。

【预防】

重点是婴幼儿、青少年和妇女的营养保健。应添加含铁食物，纠正偏食，定期查、治寄生虫感染等。

【预后】

单纯营养不足者，易恢复正常。继发于其他疾病者，取决于原发病能否根治。

习题

简述 IDA 的诊断标准。

答：（1）ID ①血清铁蛋白＜12μg/L；②骨髓铁染色显示骨髓小粒可染铁消失，铁粒幼细胞＜15％；③血红蛋白及血清铁等指标尚正常。

（2）IDE ①ID 的①＋②；②转铁蛋白饱和度＜15％；③FEP/Hb＞4.5μg/gHb；④血红蛋白尚正常。

（3）IDA ①IDE 的①＋②＋③；②小细胞低色素性贫血：男性 Hb＜120g/L，女性 Hb＜120g/L，孕妇 Hb＜100g/L；MCV＜80fl，MCH＜27pg，MCHC＜32％。

此外，IDA 仅是一种临床表现，其背后隐藏着基础性疾病，有时病因诊断比贫血本身更为重要。

第四章　巨幼细胞贫血

内容精讲

叶酸或维生素 B_{12} 缺乏或某些药物影响核苷酸代谢导致细胞核脱氧核糖核酸合成障碍所致的贫血称巨幼细胞贫血（MA）。本病的特点是呈大细胞性贫血，骨髓内出现巨幼红细胞、粒细胞及巨核细胞系列。

【流行病学】

多见于经济不发达地区或者进食新鲜蔬菜、肉类较少的人群。

【病因和发病机制】

1. 叶酸代谢及缺乏的原因　叶酸的主要生理作用是参与体内 DNA 的生物合成。当体内叶酸摄入减少、需要量增加、吸收利用障碍、排出量增加时可导致体内叶酸不足。

2. 维生素 B_{12} 代谢及缺乏的原因　维生素 B_{12} 的主要生理功能是参与制造骨髓红细胞，防止恶性贫血，防止大脑神经受到破坏。当体内维生素 B_{12} 摄入减少、吸收利用障碍的时候可导致体内维生素 B_{12} 不足。

3. 发病机制　叶酸和维生素 B_{12} 缺乏时导致 dTTP 合成和 DNA 合成障碍而致病。

【临床表现】

血液系统表现为面色苍白、乏力等，重者全血细胞减少、反复感染和出血；消化系统表现为食欲缺乏、恶心，舌面呈"牛肉样舌"等；神经系统表现和精神症状为对称性远端肢体麻木、易怒、妄想等。

★【实验室检查】

血象呈大细胞性贫血，MCV、MCH 均增高，MCHC 正常，网织红细胞计数可正常，重者全血细胞减少；骨髓象红系增生显著，巨幼变（胞体大、核大，呈"核幼浆老"现象）；血清维生素 B_{12}、叶酸及红细胞叶酸含量测定为维生素 B_{12} < 74pmol/L，血清叶酸 < 6.8nmol/L，红细胞叶酸 < 227nmol/L；其他，如 Schilling 试验阳性。

【诊断】

根据血象和骨髓象、血清维生素 B_{12} 及叶酸水平测定等可作出诊断。

【鉴别诊断】

应与造血系统肿瘤性疾病、有红细胞自身抗体的疾病、合并高黏滞血症的贫血、非造血系统疾病鉴别。

【治疗】

原发病的治疗；如用药后继发的 MA，应酌情停药；补充缺乏的营养物质，如叶酸缺乏则口服叶酸，维生素 B_{12} 缺乏则肌内注射维生素 B_{12}。

【预防】

纠正偏食及不良烹调习惯，多补充新鲜蔬菜。

【预后】

病因不同，疗程不一。多数患者预后良好。

习题

简述巨幼细胞贫血的特殊表现。

答：血液系统表现为面色苍白、乏力等；消化系统表现为食欲缺乏、恶心，舌面呈"牛肉样舌"等；神经系统表现和精神症状为对称性远端肢体麻木、易怒、妄想等。

第五章　再生障碍性贫血

教学目的

1. **掌握**　再生障碍性贫血的诊断与鉴别诊断及治疗原则。
2. **熟悉**　再生障碍性贫血的临床表现。
3. **了解**　再生障碍性贫血的病因和发病机制。

内容精讲

再生障碍性贫血（AA）简称再障，是一种可能由不同病因和机制引起的骨髓造血功能衰竭症。主要表现为骨髓造血功能低下、全血细胞减少和贫血、出血、感染，免疫抑制治疗有效。根据患者的病情、血象、骨髓象及预后，可分为重型（SAA）和非重型（NSAA）。

【流行病学】

AA 的年发病率在欧美为（0.47～1.37）/10 万人口，日本为（1.47～2.40）/10 万人口，我国为 0.74/10 万人口。本病可发生于各年龄段，老年人发病率较高，男、女发病率无明显差别。

【病因和发病机制】

本病原因不明确。目前认为与本病有关的因素有造血干祖细胞（"种子"）缺陷、造血微环境（"土壤"）异常、免疫（"虫子"）异常。

【临床表现】

1. **SAA**　起病急，进展快，病情重，少数可由 NSAA 进展而来。表现为：①贫血，多呈进行性加重；②感染，多数患者有发热，体温在 39℃ 以上，呼吸道感染多见，常合并败血症；③出血，均有不同程度的皮肤、黏膜及内脏出血。

2. **NSAA**　起病和进展较缓慢，病情较 SAA 轻。表现为：①贫血，慢性过程；②感染，高热比重型少见，相对易控制；③出血，出血倾向较轻，以皮肤及黏膜出血为主，内脏出血少见。

【实验室检查】

1. **血象**　SAA 呈重度全血细胞减少：重度正细胞正色素性贫血，网织红细胞百分数多在 0.005 以下，且绝对值 $<15\times10^9/L$；白细胞计数多 $<2\times10^9/L$，中性粒细胞 $<0.5\times10^9/L$，淋巴细胞比例明显增高；血小板计数 $<20\times10^9/L$。NSAA 全血细胞减少程度达不到 SAA 的程度。

2. **骨髓象**　多部位骨髓增生减低，骨髓小粒无造血细胞，呈空虚状，可见较多脂肪滴。骨髓活检显示造血组织均匀减少，脂肪组织增加。

3. **发病机制及其他相关检查**　$CD4^+$ 细胞：$CD8^+$ 细胞比值减低，Th1：Th2 型细胞比值增高，$CD8^+$ T 抑制细胞和 $\gamma\delta TCR^+$ T 细胞比例增高，血清 IL-2、IFN-γ、TNF 水平增高；骨髓细胞染色体核型正常，骨髓铁染色示贮铁增多，中性粒细胞碱性磷酸酶染色强阳性；溶血检查均阴性。

★【诊断与鉴别诊断】

（一）诊断

1. **AA 诊断标准**　①全血细胞减少；②一般无肝、脾大；③骨髓多部位增生减低，骨髓活检可见造血组织均匀减少；④除外引起全血细胞减少的其他疾病；⑤一般抗贫血治疗无效。

2. AA 分型诊断标准　①SAA-Ⅰ：又称 AAA，发病急，贫血进行加重，常伴严重感染和（或）出血。血象具备下述三项中两项：网织红细胞绝对值＜$15×10^9$/L，中性粒细胞＜$0.5×10^9$/L，血小板＜$20×10^9$/L，骨髓增生广泛重度减低。如中性粒细胞＜$0.2×10^9$/L，则为极重型再障（VSAA）。②NSAA：是指达不到上述标准的 AA。如 NSAA 病情恶化，临床、血象及骨髓象达 SAA-Ⅰ型诊断标准时，称 SAA-Ⅱ型。

（二）鉴别诊断

需与阵发性睡眠性血红蛋白尿、骨髓增生异常综合征、自身抗体介导的全血细胞减少、急性白血病、急性造血功能停滞及其他全血细胞减少性疾病相鉴别。

★【治疗】

（一）支持治疗

给予保护措施如预防感染、避免出血等；对症治疗如纠正贫血、控制出血、控制感染、护肝治疗。

（二）针对发病机制的治疗

1. 免疫抑制剂治疗　抗淋巴/胸腺细胞球蛋白（ALG/ATG）主要用于 SAA；环孢素适用于全部 AA，3～5mg/(kg·d)，疗程一般长于 1 年；CD3 单克隆抗体、吗替麦考酚酯、环磷酰胺、甲泼尼龙等治疗 SAA。

2. 促造血治疗　雄激素适用于全部 AA，常用十一酸睾酮（安雄）40～80mg，每日 3 次；造血生长因子适用于全部 AA，如 G-CSF、GM-CSF、EPO。

3. 造血干细胞移植　对 40 岁以下、无感染及其他并发症、有合适供体的 SAA 患者，可考虑造血干细胞移植。

【AA 的疗效标准】

根据疗效分为基本治愈、缓解、明显进步、无效。

【预防】

加强劳动和生活环境保护，避免接触各类射线、有毒物质等。

【预后】

SAA 发病急、病情重，病死率高；NSAA 多数能缓解甚至治愈。

>>> 习题 >>>

简述再生障碍性贫血的诊断标准及分型诊断标准。

答：（1）AA 诊断标准　①全血细胞减少；②一般无肝、脾大；③骨髓多部位增生减低，骨髓活检可见造血组织均匀减少；④除外引起全血细胞减少的其他疾病；⑤一般抗贫血治疗无效。

（2）AA 分型诊断标准　①SAA-Ⅰ：又称 AAA，发病急，贫血进行加重，常伴严重感染和（或）出血。血象具备下述三项中两项：网织红细胞绝对值＜$15×10^9$/L，中性粒细胞＜$0.5×10^9$/L，血小板＜$20×10^9$/L，骨髓增生广泛重度减低。如中性粒细胞＜$0.2×10^9$/L，则为极重型再障（VSAA）。②NSAA：是指达不到上述标准的 AA。如 NSAA 病情恶化，临床、血象及骨髓象达 SAA-Ⅰ型诊断标准时，称 SAA-Ⅱ型。

第六章　溶血性贫血

 内容精讲

第一节　概　述

【定义】

溶血是红细胞遭到破坏，寿命缩短的过程。骨髓具有正常造血 6～8 倍的代偿能力，当溶血超过骨髓的代偿能力，引起的贫血即为溶血性贫血（HA）。溶血发生而骨髓能够代偿时，可无贫血，称为溶血状态。

【HA 的临床分类】

1. 红细胞自身异常所致的 HA　包括红细胞膜异常、遗传性红细胞酶缺陷、遗传性珠蛋白生成障碍。

2. 红细胞外部异常所致的 HA　包括免疫性 HA、血管性 HA、生物因素、理化因素。

【发病机制】

1. 红细胞破坏增加　血管内溶血、血管外溶血。

2. 红系代偿增生　外周血网织红细胞比例增加，骨髓增生活跃，红系比例增高。

★【临床表现】

急性 HA 多为血管内溶血，起病急骤，临床表现为严重的腰背及四肢酸痛，伴头痛、呕吐、寒战，随后高热、面色苍白和出现血红蛋白尿、黄疸。严重者出现周围循环衰竭和急性肾衰竭。慢性 HA 多为血管外溶血，临床表现有贫血、黄疸、脾大。长期高胆红素血症可并发胆结石症和肝功能损害；慢性溶血病程中感染，可诱发溶血加重，发生溶血危象及再障危象。慢性重度溶血性贫血时，长骨的部分黄髓可变成红髓，骨髓腔扩大，骨皮质变薄，骨骼变形。骨髓外造血可导致肝脾大。

【实验室检查】

包括红细胞破坏增加的检查、红系代偿性增生的检查、针对红细胞自身缺陷和外部异常的检查。

【诊断和鉴别诊断】

1. 诊断　根据 HA 的临床表现，实验室检查有贫血、红细胞破坏过多、骨髓红系代偿增生的证据，可确定 HA 的诊断。

2. 鉴别诊断　需与贫血伴网织红细胞增多、非胆红素尿性黄疸、铁粒幼红细胞性贫血伴轻度网织红细胞增多等疾病鉴别。

【治疗】

1. 病因治疗 药物性溶血性贫血立即停药，自身免疫性溶血性贫血采用糖皮质激素或脾切除术治疗等。

2. 对症治疗 输注红细胞，纠正急性肾衰竭、休克、电解质紊乱，抗血栓形成，补充造血原料等。

第二节 遗传性球形红细胞增多症

遗传性球形红细胞增多症（HS）是一种遗传性红细胞膜缺陷导致的溶血性贫血。

【病因和发病机制】

本病多数为常染色体显性遗传。病理基础为红细胞膜骨架蛋白基因异常导致膜骨架蛋白缺陷，细胞膜脂质丢失，细胞表面积减少。以上原因导致红细胞的变形性和柔韧性降低，通过脾脏时容易被破坏而出现血管外溶血。

【临床表现】

反复发生的溶血性贫血，间歇性黄疸和不同程度的脾大。常见的并发症有胆囊结石，少见的并发症有下肢复发性溃疡、慢性红斑性皮炎、痛风、髓外造血性肿块。严重者常因感染诱发各种危象，如溶血危象、再障危象、巨幼细胞贫血危象。

【诊断】

有 HA 的临床表现和血管外溶血的实验室依据，外周血小球形红细胞增多>10%，红细胞渗透脆性增加，结合阳性家族史可诊断本病。

【治疗】

脾切除对本病有显著疗效。年龄>10岁，贫血症状影响生活且无手术禁忌可考虑脾切除。贫血严重可输注红细胞。本病预后良好，少数死于溶血危象或脾切除后的并发症。

第三节 红细胞葡萄糖-6-磷酸脱氢酶缺乏症

红细胞葡萄糖-6-磷酸脱氢酶（G-6-PD）缺乏症是指参与红细胞磷酸戊糖旁路代谢的 G-6-PD 活性降低和（或）酶性质改变导致的以溶血为主要表现的一种遗传性疾病。

【发病机制】

G-6-PD 突变基因位于 X 染色体，呈 X 连锁不完全显性遗传，男多于女。G-6-PD 缺乏症患者一旦受到氧化剂的作用，因 G-6-PD 的酶活性减低，还原型烟酰胺腺嘌呤二核苷酸磷酸（NADPH）和还原型谷胱甘肽（GSH）等抗氧化损伤物质缺乏，导致高铁血红素和变性珠蛋白包涵体海因小体（Heinz body）生成。含有这种小体的红细胞，极易被脾脏巨噬细胞吞噬发生血管外溶血，也可发生血管内溶血。

【临床表现】

1. 药物性溶血 常见于服用解热镇痛药、抗疟药、硝基呋喃类药物 2～3 天后急性血管内溶血发作，常为自限性，停药 7～10 天溶血逐渐停止。

2. 蚕豆病 多见于 10 岁以下儿童，40% 的患者有家族史，一般在食用新鲜蚕豆及其制品后 2h 至数天突发急性血管内溶血，常为自限性，溶血持续 1 周左右停止。

★【实验室检查】

G-6-PD 活性筛选试验、红细胞 G-6-PD 活性定量测定、红细胞海因小体生成试验。

【诊断】

筛选试验有两项中度异常或一项重度异常，或定量测定异常即可诊断本病。

【治疗】

急性溶血者应去除诱因，纠正水、电解质、酸碱失衡和肾功能不全。慢性患者可使用叶酸。输注红细胞及使用糖皮质激素可以改善病情。

第四节　血红蛋白病

血红蛋白病是一组遗传性溶血性贫血。分为珠蛋白肽链合成数量异常（珠蛋白生成障碍性贫血）和异常血红蛋白病两大类。血红蛋白由亚铁血红素和珠蛋白组成，正常人出生后有三种血红蛋白，即血红蛋白 A、血红蛋白 A_2、胎儿血红蛋白。

一、珠蛋白肽链合成数量异常（珠蛋白生成障碍性贫血）

珠蛋白生成障碍性贫血是因某个或多个珠蛋白基因异常引起一种或多种珠蛋白合成减少，导致珠蛋白比例失衡而引起 HA，以溶血、无效红细胞生成及不同程度的小细胞低色素性贫血为特征。主要有 α 和 β 珠蛋白生成障碍性贫血两类，分别累及 α 和 β 珠蛋白基因。

（一）α 珠蛋白生成障碍性贫血

α 珠蛋白基因缺陷或缺失导致 α 珠蛋白链合成受抑制，称为 α 珠蛋白生成障碍性贫血。根据 α 基因缺失的数目和临床表现分为下列几类。

1. 静止型（1 个 α 基因异常）、标准型（2 个 α 基因异常）α 珠蛋白生成障碍性贫血　静止型为携带者，α/β 链合成比接近正常 1.0，无临床症状；标准型 α/β 链合成比为 0.6，呈小细胞低色素性贫血。以上两种类型血红蛋白电泳无异常发现。

2. HbH 病（3 个 α 基因异常）　α/β 链合成比 0.3～0.6，贫血轻度到中度，伴肝脾大和黄疸。可见大量 HbH 包涵体，血红蛋白电泳分析 HbH 占 5%～40%。

3. Hb Bart 胎儿水肿综合征（4 个 α 基因异常）　最严重的类型，α 链绝对缺乏。临床上表现为 Hb Bart 胎儿水肿综合征，胎儿苍白，全身水肿伴腹水，肝脾显著肿大，多在妊娠 30～40 周宫内死亡或产后数小时死亡。血红蛋白电泳见 Hb Bart 占 80%～100%。

（二）β 珠蛋白生成障碍性贫血

β 珠蛋白基因缺陷导致 β 珠蛋白链合成受抑，称为 β 珠蛋白生成障碍性贫血。正常人从父母各继承一个 β 珠蛋白基因，若继承了异常 β 基因，则 β 链合成减少甚至缺失，α 链相对增多，未结合的 α 链自聚成不稳定的 α 聚合体，在红细胞内沉淀形成包涵体，导致无效造血或溶血。分为下列几类。

1. 轻型　可无症状或轻度贫血，偶有轻度脾大。血红蛋白电泳 HbA_2 > 3.5%，HbF 正常或轻度增加（< 5%）。

2. 中间型　中度贫血，脾大。可见靶形细胞，红细胞呈小细胞低色素性，HbF 可达 10%。

3. 重型（Cooley 贫血）　患者父母均有珠蛋白生成障碍性贫血，患者出生后半年贫血进行性加重，黄疸。肝脾大，生长发育迟缓，特殊面容。血红蛋白 < 60g/L，小细胞低色素性贫血。靶形细胞占 10%～35%。骨髓红系增生显著，细胞内外铁增多。血红蛋白电泳 HbF 达 30%～90%，HbA < 40%。红细胞渗透脆性明显减低。

二、异常血红蛋白病

异常血红蛋白病是一组遗传性珠蛋白链结构异常的血红蛋白病，绝大多数为常染色体显性遗传。表现为珠蛋白链多聚体形成（镰状细胞贫血）、氧亲和力变化、形成不稳定血红蛋白或高铁血红蛋白等，以溶血、发绀、血管阻塞为主要临床表现。

1. 镰状细胞贫血　又称血红蛋白 S（HbS）病，黑人多见。因 β 珠蛋白链第 6 位谷氨酸被缬氨酸替代所致。镰状细胞脆性高，易发生溶血，在微循环中容易淤滞造成血管阻塞，发生血管阻塞危象。本病治疗主要是对症处理，预防危象的发生，羟基脲能诱导 HbF 合成起到抗镰变作用，在一定程度上能缓解病情。

2. 不稳定血红蛋白病 由于珠蛋白链氨基酸替换或缺失导致血红蛋白空间构象改变，形成不稳定血红蛋白。不稳定的珠蛋白链在细胞内沉淀形成海因小体，使红细胞易在脾脏破坏导致溶血。发热和氧化性药物常可诱发溶血。患者海因小体生成试验、异丙醇试验及热变性试验阳性。本病一般无需特殊治疗，控制感染及避免使用氧化性药物。

3. 血红蛋白 M（HbM）病 由于珠蛋白链发生氨基酸替代，使血红素铁易氧化成高价铁而致病。患者可有发绀，溶血不明显。实验室检查见高铁血红蛋白增高，一般＜30%。本病不需治疗。

4. 氧亲和力增高的血红蛋白病 由于珠蛋白链发生氨基酸替代，改变了血红蛋白的立体空间构象，造成其氧亲和力增高，氧解离曲线左移，引起动脉血氧饱和度下降和组织缺氧，可出现代偿性红细胞增多症。测定氧解离曲线可与真性红细胞增多症区别，若出现明显血液淤滞现象应予对症治疗。

5. 其他 血红蛋白 E（HbE）病是由于珠蛋白 β 链第 26 位谷氨酸被替代，我国广东和云南多见，纯合子仅轻度溶血性贫血，呈小细胞低色素性贫血，靶形细胞占 25%～75%。

第五节 自身免疫性溶血性贫血

自身免疫性溶血性贫血（AIHA）系因免疫调节功能发生异常，产生抗自身红细胞抗体致使红细胞破坏的一种 HA。根据有无病因分为原发性和继发性 AIHA；根据致病抗体最佳活性温度分为温抗体型和冷抗体型 AIHA。

一、温抗体型 AIHA

【病因和发病机制】

约 50% 的温抗体型 AIHA 病因不明，常见的继发性病因有感染、自身免疫性疾病、恶性淋巴增殖性疾病、药物。IgG、C3 等不完全抗体吸附于红细胞表面致使红细胞被单核-巨噬细胞系统破坏发生血管外溶血。

【临床表现】

多为慢性血管外溶血，起病缓慢，主要特征为贫血、黄疸和脾大。当合并免疫性血小板减少时称为 Evans 综合征。

★ 【实验室检查】

1. 血象及骨髓象 呈正细胞性贫血；网织红细胞比例增高，溶血危象时可高达 0.50；白细胞及血小板多正常，急性溶血阶段白细胞可增多。外周血可见球形红细胞及幼红细胞；骨髓呈代偿增生，以幼红细胞增生为主，可达 80%。再障危象时全血细胞减少，网织红细胞减低甚至缺如；骨髓增生减低。

2. 抗人球蛋白试验（Coombs 试验） 直接抗人球蛋白试验（DAT）阳性具有诊断意义，间接抗人球蛋白试验（IAT）可为阳性或阴性。

3. 溶血相关的其他实验室检查 与其他类型 HA 鉴别。

【诊断】

根据溶血的临床表现、DAT 阳性、冷凝集素效价正常、近 4 个月未输血及使用特殊药物，可诊断本病。Coombs 试验阴性者注意与遗传性球形红细胞增多症鉴别。另外，依据能否查到病因诊断为继发性或原发性 AIHA。

★【治疗】

1. 病因治疗 积极寻找病因，治疗原发病。

2. 控制溶血发作

(1) 糖皮质激素 首选治疗，常用泼尼松 $1\sim1.5$ mg/(kg·d) 口服，急性溶血可静脉滴注甲泼尼龙。激素治疗 3 周无反应视为无效。

(2) 脾切除 激素无效、维持剂量过大或不能耐受者可做脾切除。

(3) 其他免疫抑制剂 激素和脾切除无效者、有脾切除禁忌、激素剂量过大者可使用免疫抑制剂，常用环磷酰胺、硫唑嘌呤等，可与激素同用。

(4) 其他 大剂量免疫球蛋白、血浆置换等。

3. 输血 贫血严重者可缓慢输注洗涤红细胞。

二、冷抗体型 AIHA

相对少见，约占 AIHA 的 $10\%\sim20\%$。

1. 冷凝集素综合征（CAS） 常继发于支原体肺炎及传染性单核细胞增多症。遇冷后 IgM 可直接在血循环发生红细胞凝集反应，导致血管内溶血。临床表现为末梢部位发绀，受暖后消失，伴贫血、血红蛋白尿等。血清中可测到高滴度的冷凝集素。

2. 阵发性冷性血红蛋白尿（PCH） 多继发于病毒或梅毒感染。患者遇冷可引起血红蛋白尿，伴发热、腹痛、腰背痛、恶心、呕吐等，反复发作者可有脾大、黄疸、含铁血黄素尿等。其冷热溶血试验（D-L 试验）阳性。

3. 治疗 保暖是冷抗体型 AIHA 最重要的治疗措施，输血时血制品应预热到 37℃ 后方可输入。激素疗效不佳，脾切除无效，免疫抑制治疗是主要的治疗选择。血浆置换时，需用 5% 的白蛋白作置换液，以避免血浆中的补体加剧溶血。

第六节　阵发性睡眠性血红蛋白尿

阵发性睡眠性血红蛋白尿（PNH）是一种后天获得性造血干细胞基因突变所致的红细胞膜缺陷性溶血病，是良性克隆性疾病。临床上表现以血管内溶血性贫血为主，可伴有血栓形成和骨髓衰竭。典型患者有特征性间歇性发作的睡眠后血红蛋白尿。

【病因和发病机制】

由于造血干细胞基因突变导致血细胞膜上糖化磷脂酰肌醇（GPI）锚合成障碍，造成 GPI 锚连蛋白缺失，使得红细胞易被补体破坏发生血管内溶血。

【临床表现】

贫血、血红蛋白尿、血细胞减少的表现、血栓形成及平滑肌功能障碍。

【实验室检查】

1. 血象 贫血多呈正细胞或大细胞性，也可出现小细胞低色素性贫血；网织红细胞增多，粒细胞通常减少，血小板中到重度减少。半数患者呈全血细胞减少。血涂片可见有核红细胞和红细胞碎片。

2. 骨髓象 增生活跃，以红系明显，有时可呈增生低下骨髓象。长期尿铁丢失，铁染色示骨髓内外铁减少。

3. 血管内溶血检查 血红蛋白尿或含铁血黄素尿。

4. 诊断性试验 特异性血清学试验如酸化血清溶血试验（Ham 试验）是本病经典确诊试验；流式细胞术检测 CD55 和 CD59；流式细胞术检测 FLAER。

★【诊断与鉴别诊断】

有 PNH 的临床表现，有血管内溶血的实验室依据，Ham 试验、蛇毒因子溶血试验或尿含铁血黄素试验中两项阳性，或流式细胞术检测 CD55 或 CD59 表达下降＞10％即可诊断本病。本病需与自身免疫性 HA、骨髓增生异常综合征、AA 等疾病鉴别。

【治疗】

1. 支持对症治疗 输血、雄激素、铁剂。

2. 控制溶血发作 糖皮质激素、碳酸氢钠、抗氧化药物、抗补体单克隆抗体。

3. 血栓形成的防治 发生血栓者予抗凝治疗。

4. 异基因造血干细胞移植 是目前唯一能治愈本病的方法。

【预后】

本病主要死亡原因是感染、血栓形成和出血。本病可转变成 AA、骨髓增生异常综合征、急性白血病，预后不良。

习题

简述阵发性睡眠性血红蛋白尿的临床表现。

答：贫血、血红蛋白尿、血细胞减少的表现、血栓形成及平滑肌功能障碍。

第七章　白细胞减少和粒细胞缺乏症

教学目的

1. **掌握**　白细胞减少和粒细胞缺乏症的治疗原则。
2. **熟悉**　白细胞减少和粒细胞缺乏症的概念。
3. **了解**　白细胞减少和粒细胞缺乏症的病因及发病机制。

内容精讲

白细胞减少指外周血白细胞数<$4.0×10^9$/L。中性粒细胞减少指成人外周血中性粒细胞数<$2.0×10^9$/L、10岁及以上儿童<$1.8×10^9$/L、10岁以下儿童<$1.5×10^9$/L，当中性粒细胞数<$0.5×10^9$/L称为粒细胞缺乏症。

【病因和发病机制】

当中性粒细胞生成缺陷（如生成减少及成熟障碍）、破坏或消耗过多（如免疫及非免疫因素）、分布异常时导致中性粒细胞绝对或相对减少而致病。

【临床表现】

根据中性粒细胞减少程度分为轻度≥$1.0×10^9$/L、中度（0.5~1.0）×10^9/L、重度<$0.5×10^9$/L。轻度患者一般无特殊症状，中重度患者易出现感染、乏力等非特异症状。

【实验室检查】

1. 常规检查　血常规检查发现白细胞减少，中性粒细胞减少，淋巴细胞百分比增加；骨髓涂片检查因粒细胞减少原因不同，骨髓象各异。

2. 特殊检查　中性粒细胞特异性抗体测定、肾上腺素试验等。

【诊断和鉴别诊断】

根据血常规检查的结果即可作出白细胞减少、中性粒细胞减少和粒细胞缺乏症的诊断。诊断本病应注意从病史、家族史、查体、实验室检查等方面鉴别。

★【治疗】

1. 病因治疗　有可疑药物或其他致病因素应立即停止接触。

2. 感染防治　轻度者一般无需特殊处理；中度者应注意预防感染，保持卫生，去除慢性感染灶；粒细胞缺乏者极易发生严重感染，应采取无菌隔离措施。对已有感染者应行病原学检查，根据药敏试验针对性用药。

3. 促进粒细胞生成　重组人粒细胞集落刺激因子（G-CSF）和重组人粒细胞-巨噬细胞集落刺激因子（GM-CSF）可缩短粒细胞缺乏病程，促进中性粒细胞增生和释放。

4. 免疫抑制剂　自身免疫性粒细胞减少和免疫机制导致的粒细胞缺乏可用糖皮质激素等免疫抑制剂治疗。

【预后】

轻、中度者若不进展则预后较好，粒细胞缺乏症者病死率较高。

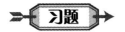

简述白细胞减少和粒细胞缺乏症的治疗原则。

答：主要包括病因治疗、感染防治、促进粒细胞生成，免疫性粒细胞减少或者缺乏者可用免疫抑制剂。

第八章　骨髓增生异常综合征

 教学目的

1. **掌握**　骨髓增生异常综合征的临床表现及分型。
2. **熟悉**　骨髓增生异常综合征的治疗原则。
3. **了解**　骨髓增生异常综合征的实验室检查。

 内容精讲

骨髓增生异常综合征（MDS）是一组起源于造血干细胞，以病态造血，高风险向急性髓系白血病转化为特征的异质性髓系肿瘤性疾病。

【病因和发病机制】

原发性 MDS 的病因尚不明确，继发性 MDS 见于烷化剂、放射线、有机毒物等密切接触者。

★**【分型及临床表现】**

MDS 的 FAB 分型见表 6-8-1。

表 6-8-1　MDS 的 FAB 分型

FAB 类型	外周血	骨髓
RA	原始细胞<1%	原始细胞<5%
RAS	原始细胞<1%	原始细胞<5%，环形铁粒细胞>有核红细胞15%
RAEB	原始细胞<5%	原始细胞 5%～20%
RAEB-t	原始细胞≥5%	20%<原始细胞<30%，或幼粒细胞出现 Auer 小体
CMML	原始细胞<5%，单核细胞绝对值>1×10^9/L	原始细胞 5%～20%

注：RA，难治性贫血；RAS，环形铁粒幼细胞性难治性贫血；RAEB，难治性贫血伴原始细胞增多；RAEB-t，难治性贫血伴原始细胞增多转变型；CMML，慢性粒-单核细胞性白血病。

几乎所有的 MDS 都有贫血的症状，RA 和 RAS 患者多以贫血为主；RAEB 和 RAEB-t 多以全血细胞减少为主，贫血、出血、感染易见，可伴脾大；CMML 以贫血为主，可有感染和出血，脾大常见。

【实验室检查】

1. 血象和骨髓象　持续一系或多系血细胞减少：血红蛋白<100g/L、中性粒细胞<1.8×10^9/L、血小板<100×10^9/L。骨髓增生度多在活跃以上，少部分呈增生减低。

2. 细胞遗传学改变　40%～70% 的 MDS 有克隆性染色体核型异常，多为缺失性改变，以＋8、−5/5q⁻、−7/7q⁻、20q⁻最为常见。

3. 病理学检查　正常人原粒和早幼粒细胞沿骨小梁内膜分布，MDS 患者在骨小梁旁区和间区出现 3～5 个或更多的呈簇状分布的原粒和早幼粒细胞，称为不成熟前体细胞异常定位（AL-IP）。

4. 免疫学检查 如流式细胞术。

5. 分子生物学检查 如高通量测序技术。

【诊断】

MDS 的诊断尚无"金标准",是一个除外性诊断,根据患者血细胞减少和相应的症状及病态造血、细胞遗传学异常、病理学改变、体外造血祖细胞集落培养的结果,MDS 的诊断不难确立。需与慢性再生障碍性贫血、阵发性睡眠性血红蛋白尿、巨幼细胞贫血、慢性粒细胞性白血病鉴别。

★【治疗】

1. 支持治疗 严重贫血和有出血症状者可输注红细胞和血小板。粒细胞减少和缺乏者应注意防治感染。长期输血导致铁超负荷者应除铁治疗。

2. 促造血治疗 可使用雄激素如司坦唑醇、11-庚酸睾酮等;造血生长因子如 G-CSF、EPO 等。

3. 诱导分化治疗 可使用全反式维 A 酸和 $1,25-(OH)_2-D_3$,少部分患者血象改善。也有以造血生长因子(如 G-CSF 联合 EPO)作为诱导分化剂使用。

4. 生物反应调节剂 沙利度胺及其衍生物对 5q⁻综合征有较好疗效。免疫抑制剂可用于部分低危组 MDS。

5. 去甲基化药物 MDS 抑癌基因启动子存在 DNA 过甲基化,可以导致基因缄默,去甲基化药物阿扎胞苷能够减少患者的输血量,提高生活质量,延迟向 AML 转化,但对总生存率没有影响。

6. 联合化疗 如蒽环类抗生素联合阿糖胞苷、预激化疗,部分患者能获一段缓解期。

7. 异基因造血干细胞移植 是目前唯一能治愈 MDS 的疗法。

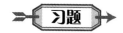 习题

简述 MDS 的 FAB 分型。

答:MDS 的 FAB 分型见下表。

FAB 类型	外周血	骨髓
RA	原始细胞<1%	原始细胞<5%
RAS	原始细胞<1%	原始细胞<5%,环形铁幼粒细胞>有核红细胞 15%
RAEB	原始细胞<5%	原始细胞 5%~20%
RAEB-t	原始细胞≥5%	20%<原始细胞<30%,或幼粒细胞出现 Auer 小体
CMML	原始细胞<5%,单核细胞绝对值>1×10⁹/L	原始细胞 5%~20%

第九章　白血病

教学目的

1. 掌握　急性白血病的 FAB 分型、临床表现及诊断；慢性髓系白血病、慢性淋巴细胞白血病的临床表现、分期、诊断及治疗原则。
2. 熟悉　急性白血病的 MICM 分型及治疗原则。
3. 了解　白血病的病因及发病机制。

内容精讲

第一节　概　述

白血病是一类造血干细胞的恶性克隆性疾病，因白血病细胞自我更新增强、增殖失控、分化障碍、凋亡受阻，而停滞在细胞发育的不同阶段。在骨髓和其他造血组织中，白血病细胞大量增生累积，使正常造血受抑制并浸润其他器官和组织。

根据白血病细胞的成熟程度和自然病程，将白血病分为急性和慢性两大类。根据主要受累的细胞系列将急性白血病分为急性淋巴细胞白血病（ALL）和急性髓系白血病（AML）。慢性白血病则分为慢性髓系白血病（CML）、慢性淋巴细胞白血病（CLL）及少见类型的白血病，如毛细胞白血病、幼淋巴细胞白血病等。

【发病情况】

我国白血病发病率约为（3～4）/10 万。在恶性肿瘤所致的死亡率中，白血病居第 6 位（男）和第 7 位（女）；儿童及 35 岁以下成人中，则居第 1 位。

【病因和发病机制】

人类白血病的病因尚不完全清楚。目前认为其发生可能与生物因素、物理因素、化学因素、遗传因素及其他血液病相关。

第二节　急性白血病

急性白血病（AL）是造血干细胞的恶性克隆性疾病，发病时骨髓中异常的原始细胞及幼稚细胞（白血病细胞）大量增殖并抑制正常造血，广泛浸润肝、脾、淋巴结等各种脏器。表现为贫血、出血、感染和浸润等征象。

【分类】

目前临床上并行使用 FAB 分型和 WHO 分型。WHO 分型是整合了白血病细胞形态学、免疫学、细胞遗传学和分子生物学特征（简称 MICM 分型）的新分型系统。

（一）AL 的 FAB 分型

1. AML 的 FAB 分型

M_0：骨髓原始细胞＞30％，无嗜天青颗粒及 Auer 小体，核仁明显，光镜下髓过氧化物酶

（MPO）及苏丹黑 B 阳性细胞＜3％；电镜下 MPO 阳性；CD13 或 CD33 髓系抗原可阳性，淋系抗原通常阴性；血小板抗原阴性。

M_1：原粒细胞占骨髓非红系有核细胞（NEC）的 90％以上，其中至少 3％为 MPO 阳性。

M_2：原粒细胞占骨髓 NEC 的 30％～89％，其他粒细胞≥10％，单核细胞＜20％。

M_3：骨髓中以颗粒增多的早幼粒细胞为主，此类细胞在 NEC 中≥30％。

M_4：骨髓中原始细胞占 NEC 的 30％以上，各阶段粒细胞≥20％，各阶段单核细胞≥20％。

M_4E_0：除上述 M_4 特征外，嗜酸性粒细胞在 NEC 中≥5％。

M_5：骨髓 NEC 中原单核、幼单核细胞≥30％，且原单核、幼单核及单核细胞≥80％。原单核细胞≥80％为 M_{5a}，＜80％为 M_{5b}。

M_6：骨髓中幼红细胞≥50％，NEC 中原始细胞≥30％。

M_7：骨髓中原始巨核细胞≥30％，血小板抗原阳性，血小板过氧化物酶阳性。

2. ALL 的 FAB 分型

L_1：原始和幼淋巴细胞以小细胞（直径≤12μm）为主。

L_2：原始和幼淋巴细胞以大细胞（直径＞12μm）为主。

L_3（Burkitt 型）：原始和幼淋巴细胞以大细胞为主，大小较一致，细胞内有明显空泡，胞质嗜碱性，染色深。

（二）AL 的 WHO 分型

1. AML 的 WHO 分型

（1）伴重现性遗传学异常的 AML。

（2）AML 伴骨髓增生异常相关改变。

（3）治疗相关 AML。

（4）非特殊类型 AML（AML，NOS）。

（5）髓系肉瘤。

（6）Down 综合征相关的髓系增殖。

2. ALL 的 WHO 分型

（1）原始 B 淋巴细胞白血病

① B-ALL，非特指型（NOS）。

② 伴重现遗传学异常的 B-ALL。

③ 暂命名：B-ALL，BCR-ABL 样；B-ALL 伴 21 号染色体内部扩增。

（2）原始 T 淋巴细胞白血病

① 暂命名：早期前体 T 淋巴细胞白血病。

② 暂命名：自然杀伤细胞白血病。

【临床表现】

1. 正常骨髓造血功能受抑制表现　主要包括发热、贫血、出血。

2. 白血病细胞增殖浸润的表现　①淋巴结和肝脾肿大；②骨骼和关节疼痛，常有胸骨下段局部压痛；③眼部粒细胞肉瘤或绿色瘤；④口腔和皮肤 AL；⑤中枢神经系统白血病；⑥睾丸浸润。

★【实验室检查】

1. 血象　大多数患者白细胞增多，$10×10^9/L$ 以上者称为白细胞增多性白血病。低者可＜$1.0×10^9/L$，称为白细胞不增多性白血病。血涂片分类检查可见数量不等的原始细胞和幼稚细胞，但白细胞不增多型病例血片上很难找到原始细胞。患者常有不同程度的正常细胞性贫血，可有血小板减少。

2. 骨髓象 是诊断 AL 的主要依据和必做检查。FAB 协作组提出原始细胞≥骨髓有核细胞（ANC）的 30% 为 AL 的诊断标准，WHO 分型将这一比例下降为≥20%，并提出原始细胞比例<20% 但伴有 t(15;17)、t(8;21) 或者 inv(16)/t(16;16) 者也应诊断为 AML。多数 AL 患者骨髓象有核细胞显著增生，以原始细胞为主；少数 AL 骨髓象增生低下，称为低增生性 AL。

3. 细胞化学 主要用于协助形态鉴别各类白血病。包括髓过氧化物酶、糖原染色、非特异性酯酶。

4. 免疫学检查 造血干/祖细胞表达 CD34 抗原；急性早幼粒细胞白血病（APL）常表达 CD13、CD33 和 CD117，不表达 HLA-DR 和 CD34，还可表达 CD9。髓系抗原表达 MPO、CD13、CD33、CD117、CD65、CD14、CD15、CD64；T 系抗原表达 CD2、CD3、CD5、CD8、CD10、CD7、CD1a；B 系抗原表达 CD10、CD19、CD20、CD24、CD79a、CD22、CyIgM。

5. 细胞遗传学和分子生物学检查 白血病常伴有特异的细胞遗传学和分子生物学改变，如99% APL 有 t(15;17)(q22;q12)，该易位使 15 号染色体上的 *PML*（早幼粒细胞白血病基因）与 17 号染色体上 *RARA*（维 A 酸受体基因）形成 *PML-RARA* 融合基因。这是 APL 发病及用全反式维 A 酸及砷剂治疗有效的分子基础。

6. 血液生化检查 血清尿酸浓度增高，特别在化疗期间。血清乳酸脱氢酶活性增高。出现中枢神经系统白血病（CNSL）时，脑脊液压力升高，白细胞数增加，蛋白质增多，而糖定量减少。涂片中可找到白血病细胞。

【诊断和鉴别诊断】

根据临床表现、血象和骨髓象特点，诊断白血病一般不难。需与以下疾病鉴别：骨髓增生异常综合征、某些感染引起的白细胞异常、巨幼细胞贫血、急性粒细胞缺乏症恢复期。

★【治疗】

（一）一般治疗

1. 紧急处理高白细胞血症 当血中白细胞>100×10⁹/L 时就应紧急使用血细胞分离机，单采清除过高的白细胞（APL 一般不推荐），同时给予水化和化疗。

2. 防治感染 白血病患者常伴有粒细胞减少或缺乏，特别在化疗、放疗后粒细胞缺乏将持续相当长时间。G-CSF 可缩短粒细胞缺乏期，用于 ALL 和老年、强化疗或伴有感染的 AML。

3. 成分输血 严重贫血可吸氧、输浓缩红细胞，维持 Hb>80g/L，但白细胞淤滞时不应马上输注红细胞以免进一步增加血黏度。

4. 防治高尿酸血症肾病 由于白血病细胞大量破坏，特别在化疗时，血清和尿中尿酸浓度增高，积聚在肾小管引起阻塞发生高尿酸血症肾病。因此应鼓励患者多饮水。必要时静脉补液及给予别嘌醇。

5. 维持营养及水、电解质平衡。

（二）抗白血病治疗

第一阶段是诱导缓解治疗，化学治疗是此阶段白血病治疗的主要方法。目标是使患者迅速获得完全缓解（CR）；达到 CR 后进入抗白血病治疗的第二阶段，即缓解后治疗，主要方法为化疗和造血干细胞移植（HSCT）。

1. ALL 治疗

（1）诱导缓解治疗 长春新碱（VCR）和泼尼松（P）组成的 VP 方案是 ALL 诱导缓解的基本方案。

（2）缓解后治疗 缓解后强化巩固、维持治疗和中枢神经系统白血病（CNSL）防治十分必要。口服 6-巯基嘌呤(6-MP) 和甲氨蝶呤（MTX）的同时间断给予 VP 方案化疗是目前普遍采用的有效维持治疗方案。另外，Ph⁺ 的 ALL 患者在化疗时可以联用酪氨酸激酶抑制剂甲磺酸伊马替尼进行靶向治疗。

2. AML 治疗

（1）诱导缓解治疗 ①DA（3＋7）方案；②APL 患者采用全反式维 A 酸（ATRA）25～45mg/（m²·d）口服治疗直至缓解。

（2）缓解后治疗 患者应在 CR 后做脑脊液检查并鞘内预防性用药一次。AML 治疗时间明显比 ALL 缩短。

3. 老年 AL 的治疗

大于 60 岁，由 MDS 转化而来、继发于某些理化因素、耐药、重要器官功能不全、不良核型者，更应强调个体化治疗。

【预后】

急性白血病若不经特殊治疗，平均生存期仅 3 个月左右；对于 ALL，1～9 岁且白细胞计数 $<50\times10^9/L$ 预后最好；女性 ALL 预后好于男性；年龄偏大、白细胞计数较高的 AL 预后不良。APL 若能避免早期死亡则预后良好；ALL 患者有 t（9；22）且白细胞计数 $>25\times10^9/L$ 者预后差。

第三节 慢性髓系白血病

慢性髓系白血病（CML），又称慢粒，是一种发生在多能造血干细胞上的恶性骨髓增生性疾病（获得性造血干细胞恶性克隆性疾病），主要涉及髓系。分为慢性期、加速期和急变期。

【临床表现和实验室检查】

1. 慢性期（CP） ①白细胞数明显增高，常超过 $20\times10^9/L$，可达 $100\times10^9/L$ 以上；②中性粒细胞碱性磷酸酶（NAP）活性减低或呈阴性反应；③骨髓增生明显至极度活跃，以粒细胞为主，中性中幼、晚幼及杆状核粒细胞明显增多，原始细胞＜10％；④多数 CML 有 Ph 染色体及 *BCR-ABL* 融合基因；⑤血清及尿中尿酸浓度增高，血清乳酸脱氢酶增高。

2. 加速期（AP） 可维持几个月到数年，脾进行性肿大，外周血或骨髓原始细胞≥10％，除 Ph 染色体外出现其他染色体异常，骨髓活检显示胶原纤维显著增生。

3. 急变期（BC） 与 AL 类似，外周血原始细胞＋早幼粒细胞＞30％，骨髓原始细胞或原淋巴细胞＋幼淋巴细胞或原单核细胞＋幼单核细胞＞20％，原粒细胞＋早幼粒细胞＞50％，出现髓外原始细胞浸润。

★【诊断和鉴别诊断】

根据典型的血象、骨髓象改变，脾肿大，Ph 染色体阳性，*BCR-ABL* 融合基因阳性即可作出诊断。需鉴别疾病：①其他原因引起的脾大如血吸虫病；②类白血病反应；③骨髓纤维化。

【治疗】

CML 治疗应着重于慢性期早期，避免疾病转化，力争细胞遗传学和分子生物学水平的缓解，一旦进入加速期或急变期则预后很差。

1. 细胞淤滞症紧急处理 白细胞单采术去除过高的白细胞。

2. 分子靶向治疗 甲磺酸伊马替尼（IM），能特异性阻断 ATP 在 ABL 激酶上的结合位置，使酪氨酸残基不能磷酸化，从而抑制 *BCR-ABL* 阳性细胞的增殖。

3. 干扰素-α（IFN-α） 目前用于不适合酪氨酸激酶抑制剂及做移植者。

4. 其他药物治疗 主要包括羟基脲、阿糖胞苷、高三尖杉酯碱及砷剂等。

5. 异基因造血干细胞移植（allo-HSCT） 是唯一可治愈 CML 的办法。

【预后】

酪氨酸激酶抑制剂应用以来，CML 的生存期明显延长。影响 CML 的主要预后因素：①初诊时预后风险积分；②治疗方式；③病程演变。

第四节　慢性淋巴细胞白血病

慢性淋巴细胞白血病（CLL）是一种进展缓慢的成熟 B 淋巴细胞增殖性肿瘤，以外周血、骨髓、脾和淋巴结等淋巴组织中出现大量克隆性 B 淋巴细胞为特征。CLL 细胞形态上类似成熟淋巴细胞，但免疫学表型和功能异常。CLL 均起源于成熟 B 细胞，病因及发病机制尚未完全明确。

【临床表现】

早期症状可能有乏力疲倦，而后出现消瘦、低热、盗汗等症状。60％～80％患者有淋巴结肿大。半数以上患者有轻至中度脾大，肝大多为轻度，胸骨压痛少见。晚期患者骨髓造血功能受损，可出现贫血、血小板减少和粒细胞减少。由于免疫功能减退，常易并发感染。

【实验室检查】

1. 血象　以淋巴细胞持续性增多为主要特征，外周血 B 淋巴细胞绝对值≥$5×10^9$/L（至少持续 3 个月）。

2. 骨髓象　有核细胞增生明显活跃或极度活跃，淋巴细胞≥40％，以成熟淋巴细胞为主。红系、粒系及巨核系细胞增生受抑，伴有溶血时，幼红细胞可代偿性增生。

3. 免疫学检查　SIg 弱阳性（IgM 或 IgM 和 IgD），CD5、CD19、CD23、CD79a 阳性，CD11c、CD20、CD22 弱阳性，FMC7、CD79b 阴性或弱阳性，CD10、cyclinD1 阴性。CLL 患者中 60％有低 γ 球蛋白血症，20％抗人球蛋白试验阳性，8％出现 AIHA。

4. 细胞遗传学检查　80％的患者有染色体异常，如 13q14 缺失（50％），12 号染色体三体（20％）、11q22～23 缺失、17p13 缺失和 6q 缺失等。单纯 13q14 缺失提示预后良好，12 号染色体三体和正常核型预后中等，17p13 及 11q22～23 缺失预后差。

5. 分子生物学检查　50％～60％的 CLL 发生免疫球蛋白重链可变区（IgHV）基因体细胞突变。

【诊断与鉴别诊断】

结合临床表现，外周血中持续性单克隆性淋巴细胞≥$5×10^9$/L（至少持续 3 个月）和典型的细胞形态和免疫表型特征，可以作出诊断。需与下列疾病相鉴别：①病毒感染引起的反应性淋巴细胞增多；②其他 B 细胞慢性淋巴增殖性疾病；③幼淋巴细胞白血病（PLL）；④毛细胞白血病（HCL）。

【临床分期】

分期之目的在于帮助选择治疗方案及估计预后。CLL 常用的分期标准包括 Rai 分期和 Binet 分期。

★【治疗】

早期（Rai 0～Ⅱ期或 Binet A 期）患者无需治疗，定期随访即可。出现下列情况说明疾病高度活动，应开始化疗：①6 个月内无其他原因体重减少≥10％、极度疲劳、非感染性发热（超过 38℃）≥2 周、盗汗；②巨脾（肋下缘＞10cm），进行性脾大或脾区疼痛；③淋巴结进行性肿大或直径＞10cm；④进行性外周淋巴细胞增多，2 个月内增加＞50％，或倍增时间＜6 个月；⑤出现自身免疫性血细胞减少，糖皮质激素治疗无效；⑥骨髓进行性衰竭，贫血和（或）血小板减少进行性加重。

1. 化学治疗　主要包括烷化剂、嘌呤类似物、糖皮质激素。

2. 免疫治疗　利妥昔单抗针对 CD20 阳性的单克隆抗体。

3. 化学免疫治疗　FC 联合利妥昔单抗（FCR）治疗初治 CLL，获得 CR 率 70％，总反应率大于 90％。

4. 分子靶向治疗。

5. 造血干细胞移植 allo-HSCT 治疗 CLL，可使部分患者长期存活至治愈。

6. 并发症治疗 因低 γ 球蛋白血症、中性粒细胞缺乏及老龄，CLL 患者极易感染，严重感染常为致死原因，应积极治疗和预防。

【预后】

CLL 是一种异质性疾病，病程长短不一，多死于骨髓衰竭导致的严重贫血、出血或感染。CLL 临床尚可发生转化（Richter 综合征），或出现类似幼淋巴细胞白血病血象。

习题

1. 简述急性白血病的临床表现。

答：（1）正常骨髓造血功能受抑制表现 主要包括发热、贫血、出血。

（2）白血病细胞增殖浸润的表现 ①淋巴结和肝脾肿大；②骨骼和关节疼痛，常有胸骨下段局部压痛；③眼部粒细胞肉瘤或绿色瘤；④口腔和皮肤 AL；⑤中枢神经系统白血病；⑥睾丸浸润。

2. 简述慢性淋巴细胞白血病处于活动状态需要治疗的情况。

答：①6 个月内无其他原因体重减少≥10%、极度疲劳、非感染性发热（超过 38℃）≥2 周、盗汗；②巨脾（肋下缘>10cm），进行性脾大或脾区疼痛；③淋巴结进行性肿大或直径>10cm；④进行性外周淋巴细胞增多，2 个月内增加>50%，或倍增时间<6 个月；⑤出现自身免疫性血细胞减少，糖皮质激素治疗无效；⑥骨髓进行性衰竭，贫血和（或）血小板减少进行性加重。

第十章　淋巴瘤

 内容精讲

淋巴瘤是一组起源于淋巴结和淋巴组织，与免疫应答过程中淋巴细胞增殖分化产生的某种免疫细胞恶变有关的免疫系统恶性肿瘤。按组织病理学改变分为霍奇金淋巴瘤（HL）和非霍奇金淋巴瘤（NHL）。

【病因和发病机制】

一般认为感染及免疫因素起重要作用，理化因素及遗传因素也不可忽视，病毒学说亦颇受重视。目前已发现 EB 病毒与 Burkitt 淋巴瘤、人类 T 淋巴细胞病毒 I 型（HTLV-I）与成人 T 细胞白血病/淋巴瘤、幽门螺杆菌与胃黏膜相关淋巴组织结外边缘区淋巴瘤（胃 MALT 淋巴瘤）密切相关。

第一节　霍奇金淋巴瘤

霍奇金淋巴瘤（HL）主要原发于淋巴结，特点是淋巴结进行性肿大，典型的病理特征是 R-S 细胞存在于不同类型反应性炎细胞的特征背景中，并伴有不同程度的纤维化。

【病理和分型】

1. 结节性淋巴细胞为主型霍奇金淋巴瘤（NLPHL）　95％以上为结节性，镜下以单一小淋巴细胞增生为主，其内散在大瘤细胞（呈爆米花样），免疫表型为大量 CD20$^+$ 细胞。

2. 经典霍奇金淋巴瘤（CHL）　分为结节硬化性、富于淋巴细胞型、混合细胞型、淋巴细胞削减型。

★【临床表现和分期】

（一）临床表现

淋巴结肿大，首发症状常为无痛性颈部淋巴结肿大；淋巴结外器官受累，少数可浸润器官组织；全身症状，发热、盗汗、瘙痒及消瘦等；其他如饮酒后疼痛是 HL 的特有症状。

（二）临床分期

Ⅰ期：单个淋巴结区域（Ⅰ）或局灶性单个结外器官（ⅠE）受侵犯。

Ⅱ期：在膈肌同侧的两组或多组淋巴结受侵犯（Ⅱ）或局灶性单个结外器官及其区域淋巴结受侵犯，伴或不伴横膈同侧其他淋巴结区域受侵犯（ⅡE）。

Ⅲ期：横膈上下淋巴结区域同时受侵犯（Ⅲ），可伴局灶性相关结外器官（ⅢE）、脾受侵犯（ⅢS）或两者皆有（ⅢE＋S）。

Ⅳ期：弥漫性单个或多个结外器官受侵犯，伴或不伴相关淋巴结肿大，或孤立性结外器官受侵犯伴远处淋巴结肿大。如肝或骨髓受累，即使局限也属Ⅳ期。

全身症状：①不明原因发热＞38℃；②盗汗；③半年内体重下降＞10％。凡有以上症状之一者为B组，否之为A组。

【实验室检查】

参照本章第二节，主要包括血液和骨髓检查、影像学及病理学检查。

【诊断和鉴别诊断】

参照本章第二节。

★**【治疗】**

HL的化疗方案中ABVD方案优于MOPP方案；放疗根据病变部位，在膈上采用斗篷式，膈下采用倒Y字。

1. 结节性淋巴细胞为主型 ⅠA期可单纯淋巴结切除等待观察或累及野照射20～30Gy，Ⅱ期以上同早期霍奇金淋巴瘤治疗。

2. 早期（Ⅰ、Ⅱ期）霍奇金淋巴瘤的治疗 预后良好组2～4个疗程ABVD＋累及野放疗30～40Gy，预后差组4～6个疗程ABVD＋累及野放疗30～40Gy。

3. 晚期（Ⅲ、Ⅳ期）霍奇金淋巴瘤的治疗 6～8个周期ABVD化疗，化疗前有大肿块或化疗后有肿瘤残存应做放疗，化疗中进展或早期复发应挽救性高剂量化疗及HSCT。

4. 复发难治性霍奇金淋巴瘤的治疗 首程放疗后复发可常规化疗；化疗抵抗或不耐受，再分临床Ⅰ、Ⅱ期放疗；常规化疗缓解后复发行二线化疗或高剂量化疗及HSCT。

第二节 非霍奇金淋巴瘤

非霍奇金淋巴瘤（NHL）是一组具有不同的组织学特点和起病部位的淋巴瘤，易发生早期远处扩散。WHO分型方案中较常见的亚型为：弥漫性大B细胞淋巴瘤、边缘区淋巴瘤、滤泡性淋巴瘤、套细胞淋巴瘤、Burkitt淋巴瘤/白血病、血管免疫母细胞性T细胞淋巴瘤、间变性大细胞淋巴瘤、外周T细胞淋巴瘤（非特指型）、蕈样肉芽肿/Sézary综合征。

【临床表现】

无痛性进行性淋巴结肿大是淋巴瘤的共同表现。NHL的特点为全身性、多样性、随年龄增长发病增多、对器官的压迫和浸润较HL多见。

【实验室检查和特殊检查】

1. 血液和骨髓检查 NHL白细胞数多正常，外周血淋巴细胞绝对或相对增多，部分患者骨髓涂片可见淋巴瘤细胞，淋巴瘤细胞白血病时可呈白血病样血象及骨髓象。

2. 化验检查 疾病活动期有增速，血清乳酸脱氢酶升高提示预后不良，血清碱性磷酸酶活力或血钙升高提示累及骨骼。B细胞NHL可并发抗人球蛋白试验阳性或阴性的溶血性贫血，少数可出现单株IgG或IgM，累及中枢神经系统时脑脊液中蛋白升高。

3. 影像学检查 B超检查和放射性核素显像检查浅表淋巴结，胸部摄片和胸部CT检查纵隔与肺，CT是腹腔及盆腔淋巴结首选的检查方法，PET/CT可显示淋巴瘤病灶及部位，目前是评价淋巴瘤疗效的重要指标。

4. 病理学检查 浅表淋巴结可直接取出做组织病理学及免疫组化检查，深部淋巴结可在B超或CT引导下穿刺。

【诊断与鉴别诊断】

1. 诊断 根据组织病理学检查结果，可作出淋巴瘤的诊断，同时应采用单克隆抗体、细胞遗传学、分子生物学确定分型。

2. 分期诊断　参照本章第一节，根据淋巴瘤的分布范围进行分期。

3. 鉴别诊断　需与其他淋巴结肿大疾病、发热为主要表现的淋巴瘤、结外淋巴瘤、R-S 细胞等鉴别。

★【治疗】

NHL 的放疗效果不如 HL，以化疗为主。

（一）以化疗为主的化、放疗结合的综合治疗

1. 惰性淋巴瘤　B 细胞惰性淋巴瘤包括小淋巴细胞淋巴瘤、淋巴浆细胞淋巴瘤、边缘区淋巴瘤和滤泡性淋巴瘤等。T 细胞惰性淋巴瘤指蕈样肉芽肿/Sézary 综合征。惰性淋巴瘤发展缓慢，放化疗后 10 年存活率高，Ⅰ、Ⅱ期若有所进展用苯丁酸氮芥或环磷酰胺口服单药治疗，Ⅲ、Ⅳ期联合化疗可用 COP 或 CHOP 方案，进展不能控制者用 FC 方案。

2. 侵袭性淋巴瘤　B 细胞侵袭性淋巴瘤包括原始 B 淋巴细胞淋巴瘤、原始免疫细胞淋巴瘤、套细胞淋巴瘤、弥漫性大 B 细胞淋巴瘤和 Burkitt 淋巴瘤等。T 细胞侵袭性淋巴瘤包括原始 T 淋巴细胞淋巴瘤，血管免疫母细胞性 T 细胞淋巴瘤、间变性大细胞淋巴瘤和周围性 T 细胞淋巴瘤等。侵袭性淋巴瘤不论分期，以化疗为主，对残留肿块、局部大肿块或中枢神经累及者可补充放疗。CHOP 方案为标准化疗方案，2～3 周为 1 个疗程，完全缓解后巩固 2 个疗程；R-CHOP 方案近年来证明对弥漫大 B 细胞淋巴瘤有更好的疗效；血管免疫母细胞 T 细胞淋巴瘤及 Burkitt 淋巴瘤应采用强烈的化疗方案；全身播散及有白血病倾向或已转化白血病者行 VDLP 方案化疗。

3. 新药　来那度胺联合化疗；西达本胺治疗 T 细胞淋巴瘤；伊布替尼治疗 MCL 及 CLL。

（二）生物治疗

单克隆抗体如利妥昔单抗对 CD20 阳性的 B 细胞淋巴瘤疗效确切；干扰素对蕈样肉芽肿等有部分缓解作用；抗 Hp 药物可改善胃 MALT 淋巴瘤的症状。

（三）HSCT

部分患者可行大剂量联合化疗后进行 HSCT，取得长期缓解和无病生存。

（四）手术治疗

合并脾功能亢进者可行脾切除。

【预后】

淋巴瘤的治疗目前已取得巨大进步，部分 HL 及 NHL 已可治愈。

习题

简述霍奇金淋巴瘤的临床分期。

答：Ⅰ期：单个淋巴结区域（Ⅰ）或局灶性单个结外器官（ⅠE）受侵犯。

Ⅱ期：在膈肌同侧的两组或多组淋巴结受侵犯（Ⅱ）或局灶性单个结外器官及其区域淋巴结受侵犯，伴或不伴横膈同侧其他淋巴结区域受侵犯（ⅡE）。

Ⅲ期：横膈上下淋巴结区域同时受侵犯（Ⅲ），可伴局灶性相关结外器官（ⅢE）、脾受侵犯（ⅢS）或两者皆有（ⅢE＋S）。

Ⅳ期：弥漫性单个或多个结外器官受侵犯，伴或不伴相关淋巴结肿大，或孤立性结外器官受侵犯伴远处淋巴结肿大。如肝或骨髓受累，即使局限也属Ⅳ期。

全身症状：①不明原因发热＞38℃；②盗汗；③半年内体重下降＞10％。凡有以上症状之一者为 B 组，否之为 A 组。

第十一章　多发性骨髓瘤

教学目的

1. **掌握**　多发性骨髓瘤的临床表现、诊断标准、分型、分期及治疗原则。
2. **熟悉**　多发性骨髓瘤的实验室检查。
3. **了解**　浆细胞疾病的概念。

内容精讲

浆细胞疾病指克隆性浆细胞或产生免疫球蛋白的 B 淋巴细胞过度增殖所引起的一组疾病，血清或尿出现过量的单克隆免疫球蛋白（M 蛋白）或其轻链或重链片段为特征。

多发性骨髓瘤（MM）是浆细胞恶性增殖性疾病，其特征为骨髓中克隆性浆细胞异常增生并分泌单克隆免疫球蛋白或其片段（M 蛋白），导致器官或组织损伤。常见的临床表现为骨痛、贫血、肾功能损害、感染和高钙血症等。

【病因和发病机制】

病因不明。遗传、电离辐射、化学物质、病毒感染、抗原刺激等可能与骨髓瘤的发病相关。近年来有学者认为 HHV-8、IL-6 与 MM 发病密切相关。

【临床表现】

主要包括骨骼损害、贫血、肾功能损害、高钙血症、感染、高黏滞综合征、出血倾向、淀粉样变性、神经系统损害、髓外浸润。

【实验室和其他检查】

（一）血象

多为正细胞性贫血，血片中红细胞呈缗钱状排列，白细胞总数正常或减少，晚期可见大量浆细胞。血小板计数多正常，有时减少。

（二）骨髓

骨髓中浆细胞异常增生，并伴有质的改变。骨髓瘤细胞大小形态不一，成堆出现，核内可见 1～4 个核仁，并可见双核或多核浆细胞。

（三）血 M 蛋白鉴定

血清中出现 M 蛋白是 MM 的突出特点。血清蛋白电泳可见一染色浓而密集、单峰凸起的 M 蛋白。

（四）尿液检查

尿常规可出现蛋白尿、血尿和管型尿。约半数患者尿中出现本周蛋白。

（五）血液学检查

1. 血钙、磷、碱性磷酸酶测定　因骨质破坏，出现高钙血症，晚期肾功能不全可出现血磷升高。血清碱性磷酸酶正常或轻度增高。

2. 血清 β_2-微球蛋白　β_2-微球蛋白与全身骨髓瘤细胞总数有显著相关性。

3. 血清总蛋白、白蛋白 约95％患者血清总蛋白超过正常，球蛋白增多，白蛋白减少与预后密切相关。

4. C反应蛋白（CRP）和血清乳酸脱氢酶（LDH） CRP反应疾病的严重程度，LDH与肿瘤细胞活动有关，反应肿瘤负荷。

5. 肌酐（Cr）和尿素氮（BUN） 伴肾功能减退时可升高。

（六）细胞遗传学

染色体异常通常为免疫球蛋白重链区基因的重排，包括 del(13)、del(17p)、t(4;14)、t(14;20) 及 Ig21 扩增。

（七）影像学检查

主要用于反映骨质破坏程度。为避免急性肾衰竭，应禁止对骨髓瘤患者进行 X 线静脉肾盂造影。

★【诊断标准、分型、分期与鉴别诊断】

（一）诊断标准

1. 有症状骨髓瘤（活动性骨髓瘤）诊断标准 见表 6-11-1，需满足第 1 条及第 2 条，加上第 3 条中任何 1 项。

表 6-11-1　活动性（有症状）多发性骨髓瘤诊断标准

1. 骨髓单克隆浆细胞比例≥10％和(或)组织活检证明有浆细胞瘤
2. 血清和(或)尿出现单克隆 M 蛋白
3. 骨髓瘤引起的相关表现
(1)靶器官损害表现(CRAB)
①[C]校正血清钙>2.75mmol/L
②[R]肾功能损害(肌酐清除率<40mL/min 或肌酐>177μmol/L)
③[A]贫血(血红蛋白低于正常下限 20g/L 或 100g/L)
④[B]溶骨性破坏,通过影像学检查(X 线片、CT 或 PET/CT)显示 1 处或多处溶骨性病变
(2)无靶器官损害表现,但出现以下 1 项或多项指标异常(SLiM)
①[S]骨髓单克隆浆细胞比例≥60％
②[Li]受累/非受累血清游离轻链比≥100
③[M]MRI 检查出现>1 处 5mm 以上局灶性骨质破坏

2. 无症状骨髓瘤诊断标准 见表 6-11-2，需满足第 3 条，加上第 1 条和（或）第 2 条。

表 6-11-2　无症状骨髓瘤（冒烟型骨髓瘤）诊断标准

1. 血清单克隆 M 蛋白≥30g/L 或 24h 尿轻链≥0.5g
2. 骨髓单克隆浆细胞比例 10％～60％
3. 无相关器官及组织的损害(无 SLiM、CARB 等终末器官损害表现,及淀粉样变性)

（二）分型

根据血清 M 成分特点分为 IgG、IgA、IgD、IgM、IgE 型、轻链型、不分泌型、双克隆型。

（三）分期

ISS 的标准如下。

Ⅰ期：血清 β_2-微球蛋白<3.5mg/L，白蛋白≥35g/L。

Ⅱ期：介于Ⅰ和Ⅲ期之间。

Ⅲ期：血清 β_2-微球蛋白≥5.5 mg/L。

（四）鉴别诊断

需与反应性浆细胞增多症、意义未明的单克隆免疫球蛋白病、华氏巨球蛋白血症、AL 型淀

粉样变性、引起骨痛和骨质破坏的疾病等鉴别。

★【治疗】

（一）治疗原则

对有症状的 MM 应进行诱导、巩固治疗（含干细胞移植）及维持治疗。无症状骨髓瘤暂不推荐治疗。对适合自体移植的患者，诱导治疗中避免使用干细胞毒性药物，避免使用烷化剂以及亚硝脲类药物。

（二）有症状 MM 患者的治疗

1. 诱导治疗 初始治疗有 VD、RD、VRD、PAD、VCD、VTD、TAD、TD 等方案。来那度胺与地塞米松联用治疗复发/难治性 MM。

2. 自体干细胞移植 肾功能不全及老年并非移植禁忌证。相比于晚期移植，早期移植无事件生存期更长。

3. 巩固治疗 对于诱导治疗或自体干细胞移植获得最大疗效的患者，可采用原诱导方案短期巩固治疗 2～4 个疗程。

4. 维持治疗 可选用来那度胺、沙利度胺单药或联合糖皮质激素。

5. 异基因造血干细胞移植。

6. 支持治疗 ①骨病的治疗：唑来膦酸等二膦酸盐有抑制骨质破坏的作用，放射性核素内照射能控制骨损害、减轻疼痛。②高钙血症：水化、利尿；使用二膦酸盐、糖皮质激素和（或）降钙素。③贫血：使用 EPO 治疗。④肾功能不全：水化、利尿；肾衰竭者透析；慎用肾毒性药物；避免静脉造影剂的使用。⑤高黏滞血症：血浆置换。⑥凝血/血栓：对接受以利沙度胺或来那度胺为基础的方案的患者，建议预防性抗凝治疗。⑦感染：反复或威胁生命的感染，可静脉使用免疫球蛋白，大剂量使用地塞米松应预防真菌感染。

【预后】

MM 自然病程具有高度异质性，中位生存期 3～4 年，有患者可存活 10 年以上。

习题

简述有症状 MM 患者的治疗。

答：（1）诱导治疗 初始治疗有 VD、RD、VRD、PAD、VCD、VTD、TAD、TD 等方案。来那度胺与地塞米松联用治疗复发/难治性 MM。

（2）自体干细胞移植 肾功能不全及老年并非移植禁忌证。相比于晚期移植，早期移植无事件生存期更长。

（3）巩固治疗 对于诱导治疗或自体干细胞移植获得最大疗效的患者，可采用原诱导方案短期巩固治疗 2～4 个疗程。

（4）维持治疗 可选用来那度胺、沙利度胺单药或联合糖皮质激素。

（5）异基因造血干细胞移植。

（6）支持治疗 ①骨病的治疗：唑来膦酸等二膦酸盐有抑制骨质破坏的作用，放射性核素内照射能控制骨损害、减轻疼痛。②高钙血症：水化、利尿；使用二膦酸盐；糖皮质激素和（或）降钙素。③贫血：使用 EPO 治疗。④肾功能不全：水化、利尿；肾衰竭者透析；慎用肾毒性药物；避免静脉造影剂的使用。⑤高黏滞血症：血浆置换。⑥凝血/血栓：对接受以利沙度胺或来那度胺为基础的方案的患者，建议预防性抗凝治疗。⑦感染：反复或威胁生命的感染，可静脉使用免疫球蛋白，大剂量使用地塞米松应预防真菌感染。

第十二章　骨髓增殖性肿瘤

教学目的

1. 掌握　真性红细胞增多症、原发性血小板增多症、原发性骨髓纤维化的实验室检查、诊断及治疗原则。

2. 熟悉　真性红细胞增多症、原发性血小板增多症、原发性骨髓纤维化的临床表现。

3. 了解　骨髓增殖性肿瘤的分类及共同特点。

内容精讲

骨髓增殖性肿瘤（MPNs）指分化相对成熟的一系或多系骨髓细胞克隆性增殖所致的一组髓系肿瘤性疾病。典型的 MPNs 包括慢性髓系白血病、真性红细胞增多症、原发性血小板增多症、原发性骨髓纤维化。随着病情的进展部分可转化为其他疾病或各亚型之间相互转化。

第一节　真性红细胞增多症

真性红细胞增多症（PV）是一种以获得性克隆性红细胞异常增多为主的慢性 MPNs。其外周血红细胞比容增加，血液黏稠度增加，常伴有白细胞、血小板增高、脾大。

【发病机制】

本病为克隆性造血干细胞疾病，90%～95%的患者可发现 *JAK2 V617F* 基因突变。

【临床表现】

1. 神经系统表现　可因血液黏滞度增高，患者出现头痛、眩晕、多汗、疲乏、健忘、视力障碍、肢端麻木与刺痛等症状。

2. 多血质表现　患者皮肤和黏膜显著红紫，尤以面颊、唇、舌、耳、鼻尖、颈部和四肢末端（指趾及大小鱼际）为甚。眼结合膜显著充血。

3. 血栓形成、栓塞和出血　伴血小板增多，可有血栓形成和梗死。出血见于少数患者。

4. 消化系统　嗜碱性粒细胞增多，释放组胺，可致消化性溃疡及相关症状。

5. 肝脾大　40%～50%患者有肝大，70%～90%患者有脾大。

6. 其他　高尿酸血症、皮肤瘙痒症，约半数患者合并高血压。

【实验室检查】

1. 血液　红细胞计数（6～10）×10^{12}/L，血红蛋白 170～240g/L，红细胞比容增高至 0.6～0.8。由于缺铁，呈小细胞低色素性红细胞增多。网织红细胞计数正常，白细胞、血小板增多，血液黏滞性约为正常的 5～8 倍。放射性核素测定血容量增多。

2. 骨髓　各系造血细胞都显著增生，脂肪组织减少，粒红比例常下降，巨核细胞增生常较明显。铁染色显示贮存铁减少。

3. 血液生化　血尿酸增加，可有高组胺血症和高组胺尿症。血清维生素 B_{12} 浓度及维生素 B_{12} 结合力增加。血清铁降低，EPO 减少。

4. 基因检测　多数 PV 患者造血细胞存在 *JAK2 V617F* 基因突变。

5. 骨髓细胞体外培养 确认是否有内源性红细胞集落形成。

【诊断和鉴别诊断】

（一）诊断

1. 主要指标 ①Hb，男性＞165g/L，女性＞160g/L，或血细胞比容男性＞0.49，女性＞0.48，或 RCM 超过正常预测值的 25％；②骨髓活检提示相对年龄而言的全髓细胞高增生；③存在 *JAK2 V617F* 突变或 *JAK2* 外显子 12 的突变。

2. 次要指标 血清 EPO 低于正常值。

符合 3 项主要标准，或前 2 项主要标准和次要标准则可诊断 PV。

（二）鉴别诊断

本病需与继发性红细胞增多症、相对性红细胞增多症相鉴别。

【治疗】

1. 静脉放血 每隔 2～3 天放血 200～400mL，直至血细胞比容＜0.45。应注意：①放血后红细胞及血小板可能会反跳性增高；②反复放血可加重缺铁；③老年及有心血管病者，放血后有诱发血栓形成的可能。

2. 血栓形成的预防 无禁忌可口服阿司匹林 50～100mg/d。

3. 降细胞治疗 羟基脲每日 10～20mg/kg，维持白细胞（3.5～5）×10⁹/L；干扰素 300 万 U/m²，每周 3 次皮下注射。

4. *JAK2* 抑制剂 可用于对羟基脲无应答或不耐受的患者。

【预后】

可生存 10～15 年以上，出血及血栓是主要死因，个别可演变为急性白血病。

第二节　原发性血小板增多症

原发性血小板增多症（ET）为造血干细胞克隆性疾病，外周血血小板计数明显增高而功能异常，骨髓中巨核细胞增殖旺盛，50％～70％患者有 *JAK2 V617F* 基因突变。

【临床表现】

出血或血栓形成为主要表现，可有疲劳、乏力、脾大。

【实验室检查】

1. 血液检查 血小板（1000～3000）×10⁹/L，涂片中血小板聚集成堆。聚集试验中血小板对胶原、ADP 及花生四烯酸诱导的聚集反应下降，对肾上腺素的反应消失是本病的特征之一。白细胞增多，中性粒细胞碱性磷酸酶活性增高。如半固体细胞培养有自发性 CFU-Meg 形成，则有利本病的诊断。

2. 骨髓检查 各系明显增生，以巨核细胞和血小板增生为主。巨核细胞体积较大，多为成熟型。

3. 基因检查 半数以上的患者存在 *JAK2 V617F* 基因突变。

4. 细胞遗传学检查 有助于排除其他的慢性髓系疾病。

【诊断与鉴别诊断】

（一）诊断

1. 主要诊断 ①血小板计数持续≥450×10⁹/L；②骨髓以成熟的大巨核细胞增生为主；③除外 MDS 与其他骨髓增生性疾病；④有 *JAK2 V617F* 基因或 *MPL* 基因突变。

2. 次要诊断 有克隆性标志或无反应性血小板增多的证据。

符合 4 项主要诊断，或前 3 项主要诊断和次要诊断即可诊断 ET。

（二）鉴别诊断

本病需与继发性血小板增多症等疾病鉴别。

【治疗】

年龄＜60 岁，无心血管疾病史的低危无症状者无需治疗；年龄＞60 岁，和（或）有心血管疾病史的高危患者需积极治疗。

1. 抗血小板，防治血栓并发症 小剂量阿司匹林 50～100mg/d；ADP 受体拮抗剂（氯吡格雷）；阿那格雷。

2. 降低血小板计数 血小板＞1000×10^9/L，骨髓抑制药首选羟基脲每日 15mg/kg，可长期间歇服药。其他处理如干扰素及血小板单采术。

【预后】

本病进展缓慢，多年保持良性过程。约 10％可能转化为其他骨髓增生性疾病。

第三节 原发性骨髓纤维化

原发性骨髓纤维化（PMF）是一种造血干细胞克隆性增殖所致的 MPNs。表现为不同程度的血细胞减少和（或）增多，外周血出现幼红、幼粒细胞、泪滴形红细胞，骨髓纤维化和髓外造血，常导致肝脾大。

【发病机制】

本病的发生与 *JAK2 V617F* 基因突变有关。骨髓造血干细胞异常克隆引起成纤维细胞反应性增生，增生的血细胞异常释放 PDGF 及 TGF-β 刺激骨髓内成纤维细胞分裂和增殖及胶原合成增多，并在骨髓基质中过度聚集形成骨髓纤维化。

【临床表现】

巨脾是本病的特征性表现，常见症状包括贫血和脾大压迫引起的各种症状，如乏力、食欲减退、左上腹疼痛。代谢增高所致的低热、盗汗、体重下降等。少数有骨骼痛和出血。严重贫血和出血是晚期表现。

【实验室和其他检查】

1. 血液 正细胞性贫血，常发现泪滴形红细胞。白细胞计数增多或正常，可见中幼及晚幼粒细胞，甚至出现少数原粒及早幼粒细胞。中性粒细胞碱性磷酸酶活性增高。血尿酸增高。晚期白细胞和血小板减少。

2. 骨髓 穿刺常呈干抽。早期骨髓有核细胞增生，特别是粒系和巨核细胞，但后期再生低下。骨髓活检显示非均一的胶原纤维增生。

3. 细胞遗传学及分子生物学检查 无 Ph 染色体。

4. 脾穿刺 表现类似骨髓穿刺涂片，尤以巨核细胞增多最为明显。

5. 肝穿刺 有髓外造血象，肝窦中有巨核细胞及幼稚细胞增生。

6. X 线检查 部分患者盆骨、脊柱、长骨近端有骨质硬化征象，骨质密度增高，小梁变粗和模糊，并有不规则骨质疏松透亮区。

【诊断与鉴别诊断】

（一）诊断

PMF 分为纤维化前期和纤维化期。

1. 纤维化前期（pre-PMF） 确诊需要满足以下 3 项主要标准及至少 1 项次要标准。

（1）主要标准 ①骨髓活检可见巨核细胞增生及异型巨核细胞，通常伴随网状纤维及胶原纤维化；②不能满足 PV、CML、MDS 或其他髓系肿瘤的诊断标准；③存在 *JAK2 V617F*、

CALR、*MPL* 基因突变，若无上述突变，则存在其他克隆性增殖标志。

（2）次要标准　①贫血非其他疾病并发；②白细胞计数＞$11×10^9$/L；③脾大；④血清 LDH 水平增高。

2. 纤维化期（Overt-PMF）　确诊需要满足以下 3 项主要标准及至少 1 项次要标准。

（1）主要标准　①有巨核细胞增生及异型巨核细胞伴有网状纤维和或胶原纤维化；②③同 pre-PMF。

（2）次要标准（以下检查需要连续检查两次）　①～④同 pre-PMF；⑤骨髓病性贫血。

（二）鉴别诊断

本病需与各种原因引起的脾大、CML、淋巴瘤等血液系统肿瘤等相鉴别。

【治疗】

1. 支持治疗　对贫血及血小板低的患者成分输血。长期红细胞输注应注意铁负荷过重，配合铁螯合剂治疗。

2. 缩小脾脏和抑制髓外造血　司坦唑醇、EPO、沙利度胺、羟基脲、活性维生素 D_3 等，可改善症状但不能改变自然病程。

3. 脾切除　适用于下列症状者：①脾大引起压迫和（或）脾梗死疼痛难以忍受；②无法控制的溶血；③并发食管静脉曲张破裂出血。但脾切除可引起肝脏迅速增大，应慎重。

4. *JAK2* 抑制剂　用于治疗中度或高风险的骨髓纤维化。

5. HSCT　是唯一能治愈本病的方法，近年来采用减低剂量预处理（RIC）提高了成功率。

【预后】

确诊后中位生存期 5 年，20％患者最后演变为 AL。本病死因多为严重贫血、心力衰竭、出血及反复感染。

习题

简述原发性血小板增多症的诊断标准。

答：（1）主要诊断　①血小板计数持续≥$450×10^9$/L；②骨髓以成熟的大巨核细胞增生为主；③除外 MDS 与其他骨髓增生性疾病；④有 *JAK2 V617F* 基因或 *MPL* 基因突变。

（2）次要诊断　有克隆性标志或无反应性血小板增多的证据。

符合 4 项主要诊断，或前 3 项主要诊断和次要诊断即可诊断 ET。

第十三章 脾功能亢进

内容精讲

脾功能亢进是一种综合征，临床表现为脾大、一种或多系血细胞减少而骨髓造血细胞相应增生。脾切除后症状缓解。

【病因】

原发性脾功能亢进病因未明，继发性脾功能亢进多与感染性疾病、免疫性疾病、充血性疾病、血液系统疾病、脾脏疾病、脂质贮积病等相关。

【发病机制】

可能与过分吞噬、过分阻留、血流动力学异常、免疫异常相关。

【临床表现】

血细胞减少可出现贫血、感染和出血倾向。脾大可产生腹部饱胀感、牵拉感等症状。

【实验室检查】

血细胞减少，但细胞形态正常。骨髓检查呈增生象，可出现成熟障碍，这是因为外周血细胞大量破坏，促使细胞过度释放所致。影像学检查明确脾脏大小。

★【诊断】

①脾大，肋下未触及脾者，脾区超声检查可供临床参考；②红细胞、白细胞或血小板可单一或同时减少；③增生性骨髓象；④脾切除后可以使血细胞数接近或恢复正常；⑤^{51}Cr标记的红细胞或血小板注入人体后行体表放射性测定，脾区体表放射性是肝区的2～3倍。

诊断以前4条依据最重要。

【治疗】

积极治疗原发病收效不明显可考虑脾切除。脾切除后可能导致继发性血小板增多症及血栓形成等危险，应慎重。脾切除指征：①脾大造成明显压迫症状；②严重溶血性贫血；③血小板减少引起出血；④粒细胞极度减少并有反复感染史。

习题

简述脾功能亢进的诊断标准。

答：①脾大，肋下未触及脾者，脾区超声检查可供临床参考；②红细胞、白细胞或血小板可单一或同时减少；③增生性骨髓象；④脾切除后可以使血细胞数接近或恢复正常；⑤^{51}Cr标记的红细胞或血小板注入人体后行体表放射性测定，脾区体表放射性是肝区的2～3倍。诊断以前4条依据最重要。

第十四章　出血性疾病概述

 教学目的

1. **掌握**　出血性疾病的分类。
2. **熟悉**　出血性疾病的诊断要点及治疗原则。
3. **了解**　正常止血、凝血机制。

内容精讲

因止血功能缺陷而引起的以自发性或血管损伤后出血不止为特征的疾病，称为出血性疾病。

【正常止血机制】

1. 血管因素　当血管受损时，局部血管发生收缩，导致管腔变窄、破损伤口缩小或闭合。血管收缩通过神经反射及多种介质调控完成。

2. 血小板因素　血管受损时，血小板通过黏附、聚集及释放反应参与止血过程。

3. 凝血因素　上述血管内皮损伤，启动外源及内源性凝血途径，在血小板因子 3（PF3）等的参与下，经过一系列酶解反应形成纤维蛋白血栓。

【凝血机制】

血液凝固是无活性的凝血因子（酶原）被有序地、逐级放大地激活，转变为有蛋白降解活性的凝血因子的过程。凝血的最终产物是血浆中的纤维蛋白原转变为纤维蛋白。

1. 凝血因子　目前已知直接参与人体凝血过程的凝血因子有 14 个，包括凝血因子Ⅰ～ⅩⅢ、激肽释放酶原及高分子量激肽原。

2. 凝血过程　分为三个阶段：第一阶段凝血活酶生成；第二阶段凝血酶生成；第三阶段纤维蛋白生成。

【抗凝与纤维蛋白溶解机制】

体内凝血与抗凝、纤维蛋白形成与纤溶维持着动态平衡，以保持血流的通畅。

（一）抗凝系统的组成及作用

由抗凝血酶、蛋白 C 系统、组织因子途径抑制物及肝素组成。

（二）纤维蛋白溶解系统的组成与激活

1. 组成　纤溶系统主要由纤溶酶原及其激活剂、纤溶酶激活剂抑制物等组成。

2. 纤溶系统激活

（1）内源性途径　这一激活途径与内源性凝血过程密切相关。

（2）外源性途径　血管内皮及组织受损伤时，t-PA 或 u-PA 释入血流，裂解纤溶酶原，使之转变为纤溶酶，导致纤溶系统激活。

作为一种丝氨酸蛋白酶，纤溶酶作用于纤维蛋白（原），使之降解为小分子多肽 A、B、C 及一系列碎片，称之为纤维蛋白（原）降解产物（FDP）。

★**【出血性疾病分类】**

按病因及发病机制，可分为以下几种主要类型。

（一）血管壁异常

1. 先天性或遗传性 ①遗传性出血性毛细血管扩张症；②家族性单纯性紫癜；③先天性结缔组织病（血管及其支持组织异常）。

2. 获得性 ①感染，如败血症；②过敏，如过敏性紫癜；③化学物质及药物；④营养不良；⑤代谢及内分泌障碍；⑥其他，如结缔组织病等。

（二）血小板异常

1. 血小板数量异常

（1）血小板减少 ①血小板生成减少；②血小板破坏过多；③血小板消耗过度；④血小板分布异常。

（2）血小板增多 原发性出血性血小板增多症。

2. 血小板质量异常

（1）先天性或遗传性 血小板无力症，巨大血小板综合征，血小板颗粒性疾病。

（2）获得性 由抗血小板药物、感染、尿毒症、异常球蛋白血症等引起。

（三）凝血异常

1. 先天性或遗传性

（1）血友病 A、B 及遗传性 FXI 缺乏症。

（2）遗传性凝血酶原、FV、FVII、FX 缺乏症、遗传性纤维蛋白原缺乏及减少症、遗传性 FXIII 缺乏及减少症。

2. 获得性 ①肝病性凝血障碍；②维生素 K 缺乏症；③抗因子 VIII、IX 抗体形成；④尿毒症性凝血异常等。

（四）抗凝及纤维蛋白溶解异常

主要为获得性疾病：①肝素使用过量；②香豆素类药物过量及敌鼠钠中毒；③免疫相关性抗凝物增多；④蛇咬伤、水蛭咬伤；⑤溶栓药物过量。

（五）复合性止血机制异常

1. 先天性或遗传性 血管性血友病（vWD）。

2. 获得性 弥散性血管内凝血（DIC）。

★【出血性疾病诊断】

（一）病史

主要包括出血特征、出血诱因、基础疾病、家族史，及其他（如饮食、营养状况、职业及环境等）。

（二）体格检查

主要包括出血体征、相关疾病体征、一般体征。

（三）实验室检查

应根据筛选、确诊及特殊试验的顺序进行。

1. 筛选试验

（1）血管异常 出血时间（BT），毛细血管脆性试验。

（2）血小板异常 血小板计数，血块收缩试验，毛细血管脆性试验及 BT。

（3）凝血异常 活化部分凝血活酶时间（APTT），凝血酶原时间（PT），凝血酶时间（TT），纤维蛋白原浓度（FBG）等。

2. 确诊试验

（1）血管异常 毛细血管镜，血 vWF、内皮素-1（ET-1）及 TM 测定等。

（2）血小板异常　血小板数量、形态、平均体积，血小板黏附、聚集功能，PF3 有效性测定，网织血小板、血小板表面 P 选择素、直接血小板抗原（GPⅡb/Ⅲa 和Ⅰb/Ⅸ）单克隆抗体固相（MAIPA）检测及血栓烷 B_2 测定等

（3）凝血异常

① 凝血第一阶段：测定 FⅫ、ⅩⅠ、Ⅹ、Ⅸ、Ⅷ、Ⅶ、Ⅴ 及 TF 等抗原及活性。

② 凝血第二阶段：凝血酶原抗原及活性。

③ 凝血第三阶段：纤维蛋白原、异常纤维蛋白原、纤维蛋白单体、血（尿）纤维蛋白肽 A（FPA）、FⅫ抗原及活性测定等。

（4）抗凝异常　①AT 抗原及活性或凝血酶-抗凝血酶复合物（TAT）测定；②PC、PS 及 TM 测定；③FⅧ:C 抗体测定；④狼疮抗凝物或心磷脂类抗体测定。

（5）纤溶异常　①鱼精蛋白副凝（3P）试验、FDP、D-二聚体测定；②纤溶酶原测定；③t-PA、纤溶酶原激活物抑制物（PAI）及纤溶酶-抗纤溶酶复合物（PIC）等测定。

★（四）诊断步骤

按照先常见病、后少见病及罕见病、先易后难、先普通后特殊的原则，逐层深入进行程序性诊断。①确定是否属出血性疾病范畴；②大致区分是血管、血小板异常，抑或为凝血障碍或其他疾病；③判断是数量异常或质量缺陷；④通过病史、家系调查及某些特殊检查，初步确定为先天性、遗传性或获得性；⑤如为先天或遗传性疾病，应进行基因及其他分子生物学检测，以确定其病因的准确性质及发病机制。

【血性疾病的防治】

1. 病因防治　主要适用于获得性出血性疾病，包括防治基础疾病，避免接触、使用可加重出血的物质及药物。

2. 止血治疗　止血措施包括补充血小板和（或）相关凝血因子、应用止血药物、应用促血小板生成的药物、局部处理。

3. 其他治疗　针对不同的病因可相应采取免疫治疗、血浆置换、手术治疗、中医中药治疗及基因疗法。

习题

简述出血性疾病的诊断步骤。

答：按照先常见病、后少见病及罕见病、先易后难、先普通后特殊的原则，逐层深入进行程序性诊断。①确定是否属出血性疾病范畴；②大致区分是血管、血小板异常，抑或为凝血障碍或其他疾病；③判断是数量异常或质量缺陷；④通过病史、家系调查及某些特殊检查，初步确定为先天性、遗传性或获得性；⑤如为先天或遗传性疾病，应进行基因及其他分子生物学检测，以确定其病因的准确性质及发病机制。

第十五章　紫癜性疾病

教学目的

1. **掌握**　各型紫癜的临床表现及治疗原则。
2. **熟悉**　各型紫癜的诊断标准。
3. **了解**　各型紫癜的病因及发病机制。

内容精讲

紫癜性疾病约占出血性疾病总数的 1/3，包括血管性紫癜和血小板性紫癜。临床上以皮肤、黏膜出血为主要表现。

第一节　过敏性紫癜

过敏性紫癜又称 Schonlein-Henoch 综合征，因机体对某些致敏物质产生变态反应，导致毛细血管脆性及通透性增加，血液外渗，产生紫癜、黏膜及某些器官出血。可同时伴血管神经性水肿、荨麻疹等其他过敏表现。

【病因】

本病致敏因素甚多，主要包括：①细菌、病毒、其他如寄生虫感染；②食用鱼、虾、蛋等食物；③使用抗生素类、解热镇痛类、磺胺类等药物；④其他因素如花粉、尘埃等。

【发病机制】

目前认为本病是免疫因素介导的一种全身血管炎症，包括蛋白质及其他大分子致敏原作为抗原、小分子致敏原作为半抗原导致的血管炎症。

★**【临床表现】**

1. 单纯型过敏性紫癜（紫癜型）　为最常见的类型。主要表现为皮肤紫癜，局限于四肢，尤其是下肢及臀部，躯干极少累及，紫癜常成批反复发生、对称分布，可同时伴发皮肤水肿、荨麻疹。经 7～14 日逐渐消退。

2. 腹型过敏性紫癜　除皮肤紫癜外，尚有一系列消化道症状，其中腹痛最为常见，常为阵发性绞痛，多位于脐周、下腹或全腹，可并发肠套叠、肠梗阻、肠穿孔及出血性小肠炎。腹部症状与紫癜多同时发生，偶可发生于紫癜之前。

3. 关节型过敏性紫癜　除皮肤紫癜外，尚有膝、踝等大关节肿胀、疼痛、压痛及功能障碍等表现。呈游走性、反复发作，经数日而愈，不遗留关节畸形。

4. 肾型过敏性紫癜　过敏性紫癜肾炎的病情最为严重。在皮肤紫癜的基础上出现血尿、蛋白尿等肾损害及肾衰竭等表现。肾损害多发生于紫癜出现后 2～4 周，多数患者能完全恢复，少数患者因反复发作而演变为慢性肾炎和肾功能不全。

5. 混合型过敏性紫癜　皮肤紫癜合并上述两种以上临床表现。

6. 其他　少数本病患者还可因病变累及眼部、脑及脑膜血管而出现视神经萎缩、虹膜炎、视网膜出血及水肿，以及中枢神经系统相关症状、体征。

【实验室检查】

尿常规检查肾型或混合型可有血尿、蛋白尿、管型尿；血小板计数、血小板功能及凝血相关检查除 BT 可能延长外，其他均为正常；肾型及合并肾型的混合型紫癜可有肾功能检查异常。

【诊断与鉴别诊断】

1. 诊断要点　①发病前 1～3 周有低热、咽痛、全身乏力或上呼吸道感染史；②典型四肢皮肤紫癜，可伴腹痛、关节肿痛及血尿；③血小板计数、血小板功能及凝血相关检查正常；④排除其他原因所致的血管炎及紫癜。

2. 鉴别诊断　本病需与遗传性出血性毛细血管扩张症、单纯性紫癜、血小板减少性紫癜、风湿性关节炎、肾小球肾炎、系统性红斑狼疮（SLE）、外科急腹症等相鉴别。

【防治】

1. 消除致病因素　防治感染、驱除肠道寄生虫及避免致敏的食物和药物等。

2. 一般治疗　使用抗组胺药及改善血管通透性的药物。

3. 糖皮质激素　糖皮质激素有抑制抗原抗体反应、减轻炎症渗出、改善血管通透性等作用。

4. 对症治疗　腹痛较重者可予阿托品或山莨菪碱（654-2）口服或皮下注射；关节痛可酌情用镇痛药；呕吐严重者可用止吐药；伴发呕血、血便者，可用奥美拉唑等治疗。

5. 其他　如上述治疗效果不佳或近期内反复发作者，可酌情使用免疫抑制剂、抗凝疗法及中医中药。

【病程及预后】

本病病程一般在 2 周左右。多数预后良好，少数肾型患者预后较差，可转为慢性肾炎或肾病综合征。

第二节　原发免疫性血小板减少症

原发免疫性血小板减少症（ITP）是一种复杂的多种机制共同参与的获得性自身免疫性疾病。该病的发生是由于患者对自身血小板抗原的免疫失耐受，产生体液免疫和细胞免疫介导的血小板过度破坏和血小板生成受抑，出现血小板减少，伴或不伴皮肤黏膜出血的临床表现。

【病因与发病机制】

ITP 病因不明，发病机制与体液免疫和细胞免疫介导的血小板过度破坏及体液免疫和细胞免疫介导的巨核细胞数量和质量异常、血小板生成不足等有关。

【临床表现】

1. 症状　成人起病隐匿、出血倾向、乏力、其他如长期月经过多出现贫血等。

2. 体征　查体可发现皮肤紫癜或瘀斑，以四肢远端多见。

★【实验室检查】

1. 血常规检查　血小板计数减少，血小板平均体积偏大。可有程度不等的正常细胞或小细胞低色素性贫血。

2. 出凝血及血小板功能检查　凝血功能正常，出血时间延长，血块收缩不良。血小板功能一般正常。

3. 骨髓象　①骨髓巨核细胞数量增加或正常；②巨核细胞发育成熟障碍，表现为巨核细胞体积变小，胞浆内颗粒减少，幼稚巨核细胞增加；③产板型巨核细胞显著减少（<30%）；④红系及粒系、单核系正常。

4. 血清学检查　血浆血小板生成素（TPO）水平正常或轻度升高。

【诊断与鉴别诊断】

（一）诊断要点

①至少 2 次化验血小板计数减少，血细胞形态无异常；②体检脾一般不大；③骨髓巨核细胞增多或正常，有成熟障碍；④排除其他继发性血小板减少症。

（二）鉴别诊断

本病的确诊需排除假性血小板减少症，如再生障碍性贫血、脾功能亢进、MDS、白血病、SLE、药物性免疫性血小板减少症等。

（三）分型与分期

1. 新诊断的 ITP 指确诊后 3 个月以内的 ITP 患者。

2. 持续性 ITP 指确诊后 3~12 个月血小板持续减少的 ITP 患者。

3. 慢性 ITP 指血小板减少持续超过 12 个月的 ITP 患者。

4. 重症 ITP 指血小板<10×10^9/L，且就诊时存在需要治疗的出血症状或常规治疗中发生了新的出血症状，需要用其他升高血小板药物治疗或增加现有治疗的药物剂量。

5. 难治性 ITP 指满足以下所有三个条件的患者：①脾切除后无效或复发；②仍需要治疗以降低出血的危险；③除外其他引起血小板减少症的原因，确诊为 ITP。

★【治疗】

（一）一般治疗

出血严重者应注意休息。血小板<20×10^9/L 者，应严格卧床，避免外伤。

（二）观察

无明显出血倾向，血小板>30×10^9/L，无手术、创伤，且不从事增加出血危险的工作或活动者可临床观察，暂不予药物治疗。

（三）首次诊断 ITP 的一线治疗

1. 糖皮质激素 一般情况下为首选治疗，常用泼尼松 1mg/(kg·d)，分次或顿服，血小板升至正常或接近正常后，1 个月内快速减至最小维持量 5~10mg/d。也可用大剂量地塞米松治疗，40mg/d×4 天，口服，不需减量和维持，无效者半个月后可重复一次。

2. 静脉输注丙种球蛋白（IVIg） 适应证：①ITP 急症；②不能耐受糖皮质激素；③脾切除术前准备；④合并妊娠或分娩前。常用剂量为每天 0.4g/(kg·d)×5 天。

（四）ITP 的二线治疗

1. 药物治疗 抗 CD20 单克隆抗体、促血小板生成药物、长春新碱、环孢素 A，其他如硫唑嘌呤等。

2. 脾切除 脾切除前必须对 ITP 进行重新评价。只有确诊为 ITP，正规糖皮质激素治疗 4~6 周无效，病程迁延 6 个月以上或糖皮质激素维持需>30mg/d 或有糖皮质激素使用禁忌证，可行脾切除治疗。

（五）急症的处理

适用于伴消化系统、泌尿生殖系统、中枢神经系统或其他部位活动性出血或需要急诊手术的重症，血小板低于 10×10^9/L。处理措施有血小板输注、静脉输注丙种球蛋白、大剂量甲泼尼龙、促血小板生成药、重组人活化因子Ⅶ。

第三节　血栓性血小板减少性紫癜

血栓性血小板减少性紫癜（TTP）是一种较少见的弥散性微血管血栓-出血综合征。

【发病机制】

TTP 的发生至少有两个必须条件：①广泛的微血管内皮细胞损伤；②血管性血友病因子裂解酶缺乏或活性降低。

【病因与分类】

根据病因可分为遗传性 TTP 和获得性 TTP。

★【临床表现】

出血和神经精神症状为该病最常见的表现，此外还有微血管病性溶血、发热及肾损害。

★【实验室检查】

1. 血象 不同程度贫血，网织红细胞升高，破碎红细胞＞2％，血小板＜$20×10^9$/L。

2. 血生化检查 结合珠蛋白降低、血清胆红素升高、LDH 升高、有血红蛋白尿等血管内溶血表现。

3. 出凝血检查 出血时间延长。

4. 血管性血友病因子裂解酶活性分析 遗传性 TTP 患者 ASAMTS13 活性低于 5％，部分获得性 TTP 患者也可显著降低，同时血浆中可测得该酶的抑制物。

【诊断与鉴别诊断】

1. 诊断要点 临床主要根据特征性的五联征表现作为诊断依据。

2. 鉴别诊断 需与溶血尿毒症综合征、DIC、Evans 综合征、SLE、PNH 及子痫等鉴别。

【治疗】

1. 血浆置换和输注新鲜冷冻血浆 诊断明确或高度怀疑本病时，应即刻开始治疗，血浆置换为首选治疗，置换液应选用新鲜血浆或冷冻血浆。

2. 其他疗法 糖皮质激素、大剂量静脉输注丙种球蛋白、长春新碱、环孢素 A、环磷酰胺、抗 CD20 单克隆抗体等对获得性 TTP 可能有效。

【病程及预后】

80％以上的患者通过血浆置换治疗可以长期存活。

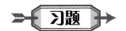

习题

简述 ITP 的诊断要点。

答：①至少 2 次化验血小板计数减少，血细胞形态无异常；②体检脾一般不大；③骨髓巨核细胞增多或正常，有成熟障碍；④排除其他继发性血小板减少症。

第十六章 凝血障碍性疾病

 教学目的

1. 掌握 血友病的诊断、实验室检查及治疗原则。

2. 熟悉 血友病的临床表现及分型。

3. 了解 血友病的遗传规律；血管性血友病的诊断、实验室检查特点。

 内容精讲

凝血障碍性疾病是凝血因子缺乏或功能异常所致的出血性疾病，可分为先天性（如血友病）和获得性（如维生素 K 依赖凝血因子缺乏症等）。

第一节 血友病

血友病是一组因遗传性凝血活酶生成障碍引起的出血性疾病，包括血发病 A、血友病 B，其中以血友病 A 最为常见。血友病以阳性家族史、幼年发病、自发或轻度外伤后出血不止、血肿形成及关节出血为特征。

【病因与遗传规律】

1. 病因 血友病 A 因 FⅧ基因遗传或突变出现缺陷，人体不能合成足量的 FⅧ导致内源性途径凝血障碍及出血倾向；血友病 B 是由于 FⅨ基因遗传或突变出现缺陷，人体不能合成足量的 FⅨ导致内源性途径凝血障碍及出血倾向。

2. 遗传规律 血友病 A、B 均属 X 连锁隐性遗传性疾病。

【临床表现】

出血、血肿压迫症状及体征。

【实验室检查】

1. 筛选试验 出血时间、凝血酶原时间、血小板计数、血小板聚集功能正常，APTT 延长，但 APTT 不能鉴别血友病的类型。

2. 临床确诊试验 FⅧ活性测定＋FⅧ：Ag 测定，或 FⅨ活性测定＋FⅨ：Ag 测定，可分别确诊血友病 A 和血友病 B，vWF：Ag 测定可鉴别血管性血友病。

3. 基因诊断试验 建议对患者进行基因检测。

【诊断与鉴别诊断】

★（一）诊断参考标准

1. 血友病 A

（1）临床表现 ①男性患者，有或无家族史，有家族史者符合 X 连锁隐性遗传规律；②关节、肌肉、深部组织出血，可呈自发性，或发生于轻度损伤、小型手术后，易引起血肿及关节畸形。

（2）实验室检查 ①出血时间、血小板计数及 PT 正常；②APTT 重型明显延长；③FⅧ：C

水平明显低下；④vWF：Ag 正常。

2. 血友病 B

（1）临床表现　基本同血友病 A，但程度较轻。

（2）实验室检查　①出血时间、血小板计数及 PT 正常；②APTT 重型延长，轻型可正常；③FⅨ抗原及活性减低或缺乏。

（二）鉴别诊断

主要与血管性血友病鉴别，见本章第二节。

【治疗与预防】

治疗原则是以替代治疗为主的综合治疗，需加强自我保护预防出血、尽早有效地处理出血，禁用阿司匹林等干扰血小板的药物，家庭治疗，出血严重者提倡预防治疗。

1. 一般治疗　对出血患者予止血处理。

2. 替代疗法　目前血友病的治疗仍以替代疗法为主，主要制剂有基因重组的纯化 FⅧ、FⅧ浓缩制剂、新鲜冰冻血浆、冷沉淀物及凝血酶原复合物等。

3. 其他药物治疗　去氨加压素、抗纤溶药物。

4. 家庭治疗　除有抗 FⅧ：C 抗体、病情不稳定、小于 3 岁的患儿外，均可安排家庭治疗。血友病患者及其家属应接受有关疾病的病理、生理、诊断及治疗知识的教育。

5. 外科治疗　对关节受到损害的患者进行固定及理疗，甚至行关节成型或人工关节置换术。

6. 基因疗法　将 FⅧ、FⅨ合成的正常基因导入患者体内纠正基因缺陷，尚待进一步探索及研究。

7. 预防　避免剧烈或易致损伤的活动、运动及工作，减少出血的危险；建立遗传咨询，严格婚前检查、加强产前诊断是减少血友病发生的重要方法。

第二节　血管性血友病

血管性血友病（vWD）是一种常染色体遗传性疾病，多为显性遗传。

【病因和发病机制】

vWF 基因缺陷时，vWF 生成减少或功能异常，伴随 FⅧ：C 中度减低，血小板黏附、聚集功能障碍。获得性 vWD 最常见的机制为产生具有抗 vWF 活性的抑制物。

【临床表现】

出血倾向是本病的突出表现。

【实验室检查】

1. 出血筛选检查　结果多正常或仅有 APTT 延长且可被正常血浆纠正。

2. 诊断实验　血浆 vWF：Ag、vWF：RCo 及 FⅧ：C 测定。

3. vWD 分型诊断实验　包括血浆 vWF 多聚体分析、RIPA、vWF：CB、vWF：FⅧB。

【诊断与分型】

（一）诊断要点

①有或无家族史，有家族史者多数符合常染色体显性遗传规律；②有自发性出血或外伤、手术后出血增多史，并符合 vWD 临床表现特征；③血浆 vWF：Ag＜30％和（或）vWF：RCo＜30％，FⅧ：C＜30％见于 2N 型和 3 型 vWD；④排除血友病、获得性 vWD、血小板型 vWD、遗传性血小板病等。

（二）鉴别诊断

本病根据 vWF：Ag 测定可与血友病鉴别，根据血小板形态可与巨血小板综合征鉴别。

（三）分型

根据遗传方式、临床表现、实验室检查特别是分子生物学分析，可将 vWD 分为 1 型、2 型、2A 型、2B 型、2M 型、2N 型及 3 型。

【治疗】

主要包括去氨加压素治疗、替代治疗，其他治疗如抗纤溶药物的使用。

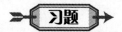 习题

简述血友病的治疗原则。

答：治疗原则是以替代治疗为主的综合治疗，需加强自我保护预防出血、尽早有效地处理出血，禁用阿司匹林等干扰血小板的药物，家庭治疗，出血严重者提倡预防治疗。

第十七章　弥散性血管内凝血

 教学目的

1. **掌握**　弥散性血管内凝血的概念及诊断标准。
2. **熟悉**　弥散性血管内凝血的临床表现及治疗原则。
3. **了解**　弥散性血管内凝血的常见病因、发病机制。

内容精讲

弥散性血管内凝血（DIC）是在许多疾病基础上，致病因素损伤微血管体系，使凝血活化，导致全身微血栓形成，凝血因子大量消耗并继发纤溶亢进，引起全身出血及微循环衰竭的临床综合征。

【病因】

主要包括严重感染、恶性肿瘤、病理产科、手术及创伤、严重中毒或免疫反应、其他（如恶性高血压等）。

【发病机制】

主要包括组织损伤、血管内皮损伤、血小板活化、纤溶系统被激活。

【病理及病理生理】

1. 微血栓形成　微血栓形成是 DIC 的基本和特异性病理变化。其发生部位广泛，多见于肺、肾、脑、肝、心、肾上腺、胃肠道及皮肤、黏膜等部位。主要为纤维蛋白血栓及纤维蛋白-血小板血栓。

2. 凝血功能异常　①高凝状态；②消耗性低凝状态；③继发性纤溶亢进状态。

3. 微循环障碍　毛细血管微血栓形成、血容量减少、血管舒缩功能失调、心功能受损等因素造成微循环障碍。

【临床表现】

主要包括出血倾向、休克或微循环衰竭、微血管栓塞、微血管病性溶血及原发病临床表现。

★【诊断与鉴别诊断】

（一）国内诊断标准

1. 临床表现　存在易引起 DIC 的基础疾病。有下列一项以上临床表现：①多发性出血倾向；②不易用原发病解释的微循环衰竭或休克；③多发性微血管栓塞的症状、体征，如皮肤、皮下、黏膜栓塞性坏死及早期出现的肺、肾、脑等脏器功能衰竭。

2. 实验检查指标　同时有下列 3 项以上异常：①血小板 $<100\times10^9$/L 或进行性下降，肝病、白血病患者血小板 $<50\times10^9$/L；②血浆纤维蛋白原含量 <1.5g/L 或进行性下降，或 >4g/L，白血病及其他恶性肿瘤 <1.8g/L，肝病 <1.0g/L；③3P 试验阳性或血浆 FDP>20mg/L，肝病、白血病 FDP>60mg/L，或 D-二聚体水平升高或阳性；④PT 缩短或延长 3s 以上，肝病、白血病延长 5s 以上，或 APTT 缩短或延长 10s 以上。

（二）中国 DIC 诊断积分系统（CDSS）

该系统强化动态监测原则，简单易行，易于推广，使得有关 DIC 诊断标准更符合我国国情。

（三） 鉴别诊断

本病需与重症肝炎、血栓性血小板减少性紫癜、原发性纤维蛋白溶解亢进症相鉴别。

★【治疗】

1. 治疗基础疾病及消除诱因 是终止 DIC 病理过程的最为关键和根本的治疗措施，如控制感染、治疗肿瘤、病理产科及外伤等。

2. 抗凝治疗 一般认为，DIC 的抗凝治疗应在处理基础疾病的前提下，与凝血因子补充同步进行，常用的抗凝药物为肝素，使用同时注意血液学检测。

3. 替代治疗 包括新鲜冷冻血浆等血液制品、血小板悬液、纤维蛋白原、FXIII 及凝血酶原复合物等。

4. 纤溶抑制药物 仅适用于 DIC 的基础病因及诱发因素已经去除或控制，并有明显纤溶亢进的临床及实验室证据。

5. 溶栓疗法 原则上不使用溶栓剂。

6. 其他治疗 糖皮质激素不作常规应用，但下列情况可予以考虑：①基础疾病需糖皮质激素治疗者；②感染-中毒休克并且 DIC 已经得到有效抗感染治疗者；③并发肾上腺皮质功能不全者。

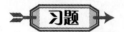

DIC 的临床表现有哪些？

答：主要包括出血倾向、休克或微循环衰竭、微血管栓塞、微血管病性溶血及原发病临床表现。

第十八章　血栓性疾病

1. **掌握**　血栓形成、血栓栓塞的概念。
2. **熟悉**　血栓性疾病的临床表现、诊断要点及治疗原则。
3. **了解**　血栓性疾病的病因及发病机制。

内容精讲

　　血栓形成是指在一定条件下，血液有形成分在血管内（多数为小血管）形成栓子，造成血管部分或完全堵塞、相应部位血供障碍的病理过程。血栓栓塞是血栓由形成部位脱落，在随血流移动的过程中部分或全部堵塞某些血管，引起相应组织和（或）器官缺血、缺氧、坏死（动脉血栓）及淤血、水肿（静脉血栓）的病理过程。以上两种病理过程所引起的疾病，临床上称为血栓性疾病。

　　【病因与发病机制】

　　本类疾病的病因及发病机制十分复杂，迄今尚未完全阐明，近年研究表明其发生、发展主要与血管壁损伤、血液成分的改变、血液流变学异常有关。

　　【临床表现】

　　1. 易栓症　是指存在易发生血栓的遗传性或获得性缺陷。

　　2. 不同类型血栓形成的临床特点　主要包括静脉血栓、动脉血栓、微血管血栓的各自特点。

　　【诊断】

　　本病的诊断要点包括：①存在血栓形成的高危因素；②各种血栓形成及栓塞的症状、体征；③影像学检查；④血液学检查。

　　【治疗】

　　1. 去除血栓形成的诱因，治疗基础疾病　如防治动脉粥样硬化、控制糖尿病及感染等。

　　2. 抗血栓治疗　根据血栓形成发生的部位和时程，采取不同的治疗措施，如溶栓治疗和介入治疗、静脉血栓治疗、动脉血栓治疗、手术治疗、易栓症治疗等。

　　3. 对症和一般治疗　包括镇痛、纠正器官功能衰竭、扩张血管、改善微循环等。

习题

　　简述血栓性疾病的治疗原则。

　　答：主要有去除血栓形成的诱因，治疗基础疾病；抗血栓治疗；对症和一般治疗。

第十九章　输血和输血反应

 教学目的

1. **掌握**　输血的不良反应。
2. **熟悉**　输血种类、输血程序及输血适应证。
3. **了解**　输血规范。

内容精讲

输血是一种治疗方法，广泛用于临床各科，对改善病情、提高疗效、减少死亡意义重大。

【输血种类】

按血源分为自体输血、异体输血；按血液成分分为输全血、成分输血；按输血方式分为加压输血、加氧输血、置换输血、常规输血。

【输血程序】

完成一次输血治疗，程序上至少包括申请输血、供血、核血、输血、输血后评价。

【输血适应证】

基于不同的治疗目的，输血可作为不同的治疗手段，临床主要用于替代治疗、免疫治疗、置换治疗、移植治疗。

★【输血不良反应】

1. 溶血性不良反应　输血中或输血后，输入的红细胞或受血者本身的红细胞被过量破坏，即发生输血相关性溶血。分急、慢性输血相关性溶血两类。急性输血相关性溶血指在输血中或输血后数分钟至数小时内发生的溶血，常见于血型不合输血、受血者患溶血性疾病等。慢性输血相关性溶血常表现为输血数日后出现黄疸、网织红细胞升高等，多见于稀有血型不合、首次输血后致敏产生同种抗体、再次输该供者红细胞后发生同种免疫性溶血。

2. 非溶血性不良反应　主要包括发热、过敏反应、传播疾病、输血相关性急性肺损伤（TRALI）、血小板输注无效（PTR）及其他（如输血过量引起心力衰竭等）。

【输血规范】

应严格执行《中华人民共和国献血法》和原卫生部颁布的《医疗机构临床用血管理办法》《临床输血技术规范》。

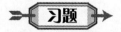 **习题**

简述输血的不良反应。

答：（1）溶血性不良反应　输血中或输血后，输入的红细胞或受血者本身的红细胞被过量破坏，即发生输血相关性溶血。分急、慢性输血相关性溶血两类。急性输血相关性溶血指在输血中或输血后数分钟至数小时内发生的溶血，常见于血型不合输血、受血者患溶血性疾病等。慢性输血相关性溶血常表现为输血数日后出现黄疸、网织红细胞升高等，多见于稀有血型不合、首次输血后致敏产生同种抗体、再次输该供者红细胞后发生同种免疫性溶血。

（2）非溶血性不良反应　主要包括发热、过敏反应、传播疾病、输血相关性急性肺损伤（TRALI）、血小板输注无效（PTR）及其他（如输血过量引起心力衰竭等）。

第二十章　造血干细胞移植

 教学目的

1. **掌握**　造血干细胞移植的定义、并发症和主要适应证。
2. **熟悉**　造血干细胞移植的分类、HLA 配型等。
3. **了解**　造血干细胞移植的供体选择及预处理方案；造血细胞的采集。

内容精讲

造血干细胞移植（HSCT）是指对患者进行全身照射、化疗和免疫抑制预处理后，将正常供体或自体的造血细胞经血管输注给患者，使之重建正常的造血和免疫功能。

【造血干细胞移植的分类】

按造血细胞（HC）取自健康供体还是患者本身，HSCT 被分为异体 HSCT 和自体 HSCT；按造血干细胞（HSC）取自骨髓、外周血或脐带血，又分别分为骨髓移植（BMT）、外周血干细胞移植（PBSCT）和脐血移植（CBT）；按供受者有无血缘关系而分为血缘移植和无血缘移植；按人白细胞抗原（HLA）配型相合的程度，分为 HLA 相合、部分相合和单倍型相合移植。

【人白细胞抗原（HLA）配型】

HLA 基因复合体又叫主要组织相容性复合体，HLA 不合移植情况下移植物抗宿主病（GVHD）和宿主抗移植物反应（HVGR）风险显著增加。

【供体选择】

自体 HSCT 供体是患者自己，应能承受大剂量放化疗，能动员采集到未被肿瘤细胞污染的足量的造血干细胞。异基因 HSCT 的供体首选 HLA 相合同胞，次选 HLA 相合无血缘供体、脐带血干细胞或 HLA 部分相合的亲缘供体。若有多个 HLA 相合者，则选择年轻、健康、男性、巨细胞病毒阴性和红细胞血型相合者。

【造血细胞的采集】

主要来源为骨髓、外周血、脐带血。

【预处理方案】

预处理的目的为：①最大限度清除基础疾病；②抑制受体免疫功能以免排斥移植物。预处理主要采用全身照射（TBI）、细胞毒药物和免疫抑制剂。

【植活证据和成分输血】

HLA 相合的 BMT 或 PBSCT，植活率高达 97%～99%。GVHD 的出现是临床植活证据；可根据供、受者间性别、红细胞血型和 HLA 的不同，分别通过细胞学和分子遗传学（FISH 技术）方法、红细胞及白细胞抗原转化的实验方法取得植活的实验室证据。对于上述三者均相合者，则可采用短串联重复序列（STR）、单核苷酸序列多态性（SNP）结合 PCR 技术分析取证。HSCT 在造血重建前需输成分血支持。

【并发症】

主要包括预处理毒性、感染、肝窦阻塞综合征、移植物抗宿主病等。

【移植后复发】

部分患者移植后复发，多发生于移植后 3 年内，复发者治疗较困难，预后也较差。在移植后监测微小残留病水平，对持续较高水平或有增高的高危患者及时调整免疫治疗强度、联合供体淋巴细胞输注（DLI）等治疗有可能降低复发率。二次移植对少数复发者有效，DLI 对 CML 等复发有效。

【主要适应证】

1. 非恶性病 重型再生障碍性贫血（SAA）、阵发性睡眠性血红蛋白尿尤其是合并 AA 患者、其他先天性造血系统疾病和酶缺乏所致的代谢性疾病。

2. 恶性病 包括造血系统恶性疾病和其他对放化疗敏感的实体肿瘤。

【生存质量及展望】

HSCT 的成功开展使很多患者长期存活，由于我国独生子女家庭增多，因此研究开展无血缘关系移植及有血缘的 HLA 不全相合移植（如单倍型相合移植）意义重大。

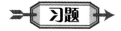

简述 HSCT 的主要并发症。

答：主要包括预处理毒性、感染、肝窦阻塞综合征、移植物抗宿主病等。

第七篇

内分泌和代谢性疾病

第一章 总 论

 教学目的

1. **掌握** 内分泌疾病概况；内分泌疾病和代谢性疾病的诊断和防治原则。
2. **熟悉** 激素的分类和作用；代谢性疾病的分类。
3. **了解** 内分泌系统的组成；代谢性疾病的病因和发病机制。

 内容精讲

第一节 内分泌疾病

【激素的作用】

内分泌 、神经和免疫三个系统相互协调，共同担负生命持续的重要责任。激素则是内分泌系统实现这种协调作用的物质基础。它们由内分泌器官和内分泌组织细胞产生，释放进入血液循环，转运至靶器官或者靶组织，实现其生物对话交流的效应。

【内分泌系统的组成】

内分泌系统除其固有的内分泌腺（垂体、甲状腺、甲状旁腺、肾上腺、性腺和胰岛）外，尚有分布在心血管、胃肠、肾、脂肪组织、脑（尤其下丘脑）的内分泌组织和细胞。它们所分泌的激素在体内的传递方式有以下几种。①内分泌：血液传递；②旁分泌：细胞外液局部或邻近传递；③胞分泌：细胞内化学物直接作用于自身细胞；④神经分泌。

【激素的分类】

1. **肽类激素** 甲状旁腺素、胰岛素。
2. **氨基酸类激素** 甲状腺素（T_4）和三碘甲腺原氨酸（T_3）。
3. **胺类激素** 肾上腺素、去甲肾上腺素、多巴胺、褪黑素。
4. **类固醇激素** 糖皮质激素（皮质醇）、盐皮质激素（醛固酮）、雄性激素（脱氢表雄酮、雄烯二酮、睾酮）、1，25 二羟维生素 D_3[$1,25(OH)_2D_3$]。

【激素合成】

生化信号调节激素合成。这些生化信号都是在激素特异作用下产生。

激素是基于机体需要时刻都在产生，储备量很少。但是也有例外，例如甲状腺激素的储备量可以满足 2 个月的需要。激素分泌具有昼夜节律性，这种节律是对环境信号的适应。光是主要的环境影响因素，可以调节机体的生物钟。下丘脑视交叉上神经核存在脉冲分泌发射器。这些信号成为清醒-睡眠环的定时机制，也决定了激素分泌的模式。打破这个节律会导致激素作用异常。

【激素血液运输】

蛋白激素和小分子激素是水溶性的，可以在血液内运输。但是，甲状腺激素和类固醇激素是非水溶性物质，难以在血液内直接运输，所以需要一些糖蛋白作为非水溶性激素的载体。

【激素受体】

激素要在细胞发挥作用必须首先与激素受体结合。根据激素在靶细胞的作用方式可分为两类，一类是激素不进入细胞，激素与受体相互作用产生的第二信使传递生物信号，如类激素、细胞因子、前列腺素；另一类是激素进入细胞，结合到细胞质受体，作用于细胞核，调节基因的表达，包括甲状腺激素和类固醇激素。

根据膜受体在细胞内实现生物作用的分子通路可以分为 6 类：①cAMP 为第二信使的受体；②以磷酸酰肌醇代谢物及钙离子为第二信使的受体；③酪氨酸激酶型受体；④酪氨酸激酶偶联型受体；⑤鸟苷酸环化酶型受体；⑥丝氨酸/苏氨酸激酶型受体。

【内分泌疾病概况】

（一）激素产生过多

主要因素有：①内分泌腺肿瘤，如垂体各种肿瘤、甲状腺瘤、甲状旁腺瘤、胰岛素瘤、胰高血糖素瘤、醛固酮腺瘤、嗜铬细胞瘤等；②多内分泌腺肿瘤病；③伴瘤内分泌综合征；④自身抗体产生；⑤基因异常；⑥外源性激素过量摄入。

（二）激素产生减少

主要因素有：①内分泌腺破坏，如自身免疫损伤、肿瘤压迫、感染、放射损伤、手术切除、缺血坏死；②内分泌腺激素合成缺陷，多为遗传性疾病；③内分泌腺以外的疾病。

（三）激素在靶组织抵抗

激素受体突变或受体后信号转导系统障碍导致激素在靶组织不能实现生物学作用。

【内分泌疾病诊断】

内分泌疾病分为临床型和亚临床型。

（一）临床表现

临床内分泌疾病有特异的临床表现和体征。

（二）功能诊断

1. 激素相关的生化异常。

2. 激素测定。

3. 激素代谢产物测定。

4. 激素的功能试验

（1）兴奋试验　检测内分泌的激素储备量。

（2）抑制试验　检测内分泌腺合成和释放激素的自主性。

（三）定位诊断

对内分泌腺进行形态定位和病变定位，包括：①影像学检查；②放射性核素检查；③细针穿刺细胞学检查或活检；④静脉导管检查。

（四）病因诊断

包括：①自身抗体检测；②染色体检查；③基因检查。

【内分泌疾病治疗】

1. 功能亢进 ①手术切除；②放射治疗；③针对内分泌腺的药物治疗；④针对激素受体的药物治疗；⑤针对内分泌肿瘤的化疗。

2. 功能减退 ①最常见的方法是外源激素的替代治疗或补充治疗，原则是"缺什么，补什么；缺多少，补多少；不多不少，一直到老"。②直接补充激素产生的效应物质。③内分泌腺或者组织移植。

第二节　代谢性疾病

新陈代谢包括物质合成代谢和分解代谢两个过程。合成代谢是营养物质进入人体内，参与众多化学反应，合成为较大的分子并转化为自身物质，是需要能量的反应过程；分解代谢是体内的糖原、蛋白质和脂肪等大分子物质分解为小分子物质的降解反应，是产生能量的变化过程。中间代谢指营养物质进入机体后在体内合成和分解代谢过程中的一系列化学反应。营养物质不足、过多或比例不当，都能引起营养疾病。中间代谢某一环节出现障碍，则引起代谢疾病。

【营养物质的供应和摄取】

人类来自外界以食物形式摄入的物质就是营养素。中国营养学会《中国居民膳食营养素参考摄入量——ChineseDRIs》对营养素分类如下：①宏量营养素，包括糖类、蛋白质和脂肪；②微量营养素，指矿物质，包括常量元素和微量元素。③维生素，分为脂溶性和水溶性。④其他膳食成分，如膳食纤维、水等。人体所需要的营养物质一些必须由外界供给，主要来自食物，另一些可在体内合成。每日所需能量为基础能量消耗、特殊功能活动和体力活动等所消耗能量的总和。生物效价为80以上的蛋白质，成人每日每千克理想体重约需1g左右。脂肪所供应的能量不宜超过总能量的30%。在供应的脂肪中，饱和脂肪、多价不饱和脂肪与单价不饱和脂肪的比例应为1：1：1，每日胆固醇摄入量宜在300mg以下。每日所需总能量除由蛋白质和脂肪所供应外，余下的由糖类供应。

【病因和发病机制】

1. 营养疾病

（1）原发性营养失调　摄取营养物质不足、过多或比例不当引起。

（2）继发性营养失调　器质性或功能性疾病所致，包括：①进食障碍；②消化、吸收障碍；③物质合成障碍；④机体对营养需求的改变；⑤排泄失常。

2. 代谢疾病 指中间代谢某个环节障碍所引起的疾病。

（1）遗传性代谢病（先天性代谢缺陷）　基因突变引起蛋白质结构和功能紊乱，特异酶催化反应消失、降低或（偶然地）升高，导致细胞和器官功能异常。

（2）获得性代谢病　可由环境因素引起，或遗传因素和环境因素相互作用所致。

【分类】

（一）营养疾病

一般按某一营养物质的不足或过多分类。

（1）蛋白质营养障碍　蛋白质和氨基酸不足，或氨基酸过多。

（2）糖类营养障碍　糖类摄取过多易引起肥胖症，摄取不足伴有能量不足时常致消瘦。

（3）脂类营养障碍　脂类摄取过多易引起肥胖症或血脂异常，摄取过少易引起脂溶性维生素缺乏。

（4）维生素营养障碍　各种维生素缺乏症或过多症。

（5）水、盐营养障碍　水、盐不足或过多。

（6）无机元素营养障碍　微量元素不足或过多。

（7）复合营养障碍　多种营养物质障碍的不同组合。

（二）代谢疾病

一般按中间代谢的主要途径分类。

1. 蛋白质代谢障碍

（1）继发于器官疾病　如严重肝病时的低白蛋白血症，淀粉样变性的免疫球蛋白代谢障碍。

（2）先天性代谢缺陷　如白化病、血红蛋白病、先天性氨基酸代谢异常等。

2. 糖代谢障碍

（1）各种原因所致糖尿病及糖耐量减低以及低血糖症等。

（2）先天性代谢缺陷　如果糖不耐受症、半乳糖血症、糖原贮积症等。

3. 脂类代谢障碍　主要表现为血脂或脂蛋白异常，可为原发性代谢紊乱或继发于糖尿病、甲状腺功能减退症等。

4. 水、电解质代谢障碍　多为获得性，亦可见于先天性肾上腺皮质增生症等。

5. 无机元素代谢障碍　如铜代谢异常所致肝豆状核变性，铁代谢异常所致含铁血黄素沉着症等。

6. 其他代谢障碍　如嘌呤代谢障碍所致痛风，卟啉代谢障碍所致血卟啉病等。

【诊断原则】

（一）病史

询问症状的发生、发展和相互关系，并从现病史和个人史中了解发病因素、病理特点、每日进食情况等。必要时作详细的家系调查。

（二）体格检查

需注意发育和营养状态、体型和骨骼、神经精神状态、智能、毛发、皮肤、视力和听力、舌、齿、肝、脾以及四肢等。

（三）实验室检查

（1）血、尿、粪和各项生化检查以及激素、物质代谢的正常或异常产物等。

（2）溶血及凝血检查　主要用于遗传性血液病的鉴别诊断。

（3）代谢试验　如口服糖耐量试验，氮平衡试验，水、钠、钾、钙、磷平衡试验等。

（4）影像学检查　骨密度测定、CT 和 MRI 等。

（5）组织病理和细胞学检查以及细胞染色体、酶系检查等。

（6）血氨基酸分析　诊断氨基酸异常所引起的先天性代谢病。

（7）基因诊断　诊断遗传性代谢病。

【防治原则】

1. 病因和诱因的防治　对营养病和以环境因素为主引起的代谢病，多数能进行病因防治。

2. 早期防治　早期诊断和采取防治措施可避免不可逆的形态和功能改变，使病情不致恶化，甚至终身不出现症状。

3. 针对发病机制的治疗　包括：①避开和限制环境因素；②替代治疗；③调整治疗。

4. 遗传咨询和生育指导。

习题

1. 简述激素的分类，请举例说明。

答：①肽类激素：如甲状旁腺素、胰岛素；②氨基酸类激素：如甲状腺素（T_4）和三碘甲腺原氨酸（T_3）；③胺类激素：如肾上腺素等；④类固醇激素：如糖皮质激素（皮质醇）等。

2. 代谢疾病的病因和发病机制包括哪些？

答：①遗传性代谢病（先天性代谢缺陷）：基因突变引起蛋白质结构和功能紊乱，特异酶催化反应消失、降低或（偶然地）升高，导致细胞和器官功能异常。②获得性代谢病：可由环境因素引起，或遗传因素和环境因素相互作用所致。

第二章　下丘脑疾病

 教学目的

1. **熟悉**　下丘脑疾病的临床表现、诊断和鉴别诊断及治疗。
2. **了解**　下丘脑疾病的病因和分类。

 内容精讲

【下丘脑的解剖结构和功能】

（一）下丘脑解剖结构

下丘脑是位于间脑下部的一个呈楔形的微小组织，主要由灰质组成。下丘脑的正中隆起下端与垂体柄相连，和垂体的距离最近，关系最为密切，是下丘脑对垂体功能进行调节的最重要部位，也是各种促垂体激素必经的共同通道。下丘脑与神经垂体有神经联系。

（二）下丘脑功能

1. 下丘脑神经核团的功能分区　包括：①下丘脑前区；②下丘脑中后区；③下丘脑前区和前腹室周核区；④近正中隆起区；⑤控制促肾上腺皮质激素分泌的区域；⑥正中视前核区；⑦交叉上核；⑧室旁核区；⑨视上核区。

2. 下丘脑神经分泌细胞的功能　包括：①神经递质功能；②神经调质功能；③信号整合功能；④靶细胞功能。

3. 下丘脑神经内分泌系统的功能　下丘脑的神经内分泌联系十分广泛。

（三）下丘脑激素分泌的调节

1. 下丘脑分泌的激素　合成和分泌促性腺激素释放激素（GnRH）、生长激素释放激素（GHRH）等，还可分泌许多神经递质和神经调质、细胞因子、生长因子等。

2. 靶腺激素反馈调节　包括正反馈调节和负反馈调节。

3. 神经递质和细胞因子调节。

【下丘脑相关疾病】

（一）下丘脑疾病的病因与分类

1. 按病因分类　一般分为炎症性下丘脑疾病、颅脑外伤性下丘脑疾病、肿瘤性下丘脑疾病、血管损伤性下丘脑疾病等。

2. 按功能分类　分为 8 类：①神经-内分泌代谢型下丘脑疾病；②自主神经-血管型和自主神经-内脏型下丘脑疾病；③体温调节障碍型下丘脑疾病；④睡眠障碍型下丘脑疾病；⑤假神经症/精神病样下丘脑疾病；⑥癫痫（间脑癫痫）型下丘脑疾病；⑦神经营养障碍型下丘脑疾病；⑧神经肌肉型下丘脑疾病。

（二）下丘脑疾病的临床表现

1. 内分泌功能障碍表现。

2. 神经系统表现　①嗜睡和失眠；②多食肥胖或顽固性厌食消瘦；③发热或体温过低；

④精神障碍；⑤其他：以疼痛较为多见，可伴多汗（或汗闭）、手足发绀、括约肌功能障碍及下丘脑癫痫。

3. 下丘脑疾病的临床转归 多数病情较轻，发展缓慢，但常伴有精神和心理障碍；少数病情进展较快，严重影响生活质量。下丘脑功能紊乱往往是肥胖和代谢综合征的发病条件之一，在肥胖和代谢综合征的诊治中，值得特别注意。

（三）下丘脑疾病的诊断与鉴别诊断

1. 早期诊断线索 当临床上遇到下列情况时需考虑下丘脑疾病可能：①临床特征不能用单一的靶腺或单纯的垂体损害解释；②内分泌功能紊乱症状同时伴肥胖、多食、消瘦、厌食、嗜睡、精神失常及体温异常等，而不能用其他疾病解释；③颅内压增高伴视力或视野下降，或合并尿崩症、性腺功能低下、溢乳者；④伴有生长发育不良、嗅觉障碍、畸形者；⑤虚弱者，尤其是伴有血皮质醇降低或自身免疫性疾病的患者；⑥低 T_3/T_4 综合征。

2. 定位诊断和病因诊断

（1）定位诊断 下丘脑的病变部位与临床表现之间的关系大致为：①视前区受损时，有自主神经功能障碍；②下丘脑前部视前区受损时，伴有高热；③下丘脑前部受损时，有摄食障碍表现；④下丘脑前部、视上核和室旁核受损时，可伴有中枢性特发性高钠血症、尿崩症或 AVP 分泌不适当综合征；⑤下丘脑腹内侧正中隆起受损时，有性功能减退，ACTH、GH 和 PRL 分泌异常以及尿崩症等表现；⑥下丘脑中部外侧区受损时，多伴有厌食和体重下降；⑦下丘脑腹内侧区受损时，伴有贪食、肥胖和性格改变；⑧下丘脑后部损伤时，常有意识改变、嗜睡、运动功能减退和低体温；⑨乳头体与第三脑室壁受损时，可有精神错乱和严重记忆障碍存在。

（2）病因诊断 病因诊断要结合病史、症状、体征、实验室检查及其他辅助检查综合判断。

3. 鉴别诊断 注意与原发性靶腺（甲状腺、肾上腺、性腺、垂体）功能异常、神经衰弱和精神分裂症等相鉴别。

（四）下丘脑疾病的治疗

应尽量去除病因。

习题

1. 下丘脑疾病的临床表现有哪些？

答：（1）内分泌功能障碍表现。

（2）神经系统表现 ①嗜睡和失眠；②多食肥胖或顽固性厌食消瘦；③发热或体温过低；④精神障碍；⑤其他：以疼痛较为多见，可伴多汗（或汗闭）、手足发绀、括约肌功能障碍及下丘脑癫痫。

（3）下丘脑疾病的临床转归 多数病情较轻，发展缓慢，但常伴有精神和心理障碍；少数病情进展较快，严重影响生活质量。

2. 下丘脑分泌的激素有哪些？

答：合成和分泌促性腺激素释放激素（GnRH）、生长激素释放激素（GHRH）等，还可分泌许多神经递质和神经调质、细胞因子、生长因子等。

第三章　垂体瘤

 教学目的

1. **熟悉**　垂体瘤的临床表现、诊断和治疗；催乳素瘤的临床表现及诊断。
2. **了解**　催乳素瘤的药物治疗。

 内容精讲

垂体瘤是一组起源于腺垂体、神经垂体及胚胎期颅咽管囊残余鳞状上皮的肿瘤。

【病因和发病机制】

1. 病因　①遗传性因素；②下丘脑因素；③垂体因素；④环境因素；⑤靶腺（甲状腺、性腺、肾上腺）功能衰竭。

2. 发病机制　某一垂体细胞发生突变，导致癌基因激活和（或）抑癌基因的失活，然后在内、外因素的促进下单克隆的突变细胞不断增殖，逐渐发展为垂体瘤。

【分类】

1. 功能分类　根据肿瘤细胞有无合成和分泌激素的功能，将垂体肿瘤分为功能性垂体瘤和无功能性垂体瘤。

2. 形态学分类　按照垂体瘤的生长解剖和放射影像学特点可分为微腺瘤（直径<10mm）和大腺瘤（直径≥10mm）。根据生长类型可分为扩张型和浸润型，后者极为少见。

3. 病理组织学分类　依据瘤细胞的光镜和免疫组化表现。常规染色可将垂体瘤分为嗜碱、嗜酸、嫌色细胞瘤或混合型腺瘤4种。

【临床表现】

1. 肿瘤占位效应和局部压迫症状　①头痛；②视神经通路压迫症状；③其他症状。

2. 激素分泌异常表现　可为激素分泌过多引起相应综合征，也可因肿瘤增大压迫正常垂体组织或垂体柄而使垂体相应激素分泌减少。

【诊断和鉴别诊断】

1. 早期诊断线索　临床上下列表现可提供早期诊断线索：慢性头痛、海绵窦综合征、脑神经损害、脑积水和颅内压增高、下丘脑功能紊乱等。

2. 诊断依据　详细病史询问和仔细的体格检查，包括神经系统、眼底、视力、视野检查，对于垂体瘤的诊断可提供重要依据。垂体肿瘤的诊断主要采用影像技术如CT、MRI，无创伤性，费用低。各种垂体激素及其动态功能试验对诊断和鉴别诊断可提供一定的参考和疗效的判断。最终诊断决定于病理检查。

3. 鉴别诊断　需与下列疾病相鉴别：①颅咽管瘤和Rathke囊肿；②淋巴细胞性垂体炎；③视神经胶质瘤；④异位松果体瘤；⑤颈内动脉瘤；⑥球后视神经炎；⑦脑膜瘤；⑧蝶鞍扩大。

【治疗】

（一）手术治疗

除催乳素瘤一般首先采用药物治疗外，所有垂体瘤尤其大腺瘤和功能性肿瘤，尤其压迫中枢神经系统和视神经束,药物治疗无效或不能耐受者均宜考虑手术治疗。

(二)药物治疗

1. 溴隐亭 为多巴胺受体激动剂,常为首选。瘤体越小效果越好,但停药后易复发。

2. 奥曲肽 用于生长激素(GH)瘤和促甲状腺激素(TSH)瘤。

(三)放射治疗

放射治疗常作为手术治疗的辅助,随着时间的迁延,腺垂体的功能减退在所难免,依次有 GH、促性腺激素(GnH)、促肾上腺皮质激素(ACTH)、TSH 缺乏。副作用有腺垂体功能减退症、视神经炎和视力减退以及脑萎缩、认知减退。

[附] 催乳素瘤

催乳素(PRL)瘤和高 PRL 血症是常见的下丘脑-垂体疾病。

★【PRL 瘤和高 PRL 血症临床表现】

(一)高 PRL 血症临床表现

1. 女性 ①月经改变和不孕;②溢乳;③其他,通常伴有体重增加。

2. 男性 ①勃起功能障碍;②性欲减退;③生精减退、男性不育;④第二性征减退。

(二)PRL 瘤压迫症状

包括头痛、视力下降、视野缺损和其他脑神经压迫症状、癫痫发作、脑脊液鼻漏等。

★【诊断】

1. 定性诊断 是否具有高 PRL 的临床表现,是否存在血中 PRL 浓度升高。催乳素瘤患者基础之 PRL$>200\mu g/L$,PRL 瘤可能性极大。若$>300\mu g/L$ 则可肯定,$100\sim200\mu g/L$ 时应检查有无药物(吩噻嗪、三环类抗抑郁药、甲氧氯普胺、α-甲基多巴、雌激素等)的作用、原发性甲状腺功能减退症、慢性肾衰竭和下丘脑病变等。

2. 定位诊断 应用 CT、MRI 扫描下丘脑垂体区有助于发现微小病变。

【治疗】

药物治疗如下。

(1)溴隐亭。

(2)其他药物 卡麦角林和喹高利特是具有高度选择性的多巴胺 D_2 受体激动剂,是溴隐亭的换代药物,作用强大而不良反应相对减少,作用时间更长。

(3)药物治疗后的随诊。

习题

1. 垂体微腺瘤、大腺瘤是指什么?

答:垂体微腺瘤是指直径$<10mm$ 的肿瘤;大腺瘤是直径$\geq10mm$ 的肿瘤。

2. 最常见的垂体肿瘤为哪一种?

答:最常见的垂体肿瘤为 PRL 瘤。

第四章 肢端肥大症和巨人症

教学目的

1. **熟悉** 肢端肥大症和巨人症的临床表现。
2. **了解** 肢端肥大症和巨人症的诊断标准、治疗措施。

内容精讲

生长激素（GH）分泌过多，在骨骺闭合之前引起巨人症，而在骨骺闭合之后导致肢端肥大症。同一患者可兼有巨人症和肢端肥大症。

【病因和发病机制】

生长激素（GH）分泌过多的原因主要有垂体性和垂体外性。①垂体性：以腺瘤为主；②垂体外性：异位 GH 分泌瘤、GHRH 分泌瘤；③其他疾病。

垂体 GH 腺瘤发生机制不明，约 40% 的散发性 GH 腺瘤与可 G 蛋白调节亚单位发生点突变有关。

【临床表现】

（一）GH 过渡分泌的表现

1. 巨人症 由于 GH 的过渡分泌，促进骨骼生长发育。GH 瘤如发生于骨骼融合前，身高均明显长于同龄儿童，持续长高直至青春期发育完全、骨骺闭合，身高可达 1.8m（女性）及 2m（男性）或以上。过多 GH 可导致糖耐量减低或糖尿病。

2. 肢端肥大症 GH 瘤若发生于青春发育期之后、骨骼已融合者，则表现为肢端肥大症。主要影响包括：①骨骼和关节；②皮肤及软组织；③糖代谢异常；④钙磷代谢；⑤心血管系统；⑥呼吸系统；⑦生殖系统；⑧致肿瘤作用。

（二）GH 瘤压迫表现

大的 GH 瘤可压迫正常垂体组织，引起头痛、视物模糊、视力障碍、垂体功能减退、下丘脑功能障碍甚至是垂体卒中等。

【诊断与鉴别诊断】

诊断主要根据身高、典型面貌、肢端肥大、内脏增大、内分泌代谢紊乱证据和影像学检查异常。24h GH 水平总值较正常值高出 10～15 倍，GH 分泌脉冲数增加 2～3 倍，基础 GH 水平增加达 16～20 倍（正常值<5μg /L）；IGF-1（正常值<2.5ng/mL）升高可反映 24h GH 分泌总体水平，可作为筛选和疾病活动性指标，也可作为治疗是否有效的指标。下丘脑垂体区 CT、MRI 对诊断有较大帮助，CT、MRI 不仅适用于颅脑病变而且亦可探查胸腔、腹腔等部位的病变。

1. 定性诊断（确定 GH 过度分泌） 包括：①血清 GH；②GH 抑制试验，为临床诊断肢端肥大症和巨人症的"金标准"；③IGF-1：反映慢性 GH 过度分泌的最优指标；④其他垂体功能的评估。

2. 定位诊断（确定 GH 来源） 包括：①颅骨 X 线；②垂体 MRI；③垂体 CT；④胸部和腹部 CT；⑤其他影像学检查。

3. 并发症诊断　进行相关并发症包括血压、血脂、血糖、心电图、心脏彩超等的检测。

4. 鉴别诊断　包括：①非垂体 GH 瘤所致的肢端肥大症/巨人症；②体质性巨人和身材过长；③单纯性凸颌症；④皮肤骨膜肥厚症；⑤妊娠面容。

【治疗】

1. 手术治疗　为一线治疗。蝶鞍内微腺瘤（＜10mm）最适宜手术切除，而大腺瘤（＞10mm）尤其向鞍上发展或伸向海绵窦者手术治愈率降低。

2. 药物治疗　①生长抑素类似物；②多巴胺受体激动剂，国内一般应用溴隐亭较多；③GH 受体拮抗剂培维索孟。

3. 放射疗法　保留为三线治疗方案，偶可作为二线，但极少用作一线治疗。

习题

1. 肢端肥大症治疗是否有效的指标是什么？

答：IGF-1 升高。

2. 肢端肥大症筛选和疾病活动性指标是什么？

答：IGF-1 升高。

第五章　腺垂体功能减退症

教学目的

1. **掌握**　腺垂体功能减退症的临床表现与诊断；激素替代治疗方法。
2. **熟悉**　腺垂体功能减退症的病因；垂体危象的处理。

内容精讲

腺垂体功能减退症指各种病因损伤下丘脑、下丘脑-垂体通路、垂体而导致一种或多种腺垂体激素分泌不足所致的临床综合征。

【病因和发病机制】

1. 先天性腺垂体发育不全　垂体的发育受多种基因的调控，这些基因的突变可导致垂体发育不全而引起腺垂体功能低下，并可伴有垂体形态异常和特殊的临床表现。

2. 垂体肿瘤和垂体、下丘脑附近肿瘤　垂体肿瘤是获得性腺垂体功能减退症最常见的原因。

3. 垂体缺血性坏死　妊娠期腺垂体增生肥大，血供丰富，易遭受缺血性损害。

4. 感染、浸润性病变　结核、病毒、真菌等可引起垂体炎而破坏腺垂体功能。

5. 放射损伤。

6. 颅脑创伤或垂体手术　垂体瘤摘除术可导致腺垂体功能减退。

7. 空泡蝶鞍综合征。

8. 自身免疫性。

9. 垂体卒中　通常是由于垂体瘤内突然出血、瘤体突然增大，压迫正常垂体组织和邻近视神经束，表现为突发性鞍旁压迫综合征和（或）脑膜刺激征及腺垂体功能减退症。

【临床表现】

1. LH和FSH缺乏　LH和FSH缺乏可致性腺功能减退，为腺垂体功能减退症最常见的表现。女性患者可表现为闭经、乳房萎缩、性欲减退或消失、阴道分泌物减少、子宫和阴道萎缩、阴道炎、性交痛、不孕，以及阴毛和腋毛脱落等。成年男性患者表现性欲减退、阳痿、睾丸萎缩、胡毛和腋毛稀少、肌肉减少、脂肪增加。男女均易发生骨质疏松。

2. GH不足综合征。

3. TSH缺乏　其表现与原发性甲状腺功能减退症相似，但通常无甲状腺肿。

4. ACTH缺乏　其表现与原发性慢性肾上腺皮质功能减退症相似，所不同的有皮肤色素减退、面色苍白、乳晕色素浅淡。

5. 垂体瘤引起者　可有头痛、视力障碍，有时可出现颅内压增高的症状、体征。

【诊断】

本病诊断主要依据病史、临床表现、血中激素水平测定和腺垂体功能试验。

【治疗】

1. 病因治疗　腺垂体功能减退症可由多种原因所引起，治疗应针对病因治疗。

2. 激素替代治疗　包括：①生长激素缺乏的治疗；②促性腺激素缺乏的治疗；③TSH缺乏的治疗；④ACTH缺乏的治疗。

3. 垂体危象处理 包括：①纠正低血糖；②大剂量肾上腺皮质激素应用；③纠正水和电解质紊乱；④纠正休克；⑤其他：去除诱因，感染是最常见、最重要的诱因。

习题

1. 腺垂体功能减退症激素替代治疗包括哪些？

答：①生长激素缺乏的治疗；②促性腺激素缺乏的治疗；③TSH 缺乏的治疗；④ACTH 缺乏的治疗。

2. 简述垂体危象的处理。

答：①纠正低血糖；②大剂量肾上腺皮质激素应用；③纠正水和电解质紊乱；④纠正休克；⑤其他：去除诱因，感染是最常见、最重要的诱因。

第六章　生长激素缺乏性矮小症

教学目的

1. **熟悉**　生长激素缺乏性矮小症的临床表现及主要诊断根据。
2. **了解**　GH 激发试验中 GH 峰值变化；生长激素缺乏性矮小症的治疗方法。

内容精讲

生长激素缺乏性矮小症（GHD）又称儿童生长激素缺乏症，指因垂体生长激素（GH）缺乏或生长激素生物效应不足所致的躯体生长障碍。按病因可分为特发性、获得性和遗传性三类；按病变部位可分为垂体性和下丘脑性两种；可为单一性 GH 缺乏，也可伴有腺垂体其他激素缺乏。

【病因和发病机制】

1. 特发性　病因不明，可能由于下丘脑-垂体功能或结构的异常，导致 GH 分泌不足所致。

2. 获得性（继发性）　本病可继发于下丘脑-垂体肿瘤，如颅咽管瘤等。

3. 遗传性。

生长激素不敏感综合征：是由于靶细胞对 GH 不敏感而引起的一种矮小症。

★【临床表现】

1. 生长迟缓　成年身高一般不超过 130cm，体态一般尚匀称，成年后多仍保持童年体形和外貌。

2. 性腺发育障碍　患者至青春期，性器官不发育，第二性征缺如。

3. 智力与年龄相称　智力发育一般正常。

4. 骨发育延迟和骨代谢异常　X 线摄片可见长骨均短小，骨龄幼稚，骨化中心发育迟缓，骨骺久不融合。

5. Laron 综合征　患者有严重 GH 缺乏的临床表现。本病患者对外源性 GH 治疗无反应，目前唯一有效的治疗措施是使用重组人 IGF-1 替代治疗。

★【诊断与鉴别诊断】

（一）主要诊断根据

① 身材矮小（身高为同年龄、同性别正常人均值－2SD 以下），可伴性发育障碍等临床特征；②骨龄检查较实际年龄落后 2 年以上；③GH 激发试验：临床上将 GH 激发试验中 GH 峰值变化作为诊断 GHD 的一种重要依据，本病患者经两种试验兴奋后 GH 峰值常低于 $5\mu g/L$ 为完全性 GH 缺乏，$5\sim10\mu g/L$ 为部分性 GHD；④血 IGF-1 和 IGFBP3 水平测定；⑤排除其他疾病，如呆小病、染色体畸变、慢性肝肾疾病。

（二）鉴别诊断

需与以下疾病鉴别：全身性疾病所致的身材矮小症；体质性生长发育延迟；呆小病；先天性卵巢发育不全综合征（Turner 综合征）；其他如骨软骨发育不良等。

【治疗】

1. 人生长激素　基因重组人 GH（rhGH）治疗，初始剂量一般为 0.1U/（kg·d），睡前皮下注射。注射 rhGH 的局部及全身不良反应较少。在使用过程中应当监测甲状腺功能。

2. 胰岛素样生长因子-1 近年已用于治疗 GH 不敏感综合征。早期诊断、早期治疗者效果较好，$40\sim80\mu g/kg$，每日餐前或餐后 20min 皮下注射 2 次。不良反应有低血糖等。

习题

1. GH 激发试验可用于哪种疾病的诊断？

答：生长激素缺乏性矮小症（GHD）。

2. 生长激素缺乏性矮小症的诊断根据是什么？

答：①身材矮小（身高为同年龄、同性别正常人均值－2SD 以下），可伴性发育障碍等临床特征；②骨龄检查较实际年龄落后 2 年以上；③GH 激发试验：临床上将 GH 激发试验中 GH 峰值变化作为诊断 GHD 的一种重要依据，本病患者经两种试验兴奋后 GH 峰值常低于 $5\mu g/L$ 为完全性 GH 缺乏，$5\sim10\mu g/L$ 为部分性 GHD；④血 IGF-1 和 IGFBP3 水平测定；⑤排除其他疾病，如呆小病、染色体畸变、慢性肝肾疾病。

第七章 尿崩症

 教学目的

1. 熟悉 尿崩症的临床表现以及诊断；鉴别诊断；禁水-加压素试验的方法与结果分析。

2. 了解 尿崩症的治疗方法。

内容精讲

尿崩症（GI）是指精氨酸加压素（AVP）又称抗利尿激素（ADH）严重缺乏或部分缺乏（称中枢性尿崩症），或肾脏对 AVP 不敏感（肾性尿崩症），致肾小管重吸收水的功能障碍，从而引起多尿、烦渴、多饮与低比重尿和低渗尿为特征的一组综合征。

【病因和发病机制】

1. 获得性（继发性） 约 50％患者为下丘脑神经垂体及附近部位的肿瘤，10％由头部创伤所致。

2. 遗传性 少数中枢性尿崩症有家族史，呈常染色体显性遗传，由 AVP-神经垂体素运载蛋白（AVP-NPⅡ）编码区多种多样的基因突变所致。

3. 特发性 约占 30％，临床找不到任何病因。

【临床表现】

尿崩症的主要临床表现为多尿、烦渴与多饮，起病常较急，一般起病日期明确。24h 尿量可多达 4～10L，最多不超过 18L。尿比重常在 1.005 以下，尿渗透压常为 50～200mOsm/（kg·H_2O），尿色淡如清水。部分患者症状较轻，24h 尿量仅为 2.5～5L，如限制饮水，尿比重可超过 1.010，尿渗透压可超过血浆渗透压，可达 290～600mOsm/（kg·H_2O），称为部分性尿崩症。

【诊断与鉴别诊断】

（一）诊断依据

① 尿量多，一般 4～10L/d；②低渗尿，尿渗透压＜血浆渗透压，一般低于 200mOsm/（kg·H_2O），尿比重多在 1.005 以下；③禁水试验不能使尿渗透压和尿比重增加，而注射加压素后尿量减少、尿比重增加、尿渗透压较注射前增加 9％以上；④加压素（AVP）或去氨加压素（DDAVP）治疗有明显效果。

（二）诊断方法

1. 禁水-加压素试验 比较禁水前后与使用血管加压素前后的尿渗透压变化。禁水一定时间，当尿浓缩至最大渗透压而不能再上升时，注射加压素。

方法：禁水时间视患者多尿程度而定，一般 6～16h 不等，禁水期间每 2h 排尿一次，测尿量、尿比重或渗透压，抽血测血浆渗透压，然后皮下注射加压素 5U，注射后 1h 和 2h 测尿渗透压。

结果：正常人禁水后尿量明显减少，尿比重超过 1.020，尿渗透压超过 800mOsm/（kg·H_2O），不出现明显失水。尿崩症患者禁水后尿量仍多，尿比重一般不超过 1.010，尿渗透压常不超过血浆渗透压。注射加压素后，正常人尿渗透压一般不升高，仅少数人稍升高，但不超过

5%。精神性多饮、多尿者接近或与正常相似。尿崩症患者注射加压素后，尿渗透压进一步升高，较注射前至少增加 9% 以上。肾性尿崩症在禁水后尿液不能浓缩，注射加压素后仍无反应。

2. 血浆精氨酸加压素测定（放射免疫法） 正常人血浆 AVP（随意饮水）为 2.3～7.4pmol/L，禁水后可明显升高。

3. 中枢性尿崩症的病因诊断 应进行蝶鞍摄片、视野检查，必要时作 CT 或 MRI 等检查以明确或除外有无垂体或附近的肿瘤。

（三）鉴别诊断

1. 原发性烦渴 主要由于精神因素引起烦渴、多饮，因而导致多尿和低比重尿，同时 AVP 分泌受抑制，与尿崩症极相似。上述诊断性试验均在正常范围内。

2. 肾性尿崩症 是一种家族性 X 连锁遗传性疾病，其肾小管对 AVP 不敏感，往往出生后即出现症状，多为男孩，女性只表现为轻症，并有生长发育迟缓。注射加压素后尿量不减少，尿比重不增加，血浆 AVP 浓度正常或升高，易与中枢性尿崩症鉴别。

3. 妊娠性尿崩症 胎盘产生的 N-末端氨基肽酶（AVP 酶）可使 AVP 降解加速，导致 AVP 缺乏，其症状在妊娠期出现，常于分娩后数周缓解。

4. 其他 慢性肾脏病，尤其是肾小管疾病、低钾血症、高钙血症等，均可影响肾浓缩功能而引起多尿、口渴等症状，但有相应原发疾病的临床特征，且多尿的程度也较轻。

【治疗】

（一）激素替代疗法

1. 去氨加压素（1-脱氨-8-右旋精氨酸加压素，DDAVP） 其抗利尿作用强，而无加压作用，不良反应少，为目前治疗中枢性尿崩症的首选药物。

2. 鞣酸加压素注射液 60U/mL，首次 0.1～0.2mL 肌内注射，以后观察逐日尿量，以了解药物奏效程度及作用持续时间，从而调整剂量及间隔时间。慎防用量过大引起水中毒。

3. 垂体后叶素水剂 作用仅能维持 3～6h，每日须多次注射，长期应用不便。主要用于脑损伤或手术时出现的尿崩症，每次 5～10U，皮下注射。

（二）其他抗利尿药物

1. 氢氯噻嗪 作用机制可能是由于尿中排钠增加，体内缺钠，肾近曲小管重吸收增加，到达远曲小管原尿减少，因而尿量减少，对肾性尿崩症也有效。

2. 氯磺丙脲 刺激 AVP 释放并增强 AVP 对肾小管的作用。服药后可使尿量减少，尿渗透压增高。

（三）病因治疗

获得性尿崩症尽量治疗其原发病。

【预后】

预后取决于基本病因。

习题

1. 尿崩症的临床表现有哪些？

答：多尿、烦渴与多饮，起病常较急，一般起病日期明确。24h 尿量可多达 4～10L，最多不超过 18L。尿比重常在 1.005 以下，尿渗透压常为 50～200mOsm/(kg·H_2O)，尿色淡如清水。

2. 男性，17 岁。多尿、烦渴、多饮月余。多次查尿比重<1.005，禁水试验尿比重不升高，但加压素试验尿比重、尿渗透压增加。诊断最可能是什么？

答：中枢性尿崩症。

第八章 抗利尿激素分泌失调综合征

教学目的

1. **掌握** 抗利尿激素分泌失调综合征的临床表现和实验室检查、诊断与鉴别诊断。
2. **熟悉** 抗利尿激素分泌失调综合征的治疗。
3. **了解** 抗利尿激素分泌失调综合征的病因和病理生理。

内容精讲

抗利尿激素分泌失调综合征（SIADH）是指内源性抗利尿激素（ADH，即精氨酸加压素 AVP）分泌异常增多或其活性作用超常，从而导致水潴留、尿排钠增多以及稀释性低钠血症等临床表现的一组综合征。

【病因和病理生理】

1. 恶性肿瘤 某些肿瘤组织合成并自主性释放 AVP。最多见者为肺小细胞癌（或燕麦细胞癌），其他肿瘤如胰腺癌、淋巴肉瘤、网状细胞肉瘤、十二指肠癌、霍奇金淋巴瘤、胸腺瘤等也可引起 SIADH。

2. 肺部疾病 如肺结核、肺炎、阻塞性肺部疾病等有时也可引起 SIADH，可能由于肺组织合成和释放 AVP 所致。

3. 中枢神经病变 包括脑外伤、炎症、出血、肿瘤、多发性神经根炎、蛛网膜下腔出血等，可影响下丘脑-神经垂体功能，促使 AVP 释放而不受渗透压等正常调节机制的控制。

4. 药物 如氯磺丙脲、长春新碱、环磷酰胺、卡马西平、氯贝丁酯、三环类抗抑郁药、秋水仙碱等可刺激 AVP 释放或加强 AVP 对肾小管的作用，从而产生 SIADH。

★【临床表现和实验室检查】

多数患者在限制水分时，可不表现典型症状。但如予以水负荷，则可出现水潴留及低钠血症表现。血浆渗透压常低于 $275mOsm/(kg \cdot H_2O)$，而尿渗透压常高于血浆渗透压。血清尿素氮、肌酐、尿酸等浓度常降低。本症一般无水肿。

★【诊断与鉴别诊断】

（一）诊断依据

①血清钠降低（常低于 130mmol/L）；②尿钠增高（常超过 30mmol/L）；③血浆渗透压降低 ［常低于 $275mOsm/(kg \cdot H_2O)$］；④尿渗透压＞$100mOsm/(kg \cdot H_2O)$，可高于血浆渗透压；⑤正常血容量（无血容量减少的临床表现如心率增快、黏膜干燥，血 BUN、Cr、尿酸下降）；⑥除外肾上腺皮质功能减低、甲状腺功能减退、利尿药使用等原因。

（二）病因诊断

首先考虑恶性肿瘤的可能性，特别是肺燕麦细胞癌，有时可先出现 SIADH，以后再出现肺癌的影像学发现。其次应除外中枢神经系统疾病、肺部感染、药物等因素。

（三）鉴别诊断

1. 肾失钠所致低钠血症 常有原发疾病及失水表现，血 BUN、Cr 常升高。

2. 胃肠消化液丧失　常有原发疾病史及失水表现，低容量性低钠血症。

3. 甲状腺功能减退症　有时也可出现低钠血症。

4. 顽固性心力衰竭、晚期肝硬化伴腹水或肾病综合征等　可出现稀释性（高容量性）低钠血症，但这些患者各有相应原发病的特征，且常伴明显水肿、腹水，尿钠常降低。

5. 脑性盐耗综合征（CSWS）　CSWS 的主要临床表现为低钠血症、尿钠增高和低血容量；而 SIADH 是正常血容量，这是与 CSWS 的主要区别。

【治疗】

1. 病因治疗　纠正基础疾病。药物引起者需立即停药。

2. 对症治疗　限制水摄入对控制症状十分重要，轻至中度 SIADH 患者每天摄入量限制在不显性丢失和尿液排出量的总和之下（0.8～1.0L），症状即可好转。严重患者可静脉输注 3% 氯化钠溶液，滴速为每小时 1～2ml/kg，使血清钠逐步上升，症状改善。有水中毒者，可同时注射呋塞米 20～40mg，排出水分，以免心脏负荷过重，但必须纠正因呋塞米引起的低钾或其他电解质的丧失。

3. 抗利尿激素受体拮抗剂　托伐普坦片可选择性拮抗位于肾脏集合管细胞的基底侧膜Ⅱ型 AVP 受体，调节集合管对水的通透性，提高对水的清除，促使血钠浓度提高。

习题

1. 抗利尿激素分泌失调综合征的临床表现有哪些？

答：多数患者在限制水分时，可不表现典型症状。但如予以水负荷，则可出现水潴留及低钠血症表现。血浆渗透压常低于 275mOsm/(kg·H$_2$O)，而尿渗透压常高于血浆渗透压。血清尿素氮、肌酐、尿酸等浓度常降低。本症一般无水肿。

2. 抗利尿激素分泌失调综合征的诊断依据是什么？

答：①血清钠降低（常低于 130mmol/L）；②尿钠增高（常超过 30mmol/L）；③血浆渗透压降低 [常低于 275mOsm/(kg·H$_2$O)]；④尿渗透压 > 100mOsm/(kg·H$_2$O)，可高于血浆渗透压；⑤正常血容量（无血容量减少的临床表现如心率增快、黏膜干燥，血 BUN、Cr、尿酸下降）；⑥除外肾上腺皮质功能减低、甲状腺功能减退、利尿药使用等原因。

第九章　非毒性甲状腺肿

1. **熟悉**　弥漫性非毒性甲状腺肿、非毒性多结节性甲状腺肿的临床表现和治疗。
2. **了解**　弥漫性非毒性甲状腺肿、非毒性多结节性甲状腺肿的诊断和鉴别诊断。

 内容精讲

　　非毒性甲状腺肿（nontoxic goiter）是指由非炎症和非肿瘤原因导致的甲状腺弥漫性或结节性肿大，且无临床甲状腺功能异常表现。又分为弥漫性非毒性甲状腺肿和非毒性多结节性甲状腺肿。

第一节　弥漫性非毒性甲状腺肿

　　弥漫性非毒性甲状腺肿又称单纯性甲状腺肿，是指甲状腺弥漫性肿大，不伴结节及甲状腺功能异常。

　　【病因和发病机制】

　　1. 碘缺乏　是引起地方性甲状腺肿的主要原因。

　　2. 遗传和环境因素　散发性甲状腺肿病原因复杂。遗传缺陷或基因突变可引起甲状腺激素合成障碍，导致甲状腺肿的发生。

　　【病理】

　　甲状腺呈弥漫性肿大。

　　【临床表现】

　　大多数患者无明显症状，重度肿大的甲状腺可压迫气管或食管而引起呼吸不畅或吞咽困难。

　　【诊断和鉴别诊断】

　　血清 T_4、T_3、TSH 基本正常。碘缺乏患者 TT_4 可轻度下降，T_3/T_4 的比值增高。血清甲状腺球蛋白（Tg）水平正常或增高，增高的程度与甲状腺肿的体积呈正相关。

　　检测尿碘可了解碘营养水平。

　　超声检查明确甲状腺肿特征和程度：甲状腺肿呈弥漫性或结节性，是否压迫颈部其他结构，是否存在颈部淋巴结肿大等。

　　【防治】

　　甲状腺肿本身一般不需要治疗，有压迫症状者应采取手术治疗。碘缺乏者需改善碘营养状态，食盐碘化（USI，$10\sim15mg/kg$ 盐）是目前国际上公认的预防碘缺乏病的有效措施。

第二节　非毒性多结节性甲状腺肿

　　非毒性多结节性甲状腺肿（MNG）是指甲状腺肿结节性肿大，不伴甲状腺功能异常。

【病因和发病机制】

可能与遗传、自身免疫和环境等多因素相关。MNG 内的结节多数为多克隆起源，提示甲状腺结节的形成是对局部产生的生长因子和细胞因子的过度增生反应所致。

【病理】

甲状腺结节大小不等，组织形态多样。

【临床表现】

大部分患者无自觉症状。常因无意发现或体检、影像学检查发现颈部肿大。若甲状腺显著肿大或纤维化明显，可导致食管、气管受压或胸廓入口阻塞，出现吞咽、呼吸困难或面部充血、颈静脉怒张等。

【诊断和鉴别诊断】

甲状腺肿大、变形，体检可扪及多个大小不一的结节。甲状腺功能正常，血清 TSH 水平有助于排除亚临床甲状腺功能亢进或减退。超声检查是评估结节恶性风险的首选方法，必要时需行细针穿刺细胞学检查（FNAC）明确。MNG 的恶性病变风险与单个结节相似。

【治疗】

大多数非毒性 MNG 患者仅需定期随访，并行超声检查动态评估甲状腺结节的大小及性质。不建议使用甲状腺激素治疗，如要使用，应从小剂量（$50\mu g/d$）开始，并监测 TSH 水平以避免过度抑制。当 MNG 引起局部压迫或影响外观时，可行手术治疗或放射性碘治疗。

习题

1. 引起地方性甲状腺肿的最常见原因是什么？

答：碘缺乏。

2. 弥漫性非毒性甲状腺肿如何防治？

答：甲状腺肿本身一般不需要治疗，有压迫症状者应采取手术治疗。碘缺乏者需改善碘营养状态，食盐碘化（USI，$10\sim15mg/kg$ 盐）是目前国际上公认的预防碘缺乏病的有效措施。

第十章　甲状腺功能亢进症

1. **掌握**　弥漫性毒性甲状腺肿的临床表现、诊断和鉴别诊断、实验室检查和治疗原则。
2. **熟悉**　弥漫性毒性甲状腺肿的发病机制；甲状腺危象的治疗原则。
3. **了解**　甲状腺功能亢进症的概念和病因。

📝 内容精讲

甲状腺功能亢进症（甲亢）是指甲状腺腺体本身产生甲状腺激素过多而引起的甲状腺毒症，其病因包括弥漫性毒性甲状腺肿（Graves 病，简称 GD）、结节性毒性甲状腺肿和甲状腺自主高功能腺瘤等。本章主要讨论 Graves 病。

【病因和发病机制】

GD 患者的血清中存在针对甲状腺细胞 TSH 受体的特异性自身抗体，称为 TSH 受体抗体（TRAb），TRAb 有两种类型，即甲状腺刺激性抗体（TSAb）和甲状腺刺激阻断性抗体（TSB-Ab）。TSAb 与 TSH 受体结合，激活腺苷酸环化酶信号系统，导致甲状腺滤泡上皮细胞增生，产生过量的甲状腺激素。TSBAb 的作用相反，阻断 TSH 与 TSHR 结合，引起甲状腺功能亢进症。本病有显著的遗传倾向。

★【临床表现】

1. 临床表现　症状主要有易激动、烦躁失眠、心悸、乏力、怕热、多汗、消瘦、食欲亢进、大便次数增多或腹泻、女性月经稀少。可伴发周期性瘫痪（亚洲、青壮年男性多见）和近端肌肉进行性无力、萎缩。

2. 体征　多数患者有程度不等的甲状腺肿大。甲状腺肿为弥漫性，质地中等（病史较久或食用含碘食物较多者可坚韧），无压痛。甲状腺上、下极可触及震颤，闻及血管杂音。

3. 眼部表现　分为两类，一类为单纯性突眼，病因与甲状腺毒症所致的交感神经兴奋性增高有关；另一类为浸润性突眼即 Graves 眼病。

【特殊的临床表现和类型】

1. Graves 眼病（GO）　患者自诉眼内异物感、胀痛、畏光、流泪、复视、斜视、视力下降；检查见突眼（眼球凸出度超过正常值上限 4mm）、眼睑肿胀、结膜充血水肿、眼球活动受限，严重者眼球固定、眼睑闭合不全、角膜外露而发生角膜溃疡、全眼炎，甚至失明。判断 GO 临床活动程度的评分方法（CAS），即以下 7 项表现各为 1 分：①球后疼痛＞4 周；②眼球运动时疼痛＞4 周；③眼睑充血；④结膜充血；⑤眼睑肿胀；⑥复视（球结膜水肿）；⑦泪阜肿胀，眼睑红斑；⑧突眼度增加＞2mm；⑨任一方向眼球运动减少 5°；⑩视力表现力下降≥1 行。CAS≥3 分判断为疾病活动。

2. 胫前黏液性水肿　也称为 Graves 皮肤病变。

3. 甲状腺危象　常见诱因有感染、手术、创伤、精神刺激等。临床表现有高热、大汗、心动过速（140 次/分以上）、烦躁、焦虑不安、谵妄、恶心、呕吐、腹泻，严重患者可有心力衰竭、休克及昏迷等。

4. 甲状腺毒症性心脏病 甲状腺毒症性心脏病的心力衰竭分为两种类型:一类是高排出量型心力衰竭;另一类是心脏泵衰竭。

5. 淡漠型甲亢 多见于老年患者,主要表现为明显消瘦、心悸、乏力、震颤、头晕、昏厥、神经质或神志淡漠、腹泻、厌食。可伴有心房颤动、肌肉震颤和肌病等,70%患者无甲状腺肿大。

6. T₃型甲状腺毒症 Graves病、毒性结节性甲状腺肿和自主高功能性腺瘤都可以发生 T_3 型甲亢。老年人多见。实验室检查 TT_4、FT_4 正常,TT_3、FT_3 升高,TSH 减低,^{131}I 摄取率增加。

7. 妊娠期一过性甲状腺功能亢进症 由于高浓度绒毛膜促性腺激素刺激甲状腺 GSH 受体所致。在妊娠 7~11 周发病,14~18 周缓解。

★ **【实验室和其他检查】**

1. 促甲状腺激素(TSH) 血清 TSH 浓度的变化是反映甲状腺功能最敏感的指标,目前已经进入第三代和第四代测定方法,即敏感 TSH(sTSH)(检测限 0.005mU/L)。sTSH 成为筛查甲亢的第一线指标,甲亢时的 TSH 通常小于 0.1mU/L。sTSH 使得诊断亚临床甲亢成为可能。

2. 血清总甲状腺素(TT₄) T_4 全部由甲状腺产生,血清 TBG 量和蛋白与激素结合力的变化都会影响测定的结果。妊娠、雌激素、急性病毒性肝炎、先天因素等可引起 TBG 升高,导致 TT_4 增高;雄激素、糖皮质激素、低蛋白血症、先天因素等可以引起 TBG 降低,导致 TT_4 减低。

3. 血清总三碘甲状腺原氨酸(TT₃) 大多数甲亢时血清 TT_3 和 TT_4 同时升高,TT_3 增高可以先于 TT_4 出现。T_3 型甲状腺毒症时仅有 TT_3 增高。

4. 血清游离甲状腺素素 游离甲状腺激素是实现该激素生物效应的主要部分,是诊断临床甲亢的主要指标。

5. ^{131}I 摄取率 ^{131}I 摄取率正常值(盖革计数管测定)为 3h 5%~25%,24h 20%~45%,高峰在 24h 出现。甲亢时 ^{131}I 摄取率表现为总摄取量增加,摄取高峰前移。甲状腺功能亢进类型的甲状腺毒症 ^{131}I 摄取率增高;非甲状腺功能亢进类型的甲状腺毒症 ^{131}I 摄取率减低。

6. TSH 受体抗体(TRAb) 诊断 GD 的第一线指标。未治疗的 GD 患者阳性率达到 98%。

7. 甲状腺刺激抗体(TSAb) 与 TRAb 相比,TSAb 反映了这种抗体不仅与 TSH 受体结合,而且产生了对甲状腺细胞的刺激功能。

8. 彩色多普勒 甲状腺血流的半定量测定。

9. CT 和 MRI 眼部 CT 和 MRI 可以排除其他原因所致的突眼,评估眼外肌受累的情况。

10. 甲状腺放射性核素扫描 主要用于鉴别诊断。肿瘤区浓聚大量核素,肿瘤区外甲状腺组织和对侧甲状腺无核素吸收。

★ **【诊断】**

诊断的程序是:①甲状腺毒症的诊断,测定血清 TSH 和甲状腺激素的水平;②确定甲状腺毒症是否来源于甲状腺功能的亢进;③确定甲亢的原因,如 GD、结节性毒性甲状腺肿、甲状腺自主高功能腺瘤等。

1. 甲亢的诊断 ①高代谢症状和体征;②甲状腺肿大;③血清甲状腺激素水平增高,TSH 减低。具备以上 3 项诊断即可成立。

2. GD 的诊断 ①甲亢诊断确立;②甲状腺弥漫性肿大(触诊和 B 超证实);③眼球突出和其他浸润性眼征;④胫前黏液性水肿;⑤TRAb、TPOAb 阳性。以上标准中,①②项为诊断必备条件,③④⑤项为诊断辅助条件。

【鉴别诊断】

1. 甲状腺毒症原因的鉴别 主要是甲亢所致的甲状腺毒症与破坏性甲状腺毒症的鉴别。两者均有高代谢表现、甲状腺肿和血清甲状腺激素水平升高,而病史、甲状腺体征、彩色多普勒超声和 ^{131}I 摄取率是主要的鉴别手段。

2. 甲亢的原因鉴别 GD、结节性毒性甲状腺肿和甲状腺自主高功能腺瘤分别约占病因的80％、10％和5％左右。伴浸润性眼征、TRAb阳性、胫前黏液性水肿等均支持GD的诊断。

★【治疗】

（一）抗甲状腺药物（ATD）

ATD治疗是甲亢的基础治疗，也用于手术和^{131}I治疗前的准备阶段。常用的ATD分为硫脲类和咪唑类两类，普遍使用甲巯咪唑（MMI）和丙硫氧嘧啶（PTU）。MMI血浆半衰期为6h，可以每天单次使用；PTU血浆半衰期为1.5h，具有在外周组织抑制T_4转换为T_3的独特作用，所以发挥作用较MMI迅速，控制甲亢症状快。有两种情况优先选择PTU，妊娠T_1期（1～3个月）甲亢和甲状腺危象。

1. 适应证 ①轻、中度病情；②甲状腺轻、中度肿大；③孕妇、高龄或由于其他严重疾病不适宜手术者；④手术前和^{131}I治疗前的准备；⑤手术后复发且不适宜^{131}I治疗者；⑥中至重度活动的GO患者。

2. 剂量与疗程 ①治疗期：PTU每次50～150mg，每天2～3次口服；或MMI50～150mg/d，每天1次口服。②维持期：PTU每次50～100mg，每天2～3次；或MMI 5～10mg/d，每天1次口服，维持治疗12～18个月。

3. 药物副作用 ①粒细胞缺乏：发生率0.7％；②皮疹：发生率为5％；③中毒性肝病；④血管炎；⑤MMI和PTU致胎儿皮肤发育不良等畸形：发生率为2％～4％。

（二）放射碘

1. 适应证 ①甲状腺肿大Ⅱ度以上；②对ATD过敏；③ATD治疗或者手术治疗后复发；④甲亢合并心脏病；⑤甲亢伴白细胞、血小板减少或全血细胞减少；⑥甲亢合并肝、肾等脏器功能损害；⑦拒绝手术或有手术禁忌证；⑧浸润性突眼。妊娠和哺乳期禁止放射碘治疗。

2. 剂量 估计剂量法：较小的甲状腺质量（<30g）185MBq，中等质量甲状腺（30～50g）370MBq，较大质量甲状腺（>50g）555MBq。

3. 治疗效果 治愈率达到85％以上。甲状腺功能减退症是难以避免的结果。

4. 并发症 ①放射性甲状腺炎；②诱发甲状腺危象；③加重活动性GO。

（三）手术治疗

1. 适应证 ①中、重度甲亢，长期服药无效，或停药复发，或不能坚持服药者；②甲状腺肿大显著，有压迫症状；③胸骨后甲状腺肿；④细针穿刺细胞学检查证实甲状腺癌或者怀疑恶变。

2. 禁忌证 ①合并较重心脏、肝、肾疾病，不能耐受手术；②妊娠T1期（1～3个月）和T3期（7～9个月）。

3. 手术方式 通常为甲状腺次全切除术，两侧各留下2～3g甲状腺组织。主要并发症是手术损伤导致永久性甲状旁腺功能减退症和喉返神经损伤。

（四）其他治疗

1. 碘剂 减少碘摄入量是甲亢的基础治疗之一，甲亢患者应当食用无碘食盐，忌用含碘药物。复方碘化钠溶液仅在手术前和甲状腺危象时使用。

2. β受体阻断剂 作用机制是：①阻断甲状腺激素对心脏的兴奋作用；②阻断外周组织T_4向T_3的转化。

（五）甲状腺危象的治疗

①针对诱因治疗；②抗甲状腺药物PTU；③碘剂抑制甲状腺激素释放：服PTU 1h后再加用复方碘口服溶液，如果对碘剂过敏，可改用碳酸锂；④β受体阻断剂；⑤糖皮质激素；⑥在上

述常规治疗效果不满意时，可选用腹膜透析、血液透析或血浆置换等措施迅速降低血浆甲状腺激素浓度；⑦降温：高热者予物理降温，避免用乙酰水杨酸类药物；⑧其他支持治疗。

（六）Graves 眼病的治疗

①一般治疗：高枕卧位，限制钠盐及使用利尿药，可减轻眼部水肿；②活动性 GO 给予泼尼松 40～80mg/d，每天 2 次口服，持续 2～4 周；③球后外照射；④治疗 GO 时甲亢的处理：加重 GO 的危险因素包括吸烟、$T_3 > 5nmol/L$、活动期持续超过 3 个月、$TSAb > 50\%$、甲亢治疗后发生甲减；⑤眶减压手术；⑥吸烟可以加重本病，应当戒烟。

（七）妊娠期甲亢的治疗

1. 怀孕时机　如果患者甲亢未控制，建议不要怀孕。如果患者正在接受 ATD 治疗，血清 TT_3、TT_4 达到正常范围，停用 ATD 后 3 个月可以怀孕。

2. 胎儿畸形　ATD 可致胎儿皮肤发育不良、鼻后孔闭锁、食管闭锁、脐突出等。产后 GD 在妊娠的后六个月，由于妊娠的免疫抑制作用，ATD 的剂量可以减少。分娩以后，免疫抑制解除，GD 易于复发，ATD 的需要量也增加。

3. 胎儿甲减　ATD 可以通过胎盘抑制胎儿的甲状腺功能。

4. 新生儿甲亢　母体 TRAb 可以穿过胎盘进入胎儿循环，引起胎儿或者新生儿甲亢。

5. 哺乳期的 ATD 治疗　推荐 MMI 20mg/d，ATD 应在哺乳后服用，服药后 3h 再行哺乳。

习题

1. 抗甲状腺药物治疗中如症状缓解而甲状腺肿或突眼加重，如何处理？

答：抗甲状腺药酌情减量，加用甲状腺素。

2. 试述甲状腺危象的处理原则。

答：①针对诱因治疗；②抗甲状腺药物 PTU；③碘剂抑制甲状腺激素释放：服 PTU 1h 后再加用复方碘口服溶液，如果对碘剂过敏，可改用碳酸锂；④β 受体阻断剂；⑤糖皮质激素；⑥在上述常规治疗效果不满意时，可选用腹膜透析、血液透析或血浆置换等措施迅速降低血浆甲状腺激素浓度；⑦降温：高热者予物理降温，避免用乙酰水杨酸类药物；⑧其他支持治疗。

第十一章　甲状腺功能减退症

 教学目的

1. 熟悉　甲状腺功能减退症的临床表现和治疗。
2. 了解　甲状腺功能减退症的实验室检查。

 内容精讲

　　甲状腺功能减退症（甲减）是由各种原因导致的低甲状腺激素血症或甲状腺激素抵抗而引起的全身性低代谢综合征，其病理特征是黏多糖在组织和皮肤堆积，表现为黏液性水肿。

　　【分类】

　　1. 根据病变发生的部位分类　①原发性甲减；②中枢性甲减；③甲状腺激素抵抗综合征：由于甲状腺激素在外周组织实现生物效应障碍引起的综合征。

　　2. 根据病变的原因分类　药物性甲减、手术后甲减、^{131}I 治疗后甲减、特发性甲减、垂体或下丘脑肿瘤手术后甲减等。

　　3. 根据甲状腺功能减低的程度分类　临床甲减和亚临床甲减。

　　【病因】

　　成人甲减的主要病因是：①自身免疫损伤：最常见的原因是自身免疫性甲状腺炎；②甲状腺破坏：包括手术、^{131}I 治疗；③碘过量：碘过量可引起具有潜在性甲状腺疾病者发生甲减；④抗甲状腺药物：如锂盐、硫脲类、咪唑类等。

　　★**【临床表现】**

　　1. 详细询问病史　有助于本病的诊断。

　　2. 临床表现　症状主要表现以代谢率减低和交感神经兴奋性下降为主，病情轻的早期患者可以没有特异症状。

　　3. 体格检查　典型患者可有表情呆滞、反应迟钝、声音嘶哑、听力障碍，面色苍白等。少数病例出现胫前黏液性水肿。本病累及心脏可出现心包积液和心力衰竭。重症患者可以发生黏液性水肿昏迷。

　　【实验室诊断】

　　1. 血清 TSH、TT$_4$ 和 FT$_4$　血清 TSH 增高、TT$_4$ 和 FT$_4$ 降低。亚临床甲减仅有血清 TSH 增高，TT$_4$ 和 FT$_4$ 正常。

　　2. 甲状腺过氧化物酶抗体（TPOAb）、甲状腺球蛋白抗体（TgAb）　甲状腺抗体是确定原发性甲减病因和诊断自身免疫性甲状腺炎的主要指标。

　　3. 其他检查　轻、中度贫血，血清总胆固醇、心肌酶谱可以升高。

　　【诊断与鉴别诊断】

　　（一）诊断

　　① 甲减的症状和体征。

　　② 血清 TSH 增高，FT$_4$ 减低，原发性甲减即可以成立。如果 TPOAb 阳性，可考虑甲减的

病因为自身免疫性甲状腺炎。

③ 血清 TSH 减低或者正常，TT_4、FT_4 减低，考虑中枢性甲减。做 TRH 刺激试验证实。进一步寻找垂体和下丘脑的病变。

（二）鉴别诊断

1. 贫血　应与其他原因的贫血鉴别。

2. 蝶鞍增大　应与垂体瘤鉴别。

3. 心包积液　需与其他原因的心包积液鉴别。

4. 水肿　主要与特发性水肿鉴别。

5. 低 T_3 综合征　指非甲状腺疾病原因引起的伴有低 T_3 的综合征。严重的全身性疾病、创伤和心理疾病等都可导致甲状腺激素水平的改变，它反映了机体内分泌系统对疾病的适应性反应。主要表现在血清 TT_3、FT_3 水平减低，血清 rT_3 增高，血清 T_4、TSH 水平正常。

★【治疗】

1. 左甲状腺素（L-T_4）治疗　治疗的目标是将血清 TSH 和甲状腺激素水平恢复到正常范围内，需要终生服药。治疗的剂量取决于患者的病情、年龄、体重和个体差异。T_4 的半衰期是 7 天，所以可以每天早晨服药一次。一般从 $25\sim50\mu g/d$ 开始，每 $1\sim2$ 周增加 $25\mu g$，直到达到治疗目标。

2. 亚临床甲减的处理　目前认为在下述情况需要给予 L-T_4 治疗：高胆固醇血症、血清 TSH > 10mU/L。

3. 黏液水肿性昏迷的治疗　①补充甲状腺激素，L-T_4 首次静脉注射 $300\sim500\mu g$，至患者清醒后改为口服；②如果患者在 24h 无改善，可以给予 T_3；③保温、供氧、保持呼吸道通畅；④氢化可的松 $200\sim300mg/d$ 持续静脉滴注，患者清醒后逐渐减量；⑤根据需要补液，但是入水量不宜过多；⑥控制感染，治疗原发疾病。

习题

1. 简述甲状腺功能减退症的替代治疗。

答：左甲状腺素（L-T_4）治疗，治疗的目标是将血清 TSH 和甲状腺激素水平恢复到正常范围内，需要终生服药。治疗的剂量取决于患者的病情、年龄、体重和个体差异。T_4 的半衰期是 7 天，所以可以每天早晨服药一次。一般从 $25\sim50\mu g/d$ 开始，每 $1\sim2$ 周增加 $25\mu g$，直到达到治疗目标。

2. 女性，42 岁。乏力，溢乳，毛发脱落，经期延长 2 年余。体格检查：水肿，反应迟钝，心率 56 次/分。实验室检查：$FT_3\downarrow$，TSH↑，PRL↑。予甲状腺素片治疗后症状改善，PRL 正常。诊断应考虑哪种疾病？

答：原发性甲减。

第十二章 甲状腺炎

教学目的

1. **熟悉** 亚急性甲状腺炎和自身免疫性甲状腺炎的临床表现、诊断和治疗。
2. **了解** 亚急性甲状腺炎和自身免疫性甲状腺炎的病因。

内容精讲

第一节 亚急性甲状腺炎

亚急性甲状腺炎是一种与病毒感染有关的自限性甲状腺炎，一般不遗留甲状腺功能减退症。

【病因】

本病以40～50岁女性最为多见，与病毒感染有关，如流感病毒、柯萨奇病毒、腺病毒和腮腺炎病毒等，可以在患者甲状腺组织发现这些病毒，或在患者血清发现这些病毒抗体。

【病理】

甲状腺轻中度肿大。甲状腺滤泡结构破坏，组织内存在许多巨噬细胞，包括巨细胞，所以又称巨细胞甲状腺炎。

【临床表现】

起病前1～3周常有病毒性咽炎、腮腺炎、麻疹或其他病毒感染的症状。甲状腺区发生明显疼痛，可放射至耳部，吞咽时疼痛加重。可有全身不适、食欲减退、肌肉疼痛、发热、心动过速、多汗等。体格检查发现甲状腺轻至中度肿大，有时单侧肿大明显，甲状腺质地较硬，显著触痛，少数患者有颈部淋巴结肿大。

【实验室检查】

实验室结果可以分为三期。①甲状腺毒症期：血清T_3、T_4升高，TSH降低，^{131}I摄取率减低（24h<2%），出现血清甲状腺激素水平和甲状腺摄碘能力的"分离现象"。此期红细胞沉降率加快，可>100mm/h。②甲减期：血清T_3、T_4逐渐下降至正常水平以下，TSH回升至高于正常值，^{131}I摄取率逐渐恢复。③恢复期：血清T_3、T_4、TSH和^{131}I摄取率恢复至正常。

【诊断】

诊断依据：①急性炎症的全身症状；②甲状腺轻、中度肿大，中等硬度，触痛显著；③典型患者实验室检查呈现上述三期表现。

【治疗】

轻型患者仅需应用非甾体抗炎药；中、重型患者可给予泼尼松，能明显缓解甲状腺疼痛；针对甲状腺毒症表现可给予普萘洛尔；针对一过性甲减者，可适当给予左甲状腺素替代。

第二节 自身免疫性甲状腺炎

自身免疫性甲状腺炎（AIT）主要包括五种类型：①桥本甲状腺炎（HT）；②萎缩性甲状腺

炎（AT）；③甲状腺功能正常的甲状腺炎（ET）；④无痛性甲状腺炎；⑤产后甲状腺炎；⑥药物性甲状腺炎；⑦桥本甲状腺毒症。

【病因】

HT甲状腺滤泡破坏的直接原因是甲状腺细胞凋亡，被认为是 Th1 细胞导致的免疫损伤。碘摄入量是影响本病发生发展的重要环境因素，随碘摄入量增加，本病的发病率显著增加。特别是碘摄入量增加可以促进隐性的患者发展为临床甲减。

【病理】

HT甲状腺坚硬，肿大。正常的滤泡结构广泛地被浸润的淋巴细胞、浆细胞及其淋巴生发中心代替。甲状腺滤泡孤立，呈小片状，滤泡变小、萎缩，其内胶质稀疏。

【临床表现】

本病是最常见的自身免疫性甲状腺病，早期仅表现为TPOAb阳性，没有临床症状。病程晚期出现甲状腺功能减退的表现。多数病例以甲状腺肿或甲减症状首次就诊。HT表现为甲状腺中度肿大，质地坚硬，而萎缩性甲状腺炎（AT）则表现为甲状腺萎缩。

【实验室检查】

甲状腺功能正常时，TPOAb 和 TgAb 滴度显著增高，是最有意义的诊断指标。发生甲状腺功能损伤时，可出现亚临床甲减和临床甲减。^{131}I摄取率减低。甲状腺扫描核素分布不均，可见"冷结节"。甲状腺细针穿刺细胞学检查（FNAC）有助于诊断的确立。

【诊断】

凡是弥漫性甲状腺肿大，特别是伴峡部锥体叶肿大，不论甲状腺功能有否改变，都应怀疑HT。如血清 TPOAb 和 TgAb 显著增高，诊断即可成立。AT 患者甲状腺无肿大，但是抗体显著增高，并且伴甲减的表现。

【治疗】

本病尚无针对病因的治疗措施。限制碘摄入量可能有助于阻止甲状腺自身免疫破坏进展。仅有甲状腺肿、无甲减者一般不需要治疗。临床治疗主要针对甲减和甲状腺肿的压迫症状。

第三节 无痛性甲状腺炎

无痛性甲状腺炎甲状腺的淋巴细胞浸润较 HT 轻，仅有局灶性浸润，表现为短暂、可逆性的甲状腺滤泡破坏。产后甲状腺炎是无痛性甲状腺炎的变异型，发生在产后。

习题

1. 女性，42岁。甲状腺部位疼痛，放射至下颌、耳部及枕部，伴甲状腺毒症。体格检查：左甲状腺肿大，可及一1.5cm×1.5cm结节，质地中等，压痛。诊断考虑亚急性甲状腺炎。哪些检查有助于诊断？

答：血清 T_3 升高，甲状腺摄^{131}I率明显下降，呈所谓"分离现象"，有助于诊断。

2. 女性，42岁。甲状腺部位疼痛，并出现结节，红细胞沉降率加速。甲状腺摄^{131}I率明显下降，经泼尼松治疗后，临床症状迅速消失。诊断应考虑哪种疾病？

答：亚急性甲状腺炎。

第十三章　甲状腺结节与甲状腺癌

教学目的

1. **熟悉**　甲状腺结节与甲状腺癌的临床表现和实验室检查。
2. **了解**　甲状腺结节的良恶性诊断；甲状腺癌的治疗原则。

内容精讲

第一节　甲状腺结节

甲状腺结节临床极为常见。

【病因】

病因和发病机制仍不明。良性甲状腺结节包括：多结节性甲状腺肿、桥本甲状腺炎、囊肿、滤泡性腺瘤、Hürthle 细胞腺瘤。恶性结节绝大多数为甲状腺癌，少数为原发性甲状腺淋巴瘤或转移性甲状腺癌（乳腺癌、肾癌等）。

【临床表现】

大多数甲状腺结节无任何临床症状，常由患者或医生查体时发现，或经颈部超声、颈椎 CT、MRI 或 PET-CT 检查时无意发现。

【实验室检查】

首先检测血清 TSH 水平，以判断甲状腺功能状态。如果 TSH 减低，提示结节可能自主分泌过多甲状腺激素，有自主分泌功能的结节恶性的可能性极小，不必再行细针穿刺细胞学检查（FNAC）。如果血清 TSH 正常或增高，超声检查显示有恶性征象，则推荐做 FNAC。

【影像学检查】

超声检查对结节良恶性鉴别价值优于 CT 或 MRI。超声还可以通过一些征象对结节的良恶性进行危险分层，并指导是否进行 FNAC 或下一步处理。提示恶性结节的征象包括：实质性、低回声结节伴以下 1 个或多个征象如微小钙化、结节纵横比＞1、边缘不规则、甲状腺外浸润、颈部淋巴结肿大等。

【细针穿刺细胞学检查】

超声引导下 FNAC 是目前术前鉴别甲状腺良恶性的"金标准"。FNAC 的结果分为 5 类：①取材无法诊断或不满意；②良性；③不确定（包括意义不明的不典型增生以及滤泡样病变或滤泡样肿瘤）；④可疑恶性；⑤恶性。

【诊断】

甲状腺结节的诊断需结合病史、临床表现、实验室检查和甲状腺超声检查综合判断，超声引导下 FNAC 可对结节的良恶性进行有效、准确的评估。

【治疗】

对临床高度疑似恶性或 FNAC 确定为可疑恶性或恶性的结节，需进行手术治疗。具有自主功能的"热结节"可采用放射性碘治疗。

第二节　甲状腺癌

甲状腺癌是内分泌系统最常见的恶性肿瘤，根据组织学特征可以分类为分化型和未分化型。分化型甲状腺癌（DTC）包括甲状腺乳头状癌和甲状腺滤泡状癌。

【病理】

1. 甲状腺乳头状癌（PTC） 特征性组织病理表现包括癌组织形成乳头状结构，间质砂砾体和典型的癌细胞核特征。

2. 滤甲状腺泡状癌（FTC） 镜下可见分化程度不同但结构尚完整的滤泡，分化差的 FTC 呈实性生长，滤泡结构很不完整，或呈筛状，癌细胞异型性明显。

【发病机制】

可能与外照射引起染色体断裂并进一步导致基因突变或重排和抑癌基因功能丧失有关。

【临床表现】

临床上最常表现为甲状腺结节。多数患者无明显临床症状，仅在体检或颈部超声、CT、MRI 或 PET-CT 检查中无意发现。

【诊断】

术前诊断最准确的手段是超声引导下 FNAC，有条件时可将穿刺获取的细胞作分子生物学分析以协助明确诊断。

【治疗】

包括手术治疗；放射性碘治疗（^{131}I 治疗）；TSH 抑制治疗；新型靶向药物治疗。

【随访】

大多数 DTC 患者的复发和转移发生于术后 5~10 年内，出现复发或远处转移者预后较差，主张患者进行终身随访。

习题

1. 甲状腺癌术前诊断最准确的手段是什么？

答：甲状腺细针穿刺细胞学检查（FNAC）。

2. 简述甲状腺癌的治疗。

答：包括手术治疗；放射性碘治疗（^{131}I 治疗）；TSH 抑制治疗；新型靶向药物治疗。

第十四章 库欣综合征

教学目的

1. **熟悉** 各种类型库欣综合征的病因及临床特点、诊断与鉴别诊断。
2. **了解** 库欣综合征的治疗。

内容精讲

库欣综合征（Cushing 征合征）为各种病因造成肾上腺分泌过多糖皮质激素（主要是皮质醇）所致病症的总称，其中最多见者为垂体促肾上腺皮质激素（ACTH）分泌亢进所引起的临床类型，称为库欣病（Cushing 病）。

库欣综合征的病因分类如下。

1. 依赖 ACTH 的库欣综合征 包括：①库欣病；②异位 ACTH 综合征；③异位促肾上腺皮质激素释放激素（CRH）综合征。

2. 不依赖 ACTH 的库欣综合征 包括：①肾上腺皮质腺瘤；②肾上腺皮质癌；③不依赖 ACTH 的双侧肾上腺小结节性增生，可伴或不伴 Carney 综合征；④不依赖 ACTH 的双侧肾上腺大结节性增生。

【临床表现】

库欣综合征有数种类型。①典型病例：表现为向心性肥胖、满月脸、多血质、紫纹等；②重型：主要特征为体重减轻、高血压、水肿、低血钾性碱中毒；③早期病例：以高血压为主，肥胖，向心性不够显著；④以并发症为主就诊者，如心力衰竭、脑卒中、病理性骨折、精神症状或肺部感染等；⑤周期性或间歇性。

典型病例的表现如下。

1. 向心性肥胖、满月脸、多血质外貌。

2. 全身肌肉及神经系统 肌无力，下蹲后起立困难。常有不同程度的精神、情绪变化，严重者精神变态。

3. 皮肤表现 皮肤薄，微血管脆性增加，轻微损伤即可引起瘀斑。下腹两侧、大腿外侧等处出现紫纹，手、脚、指（趾）甲、肛周常出现真菌感染。

4. 心血管表现 高血压常见，常伴有动脉硬化和肾小球动脉硬化。

5. 对感染抵抗力减弱 肺部感染多见，化脓性细菌感染不容易局限化，可发展成蜂窝织炎、菌血症、感染中毒症。

6. 性功能障碍 女性患者大多出现月经减少、不规则或停经；痤疮常见；明显男性化者少见，如出现，要警惕肾上腺皮质癌。男性患者性欲可减退，阴茎缩小，睾丸变软。

7. 代谢障碍 糖耐量减低，部分患者出现类固醇性糖尿病；低血钾引起肾浓缩功能障碍；病程较久者出现骨质疏松。

★【各种类型的病因及临床特点】

1. 库欣病 最常见，多见于成人，女性多于男性。垂体病变最多见者为 ACTH 微腺瘤（直径<10mm），大部分病例在切除微腺瘤后可治愈。

2. 异位 ACTH 综合征 临床上可分为二型：①缓慢发展型，肿瘤恶性度较低，临床表现及实验室检查类似依赖垂体 ACTH 的库欣病；②迅速进展型，肿瘤恶性度高，发展快，血 ACTH，血、尿皮质醇升高特别明显。

3. 肾上腺皮质腺瘤 多见于成人，男性相对较多见。腺瘤呈圆形或椭圆形，直径 3～4cm，包膜完整。起病较缓慢，病情中等度，多毛及雄激素增多表现少见。

4. 肾上腺皮质癌 病情重，进展快。瘤体积大，肿瘤浸润可穿过包膜，晚期可转移至淋巴结、肝、肺等处。呈重度库欣综合征表现，伴显著高血压、可见低血钾性碱中毒。可产生过量雄激素，女性呈多毛、痤疮、阴蒂肥大。可有腹痛、背痛、侧腹痛，体检可触及肿块。

5. 原发性色素沉着结节性肾上腺病 表现为不依赖 ACTH 的双侧肾上腺小结节性增生。患者多为儿童或青年，一部分患者的临床表现同一般库欣综合征；另一部分为家族性，呈显性遗传，往往伴面、颈、躯干皮肤及口唇、结膜、巩膜着色斑及蓝痣，还可伴皮肤、乳房、心房黏液瘤，睾丸肿瘤，垂体生长激素瘤等，称为 Carney 综合征。

6. 不依赖 ACTH 的肾上腺大结节性增生 双侧肾上腺增大，含有多个直径在 5mm 以上的良性结节，一般无色素沉着。垂体 CT、MRI 检查皆无异常发现。病情进展较腺瘤患者为缓。

★【诊断与鉴别诊断】

（一）诊断依据

1. 临床表现 有典型症状体征者，从外观即可作出诊断，但早期的以及不典型病例，特征性症状不明显或未被重视，而以某一系统症状就医者易于漏诊。

2. 各型库欣综合征共有的糖皮质激素分泌异常 皮质醇分泌增多，失去昼夜分泌节律，且不能被小剂量地塞米松抑制。①血浆皮质醇昼夜节律：库欣综合征患者血皮质醇浓度早晨高于正常，晚上不明显低于清晨。②尿游离皮质醇多在 304nmol/24h 以上，诊断价值高。③小剂量地塞米松抑制试验：每 6h 口服地塞米松 0.5mg，或每 8h 服 0.75mg，连服 2 天，第 2 天尿 17-羟皮质类固醇不能被抑制到对照值的 50% 以下，或尿游离皮质醇不能抑制在 55nmol/24h 以下。④患者血皮质醇浓度早晨高于正常，晚上不明显低于清晨（表示正常的昼夜节律消失）。

（二）病因诊断

需熟悉掌握上述各型的临床特点，配合影像学检查，血、尿皮质醇增高程度，血 ACTH 水平（增高或仍处于正常范围提示为 ACTH 依赖型，如明显降低则为非 ACTH 依赖型）及动态试验结果往往可作出正确的病因诊断及处理。

（三）鉴别诊断

①肥胖症患者；②酗酒兼有肝损害者；③抑郁症患者。

【治疗】

应根据不同的病因作相应的治疗。

1. 库欣病

（1）经蝶窦切除垂体微腺瘤为治疗本病的首选疗法。

（2）如经蝶窦手术未能发现并摘除垂体微腺瘤或某种原因不能作垂体手术，宜作一侧肾上腺全切、另一侧肾上腺大部分或全切除术，术后作激素替代治疗。

（3）对垂体大腺瘤患者，需作开颅手术治疗，尽可能切除肿瘤，在术后辅以放射治疗。

（4）影响神经递质的药物可作辅助治疗，对于催乳素升高者，可试用溴隐亭治疗。

（5）经上述治疗仍未满意奏效者可用阻滞肾上腺皮质激素合成的药物，必要时行双侧肾上腺切除术，术后激素替代治疗。

2. 肾上腺腺瘤 手术切除可获根治，经腹腔镜切除一侧肿瘤可加速手术后的恢复，术后需较长期使用氢化可的松（每日约 20～30mg）或可的松（每日约 25.0～37.5mg）作替代治疗。

3. 肾上腺腺癌　应尽可能早期作手术治疗。

4. 不依赖 ACTH 的小结节性或大结节性双侧肾上腺增生　作双侧肾上腺切除术，术后作激素替代治疗。

5. 异位 ACTH 综合征　应治疗原发性恶性肿瘤，视具体病情选择手术、放疗和化疗。

6. 阻滞肾上腺皮质激素合成的药物　①米托坦（双氯苯二氯乙烷）；②美替拉酮（SU4885）；③氨鲁米特；④酮康唑。

7. 库欣综合征患者进行垂体或肾上腺手术前后的处理　一旦切除垂体或肾上腺病变，皮质醇分泌量锐减，有发生急性肾上腺皮质功能不全的危险，故手术前后需要妥善处理。于麻醉前静脉注射氢化可的松 100mg，以后每 6h 1 次 100mg，次日起剂量渐减，5～7 天可视病情改为口服生理维持剂量。

【预后】

癌的疗效取决于是否早期发现及能否完全切除。

习题

1. 库欣综合征中最常见哪一类型？

答：库欣病。

2. 中年男性，皮质醇增多症患者。实验室检查：血浆 ACTH↑，血、尿皮质醇↑，小剂量及大剂量地塞米松抑制试验不能被抑制。诊断应考虑哪种疾病？

答：异位 ACTH 综合征。

第十五章　原发性醛固酮增多症

内容精讲

原发性醛固酮增多症（原醛症）是由肾上腺皮质病变致醛固酮分泌增多所致，属于不依赖肾素-血管紧张素的盐皮质激素过多症。

【病因分类】

1. 醛固酮瘤　多见，大多为一侧腺瘤。患者血浆醛固酮浓度与血浆 ACTH 的昼夜节律呈平行，而对血浆肾素的变化无明显反应。

2. 特发性醛固酮增多症（特醛症）　双侧肾上腺球状带增生，有时伴结节。

3. 糖皮质激素可治性醛固酮增多症（GRA）　多于青少年期起病，可为家族性，以常染色体显性方式遗传，肾上腺呈大、小结节性增生，其血浆醛固酮浓度与 ACTH 的昼夜节律平行，用生理替代性的糖皮质激素数周后可使醛固酮分泌量、血压、血钾恢复正常。

4. 醛固酮癌　少见，为分泌大量醛固酮的肾上腺皮质癌，往往还分泌糖皮质激素、雄激素。肿瘤体积大，切面常显示出血、坏死。

5. 异位醛固酮分泌性腺瘤或腺癌　少见，可发生于肾内的肾上腺残余组织或卵巢内。

【病理生理】

过量醛固酮引起潴钠、排钾、细胞外液扩张，血容量增多，血管壁内及血循环钠离子浓度增加，血管对去甲肾上腺素的反应加强等原因引起高血压。细胞外液扩张，引起体内排钠系统的反应，肾近曲小管重吸收钠减少，心钠肽分泌增多，从而使钠代谢达到近于平衡的状态。此种情况称为对盐皮质激素的"脱逸"现象。大量失钾引起一系列神经、肌肉、心脏及肾的功能障碍。细胞内钾离子丢失后，钠、氢离子增加，细胞内 pH 下降，细胞外液氢离子减少，pH 上升呈碱血症。碱中毒时细胞外液游离钙减少，加上醛固酮促进尿镁排出，故可出现肢端麻木和手足搐搦。醛固酮还可直接作用于心血管系统，对心脏结构和功能有不良影响。

【临床表现】

原醛症的发展可分为以下阶段。①早期：仅有高血压，无低血钾症状。②高血压，轻度钾缺乏期。③高血压，严重钾缺乏期。

主要临床表现如下。

1. 高血压　为最常出现的症状，对常用降血压药效果不及一般原发性高血压，部分患者可呈难治性高血压，出现心血管病变、脑卒中。

2. 神经肌肉功能障碍　①肌无力及周期性瘫痪；②肢端麻木，手足搐搦。

3. 肾脏表现　①慢性失钾致肾小管上皮细胞呈空泡变性，浓缩功能减退，伴多尿，尤其夜尿多，继发口渴、多饮；②常易并发尿路感染；③尿蛋白增多。

4. 心脏表现　①心电图呈低血钾图形；②心律失常。

5. 其他表现 儿童患者有生长发育障碍；可出现糖耐量减低。

★【实验室检查】

1. 血、尿生化检查 ①低血钾：一般在 2～3mmol/L，严重者更低；②高血钠；③碱血症：血 pH 和 CO_2 结合力为正常高限或略高于正常；④尿钾高：在低血钾条件下（低于 3.5mmol/L），尿钾仍在 25mmol/24h 以上。

2. 尿液检查 ①尿 pH 为中性或偏碱性。②尿比重常在 1.010～1.018，少数患者呈低渗尿。③部分患者有蛋白尿，少数发生肾功能减退。

3. 醛固酮测定 血浆醛固酮浓度及尿醛固酮排出量立位及低钠时升高。原醛症中血浆、尿醛固酮皆增高。原醛症伴严重低血钾者，醛固酮分泌受抑制，血、尿醛固酮增高可不太显著，而在补钾后，醛固酮增多更为明显。

4. 肾素、血管紧张素Ⅱ测定 患者血浆肾素、血管紧张素Ⅱ基础值降低，有时在可测范围之下。

★【诊断与病因诊断】

高血压及低血钾的患者，血浆及尿醛固酮增高，而血浆肾素活性、血管紧张素Ⅱ降低，螺内酯能纠正电解质代谢紊乱并降低高血压，则诊断可成立。须进一步明确病因，醛固酮瘤一般较特醛症者为重，低血钾、碱中毒更为明显，血、尿醛固酮更高。

（一）动态试验（主要用于鉴别醛固酮瘤与特醛症）

上午直立位前后血浆醛固酮浓度变化：正常人在隔夜卧床，上午 8 时测血浆醛固酮，继而保持卧位到中午 12 时，血浆醛固酮浓度下降，与血浆 ACTH、皮质醇浓度的下降相一致；如取立位时，则血浆醛固酮上升。特醛症患者在上午 8 时至 12 时取立位时血浆醛固酮上升明显，并超过正常人；醛固酮瘤患者在此条件下，血浆醛固酮不上升，反而下降。

（二）影像学检查

可协助鉴别肾上腺腺瘤与增生，并可确定腺瘤的部位。肿瘤体积特大，直径达 5cm 或更大者，提示肾上腺癌。

1. 肾上腺 B 型超声检查 对直径大于 1.3cm 以上的醛固酮瘤可显示出来。

2. 肾上腺 CT 和 MRI 高分辨率的 CT 可检出直径小至为 5mm 的肿瘤。MRI 对醛固酮瘤检出的敏感性较 CT 高，但特异性较 CT 低。

（三）肾上腺静脉血激素测定

肾上腺静脉导管术采双侧肾上腺静脉血测定醛固酮/皮质醇比值，此法有助于确定单侧或双侧肾上腺醛固酮分泌过多。

★【鉴别诊断】

（一）非醛固酮所致盐皮质激素过多综合征

患者呈高血压、低血钾性碱中毒，肾素-血管紧张素系统受抑制，但血、尿醛固酮不高，反而降低。按病因可再分为 2 组。

1. 真性盐皮质激素过多综合征 患者因合成肾上腺皮质激素酶系缺陷，导致产生大量具盐皮质激素活性的类固醇（去氧皮质酮）。

（1）17-羟化酶缺陷 ①雄激素及雌激素的合成受阻；②糖皮质激素合成受阻，血、尿皮质醇低，血 17-羟孕酮低，血 ACTH 升高；③盐皮质激素合成途径亢进，伴孕酮、去氧皮质酮、皮质酮升高。

（2）11β-羟化酶缺陷 ①血、尿皮质醇低，ACTH 高；②雄激素合成增加；③去氧皮质酮产生增多，造成盐皮质激素过多综合征。

上述两种酶系缺陷皆伴有双侧肾上腺增大，可被误诊为增生型醛固酮增多症。

2. 表象性盐皮质激素过多综合征（AME） 其病因为先天性 11β-羟类固醇脱氢酶（11β-HSD）缺陷。表现为严重高血压、低血钾性碱中毒，多见于儿童和青年人。此病用螺内酯治疗有效，用地塞米松部分患者可奏效。

（二）Liddle 综合征

此为一常染色体显性遗传疾病，患者呈高血压、肾素受抑制，但醛固酮低，并常伴低血钾，用螺内酯无效，表明病因非盐皮质激素过多。

（三）伴高血压、低血钾的继发性醛固酮增多症

1. 分泌肾素的肿瘤 多见于青年人，高血压、低血钾皆甚为严重，血浆肾素活性特高。肿瘤可分为两类：①肾小球旁细胞肿瘤；②Wilm's 瘤及卵巢肿瘤。

2. 继发性肾素增高所致继发性醛固酮增多 包括：①高血压病的恶性型；②肾动脉狭窄所致高血压；③一侧肾萎缩。

【治疗】

醛固酮瘤的根治方法为手术切除。特发性增生型者手术效果差，应采用药物治疗。

1. 手术治疗 切除醛固酮腺瘤。术前宜用低盐饮食、螺内酯作准备，以纠正低血钾，并降低高血压。

2. 药物治疗 对于不能手术的肿瘤患者以及特发性增生型患者，用螺内酯治疗。必要时加用降血压药物。钙通道阻滞药可使一部分原醛症患者醛固酮产生量减少，血钾和血压恢复正常。对特醛症患者，血管紧张素转换酶抑制剂也可奏效。GRA 可用糖皮质激素治疗。

醛固酮癌预后不良，发现时往往已失去手术根治机会，化疗药物如米托坦、氨鲁米特、酮康唑等可暂时减轻醛固酮分泌过多所致的临床症状。

习题

1. 中年女性，反复发作肌无力及周期性瘫痪，伴夜尿多、口渴、多饮。入院检查：Bp 160/100mmHg，血钾 3.0mmol/L，醛固酮高而肾素、血管紧张素Ⅱ低。诊断应考虑哪种疾病？

答：原发性醛固酮增多症。

2. 醛固酮瘤的根治方法是什么？

答：手术切除。

第十六章　原发性慢性肾上腺皮质功能减退症

教学目的

　　1. 熟悉　原发性肾上腺皮质功能减退症的临床表现；肾上腺危象的概念与治疗；原发性肾上腺皮质功能减退症的诊断及治疗原则。

　　2. 了解　原发性肾上腺皮质功能减退症的激素检查。

内容精讲

　　原发性慢性肾上腺皮质功能减退症（又称 Addison 病）由于双侧肾上腺的绝大部分被毁所致。继发性者由下丘脑-垂体病变引起。

　　【病因】

　　1. 感染　肾上腺结核为常见病因，常先有或同时有其他部位结核病灶如肺、肾、肠等。

　　2. 自身免疫性肾上腺炎　大多数患者血中可检出抗肾上腺的自身抗体。近半数患者伴其他器官特异性自身免疫病，称为自身免疫性多内分泌腺体综合征（APS），多见于女性。

　　3. 其他较少见病因　恶性肿瘤转移、淋巴瘤、白血病浸润、淀粉样变性、双侧肾上腺切除、放射治疗破坏、肾上腺酶系抑制药或细胞毒药物的长期应用、血管栓塞等。

　　肾上腺脑白质营养不良症为先天性长链脂肪酸代谢异常疾病，累及神经组织与分泌类固醇激素的细胞，致肾上腺皮质及性腺功能低下，同时出现神经损害。

　　★【临床表现】

　　最具特征性者为全身皮肤色素加深，暴露处、摩擦处、乳晕、瘢痕等处尤为明显，黏膜色素沉着见于齿龈、舌部、颊黏膜等处。

　　其他症状包括：①神经、精神系统：乏力，淡漠，疲劳，重者嗜睡、意识模糊；②胃肠道：食欲减退，嗜咸食，胃酸过少，消化不良；有恶心、呕吐、腹泻者，提示病情加重；③心血管系统：血压降低，心脏缩小，心音低钝；可有头昏、眼花、直立性昏厥；④代谢障碍：糖异生作用减弱，肝糖原耗损，可发生低血糖症状；⑤肾：排泄水负荷的能力减弱，在大量饮水后可出现稀释性低钠血症；⑥生殖系统：女性阴毛、腋毛减少或脱落、稀疏，月经失调或闭经；男性常有性功能减退；⑦对感染、外伤等各种应激的抵抗力减弱；⑧如病因为结核且病灶活跃或伴有其他脏器活动性结核者，常有低热、盗汗等症状，体质虚弱，消瘦更严重。

　　肾上腺危象：常发生于感染、创伤、手术、分娩、过劳、大量出汗、呕吐、腹泻、失水或突然中断肾上腺皮质激素治疗等应激情况下。表现为恶心、呕吐、腹痛或腹泻、严重脱水、血压降低、心率快、脉细弱、精神失常，常有高热、低血糖症、低钠血症，血钾可低可高。如不及时抢救，可发展至休克、昏迷、死亡。

　　【实验室检查】

　　1. 血液生化　可有低血钠、高血钾，少数患者可有轻度或中度高血钙。脱水明显时有氮质血症，可有空腹低血糖，糖耐量试验示低平曲线。

　　2. 血常规检查　常有正细胞正色素性贫血，少数患者合并有恶性贫血。白细胞分类示中性粒细胞减少，淋巴细胞相对增多，嗜酸性粒细胞明显增多。

3. 激素检查

（1）基础血、尿皮质醇、尿 17-羟皮质类固醇测定常降低，但也可接近正常。

（2）血浆基础 ACTH 测定　明显增高，而继发性肾上腺皮质功能减退者，ACTH 浓度降低。

（3）ACTH 兴奋试验　正常人在兴奋第一天较对照日增加 1～2 倍，第二天增加 1.5～2.5 倍。快速法适用于病情较危急、需立即确诊、补充糖皮质激素的患者。

4. 影像学检查　X 线摄片、CT 或 MRI 检查于结核病患者可示肾上腺增大及钙化阴影。其他感染、出血、转移性病变在 CT 扫描时也示肾上腺增大，而自身免疫病所致者肾上腺不增大。

【诊断与鉴别诊断】

本病需与一些慢性消耗性疾病相鉴别。最具诊断价值者为 ACTH 兴奋试验。

对于急症患者有下列情况应考虑肾上腺危象：所患疾病不太重而出现严重循环虚脱，脱水、休克、衰竭，不明原因的低血糖，难以解释的呕吐，体检时发现色素沉着、白斑病、体毛稀少、生殖器发育差。

★【治疗】

（一）基础治疗

1. 糖皮质激素替代治疗　宜模仿激素分泌昼夜节律在清晨睡醒时服全日量的 2/3，下午 4 时前服余下 1/3。于一般成人，每日剂量开始时约氢化可的松 20～30mg 或可的松 25～37.5mg，以后可逐渐减量，约氢化可的松 15～20mg 或相应量可的松。在有发热等并发症时适当加量。

2. 食盐及盐皮质激素　食盐的摄入量应充分，每日至少 8～10g，如有大量出汗、腹泻时应酌情加食盐摄入量，大部分患者在服用氢化可的松和充分摄盐下即可获满意效果。有的患者仍感头晕、乏力、血压偏低，则需加用盐皮质激素。

（二）病因治疗

如有活动性结核者，应积极给予抗结核治疗。如病因为自身免疫病者，则应检查是否有其他腺体功能减退，如存在，则需作相应治疗。

（三）肾上腺危象治疗

为内科急症，应积极抢救。①补充液体：典型的危象患者液体损失量约达细胞外液的 1/5，故于初治的第 1、2 日内应迅速补充生理盐水每日 2000～3000mL；②糖皮质激素；③积极治疗感染及其他诱因。

（四）外科手术或其他应激时治疗

在发生严重应激时，应每天给予氢化可的松总量约 300mg 或更多。大多数外科手术应激为时短暂，故可在数日内逐步减量，直到维持量。较轻的短暂应激，每日给予氢化可的松 100mg 即可，以后按情况递减。

习题

1. 肾上腺危象的抢救主要措施有哪些？

答：①补充液体：典型的危象患者液体损失量约达细胞外液的 1/5，故于初治的第 1、2 日内应迅速补充生理盐水每日 2000～3000mL；②糖皮质激素；③积极治疗感染及其他诱因。

2. 成年女性，乏力、虚弱、食欲减退、消瘦 2 年，伴闭经、阴毛及腋毛脱落，皮肤、黏膜色素沉着。诊断应考虑哪种疾病？

答：Addison 病。

第十七章　嗜铬细胞瘤

教学目的

1. **熟悉**　嗜铬细胞瘤的临床表现和治疗。
2. **了解**　嗜铬细胞瘤的诊断与鉴别诊断。

内容精讲

嗜铬细胞瘤起源于肾上腺髓质、交感神经节或其他部位的嗜铬组织，这种瘤持续或间断地释放大量儿茶酚胺，引起持续性或阵发性高血压和多个器官功能及代谢紊乱。

【肿瘤部位及生化特征】

嗜铬细胞瘤位于肾上腺者约占 $80\%\sim90\%$，大多为一侧性，多发性者较多见于儿童和家族性患者。肾上腺外嗜铬细胞瘤称为副神经节瘤，主要位于腹部，多在腹主动脉旁，其他少见部位为肾门、肾上极、肝门区、肝及下腔静脉之间、近胰头部位、髂窝或近髂窝血管处如卵巢内、膀胱内、直肠后等。

肾上腺髓质的嗜铬细胞瘤可产生去甲肾上腺素和肾上腺素，以前者为主；肾上腺外的嗜铬细胞瘤，除主动脉旁嗜铬体所致者外，只产生去甲肾上腺素，不能合成肾上腺素。

★【临床表现】

（一）心血管系统表现

1. 高血压　为最主要症状，有阵发性和持续性两型，持续性者亦可有阵发性加剧。

（1）阵发性高血压型　为特征性表现。发作时血压骤升，伴剧烈头痛、面色苍白、大汗淋漓、心动过速、心前区及上腹部紧迫感，可有心前区疼痛、心律失常、焦虑、恐惧感、恶心、呕吐、视物模糊、复视。

（2）持续性高血压型　对高血压患者有以下情况者，要考虑嗜铬细胞瘤的可能性：对常用降压药效果不佳，但对 α 受体拮抗药、钙通道阻滞药有效；伴交感神经过度兴奋（多汗、心动过速），高代谢（低热、体重降低），头痛，焦虑，烦躁，伴直立性低血压或血压波动大。

2. 低血压、休克　本病可发生低血压，甚至休克；或出现高血压和低血压相交替的表现。

3. 心脏表现　大量儿茶酚胺可引起儿茶酚胺性心肌病，伴心律失常。

（二）代谢紊乱

1. 基础代谢增高　代谢亢进可引起发热、消瘦。

2. 糖代谢紊乱　引起血糖过度增高。

3. 脂代谢紊乱　脂肪分解加速，血游离脂肪酸增高。

4. 电解质代谢紊乱　少数患者可出现低钾血症，也可出现高钙血症。

（三）其他临床表现

1. 消化系统　肠蠕动及张力减弱，可引起便秘，甚至肠扩张。胆石症发生率较高。

2. 腹部肿块　少数患者在左或右侧中上腹部可触及肿块，个别肿块可很大，扪及时应注意有可能诱发高血压。

3. 泌尿系统 病程长、病情重者可发生肾功能减退。膀胱内嗜铬细胞瘤患者排尿时常引起高血压发作，可出现膀胱扩张，无痛性肉眼血尿，膀胱镜检查可作出诊断。

4. 血液系统 周围血中白细胞增多，有时红细胞也可增多。

5. 伴发其他疾病 嗜铬细胞瘤可伴发于一些因基因种系突变而致的遗传性疾病。

【诊断与鉴别诊断】

1. 血、尿儿茶酚胺及其代谢物测定 持续性高血压型患者尿儿茶酚胺及其代谢物香草基杏仁酸（VMA）及甲氧基肾上腺素（MN）和甲氧基去甲肾上腺素（NMN）皆升高。阵发性者平时儿茶酚胺可不明显升高，而在发作后才高于正常。

2. 药理试验 对于阵发性者，如果一直等不到发作，可考虑作胰高血糖素激发试验，如为本病患者，血浆儿茶酚胺增加3倍以上，血压上升。

3. 影像学检查 应在用α受体拮抗药控制高血压后进行。可用以下方法：①B超作肾上腺及肾上腺外（如心脏等处）肿瘤定位检查。②CT扫描，90％以上的肿瘤可准确定位。③MRI可显示肿瘤与周围组织的关系及某些组织学特征，有助于鉴别嗜铬细胞瘤和肾上腺皮质肿瘤。④放射性核素标记的间碘苄胍（MIBG）可显示儿茶酚胺的肿瘤。⑤利用放射性核素标记的生长抑素类似物奥曲肽作闪烁显像，有助于嗜铬细胞瘤及另一些神经内分泌瘤细胞定位诊断。⑥如上述方法均未能确定肿瘤位置，可作静脉导管术，在不同部位采血测儿茶酚胺的浓度可大致确定肿瘤的部位。

★【治疗】

嗜铬细胞瘤手术切除前采用α受体拮抗药使血压下降，减轻心脏的负担，并使原来缩减的血管容量扩大。常用的α受体拮抗药为作用较长（半衰期36h）的酚苄明，不良反应为直立性低血压、鼻黏膜充血。

选择性的α$_1$受体拮抗药哌唑嗪、多沙唑嗪也可获满意效果，并可避免全部α受体拮抗的不良后果，如明显的低血压和心动过速。半衰期较短，可较灵活调节用量。起始用小剂量以避免严重的直立性低血压。

当患者骤发高血压危象时，应积极抢救：立即静脉缓慢推注酚妥拉明，也可舌下含服钙通道阻滞药硝苯地平10mg，以降低血压。

在手术治疗前，α受体拮抗药的应用一般不得少于2周，并进正常或含盐较多的饮食（心力衰竭者除外），以使原来缩减的血容量恢复正常。术前β受体拮抗药不必常规应用，如患者有心动过速或心律失常则需采用。在用β受体拮抗药之前，必须先用α受体拮抗药使血压下降，如单独用β受体拮抗药，则由于阻断β受体介导的舒血管效应而使血压升高，甚而发生肺水肿，尤其是分泌肾上腺素为主的患者。

恶性嗜铬细胞瘤一般对放疗和化疗不敏感，可用抗肾上腺素药作对症治疗。转移最常见的部位为骨骼、肝、淋巴结、肺，其次为脑、胸膜、肾等。

习题

1. 嗜铬细胞瘤所具有的特征性表现是什么？

答：阵发性高血压。

2. 男性，24岁。持续性高血压3个月，伴多汗、心动过速、头痛、焦虑、烦躁。对常用降压药无效，α受体拮抗药有效。诊断应考虑哪种疾病？

答：嗜铬细胞瘤。

第十八章 原发性甲状旁腺功能亢进症

教学目的

1. 熟悉 原发性甲状旁腺功能亢进症的临床表现、诊断与鉴别诊断和治疗。

2. 了解 原发性甲状旁腺功能亢进症的病因和病理生理、实验室检查。

内容精讲

甲状旁腺功能亢进症（甲旁亢）可分为原发性、继发性、三发性3种。原发性甲旁亢是由于甲状旁腺本身病变引起的甲状旁腺激素（PTH）合成与分泌过多，导致血钙增高和血磷降低。主要临床表现为反复发作的肾结石、消化性溃疡、精神改变与广泛的骨吸收。继发性甲旁亢是由于各种原因所致的低血钙，刺激甲状旁腺代偿性分泌过多的PTH。三发性甲旁亢是在继发性甲旁亢的基础上，由于腺体受到持久和强烈的刺激，部分增生组织转变为腺瘤，自主地分泌过多的PTH。

【病因和病理】

甲旁亢的甲状旁腺组织病理有甲状旁腺腺瘤、增生或腺癌。大多数病因不明。

1. 腺瘤 约占总数的$80\%\sim85\%$，绝大多数为单个腺瘤。

2. 增生 约占总数的15%，常累及所有腺体，但可以某个腺体增大为主。

3. 腺癌 约0.5%的病例为甲状旁腺癌。

【病理生理】

PTH分泌增多使骨钙溶解释放入血，引起高钙血症；PTH还可在肾促进$25\text{-}(OH)D_3$转化为活性更高的$1,25\text{-}(OH)_2D_3$，后者促进肠道钙的吸收，进一步加重高钙血症。同时，肾小管对无机磷再吸收减少，尿磷排出增多，血磷降低。

PTH抑制肾小管重吸收碳酸氢盐，使尿呈碱性，进一步促使肾结石的形成，同时还可引起高氯血症性酸中毒，后者使游离钙增加，加重高钙血症症状。高浓度钙离子可刺激胃泌素的分泌，胃壁细胞分泌胃酸增加，形成高胃酸性多发性胃十二指肠溃疡；激活胰腺管内胰蛋白酶原，引起自身消化和胰腺的氧化应激反应，发生急性胰腺炎。

★【临床表现】

1. 高钙血症 ①中枢神经系统可出现记忆力减退、情绪不稳定、轻度个性改变、抑郁、嗜睡，有时由于症状无特异性，患者可被误诊为神经症。②神经肌肉系统可出现倦怠，肢无力，以近端肌肉为甚，长期可出现肌萎缩，常伴有肌电图异常。③消化系统可表现为食欲减退、腹胀、消化不良、便秘、恶心、呕吐。④软组织钙化影响肌腱、软骨等处可引起非特异性关节痛。⑤皮肤钙盐沉积可引起皮肤瘙痒。

2. 骨骼系统 患者早期可出现骨痛，主要位于腰背部、髋部、肋骨与四肢，局部有压痛。后期主要表现为纤维囊性骨炎。

3. 泌尿系统 长期高血钙可影响肾小管的浓缩功能，出现多尿、夜尿、口渴等，还可出现肾实质钙化、反复发作的肾绞痛与血尿。

4. 其他 甲旁亢患者可有家族史，常为多发性内分泌腺瘤病（MEN）的一部分，可与垂体瘤及胰岛细胞瘤同时存在，即 MEN1 型；也可与嗜铬细胞瘤及甲状腺髓样癌同时存在，即 MEN2A 型。

5. 高钙危象 严重病例可出现重度高钙血症，伴明显脱水，威胁生命，应紧急处理。

【实验室及辅助检查】

1. 血 血清总钙多次超过 2.75mmol/L 或血清游离钙超过 1.28mmol/L 应视为疑似病例。血清磷一般均降低。血清碱性磷酸酶常增高，在骨骼病变比较显著的患者尤为明显。血氯常升高，可出现代谢性酸中毒。

2. 尿 血钙升高时，尿钙常增高。尿磷常增高。

3. 血清 PTH 测定 测定血清 PTH 可直接了解甲状旁腺的功能，是原发性甲旁亢的主要诊断依据。血 PTH 水平增高结合血清钙值一起分析有利于鉴别原发性和继发性甲旁亢。

4. X 线检查 典型表现为普遍性骨质疏松，弥漫性脱钙；腹部平片示肾或输尿管结石、肾钙化。

5. 骨密度测定和骨超声速率检查 显示骨量丢失和骨强度减低。

★【诊断与鉴别诊断】

1. 甲旁亢的定性诊断 如患者有反复发作尿路结石、骨痛，骨骼 X 线摄片有骨膜下皮质吸收、囊肿样变化、多发性骨折或畸形等；实验室检查有高血钙、低血磷、血清碱性磷酸酶增高、尿钙增高，诊断基本上可以确定。为确定本病诊断尚须作血清 PTH 测定并结合血清钙测定，血清 PTH 增高的同时伴有高钙血症是重要的诊断依据。

2. 甲旁亢的定位诊断 定性诊断确立之后，尚需颈部超声检查、放射性核素检查、颈部和纵隔 CT 扫描等定位诊断。

3. 鉴别诊断 应与其他引起高钙血症的疾病作鉴别。恶性肿瘤如肺癌、肾癌等可引起高钙血症与低磷血症，原因不明的高血钙必须除外肿瘤的可能性。其他引起高钙血症的疾病如结节病、维生素 D 过量等其血 PTH 正常或降低，皮质醇抑制试验可鉴别。继发性甲旁亢患者血清 PTH 可明显增高，但血清钙常降低，多见于慢性肾功能不全及维生素 D 缺乏症。长期应用噻嗪类利尿药也可引起轻度高钙血症，但停药后可恢复正常。此外，还应与代谢性骨病如骨质疏松症、骨质软化症、肾性骨营养不良等相鉴别。

★【治疗】

1. 手术探查和治疗 手术切除腺瘤是该病最佳治疗方法。如 4 个腺体均增大，提示为增生，则应切除 3 个腺体，第 4 个切除 50%。

2. 无症状性甲旁亢者治疗 如血清钙＜3mmol/L，肾功能正常，可定期随访，如有下列情况则需手术治疗：①有骨吸收病变的 X 线表现或骨密度降低；②活动性尿路结石或肾功能减退；③血清钙水平≥3mmol/L；④PTH 较正常增高 2 倍以上；⑤严重的精神病、溃疡病、胰腺炎等。

3. 药物治疗 对不选择手术治疗、手术失败或不能耐受手术的患者必须保持足够的水化，避免使用利尿药及长期制动。

4. 处理高钙危象 甲旁亢患者血清钙＞3.75mmol/L 时称高钙危象，应予以紧急处理，包括：①大量滴注生理盐水；②二膦酸盐；③呋塞米；④降钙素；⑤血液透析或腹膜透析降低血钙；⑥糖皮质激素（氢化可的松或地塞米松）静脉滴注或静脉注射。

【预后】

血清钙水平是判断手术是否成功的指标。

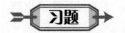 习题

1. 简述高钙危象的处理。

答：甲旁亢患者血清钙＞3.75mmol/L时称高钙危象，应予以紧急处理，包括：①大量滴注生理盐水；②二膦酸盐；③呋塞米；④降钙素；⑤血液透析或腹膜透析降低血钙；⑥糖皮质激素（氢化可的松或地塞米松）静脉滴注或静脉注射。

2. 女性，48岁。反复发作尿路结石，骨痛。骨骼X线示骨膜下皮质吸收。实验室检查：高钙血症，血清碱性磷酸酶↑，皮质醇抑制试验血清钙不下降。诊断应考虑哪种疾病？

答：原发性甲状旁腺功能亢进症。

第十九章　甲状旁腺功能减退症

 教学目的

1. **熟悉**　甲状旁腺功能减退症的临床表现、诊断、鉴别诊断和治疗。
2. **了解**　甲状旁腺功能减退症的实验室检查。

 内容精讲

甲状旁腺功能减退症（甲旁减）是指甲状旁腺素（PTH）分泌过少和（或）效应不足而引起的一组临床综合征。其临床特点是手足搐搦、癫痫样发作、低钙血症和高磷血症。临床常见类型有特发性甲旁减、继发性甲旁减、低血镁性甲旁减，少见类型包括假性甲旁减等。

【病因及发病机制】

1. PTH 生成减少　有继发性和特发性两种原因。前者主要是由于甲状腺或颈部手术误将甲状旁腺切除或损伤所致，也可因甲状旁腺手术或颈部放射治疗而引起。特发性甲旁减的病因尚未明确，可能与自身免疫有关。

2. PTH 分泌受抑制　严重低镁血症可暂时性抑制 PTH 分泌，引起可逆的甲旁减。补充镁后，血清 PTH 立即增加。低镁血症还可影响 PTH 对周围组织的作用。

3. PTH 作用障碍　由于 PTH 受体或受体后缺陷，使 PTH 对其靶器官（骨、肾）组织细胞的作用受阻，从而导致 PTH 抵抗，称为假性甲旁减。

【病理生理】

低血钙和高血磷是甲旁减的临床生化特征。由于 PTH 缺乏，可导致：①破骨作用减弱，骨吸收降低；②肾脏合成 $1,25\text{-}(OH)_2D_3$ 减少而肠道钙吸收减少；③肾小管钙重吸收降低而尿钙排出增加；④肾排磷减少，血清磷增高。

★【临床表现】

1. 低钙血症增高神经肌肉应激性　可出现指端或嘴部麻木和刺痛，手足与面部肌肉痉挛，随即出现手足搐搦，典型表现为双侧拇指强烈内收，掌指关节屈曲，指骨间关节伸展，腕、肘关节屈曲，形成鹰爪状。其神经肌肉兴奋性增高主要表现为面神经叩击征（Chvostek 征）阳性、束臂加压试验（Trousseau 征）阳性。

2. 神经、精神表现　有些患者可出现惊厥或癫痫样全身抽搐，常误诊为癫痫大发作。也可伴有喉痉挛与喘鸣。少数患者可出现颅内压增高与视盘水肿。也可伴有自主神经功能紊乱，慢性甲旁减患者可出现精神症状，包括烦躁、易激动、抑郁或精神病。

3. 外胚层组织营养变性　白内障在本病患者中颇为常见。牙齿发育障碍，牙齿钙化不全，齿釉发育障碍，呈黄点、横纹、小孔等病变。长期甲旁减患者皮肤干燥、脱屑，指甲出现纵嵴，毛发粗而干、易脱落，易患念珠菌感染。

4. 其他　转移性钙化多见于脑基底节，常对称性分布。其他软组织、肌腱、脊柱旁韧带等均可发现钙化。心电图检查可发现 QT 间期延长，主要为 ST 段延长，伴异常 T 波。脑电图可出现癫痫样波。

【实验室检查】

多次测定血清钙，若<2.2mmol/L者，存在低血钙。多数患者血清磷增高，部分正常。尿钙、尿磷排出量减少。碱性磷酸酶正常。血PTH多数低于正常也可在正常范围，低钙血症时，如血PTH在正常范围，仍属甲状旁腺功能减退。

★【诊断与鉴别诊断】

本病常有手足搐搦反复发作史。Chvostek征与Trousseau征阳性。实验室检查如有血钙降低（常低于2mmol/L）、血磷增高（常高于2mmol/L），且能排除肾功能不全者，诊断基本上可以确定。如血清PTH测定结果明显降低或不能测得，或静脉滴注外源性PTH后尿磷与尿cAMP显著增加，诊断可以肯定。

特发性甲旁减尚需与下列疾病鉴别。

1. 假性甲状旁腺功能减退症（PHP） 本病是一种具有以低钙血症和高磷血症为特征的显性或隐性遗传性疾病，典型患者可伴有发育异常、智力发育迟缓、体态矮胖、脸圆，可见掌骨（跖骨）缩短，特别是对称性第4与第5掌骨缩短。

2. 严重低镁血症（血清镁低于0.4mmol/L） 患者也可出现低血钙与手足搐搦。血清PTH可降低或不能测得。但低镁纠正后，低钙血症迅即恢复，血清PTH也随之正常。

3. 其他 如代谢性或呼吸性碱中毒、维生素D缺乏、肾功能不全、慢性腹泻、钙吸收不良等，应加以鉴别。

★【治疗】

治疗目的是：①控制症状，包括中止手足搐搦发作，使血清钙正常或接近正常；②减少甲旁减并发症的发生；③避免维生素D中毒。

（一）急性低钙血症的治疗

当发生手足搐搦、喉痉挛、哮喘、惊厥或癫痫样大发作时，即刻静脉注射10%葡萄糖酸钙10～20mL，注射时间以10～15min为宜，必要时4～6h后重复注射，每日酌情1～3次不等。

（二）间歇期处理

1. 钙剂 每日应长期口服钙剂，服含钙元素1～1.5g的药物钙。饮食中注意摄入高钙、低磷食物。

2. 维生素D及其衍生物 症状较重患者则须加用维生素D制剂，常用剂量为：维生素D_3 3万～10万U/d；或1α-$(OH)D_3$；或$1,25$-$(OH)_2D_3$ $0.25～2.0\mu g/d$。

3. 补镁 对伴有低镁血症者，应立即补充镁，如25%的硫酸镁10～20mL加入5%葡萄糖盐水500mL中静脉滴注，剂量视血镁过低程度而定。

4. 甲状旁腺移植 对药物治疗无效或已发生各种并发症的甲旁减患者可考虑同种异体甲状旁腺移植治疗，但寻找供体困难。

【预防】

在甲状腺及甲状旁腺手术时，避免甲状旁腺损伤或切除过多，以预防继发性甲旁减的发生。

习题

1. 成年女性，反复发作手足搐搦。Chvostek征与Trousseau征阳性。血钙↓，血磷↑，尿钙、尿磷排量↓，滴注外源性PTH后尿磷与尿cAMP显著↑。诊断应考虑哪种疾病？

答：特发性甲状旁腺功能减退症。

2. 成年女性，反复发作手足搐搦，血清PTH明显↓，滴注外源性PTH后尿磷与尿cAMP显著↑，诊断考虑特发性甲状旁腺功能减退症。目前主要采用的治疗是什么？

答：补充钙剂和维生素D。

第二十章　多发性内分泌腺瘤病

 教学目的

1. **熟悉**　多发性内分泌腺瘤病的分型、各型的临床表现。
2. **了解**　多发性内分泌腺瘤病各型的发病机制。

内容精讲

多发性内分泌腺瘤病（MEN）为一组遗传性多种内分泌组织发生肿瘤综合征的总称，有 2 个或 2 个以上的内分泌腺体病变。MEN 可分为两种类型，为 MEN1 及 MEN2，后者又分为 2 种亚型，即 MEN2A，MEN2B。

第一节　多发性内分泌腺瘤病 1 型

多发性内分泌腺瘤病 1 型（MEN1）为一常染色体显性遗传疾病，又称 Wermer 综合征。

【发病机制】

*MEN*1 基因位于第 11 号染色体，11q13 带，编码一含 610 个氨基酸的蛋白质，称为"多发性内分泌腺瘤蛋白（menin）"。*MEN*1 基因为一抑瘤基因，基因缺陷的性质多样化，并覆盖整个基因，常产生一截短并失去功能的 menin。

【临床表现】

1. **甲状旁腺功能亢进症**　为 MEN1 中最常见并最早出现的病变，诊断依据同于一般散发性病例。

2. **肠胰内分泌瘤**　可为功能性或无功能性，包括以下肿瘤：胃泌素瘤（常伴 Zollinger-Ellison 综合征）、胰高血糖素瘤、舒血管肠肽瘤及无功能瘤及其他病变。

3. **垂体瘤**　大多为催乳素瘤，其次为生长激素瘤、无功能瘤及 ACTH 瘤伴库欣综合征。

4. **肾上腺腺瘤及其他病变**　分泌皮质醇的腺瘤可见于 MEN1。MEN1 中出现的库欣综合征有 3 种可能性：①肾上腺腺瘤；②垂体 ACTH 瘤；③类癌伴异位 ACTH 综合征。以垂体瘤较多见。

【治疗】

MEN1 中甲状旁腺功能亢进症的治疗为切除 3 个甲状旁腺，第 4 个切除一半，留下半个甲状旁腺。也有主张 4 个甲状旁腺全切除，将外表上最接近正常的一个腺体的一半移植于一侧习惯上非主要使用的前臂肌肉中。

【筛查】

重要的实验室检查为血离子钙浓度测定，催乳素、胃泌素及空腹血糖测定也有助于诊断。

第二节　多发性内分泌腺瘤病 2 型

多发性内分泌腺瘤病 2 型（MEN2）为一常染色体显性遗传疾病，可分为两种独立的综合征：MEN2A，又称 Sipple 综合征；以及 MEN2B。

【发病机制】

MEN2 的发病机制系 *ret* 原癌基因（*RET*）发生突变所致。RET 为一单链穿膜含酪氨酸激酶的蛋白，在许多起源于神经嵴的细胞（如甲状腺、肾上腺、肠内部神经系等）中表达，在机体的发育上起重要作用。

【临床表现】

1. 甲状腺髓样癌（MCT） 为 MEN2 中最常见并最早出现的病变，而且是决定病程进展的最重要因素。

2. 嗜铬细胞瘤 多位于肾上腺，常为双侧性，恶性者少见。

3. 甲状旁腺功能亢进症 MEN2 中的甲旁亢与 MEN1 者一样系由甲状旁腺增生所致，约见于 25％的 MEN2A 患者，而于 MEN2B 中较少见。MEN2B 患者呈现一些不见于 MEN2A 的临床表现，包括一些部位黏膜神经瘤，如舌、唇、眼睑及胃肠道，类 Marfan 综合征体态。

【治疗】

MEN2 中的甲状腺髓样癌，应作全部甲状腺切除术及中心性淋巴结切除，部分甲状腺切除术将出现疾病复发。

【筛查】

由于 *RET* 基因突变的部位有限，对患 MEN2 者的家族成员应争取作基因检测，远较以往测定降钙素的筛查方法可靠。

习题

1. 多发性内分泌腺瘤病 1 型可有多种临床表现，主要有哪些？

答：甲状旁腺功能亢进症、肠胰内分泌瘤（包括胃泌素瘤、胰高血糖素瘤、舒血管肠肽瘤及无功能瘤）、垂体瘤（如催乳素瘤）、肾上腺腺瘤及其他病变。

2. MEN2 分为两种独立的综合征 MEN2A 及 MEN2B，简述二者共有的临床表现。

答：甲状腺髓样癌和嗜铬细胞瘤。

第二十一章 伴瘤内分泌综合征

教学目的

1. **熟悉** 伴瘤内分泌综合征的定义和诊断。
2. **了解** 异位分泌激素的性质和种类。

内容精讲

恶性肿瘤可通过产生激素而导致相应临床表现的出现，称为伴瘤内分泌综合征，又称异位激素综合征，包括起源于非内分泌组织的肿瘤产生了某种激素，或是起源于内分泌腺的肿瘤除产生此内分泌腺正常时分泌的激素外，还释放其他激素。

【异位分泌激素的性质和种类】

异位激素主要为多肽激素，大多数多肽激素可由起源于非内分泌的恶性肿瘤产生。与正常多肽激素相比，异位激素常有以下特点：①肿瘤细胞往往合成激素的前体物、片段或亚基，生物活性低；②瘤细胞缺乏激素分泌的调控机制；③垂体糖蛋白激素（FSH、LH、TSH）极少由垂体外肿瘤产生，不过绒毛膜促性腺激素（HCG）可由非滋养层细胞肿瘤产生，胰岛素也未发现由胰腺外肿瘤产生。

【发病机制】

伴异位激素分泌的肿瘤大多起源于分布在体内多处的一个弥散性神经内分泌细胞系统，这些细胞大多由神经嵴外胚层衍化而来，具共同的组织化学及结构上的特征。此类细胞在发生肿瘤时可产生的异位激素包括 ACTH、降钙素、舒血管肠肽、生长激素释放激素（GHRH）、CRH 等。另一类肿瘤多起源于鳞状上皮，产生的活性肽主要有甲状旁腺激素相关蛋白（PTHrP）、血管加压素。

【诊断】

诊断依据为：①肿瘤和内分泌综合征同时存在，而肿瘤又非发生于正常分泌该激素的内分泌腺；②肿瘤伴血或尿中激素水平异常升高；③激素分泌呈自主性；④排除其他可引起有关综合征的原因；⑤肿瘤经特异性治疗后，激素水平下降。

下列检查有助于伴瘤内分泌综合征的诊断：①血中嗜铬粒蛋白 A 测定；②放射性核素标记的奥曲肽闪烁显像术。

【伴瘤高钙血症】

恶性肿瘤可通过 3 种机制引起高钙血症：①肿瘤异位产生甲状旁腺激素相关蛋白（PTHrP）；②骨化三醇 $[1,25(OH)_2D_3]$ 的产生增多；③骨转移。

无骨转移而伴高钙血症的肿瘤最多见者为鳞状细胞肺癌、肾腺癌，其次为乳腺癌、子宫颈鳞状细胞癌、卵巢癌、胰腺肿瘤。

【异位 ACTH 综合征】

主要见于燕麦细胞支气管肺癌（约占半数）和不同部位的类癌，另外有胰岛细胞癌、甲状腺髓样癌、嗜铬细胞瘤、神经母细胞瘤、黑色素瘤等，肺腺癌、鳞状细胞癌和肝癌也可引起。

本综合征有两种类型。第一型主要为燕麦细胞肺癌，多见于男性，病情重，进展快；第二型主要是肺、胰、肠类癌，还有嗜铬细胞瘤，病程较长，病情较轻。

【异位抗利尿激素综合征】

常见于肺癌，主要是燕麦细胞癌和未分化小细胞癌，鳞状细胞癌、腺棘皮癌也可引起，较少见于胸腺癌、胰腺癌、膀胱癌、前列腺癌等。治疗包括原发肿瘤的治疗和纠正低钠血症。

【伴瘤低血糖症】

许多胰外肿瘤可伴发低血糖症。最常见的有两类，第一类为低度恶性或良性的结缔组织肿瘤，包括纤维肉瘤、间皮瘤、神经纤维瘤；第二类为原发性肝癌。其他较少见的有肾上腺癌、支气管癌、胆管癌、假黏液瘤等。

【异位人绒毛膜促性腺激素综合征】

产生异位人绒毛膜促性腺激素（HCG）的肿瘤有肺部肿瘤、肝母细胞癌、肾癌、肾上腺皮质癌。具活性的 HCG 在男孩引起性早熟，在成年男性引起男子乳腺发育，在成年女性一般不引起症状，有时可致不规则子宫出血。HCG 可与 TSH 受体呈低亲和力结合，高浓度 HCG 可激活 TSH 受体而引起甲状腺功能亢进症。

【非垂体肿瘤所致肢端肥大症】

垂体以外的肿瘤可因分泌 GHRH，极少数为分泌生长激素而引起肢端肥大症。分泌 GHRH 的肿瘤主要为类癌，其次为胰岛细胞瘤，较少见者为嗜铬细胞瘤、副神经节瘤。患者血中 GHRH 升高，生长激素及 IGF-1 亦升高，生长激素的昼夜节律消失。临床表现与垂体性肢端肥大症无明显区别。

【非垂体肿瘤产生催乳素】

肺癌、肾癌可产生催乳素，于女性引起溢乳及闭经，于男性导致性功能低下及乳房发育。

【肿瘤产生肾素引起高血压】

肾肿瘤、小细胞肺癌、肺腺癌、肝癌、胰腺癌、卵巢癌可产生肾素。临床上表现为高血压、低血钾、醛固酮分泌增多。可用螺内酯或血管紧张素转换酶抑制剂治疗。

【肿瘤所致骨软化症】

间充质肿瘤，偶见前列腺癌、肺癌可引起骨软化症伴严重低血磷及肌无力。

习题

1. 简述伴瘤内分泌综合征的定义。

答：恶性肿瘤可通过产生激素而导致相应临床表现的出现，称为伴瘤内分泌综合征。

2. 伴瘤内分泌综合征的诊断依据是什么？

答：①肿瘤和内分泌综合征同时存在，而肿瘤又非发生于正常分泌该激素的内分泌腺；②肿瘤伴血或尿中激素水平异常升高；③激素分泌呈自主性；④排除其他可引起有关综合征的原因；⑤肿瘤经特异性治疗后，激素水平下降。

第二十二章　糖尿病

 教学目的

1. 掌握　糖尿病的分型和诊断标准、临床表现、实验室检查、治疗原则以及糖尿病酮症酸中毒的治疗原则。

2. 熟悉　常见类型糖尿病的临床特点、常用药物和治疗方案。

3. 了解　糖尿病的病因、发病机制和自然史。

内容精讲

第一节　糖尿病

糖尿病是一组以慢性血葡萄糖（血糖）水平增高为特征的代谢性疾病，是由于胰岛素分泌和（或）利用缺陷所引起。

★【糖尿病分型】

目前国际上通用 WHO 糖尿病专家委员会提出的病因学分型标准（1999）如下。

1. 1 型糖尿病（T1DM）　胰岛 β 细胞破坏，常导致胰岛素绝对缺乏。包括：①免疫介导性（1A），急性型及缓发型。②特发性（1B），无自身免疫证据。

2. 2 型糖尿病（T2DM）　从以胰岛素抵抗为主伴胰岛素分泌不足，到以胰岛素分泌不足为主伴胰岛素抵抗。

3. 其他特殊类型糖尿病　包括：①胰岛 β 细胞功能的基因缺陷；②胰岛素作用的基因缺陷；③胰腺外分泌疾病；④内分泌病；⑤药物或化学品所致糖尿病；⑥感染；⑦不常见的免疫介导糖尿病；⑧其他与糖尿病相关的遗传性综合征。

4. 妊娠糖尿病（GDM）　指妊娠期间发生的不同程度的糖代谢异常。

【病因、发病机制和自然史】

（一）T1DM

1. 遗传因素　T1DM 遗传易感性涉及 50 多个基因，现尚未被完全识别。有遗传异质性，遗传背景不同的亚型，其病因、发病机制及临床表现不尽相同。

2. 环境因素　包括病毒感染、化学毒性物质和饮食因素。

3. 自身免疫

（1）体液免疫　已发现 90％新诊断的 T1DM 患者血清中存在对胰岛 β 细胞的单株抗体，比较重要的有多株细胞抗体（ICA）、胰岛素抗体（IAA）、谷氨酸脱羧酶抗体（GADA）等。

（2）细胞免疫　细胞免疫异常在发病中起重要作用。其间关系错综复杂，一般认为发病经历三个阶段：①免疫系统的激活；②免疫细胞释放各种细胞因子；③胰岛 β 细胞受到激活的 T 淋巴细胞影响。

4. T1DM 自然史　T1DM 的发生发展经历以下阶段：①个体具有遗传易感性；②启动自身

免疫过程；③出现免疫异常，可检测出各种胰岛细胞抗体；④β细胞数目开始减少，仍能维持糖耐量正常；⑤β细胞持续损伤达到一定程度时（通常只残存10%β细胞），胰岛素分泌不足，糖耐量降低或出现临床糖尿病，需用外源胰岛素治疗；⑥胰岛β细胞几乎完全消失，需依赖外源胰岛素维持生命。

（二）T2DM

1. 遗传因素与环境因素

（1）遗传因素 T2DM是多基因遗传性复杂病，其遗传特点为：①参与发病的基因很多；②每个基因参与发病的程度不等；③每个基因只是赋予个体某种程度的易感性；④多基因异常的总效应形成遗传易感性。

（2）环境因素 包括年龄增长、现代生活方式、营养过剩、体力活动不足、子宫内环境以及应激、化学毒物等。

2. 胰岛素抵抗和β细胞功能缺陷

（1）胰岛素抵抗 指胰岛素作用的靶器官对胰岛素作用的敏感性降低。胰岛素降低血糖的主要机制包括抑制肝脏葡萄糖产生、刺激内脏组织对葡萄糖的摄取以及促进外周组织对葡萄糖的利用。

（2）β细胞功能缺陷 ①胰岛素分泌量的缺陷；②胰岛素分泌模式异常；③胰岛素分泌质的缺陷。

3. 胰岛α细胞功能异常和肠促胰素分泌缺陷。

4. T2DM自然史 T2DM早期存在胰岛素抵抗而胰岛β细胞可代偿性增加胰岛素分泌时，血糖可维持正常；当β细胞无法分泌足够的胰岛素以代偿胰岛素抵抗时，才会进展为糖调节受损和糖尿病。

★【临床表现】

（一）基本临床表现

1. 代谢紊乱症状群 "三多一少"，即多尿、多饮、多食和体重减轻。

2. 并发症和（或）伴发病 见下文。

（二）常见类型糖尿病的临床特点

1. T1DM

（1）免疫介导性T1DM（1A型） 多数青少年患者起病较急，症状较明显，出现糖尿病酮症酸中毒（DKA）。某些成年人起病缓慢，经历一段或长或短的不需胰岛素治疗的阶段，称为"成人隐匿性自身免疫性糖尿病（LADA）"，但多数T1DM患者起病初期都需要胰岛素治疗。血浆基础胰岛素水平低于正常，葡萄糖刺激后胰岛素分泌曲线低平。胰岛β细胞自身抗体检查可以阳性。

（2）特发性T1DM（1B型） 通常急性起病，β细胞功能明显减退甚至衰竭，临床上表现为糖尿病酮症甚至酸中毒，但病程中β细胞功能可以好转以至于一段时期无需继续胰岛素治疗。胰岛β细胞自身抗体检查阴性。

2. T2DM 常在40岁以后起病；多数发病缓慢，症状相对较轻，半数以上无任何症状；不少患者因慢性并发症、伴发病或仅于健康检查时发现，常有家族史。很少自发性发生DKA。有的早期患者进食后胰岛素分泌高峰延迟，餐后3~5h血浆胰岛素水平不适当地升高，引起反应性低血糖，可成为这些患者的首发临床表现。

3. 某些特殊类型糖尿病

（1）青年人中的成年发病型糖尿病（MODY） 是一组高度异质性的单基因遗传病。主要临床特征：①有三代或以上家族发病史，且符合常染色体显性遗传规律；②发病年龄小于25岁；

③无酮症倾向，至少5年内不需用胰岛素治疗。

（2）线粒体基因突变糖尿病　最早发现的是线粒体 tRNA 亮氨酸基因 3243 位点发生 A→G 点突变，临床特点为：①母系遗传；②发病早，β细胞功能逐渐减退，自身抗体阴性；③身材多消瘦；④常伴神经性耳聋或其他神经肌肉表现。

（3）糖皮质激素所致糖尿病　部分患者应用糖皮质激素后可诱发或加重糖尿病，常常与剂量和使用时间相关。

4. 妊娠糖尿病　GDM 通常是在妊娠中、末期出现，一般只有轻度无症状性血糖增高。GDM 妇女分娩后血糖一般可恢复正常，但未来发生 T2DM 的风险显著增加。

【并发症】

（一）急性严重代谢紊乱

指 DKA 和高渗高血糖综合征，见后文。

（二）感染性并发症

糖尿病患者常发生疖、痈等皮肤化脓性感染，皮肤真菌感染如足癣、体癣也常见。糖尿病合并肺结核的发生率较非糖尿病者高，肾盂肾炎和膀胱炎多见于女性患者。

（三）慢性并发症

1. 微血管病变　微血管病变是糖尿病的特异性并发症，其典型改变是微循环障碍和微血管基底膜增厚。微血管病变主要表现在视网膜、肾、神经和心肌组织，其中尤以糖尿病肾病和糖尿病视网膜病尤为重要。

（1）糖尿病肾病　病理改变有 3 种类型：①结节性肾小球硬化型；②弥漫性肾小球硬化型；③渗出性病变。糖尿病肾损害的发生、发展可分五期：①Ⅰ期：为糖尿病初期，肾体积增大，肾小球入球小动脉扩张，肾血浆流量增加，肾小球内压增加，肾小球滤过率（GFR）明显升高；②Ⅱ期：肾小球毛细血管基底膜增厚，尿白蛋白排泄率（UAER）多数正常，可间歇性增高，GFR 轻度增高；③Ⅲ期：早期糖尿病肾病期，出现持续微量白蛋白尿，即 UAER 持续在 $20 \sim 200\mu g/\min$（正常 $< 10\mu g/\min$），GFR 仍高于正常或正常；④Ⅳ期：临床糖尿病肾病期，尿蛋白逐渐增多，UAER $> 200\mu g/\min$，相当于尿蛋白总量 $> 0.5g/24h$，GFR 下降，可伴有水肿和高血压，肾功能逐渐减退；⑤Ⅴ期：尿毒症。

（2）糖尿病视网膜病变　视网膜改变可分为六期，分属两大类。Ⅰ期，微血管瘤、小出血点；Ⅱ期，出现硬性渗出；Ⅲ期：出现棉絮状软性渗出。以上Ⅰ～Ⅲ期为非增殖期视网膜病变。Ⅳ期，新生血管形成、玻璃体积血；Ⅴ期，纤维血管增殖、玻璃体机化；Ⅵ期，牵拉性视网膜脱离、失明。以上Ⅳ～Ⅵ期为增殖期视网膜病变（PDR）。

（3）其他　心脏微血管病变和心肌代谢紊乱可引起心肌广泛灶性坏死，称为糖尿病心肌病，可诱发心力衰竭、心律失常、心源性休克和猝死。

2. 动脉粥样硬化性心血管疾病（ASCVD）　与非糖尿病患者群相比较，糖尿病患者群中动脉粥样硬化的患病率较高，发病年龄较轻，病情进展较快。动脉粥样硬化主要侵犯主动脉、冠状动脉、脑动脉、肾动脉和肢体动脉等，引起冠心病、缺血性或出血性脑血管病、肾动脉硬化、肢体动脉硬化等。

3. 神经系统并发症

（1）中枢神经系统并发症　①伴随严重 DKA、高血糖高渗状态或低血糖症出现的神志改变；②缺血性脑卒中；③脑老化加速及老年性痴呆危险性增高等。

（2）周围神经病变　常见类型有：①远端对称性多发性神经病变；②局灶性单神经病变；③非对称性的多发局灶性神经病变；④多发神经根病变。

（3）自主神经病变　一般认为有症状者预后不良。临床表现为瞳孔改变，排汗异常，胃排空延迟（胃轻瘫）、腹泻、便秘等，直立性低血压、休息时心动过速、QT 间期延长等，以及残尿量增加、尿失禁、尿潴留、阳痿等。

4. 糖尿病足　与下肢远端神经异常和不同程度周围血管病变相关的足部溃疡、感染和（或）深层组织破坏，是糖尿病非外伤性截肢的最主要原因。

5. 其他　糖尿病还可引起视网膜黄斑病、白内障、青光眼、屈光改变、虹膜睫状体病变等。口腔疾病和皮肤病变等也常见。

★【实验室检查】

（一）糖代谢异常严重程度或控制程度的检查

1. 尿糖测定　尿糖阳性是诊断糖尿病的重要线索。尿糖阳性只是提示血糖值超过肾糖阈（大约 10mmol/L），因而尿糖阴性不能排除糖尿病可能。并发肾脏病变时，肾糖阈升高，尿糖阴性。妊娠期肾糖阈降低时，尿糖可阳性。

2. 血糖测定和口服葡萄糖耐量试验（OGTT）　血糖升高是诊断糖尿病的主要依据，诊断糖尿病时必须用静脉血浆测定血糖。当血糖高于正常范围而又未达到诊断糖尿病标准时，须进行OGTT。

3. 糖化血红蛋白（GHbA1）和糖化血浆白蛋白测定　正常人 HbA1c 占血红蛋白总量的3%～6%，HbA1c 反映患者近 8～12 周总的血糖水平。血浆蛋白（主要为白蛋白）同样也可与葡萄糖发生非酶催化的糖化反应而形成果糖胺（FA），正常值为 1.7～2.8mmol/L，FA 反映患者近2～3 周内总的血糖水平。

（二）胰岛 β 细胞功能检查

1. 胰岛素释放试验　正常人空腹基础血浆胰岛素约为35～145pmol/L（5～20mU/L），口服75g 无水葡萄糖（或 100g 标准面粉制作的馒头）后，血浆胰岛素在 30～60min 上升至高峰，峰值为基础值5～10 倍，3～4h 恢复到基础水平。

2. C 肽释放试验　方法同上。基础值不小于 400pmol/L，高峰时间同上，峰值为基础值5～6 倍。

3. 其他检测 β 细胞功能的方法　如静脉注射葡萄糖-胰岛素释放试验可了解胰岛素释放第一时相，胰高血糖素-C 肽刺激试验反映 β 细胞储备功能等。

（三）并发症检查

根据病情需要选用血脂、肝肾功能等常规检查，急性严重代谢紊乱时的酮体、电解质、酸碱平衡检查，心、肝、肾、脑、眼科以及神经系统的各项辅助检查等。

（四）有关病因和发病机制的检查

GADA、ICA、IAA、IA-2 及 ZnT8A 抗体的联合检测，胰岛素敏感性检查，基因分析等。

【诊断与鉴别诊断】

（一）诊断线索

①"三多一少"症状；②以糖尿病的并发症或伴发病首诊的患者；③高危人群。

★（二）诊断标准

目前国际上通用 WHO 糖尿病专家委员会提出的诊断标准（1999），要点如下。

① 糖尿病的诊断标准为：糖尿病症状加任意时间血浆葡萄糖≥11.1mmol/L，或空腹血糖（FPG）≥7.0mmol/L，或 OGTT 2 小时血糖值（2hPG）≥11.1mmol/L。需重复一次确认，诊断才能成立。

② 推荐采用葡萄糖氧化酶法测定静脉血浆葡萄糖。

③ 对于无糖尿病症状、仅一次血糖值达到糖尿病诊断标准者，必须在另一天复查核实而确

定诊断。

④ 儿童糖尿病诊断标准与成人相同。

⑤ 孕前初次检查结果正常，在孕 24～28 周行 75g OGTT，筛查有无 GDM；达到或超过下列至少一项指标：FPG≥5.1mmol/L，1hPG≥10.0mmol/L 和（或）2hPG≥8.5 mmol/L 可诊断 GDM。

⑥ 关于应用 HbA1c 诊断糖尿病，HbA1c 能稳定和可靠地反映患者的预后。

（三）鉴别诊断

注意鉴别其他原因所致尿糖阳性，如甲状腺功能亢进症、胃空肠吻合术后、严重肝病患者。

（四）分型

最重要的是鉴别 T1DM 和 T2DM；MODY 和线粒体基因突变糖尿病有一定临床特点，但确诊有赖于基因分析；还有特殊类型糖尿病。

（五）并发症和伴发病的诊断

对糖尿病的各种并发症以及代谢综合征的其他组分，如经常伴随出现的肥胖、高血压、血脂异常等也须进行相应检查和诊断以便给予治疗。

★【治疗】

国际糖尿病联盟（IDF）提出了糖尿病治疗的 5 个要点，分别为：糖尿病教育、医学营养治疗、运动治疗、血糖监测和药物治疗。

（一）糖尿病健康教育

糖尿病健康教育是重要的基础治疗措施，决定糖尿病管理成败的关键。

（二）医学营养治疗

医学营养治疗（MNT）是糖尿病基础管理措施，医学营养治疗方案如下。

1. 合理控制总热量 首先用简易公式计算理想体重［理想体重(kg)＝身高(cm)－105］，然后根据理想体重和工作性质，计算每日所需总热量。成年人休息状态下每日每千克理想体重给予热量 25～30kcal，轻体力劳动 30～35kcal，中度体力劳动 35～40kcal，重体力劳动 40kcal 以上。

2. 营养物质分配 碳水化合物供给量应约占总热量 50%～60%；蛋白质摄入量应占总热量 15%～20%，成人患者每日每千克理想体重 0.8～1.2g；每日脂肪摄入量占总热量 25%～30%。

3. 合理餐次分配 可按每日三餐分配为 1/5、2/5、2/5 或 1/3、1/3、1/3 等模式。

4. 随访 以上仅是原则估算，在治疗过程中随访调整十分重要。

（三）运动治疗

根据年龄、性别、体力、病情、有无并发症以及既往运动情况等，在医师指导下开展有规律的合适运动，循序渐进，并长期坚持。

（四）病情监测

血糖监测、其他 CVD 危险因素和并发症的监测。开始治疗时每 3 个月检测 1 次 HbA1C，血糖达标后每年也至少监测 2 次。每年至少 1 次全面了解血脂以及心、肾、神经和眼底情况，尽早给予相应处理。

（五）高血糖的药物治疗

1. 口服降糖药物

（1）促胰岛素分泌剂

①磺脲类（SUs）：SUs 的主要作用为刺激胰岛 β 细胞分泌胰岛素，其作用部位是胰岛 β 细胞膜上的 ATP 敏感的钾离子通道（K_{ATP}），促进钙离子内流及细胞内钙离子浓度增高，刺激含有胰

岛素的颗粒外移和胰岛素释放，使血糖下降。SUs 降血糖作用的前提条件是机体尚保存一定数量有功能的胰岛 β 细胞。

适应证：SUs 作为单药治疗主要选择应用于新诊断的 T2DM 非肥胖患者、用饮食和运动治疗血糖控制不理想时。

禁忌证或不适应证：T1DM，有严重并发症或晚期 β 细胞功能很差的 T2DM，儿童糖尿病，孕妇、哺乳期妇女，大手术围手术期，全胰腺切除术后，对 SUs 过敏或有严重不良反应者等。

不良反应：a. 低血糖反应，最常见而重要；b. 体重增加；c. 皮肤过敏反应；d. 消化系统，上腹不适、食欲减退等；e. 心血管系统，某些 SUs 可减弱心肌缺血的预处理能力，可能对心血管系统带来不利影响，但目前尚无资料证实会增加 T2DM 患者心血管疾病的发病率和病死率。

临床应用：建议从小剂量开始，早餐前半小时一次服用，根据血糖逐渐增加剂量，剂量较大时改为早、晚餐前两次服药，直到血糖达到良好控制。不宜同时使用 2 种 SUs，也不宜与其他胰岛素促分泌剂（如格列奈类）合用。

②格列奈类：此类药物也作用在胰岛 β 细胞膜上的 K_{ATP}，但结合位点与 SUs 不同，是一类快速作用的促胰岛素分泌剂，通过刺激胰岛素的早时相分泌而降低餐后血糖，具有吸收快、起效快和作用时间短的特点，主要用于控制餐后高血糖。

适应证：同 SUs 较适合于 T2DM 早期餐后高血糖阶段或以餐后高血糖为主的老年患者。

禁忌证或不适应证：与 SUs 相同。

临床应用：于餐前或进餐时口服。有瑞格列奈和那格列奈两种制剂。

（2）双胍类 目前广泛应用的是二甲双胍。主要作用机制为抑制肝葡萄糖输出，改善外周组织对胰岛素的敏感性、增加对葡萄糖的摄取和利用。二甲双胍通过激活单磷酸腺苷激活的蛋白激酶（AMPK）信号系统而发挥多方面的代谢调节作用；并可改善血脂谱、增加纤溶系统活性、降低血小板聚集性、动脉壁平滑肌细胞和成纤维细胞生长受抑制等，可能有助于延缓或改善糖尿病血管并发症。

适应证：a. 作为 T2DM 治疗一线用药，可单用或联合其他药物；b. T1DM：与胰岛素联合应有可能减少胰岛素用量和血糖波动。

禁忌证或不适应证：a. 肾功能不全（肾小球滤过率＜45mL/min）、肝功能不全、缺氧及高热患者禁忌，慢性胃肠病、慢性营养不良不宜使用；b. T1DM 不宜单独使用本药；c. T2DM 合并急性严重代谢紊乱、严重感染、缺氧、外伤、大手术、孕妇和哺乳期妇女等；d. 对药物过敏或有严重不良反应者；e. 酗酒者。

不良反应：a. 消化道反应；b. 皮肤过敏反应；c. 乳酸性酸中毒；d. 单独用药极少引起低血糖，但与胰岛素或促胰岛素联合使用时可增加低血糖发生风险；e. 长期使用可能导致维生素 B_{12} 缺乏，应定期监测维生素 B_{12} 水平，必要时补充。

临床应用：高龄不是使用二甲双胍的禁忌。GFR 在 45～60mL/min 应减量；＜45mL/min 禁忌使用。行静脉注射碘造影剂检查术，GFR＞60mL/min 者检查时停用二甲双胍即可；GFR 在 45-60mL/min 的患者在注射碘化造影剂 48h 前必须停服二甲双胍；所有患者在检查完成 48h 后复查肾功能无恶化时可恢复服用。二甲双胍 500～1500mg/d，分 2～3 次口服，最大剂量一般不超过 2g/d。

（3）噻唑烷二酮类（TZDs，格列酮类） 主要通过激活过氧化物酶体增殖物激活受体 γ（PPARγ）起作用，增加靶组织对胰岛素作用的敏感性而降低血糖。TZDs 促进脂肪重新分布，使脂肪组织从内脏组织转移至皮下组织，可能与其提高胰岛素敏感性的作用有关。

（4）α葡萄糖苷酶抑制剂（AGI） AGI 抑制小肠黏膜刷状缘的 α-葡萄糖苷酶可延迟碳水化合物吸收，降低餐后高血糖。常见不良反应为胃肠反应，单用本药不引起低血糖，但如与 SUs 或胰岛素合用，仍可发生低血糖，且一旦发生，应直接给予葡萄糖口服或静脉注射。不宜用于有胃肠功能紊乱者、孕妇、哺乳期妇女和儿童，对肝、肾功能不全者仍应慎用。现有阿卡波糖和伏格列波糖两种制剂。

(5) DPP-Ⅵ抑制剂　通过抑制 DPP-Ⅵ 活性而减少 GLP-1 的失活，提高内源性 GLP-1 水平。单独使用不增加低血糖发生的风险，也不增加体重。目前上市有沙格列汀、西格列汀、阿格列汀、维格列汀和利格列汀。

适应证：单药，或与其他口服降糖药物或胰岛素联合应用治疗 T2DM。

禁忌证或不适应证：孕妇、儿童和对其有超敏反应的患者，T1DM 或 DKA 患者的治疗。

不良反应：总体不良反应发生率低。可能出现头痛、超敏反应、肝酶升高、上呼吸道感染、胰腺炎、关节痛等不良反应，多可耐受。整体心血管安全性良好，阿格列汀和沙格列汀不增加心血管事件风险，但可能增加心力衰竭住院风险，尤其是已经存在心脏或肾脏疾病的患者。

(6) 钠-葡萄糖共转运蛋白 2（SGLT-2）抑制剂　通过抑制近段肾小管管腔侧细胞膜上的钠-葡萄糖共转运蛋白 2 的作用而抑制葡萄糖重吸收，降低肾糖阈、促进尿葡萄糖排泄，从而达到降低血糖的作用，还具有减轻体重和降低血压的作用等其他获益。单用不增加低血糖的风险，联合胰岛素或磺脲类药物时可增加低血糖发生风险。禁用于 T1DM 和 T2DM 中 GFR<45mL/min 者。总体不良反应发生率低，可能出现生殖泌尿道感染，多数轻到中度，抗感染有效，部分可能增加截肢风险和骨折风险。可能会引起酮症酸中毒。主要有达格列净、坎格列净和恩格列净。

2. 注射制剂

(1) 胰岛素

★①适应证：a. T1DM；b. 各种严重的糖尿病急性或慢性并发症；c. 手术、妊娠和分娩；d. 新发病且与 T1DM 鉴别困难的消瘦糖尿病患者；e. 新诊断的 T2DM 伴有明显高血糖，或在糖尿病病程中无明显诱因出现体重显著下降者；f. T2DM β 细胞功能明显减退者；g. 某些特殊类型糖尿病。

②胰岛素和胰岛素类似物的分类：按作用起效快慢和维持时间，胰岛素（包括人和动物）可分为短效、中效、长效和预混胰岛素，胰岛素类似物分为速效、长效和预混胰岛素类似物。根据来源和化学结构的不同，可分为动物胰岛素、人胰岛素和胰岛素类似物。

胰岛素类似物指氨基酸序列与人胰岛素不同，能与胰岛素受体结合，功能及作用与人胰岛素相似，目前已有速效、长效和预混制剂：a. 速效胰岛素类似物有赖脯胰岛素、门冬胰岛素、谷赖胰岛素；b. 长效胰岛素类似物有甘精胰岛素、地特胰岛素、德谷胰岛素。

③胰岛素使用原则和方法：a. 胰岛素治疗应在综合治疗基础上进行；b. 胰岛素治疗方案应力求模拟生理性胰岛素分泌模式；c. 从小剂量开始，根据血糖水平逐渐调整至合适剂量。

T1DM：一经诊断就应开始胰岛素治疗并需终身替代治疗。a. 某些 LADA 患者早期或部分 T1DM 患者在"蜜月期"，可短期使用预混胰岛素每日 2 次注射。但预混胰岛素不宜用于 T1DM 的长期治疗。b. 多数患者需采用多次皮下注射胰岛素或持续皮下胰岛素输注方案，尤其 β 细胞功能已衰竭或妊娠时。

T2DM：胰岛素作为补充治疗，通常白天继续服用口服降糖药，睡前注射中效胰岛素或每天注射 1～2 次长效胰岛素。胰岛素作为替代治疗（一线用药）的适应证为，T2DM 诊断时血糖水平较高，特别是体重明显减轻的患者；口服降糖药治疗反应差伴体重减轻或持续性高血糖的患者；难以分型的消瘦的糖尿病患者。

采用强化胰岛素治疗方案后，早晨空腹血糖仍然较高可能的原因：a. 夜间胰岛素应用不足；b. "黎明现象"，即夜间血糖控制良好，也无低血糖发生，仅于黎明短时间内出现高血糖；c. Somogyi 效应，即在夜间曾有低血糖，在睡眠中未被察觉，但导致体内胰岛素拮抗素激素分泌增加，继而发生低血糖后的反跳性高血糖。夜间多次（于 0、2、4、6、8 时）测定血糖，有助于鉴别早晨高血糖的原因。

④胰岛素的抗药性和不良反应：各种胰岛素制剂因本身来源、结构、成分特点及含有一定量的杂质，故有抗原性和致敏性。胰岛素抗药性指在无酮症酸中毒也无拮抗胰岛素因素存在的情况下，每日胰岛素需要量超过100U或200U，机制不明，极少发生。

胰岛素的主要不良反应是低血糖反应，胰岛素治疗初期可因钠潴留而发生轻度水肿，可自行缓解，部分患者因晶状体屈光改变出现视物模糊。

胰岛素过敏反应通常表现为注射部位瘙痒或荨麻疹样皮疹，罕见严重过敏反应。脂肪营养不良为注射部位皮下脂肪萎缩或增生。

（2）GLP-1受体激动剂：与胰腺β细胞的GLP-1受体结合后，葡萄糖依赖性地刺激胰岛素合成和分泌，减少胰高血糖素释放；还可作用于中枢神经系统GLP-1受体，进而减少食物摄入，并通过促进棕色脂肪组织的生热作用和白色脂肪组织分解增加能量消耗，延迟胃排空。有胰腺炎病史者禁用，不用于T1DM或DKA的治疗。恶心、呕吐、腹泻、消化不良、上呼吸道感染和注射部位结节是常见的不良反应。包括艾塞那肽和利拉鲁肽。

（六）T2DM高血糖的管理策略和治疗流程

应根据患者病情特点并结合其经济、文化、对治疗的依从性、医疗条件等多种因素，制订个体化的治疗方案，且强调跟踪随访，根据病情变化调整治疗方案，力求达到安全平稳降糖、长期达标。

生活方式干预是T2DM的基础治疗措施，应该贯穿于糖尿病治疗的始终。如果单纯生活方式干预血糖不能达标，应开始药物治疗。首选二甲双胍，如果没有禁忌证，应一直保留在治疗方案中；不适合二甲双胍治疗者可选择其他种类药物。

（七）代谢手术治疗糖尿病

如果生活方式干预联合或不联合药物治疗未能有效地减轻体重且血糖控制不佳者，可以考虑代谢手术。术前要对患者进行全面评估包括对治疗的依从性、心理健康、是否有酒精或药物滥用史等。目前代谢手术治疗的适应证、禁忌证及具体术式尚未完全统一，且现有临床证据多来自非亚裔人群。

（八）胰腺移植和胰岛细胞移植

治疗对象主要为T1DM患者，目前尚局限于伴终末期肾病的T1DM患者。

（九）糖尿病慢性并发症的防治原则

① 所有患糖尿病的高血压患者应该在家监测血压；血压一般应控制在130/80mmHg以下。

② 处理血脂异常前应进行ASCVD总体危险全面评估。

③ 小剂量阿司匹林（75～150mg/d）作为有ASCVD病史的糖尿病患者的二级预防。

④ 严格的血糖控制可预防或延缓T1DM或T2DM蛋白尿的发生和进展。

⑤ 综合眼科检查包括散瞳后眼底检查、彩色眼底照相，必要时行荧光造影检查。

⑥ 早期严格控制血糖并保持血糖稳定是糖尿病神经病变最重要和有效的防治方法。

⑦ 所有患者都应定期进行足部检查。

（十）糖尿病合并妊娠及GDM的管理

糖尿病妇女应在接受胰岛素治疗使血糖控制正常后再受孕，医学营养治疗原则与非妊娠患者相同，应选用短效和中效胰岛素，禁用口服降血糖药。主张选择36～38周进行引产或剖宫产，产后注意对新生儿低血糖症的预防和处理。

（十一）围术期管理

择期手术前尽量将空腹血糖控制在<7.8mmol/L及餐后血糖<10mmol/L；接受大、中型手术者术前改为胰岛素治疗；并对可能影响手术预后的糖尿病并发症进行全国评估。需急诊手术而

又存在酸碱、水电解质平衡紊乱者应及时纠正。术中、术后密切监测血糖，围术期患者血糖控制在 8.0～10.0mmol/L 较安全。

（十二）免疫接种

根据年龄为儿童和成人糖尿病患者提供常规接种疫苗。病程≥6 个月的所有糖尿病患者均应每年接种流感疫苗。患者应常规接种乙肝疫苗。

【预防】

以自身保健管理和社区支持为主要内容；提倡合理膳食，经常运动，防止肥胖。给予 T2DM 高危人群适当生活方式干预可有效延缓或预防 T2DM 的发生。

第二节　糖尿病酮症酸中毒

糖尿病酮症酸中毒（DKA）为最常见的糖尿病急症。DKA 分为几个阶段：①早期血酮升高称酮血症，尿酮排出增多称酮尿症，统称为酮症；②酮体中 β-羟丁酸和乙酰乙酸为酸性代谢产物，消耗体内储备碱，初期血 pH 正常，属代偿性酮症酸中毒，晚期血 pH 下降，为失代偿性酮症酸中毒；③病情进一步发展，出现神志障碍，称糖尿病酮症酸中毒昏迷。

【诱因】

最常见诱因是感染。其他诱因包括胰岛素治疗中断或不适当减量、各种应激、酗酒及某些药物（如糖皮质激素、拟交感药物等）。另有 2％～10％原因不明。

【病理生理】

1. 酸中毒　β-羟丁酸、乙酰乙酸以及蛋白质分解产生的有机酸增加；循环衰竭、肾脏排出酸性代谢产物减少导致酸中毒。

2. 严重失水　高血糖、高血酮和各种酸性代谢产物引起渗透性利尿，酮体从肺排出又带走大量水分；厌食、恶心、呕吐使水分入量减少，从而引起细胞外失水；血浆渗透压增加，水从细胞内向细胞外转移引起细胞内失水。

3. 电解质平衡紊乱　渗透性利尿同时使钠、钾、氯、磷酸根等大量丢失，厌食、恶心、呕吐使电解质摄入减少，引起电解质代谢紊乱。

4. 携带氧系统失常　DKA 时红细胞糖化血红蛋白（GHb）增加以及 2,3 二磷酸甘油酸（2,3-DPG）减少，使血红蛋白与氧亲和力增高，血氧离解曲线左移。酸中毒时，血氧离解曲线右移，释放氧增加（Bohr 效应），起代偿作用。

5. 周围循环衰竭和肾功能障碍　严重失水、血容量减少和微循环障碍未能及时纠正，可导致低血容量性休克。肾灌注量减少引起少尿或无尿，严重者发生急性肾衰竭。

6. 中枢神经功能障碍　严重酸中毒、失水、缺氧、体循环及微循环障碍可导致脑细胞失水或水肿、中枢神经功能障碍。

【临床表现】

早期"三多一少"症状加重；酸中毒失代偿后，病情迅速恶化，可见疲乏、食欲减退、恶心呕吐，多尿、口干、头痛、嗜睡、呼吸深快，呼气中有烂苹果味（丙酮）；后期严重失水，尿量减少、眼眶下陷、皮肤黏膜干燥、血压下降、心率加快、四肢厥冷；晚期有不同程度意识障碍，反射迟钝、消失，昏迷。少数患者表现为腹痛，酷似急腹症。

【实验室检查】

1. 尿　尿糖强阳性、尿酮阳性，可有蛋白尿和管型尿。

2. 血　血糖一般为 16.7～33.3mmol/L，有时可达 55.5mmol/L 以上。血酮体升高。血实际 HCO_3^- 和标准 HCO_3^- 降低，CO_2 结合力降低，酸中毒失代偿后血 pH 下降；剩余碱负值增大，阴离子间隙增大,与 HCO_3^- 降低大致相等。血钾在治疗前可正常或偏低或偏高,治疗后若补钾不足可严重降低。血钠、血氯降低,血尿素氮和肌酐常偏高。血浆渗透压轻度上升。部分患者可出现血清淀粉酶和脂肪酶升高,也可出现白细胞计数及中性粒细胞比例升高。

【诊断与鉴别诊断】

临床上对于原因不明的恶心呕吐、酸中毒、失水、休克、昏迷的患者,尤其是呼吸有酮味(烂苹果味)、血压低而尿量多者,不论有无糖尿病病史,均应想到本病的可能性。

鉴别诊断包括:①其他类型糖尿病昏迷,如低血糖昏迷、高血糖高渗状态、乳酸性酸中毒。②其他疾病所致昏迷,如脑膜炎、尿毒症、脑血管意外等。

【防治】

治疗原则:尽快补液以恢复血容量、纠正失水状态,降低血糖,纠正电解质及酸碱平衡失调,同时积极寻找和消除诱因,防治并发症,降低病死率。

（一）补液

补液是治疗的关键环节。DKA 失水量可达体重 10% 以上,开始时输液速度较快,在 1～2h 内输入 0.9% 氯化钠 1000～2000mL,前 4h 输入所计算失水量 1/3 的液体,24h 输液量应包括已失水量和部分继续失水量。当血糖下降至 13.9mmol/L 时,根据血钠情况以决定改用 5% 葡萄糖液或葡萄糖生理盐水,并按每 2～4g 葡萄糖加入 1U 短效胰岛素。

（二）胰岛素治疗

目前均采用小剂量（短效）胰岛素治疗方案,即每小时给予每千克体重 0.1U 胰岛素,使血清胰岛素浓度恒定达到 100～200μU/ml。血糖下降速度一般以每小时约降低 3.9～6.1mmol/L 为宜,当血糖降至 13.9mmol/L 时开始输入 5% 葡萄糖溶液,并按比例加入胰岛素,病情稳定后过渡到胰岛素常规皮下注射。

（三）纠正电解质及酸碱平衡失调

本症酸中毒主要由酮体中酸性代谢产物引起,经输液和胰岛素治疗后,酮体水平下降,酸中毒可自行纠正,一般不必补碱。补碱指征为血 pH<7.1,HCO_3^-<5mmol/L。应采用等渗碳酸氢钠（1.25%～1.4%）溶液。

DKA 患者有不同程度失钾,治疗前血钾低于正常,在开始胰岛素和补液的同时立即开始补钾;血钾正常、尿量>40mL/h 时,也立即开始补钾;血钾正常、尿量<30mL/h 时,暂缓补钾,待尿量增加后再开始补钾;血钾高于正常时,暂缓补钾。氯化钾部分稀释后静脉输入、部分口服。

（四）处理诱发病和防治并发症

1. 休克 如休克严重且经快速输液后仍不能纠正,应详细检查并分析原因。

2. 严重感染 不能以有无发热或血象改变来判断,应积极处理。

3. 心力衰竭、心律失常 年老或合并冠心病者补液过多可导致心力衰竭和肺水肿,应注意预防。血钾过低、过高均可引起严重心律失常,宜用心电图监护,及时治疗。

4. 肾衰竭 是本症主要死亡原因之一,强调注意预防,治疗过程中密切观察尿量变化,及时处理。

5. 脑水肿 如经治疗后,血糖有所下降,酸中毒改善,但昏迷反而加重,或虽然一度清醒,但烦躁、心率快、血压偏高、肌张力增高,应警惕脑水肿的可能。可给予地塞米松、呋塞米。在血浆渗透压下降过程中出现的可给予白蛋白。慎用甘露醇。

6. 急性胃扩张 可用 1.25% 碳酸氢钠溶液洗胃,清除残留食物,预防吸入性肺炎。

（五）护理

应按时清洁口腔、皮肤,预防压疮和继发性感染。

第三节 高渗高血糖综合征

高渗高血糖综合征（HHS），以严重高血糖、高血浆渗透压、脱水为特点，无明显酮症酸中毒，患者常有不同程度的意识障碍或昏迷。

诱因为引起血糖增高和脱水的因素：急性感染、外伤、手术、脑血管意外等应激状态，使用糖皮质激素、利尿药、甘露醇等药物，水摄入不足或失水，透析治疗，静脉高营养疗法等。

本病起病缓慢，最初表现为多尿、多饮，食欲减退。渐出现严重脱水和神经精神症状，患者反应迟钝、烦躁或淡漠、嗜睡，逐渐陷入昏迷，晚期尿少甚至尿闭。就诊时呈严重脱水、休克，可有神经系统损害的定位体征，易误诊为脑卒中。与 DKA 相比，失水更为严重、神经精神症状更为突出。

实验室检查：血糖达到或超过 33.3mmol/L（一般为 33.3～66.8mmol/L），有效血浆渗透压达到或超过 320mOsm/L（一般为 320～430mOsm/L）可诊断本病。血钠正常或增高。尿酮体阴性或弱阳性，一般无明显酸中毒，借此与 DKA 鉴别，但有时二者可同时存在。

临床上凡遇原因不明的脱水、休克、意识障碍及昏迷均应想到本病可能性，尤其是血压低而尿量多者，不论有无糖尿病史，均应进行有关检查以肯定或排除本病。

治疗原则同 DKA。本症失水可达体重 10％～15％，输液要更为积极小心，24h 补液量可达6000～10000mL。目前多主张治疗开始时用等渗溶液如 0.9％氯化钠，在输入生理盐水后血浆渗透压高于 350mOsm/L，血钠高于 155mmol/L，可考虑输入适量低渗溶液如 0.45％氯化钠。视病情可考虑同时给予胃肠道补液。当血糖下降至 16.7mmol/L 时开始输入 5％葡萄糖液，并按每2～4g 葡萄糖加入 1U 胰岛素。胰岛素治疗方法与 DKA 相似，补钾要更及时，一般不补碱。应密切观察从脑细胞脱水转为脑水肿的可能。

习题

1. 采用胰岛素强化治疗方案后，有时早晨空腹血糖仍然较高可能的原因有哪些？

答：其可能的原因有：①夜间胰岛素应用不足；②"黎明现象"，即夜间血糖控制良好，也无低血糖发生，仅于黎明短时间内出现高血糖；③Somogyi 现象，即在夜间曾有低血糖，在睡眠中未被察觉，继而发生低血糖后的反跳性高血糖。

2. 糖尿病酮症酸中毒的临床表现有哪些？

答：早期"三多一少"症状加重；酸中毒失代偿后，病情迅速恶化，可见疲乏、食欲减退、恶心呕吐，多尿、口干、头痛、嗜睡，呼吸深快，呼气中有烂苹果味（丙酮）；后期严重失水，尿量减少、眼眶下陷、皮肤黏膜干燥，血压下降、心率加快，四肢厥冷；晚期有不同程度意识障碍、反射迟钝、消失，昏迷。少数患者表现为腹痛，酷似急腹症。

第二十三章　低血糖症

教学目的

1. 熟悉　低血糖症的诊断和治疗原则。
2. 了解　低血糖症的临床表现、实验室检查。

内容精讲

低血糖症是一组多种病因引起的以血浆葡萄糖（血糖）浓度过低，并足以引起相应症状和体征的临床综合征。常以交感神经兴奋和（或）神经精神及异常为主要特点。一般引起低血糖症状的血浆葡萄糖阈值为 2.8～3.9mmol/L。

【病因】

1. 非糖尿病患者的低血糖症

（1）引起低血糖的药物　药物是最常见的低血糖的病因。

（2）引起低血糖的相关疾病　根据发病机制可分为胰岛素介导的低血糖（β 细胞肿瘤，β 细胞功能性疾病，胰岛素自身免疫性低血糖，在非糖尿病患者中发生的由于服用 β 细胞促泌剂而引起的内源性胰岛素增高所致的低血糖）和非胰岛素介导的低血糖两大类。

2. 糖尿病患者的低血糖　外源性胰岛素和刺激内源性胰岛素分泌的药物刺激葡萄糖的利用增加，如果使用不当可引起低血糖，甚至是严重或致死性低血糖的发生。

【病理生理】

生理情况下空腹血浆葡萄糖维持在 3.9～6.1mmol/L 较为狭窄的范围内，防止低血糖的三道防线分别是：降低胰岛素分泌；升糖激素分泌增加，α 细胞分泌的高血糖素的增高；肾上腺素分泌增加。当防御因素不能有效地恢复血糖水平时，血糖进一步减低，则出现低血糖的症状和体征。临床上出现低血糖症状和体征的血糖阈值并非一个固定的数值，而是根据不同病因、低血糖发生的频率和持续时间的不同而存在差异。

【临床表现】

1. 症状　典型的低血糖症具有 Whipple 三联征特点：①与低血糖相一致的症状；②症状存在时通过精确方法测得血糖浓度偏低；③血糖水平升高后上述症状缓解。

引起低血糖的症状主要来自两方面：①自主（交感）神经过度兴奋表现，表现为出汗、颤抖、心悸、紧张、焦虑、饥饿和感觉异常。②大脑神经元低血糖症状，包括认知损害、行为改变、精神运动异常，以及血糖浓度更低时出现的癫痫发作和昏迷。

2. 体征　面色苍白和出汗。

【实验室检查】

1. 血糖　正常空腹血糖值低限一般为 3.9mmol/L。血糖进一步低至 2.8～3.0mmol/L 才会出现症状。低血糖的阈值是可变的，在临床上要结合患者实际情况进行判别。

2. 测定血浆相关激素　为了进一步探寻低血糖病因，需要同时测定自发性低血糖症状发作时的血糖、胰岛素、C 肽、胰岛素原和 β-羟丁酸水平以及胰岛素自身抗体。

【诊断与鉴别诊断】

1. 低血糖症的确立（定性诊断） 根据低血糖典型表现（Whipple 三联征）可确定：①低血糖症状；②发作时血糖低于 2.8mmol/L；③供糖后低血糖症状迅速缓解。

2. 病因诊断 测定血浆或血清胰岛素、C 肽、胰岛素原和 β-羟丁酸，并结合功能试验，判断低血糖的原因。

3. 功能试验

（1）禁食评估 一些患者仅短时间禁食就会出现症状。

（2）72h 禁食试验 目的是在缺乏食物的状态下激发出低血糖的发生。

（3）血糖对胰高血糖素的反应。

4. 定位检查（定位诊断） 对于内源性胰岛素介导的低血糖患者，鉴别诊断包括胰岛素瘤、胰岛细胞增生症/胰岛细胞肥大、口服降糖药诱发的低血糖，以及胰岛素自身免疫性低血糖。

★【预防和治疗】

1. 低血糖的预防 临床医生必须熟悉掌握低血糖的诊断线索，包括糖尿病病史、降糖药物治疗情况（尤其是促胰岛素分泌剂、胰岛素的剂量、饮食和运动情况、低血糖与进餐关系等）、非降糖药物使用情况、酗酒史、全身相关疾病史（肿瘤、消耗性疾病、营养不良、胃肠道手术）。

2. 低血糖的治疗 包括两方面：一是解除神经供糖不足的症状，二是纠正导致低血糖症的各种潜在原因。轻度到中度的低血糖口服糖水、含糖饮料，或进食糖果、饼干、面包、馒头等即可缓解。重者和疑似低血糖昏迷的患者，应及时测定血糖，甚至无需血糖结果，及时给予 50%葡萄糖液 60～100mL 静脉注射，继以 5%～10%葡萄糖液静脉滴注，必要时可加用氢化可的松 100mg 和（或）胰高血糖素 0.5～1mg 肌内或静脉注射。

[附] 胰岛素瘤

胰岛素瘤是最常见的胰腺分泌胰岛素的功能性神经内分泌瘤。常见的临床表现是空腹低血糖，可表现为自主神经症状（包括心悸、出汗以及发抖）和神经元低血糖症状（如认知障碍、遗忘、精神症状、癫痫样发作），部分患者可以出现体重增加。手术切除胰岛素瘤是首选治疗。

习题

1. 简述低血糖症的诊断标准。

答：详见本章诊断与鉴别诊断相关内容。

2. 男性，46 岁。反复发作低血糖症。检查血胰岛素、胰岛素原、诱发试验、C-肽抑制试验，呈自主性胰岛素不适当分泌过多。诊断应考虑哪种疾病？

答：胰岛素瘤。

第二十四章　血脂异常和脂蛋白异常血症

教学目的

1. 熟悉　血脂、脂蛋白和载脂蛋白的构成和代谢；血脂异常分类；血脂异常和脂蛋白异常血症的诊断、治疗；各类调脂药物的作用机制及选择。

2. 了解　血脂异常和脂蛋白异常血症的病因和发病机制。

内容精讲

血脂异常指血清中胆固醇（CH）、甘油三酯（TG）、低密度脂蛋白胆固醇（LDL-C）水平升高，高密度脂蛋白胆固醇（HDL-C）水平降低。

★【血脂、脂蛋白和载脂蛋白】

血脂是血浆中的中性脂肪（甘油三酯和胆固醇）和类脂（磷脂、糖脂、固醇、类固醇）的总称。

血浆脂蛋白是由蛋白质［载脂蛋白（Apo）］和甘油三酯、胆固醇、磷脂等组成的球形大分子复合物。血浆脂蛋白分为 6 类：乳糜微粒（CM）、极低密度脂蛋白（VLDL）、中间密度脂蛋白（IDL）、低密度脂蛋白（LDL）、高密度脂蛋白（HDL）和脂蛋白(a)［Lp（a）］。

1. 乳糜微粒　CM 颗粒最大，密度最小，富含甘油三酯。CM 的主要功能是把外源性甘油三酯运送到肝外组织。一般不致引起动脉粥样硬化，但易诱发急性胰腺炎。

2. 极低密度脂蛋白　富含甘油三酯。VLDL 的主要功能是把内源性甘油三酯运送到体内肝外组织，也向外周组织间接或直接提供胆固醇。目前多认为 VLDL 水平升高是冠心病的危险因素。

3. 低密度脂蛋白　由 VLDL 和 IDL 中的 TG 水解形成。是胆固醇含量最多的脂蛋白。LDL 的主要功能是将胆固醇转运到肝外组织，为导致动脉粥样硬化的主要危险因素。

4. 高密度脂蛋白　HDL 主要由肝脏和小肠合成，蛋白质和脂肪含量约各占一半，载脂蛋白以 ApoA I 和 ApoA II 为主。HDL 的主要功能是将 CH 从周围组织转运到肝脏进行再循环或以胆酸的形式排泄，这一过程称为胆固醇的逆转运。低 HDL-C 是动脉粥样硬化性心血管病（ASCVD）的独立危险因素。

5. 脂蛋白（a）　成分类似 LDL，是 ASCVD 的独立危险因素。

★【血脂异常分类】

1. 表型分类　WHO 根据各种脂蛋白种类和严重程度将脂蛋白异常分为 5 型，I、II、III、IV、V，第 II 型又分为 II a 和 II b 两个亚型。

2. 病因分类　分为原发性血脂异常和继发性血脂异常两大类。

3. 临床分类　高 CH 症、高 TG 血症、混合型高脂血症和低 HDL-C 血症。

【病因和发病机制】

1. 原发性血脂异常　原因不明，是由遗传与环境因素综合作用的结果。家族性脂蛋白异常血症是由于基因缺陷所致。

2. 继发性血脂异常

(1) 甲状腺功能减退症、库欣综合征、肝肾疾病、系统性红斑狼疮、骨髓瘤、过量饮酒等可引起继发性血脂异常。

(2) 某些药物长期应用如噻嗪类利尿药、选择性 β 受体阻滞剂等。

【临床表现】

(1) 黄色瘤、早发性角膜环和眼底改变。

(2) 动脉粥样硬化。

【实验室检查】

测定空腹状态下（禁食 12～14h）血浆或血清 TC、TG、LDL-C 和 HDL-C。

★【诊断与鉴别诊断】

（一）诊断

诊断标准根据《中国成人血脂异常防治指南（2016 年修订版）》，中国人血清 TC 的合适范围为＜5.2mmol/L，5.2～6.19mmol/L 为边缘升高，≥6.2mmol/L 为升高。血清 LDL-C 的合适范围为＜3.4mmol/L，3.47～4.09mmol/L 为边缘升高，≥4.1mmol/L 为升高。血清 HDL-C＜1.0mmol/L 为降低。TG 的合适范围为＜1.70mmol/L，1.70～2.29mmol/L 为边缘升高，≥2.3mmol/L 为升高。

（二）筛查

血脂筛查的重点人群：①有血脂异常、冠心病或动脉粥样硬化家族史，尤其是直系亲属中有早发冠心病或其他动脉粥样硬化病史；②有 ASCVD 病史；③有多项 ASCVD 危险因素（高血压、糖尿病、肥胖、过量饮酒以及吸烟者）；④有皮肤或肌腱黄色瘤。

（三）鉴别诊断

甲状腺功能减退症、库欣综合征、肾病综合征、系统性红斑狼疮。

★【治疗】

（一）治疗原则

(1) 根据 ASCVD 危险程度决定干预策略。

(2) 将降低 LDL-C 作为首要干预靶点。

(3) 调脂首选他汀类药物。

（二）治疗性生活方式干预

1. 饮食控制　改善饮食结构，根据患者血脂异常的程度、分型以及性别、年龄和劳动强度等制订食谱。

2. 增加运动　每天 30min 中等强度代谢运动，每周 5～7 天。

3. 其他　戒烟、限盐、限制饮酒、禁烈性酒。

（三）药物治疗

1. 他汀类　他汀类竞争性抑制体内胆固醇合成过程中限速酶（HMG-CoA 还原酶）活性，从而阻断胆固醇的合成，同时上调细胞表面的 LDL 受体，加速 LDL 的分解代谢。还可抑制 VLDL 合成，适应证为高胆固醇血症、混合型高脂血症和 ASCVD。主要制剂有洛伐他汀、辛伐他汀、普伐他汀、氟伐他汀、阿托伐他汀、瑞舒伐他汀。儿童、孕妇、哺乳期妇女和准备生育的妇女不宜服用。

2. 肠道 CH 吸收抑制剂　依折麦布适用于高胆固醇血症和以甘油三酯升高为主的混合型高脂血症，单药或与他汀类联合治疗。

3. 普罗布考　通过渗入到 LDL 颗粒核心中影响脂蛋白代谢，促进 LDL 通过非受体途径清除，降低 TC 和 LDL-C。适用于高胆固醇血症，尤其 HoFH 和黄色素瘤患者。

4. 胆酸螯合剂 在肠道内与胆酸不可逆结合，阻碍胆酸的肠肝循环，促使胆酸随粪便排出，减少胆固醇的重吸收。适用于高胆固醇血症和以甘油三酯升高为主的混合型高脂血症。主要制剂有考来烯胺、考来替泊、考来维仑。

5. 贝特类 激活过氧化物酶增殖物激活受体 α（PPARα）和 LPL 降低血清 TG、升高 HDL-C，促进 VLDL 和 TG 分解以及 CH 的逆向转运。适用于高甘油三酯血症和以甘油三酯升高为主的混合型高脂血症。主要制剂有非诺贝特和苯扎贝特。禁用于肝肾功能不良者以及儿童、孕妇和哺乳期妇女。

6. 烟酸类 可能与抑制脂肪组织中酯酶活性、减少游离脂肪酸进入肝脏、减少 VLDL 分泌有关。大剂量使用可降低 TG、LDL-C 和 TC，升高 HDL-C。适用于高甘油三酯血症和以甘油三酯升高为主的混合型高脂血症。主要制剂有烟酸、阿昔莫司。

7. 高纯度鱼油制剂 鱼油主要成分为 n-3 长链多不饱和脂肪酸，其调脂机制尚不清楚，降低 TG 和轻度升高 HDL-C，对 TC 和 LDL-C 无影响。适用于高甘油三酯血症和以甘油三酯升高为主的混合型高脂血症。有出血倾向者禁用。

8. 新型调脂药物 ①ApoB$_{100}$合成抑制剂；②前蛋白转化酶枯草溶菌素 9 抑制剂；③微粒体 TG 转移蛋白抑制剂

9. 中药 可与其他调脂药物联用。

10. 调脂药物的联合应用 他汀类与依折麦布；他汀类与贝特类；他汀类与 n-3 脂肪酸。

（四）其他治疗措施

1. 脂蛋白血浆置换。

2. 手术治疗 包括部分回肠末段切除术、门腔静脉分流术和肝脏移植术等。

（五）治疗过程的监测

调脂治疗一般是长期的，甚至是终身的。

（六）特殊人群血脂异常的管理

①糖尿病；②高血压；③代谢综合征；④慢性肾脏疾病。

【预防和预后】

血脂异常的预防措施主要包括普及健康教育，提倡均衡饮食，增加体力活动及体育运动，预防肥胖，避免不良生活习惯，并与肥胖症、糖尿病、心血管疾病等慢性病防治工作的宣教相结合。经积极的综合治疗，本病预后良好。

习题

1. 调节血脂药物的主要种类是什么？举出每种的常见药物。

答：①他汀类：阿托伐他汀、瑞舒伐他汀；②肠道 CH 吸收抑制剂：依折麦布；③普罗布考；④胆酸螯合剂：考来烯胺；⑤贝特类：非诺贝特；⑥烟酸类：烟酸；⑦高纯度鱼油制剂；⑧新型调脂药物：ApoB$_{100}$合成抑制剂、前蛋白转化酶枯草溶菌素 9 抑制剂、微粒体 TG 转移蛋白抑制剂。

2. 按是否继发于全身系统性疾病，简述血脂异常的分类。

答：分为原发性血脂异常和继发性血脂异常。

第二十五章　肥胖症

内容精讲

　　肥胖症指一种体内脂肪过多蓄积和体重超常为特征的慢性代谢性疾病，由遗传和环境因素等多种因素相互作用所引起的。

【病因和发病机制】

　　1. 能量平衡和体重调节　受神经系统和内分泌系统双重调节。体内参与调节摄食行为的活性物质包括：①减少摄食的因子；②增加摄食的因子；③代谢产物如血糖、脂肪酸等。

　　2. 遗传因素　肥胖症有家族聚集倾向，遗传因素的影响占 40%～70%。目前"节俭基因假说"是肥胖发生的重要机制。

　　3. 环境因素　主要是热量摄入增多和体力活动减少。饮食结构也有一定影响，脂肪比糖类更易引起脂肪积聚。

　　4. 内分泌调节异常　神经-内分泌调节中任何环节的异常均可导致肥胖。

　　5. 炎症　肥胖是一种低度炎症反应。

　　6. 肠道菌群　人体肠道细菌分为有益菌、有害菌和中性菌。肠道菌群对肠-脑轴有调节作用。

【病理生理】

　　1. 脂肪细胞和脂肪组织　脂肪细胞是一种高度分化的细胞，可以贮存和释放能量，而且能分泌数十种脂肪细胞因子、激素或其他调节物。

　　2. 脂肪的分布　男性型脂肪主要分布在内脏和上腹部皮下，称为"腹型"或"中心性"肥胖。女性型脂肪主要分布于下腹部、臀部和股部皮下，称为"外周性"肥胖。中心性肥胖者发生代谢综合征的危险性较大，而外周性肥胖者减肥更为困难。

　　3. "调定点"上调　长期高热量、高脂肪饮食，体重增加后，即使恢复正常饮食，也不能恢复到原先体重。因此，持续维持高体重可引起适应，体重调定点不可逆升高，即调定点上调。

【临床表现】

　　肥胖症可见于任何年龄，女性较多见。多有进食过多和（或）运动不足病史。常有肥胖家族史。轻度肥胖症多无症状，中重度肥胖症可引起气急、关节痛、肌肉酸痛、体力活动减少以及焦虑、忧郁等。临床上肥胖症常与血脂异常、脂肪肝、高血压、冠心病、糖耐量异常或糖尿病等疾病常同时发生，引起代谢综合征。

【诊断和鉴别诊断】

（一）诊断

　　肥胖症的评估最常采用人体测量学指标（体重指数、腰围等）。目前尚无关于肥胖的统一诊

第七篇 内分泌和代谢性疾病 | 411

断标准，以下指标供参考。①体重指数（BMI）：测量身体肥胖程度，BMI(kg/m²)＝体重(kg)/[身长(m)]²；②理想体重（IBW）：可测量身体肥胖程度，理想体重(kg)＝身高(cm)－105 或 IBW(kg)＝[身高(cm)－100]×0.9（男性）或 0.85（女性）；③腰围；④腰/臀比（WHR）；⑤CT或MRI：计算皮下脂肪厚度或内脏脂肪量，是评估体内脂肪分布最准确的方法；⑥其他：身体密度测量法、生物电阻抗测定法、双能X线（DEXA）吸收法测定体脂总量等。

（二）鉴别诊断

根据原发病的临床表现和实验室检查特点，与下列疾病进行鉴别诊断：①库欣综合征；②下丘脑性肥胖；③原发性甲状腺功能减退症；④多囊卵巢综合征；⑤Laurence-Moon-Biedl综合征；⑥Prader-Willi综合征。

★【治疗】

治疗的两个主要环节是减少热量摄取及增加热量消耗。继发性肥胖症应针对病因进行治疗。各种并发症及伴随病应给予相应处理。

（一）治疗性生活方式改变

1. 医学营养治疗 限制患者摄入的热量，使摄入热量小于消耗。确定适当的营养素分配比例，碳水化合物、蛋白质和脂肪提供能量的比例，分别占总热量的50%～60%、15%～20%和＜30%，蛋白质以优质蛋白质为主、摄入足够新鲜蔬菜和水果。

2. 体力活动和体育运动 与医学营养治疗相结合，并长期坚持，可以预防肥胖或使肥胖患者体重减轻。

（二）药物治疗

药物减重的适应证为：①食欲旺盛，餐前饥饿难忍，每餐进食量较多；②合并高血糖、高血压、血脂异常和脂肪肝；③合并负重关节疼痛；④肥胖引起呼吸困难或有阻塞性睡眠呼吸暂停综合征；⑤BMI≥24有上述合并症情况，或BMI≥28不论是否有合并症，经过3～6个月单纯控制饮食和增加活动量处理仍不能减重5%者。

下列情况不宜应用减重药物：①儿童；②孕妇、哺乳期妇女；③对该类药物有不良反应者；④正在服用其他选择性血清素再摄取抑制剂。

减重药物主要有以下两类：①肠道脂肪酶抑制剂；②兼有减重作用的降糖药物。

（三）外科治疗

可选择使用吸脂术、切脂术和各种减少食物吸收的手术，如空肠回肠分流术、胃囊术、垂直袖状胃切除术等。

【预防】

应做好宣传教育工作，鼓励人们采取健康的生活方式，尽可能使体重维持在正常范围内。应早期发现有肥胖趋势的个体，并对个别高危个体进行个体化指导。预防肥胖应从儿童时期开始，尤其是加强对青少年的健康教育。

[附] 代谢综合征

代谢综合征（MS）是指人体的蛋白质、脂肪、碳水化合物等物质发生代谢紊乱的病理状态，是一组复杂的代谢紊乱症候群。MS的中心环节是肥胖和胰岛素抵抗。

【病因和发病机制】

MS是复杂的遗传与环境因素相互作用的结果。胰岛素抵抗是MS的中心环节，胰岛素抵抗的发生与肥胖及MS的病理变化密切相关。胰岛素抵抗和高胰岛素血症是MS的重要致病机制。

胰岛素抵抗通过各种直接或间接的机制参与 MS 相关其他疾病的发生，如 2 型糖尿病、高血压、血脂异常、血管内皮细胞功能异常、血液凝溶异常、慢性低度炎症状态。

【临床表现】

MS 的临床表现即它所包含各个疾病及其并发症、伴发病的临床表现，这些疾病可同时或先后出现在同一患者。

【诊断】

具备以下组成成分中的 3 项或更多项：①中心型肥胖和（或）腹型肥胖：腰围男性＞90cm，女性＞85cm；②高血糖：FPG≥6.1mmol/L 或 2hPG≥7.8mmol/L 和（或）已确诊为糖尿病并治疗者；③高血压：血压≥130/85mmHg 和（或）已确认为高血压并治疗者；④空腹 TG≥1.7mmol/L；⑤空腹 HDL-C＜1.04mmol/L。

【防治原则】

主要目标是预防心血管疾病和 T2DM，包括：①生活方式干预；②针对各种危险因素选用相应药物治疗，控制达标；③治疗目标，体重在 1 年内减轻 7％～10％，争取 BMI 和腰围正常化；糖尿病患者血压＜130/80mmHg，非糖尿病患者血压＜140/90mmHg；LDL-C＜2.6mmol/L、TG＜1.7mmol/L、HDL-C＞1.04mmol/L（男）或 1.3mmol/L（女）；空腹血糖＜6.1mmol/L，糖负荷后 2h 血糖＜7.8mmol/L 及 HbA1c＜7％。

习题

1. 体重指数（BMI）如何计算？

答：BMI（kg/m^2）＝体重(kg)/[身高(m)]^2。

2. 减重药物主要有哪些？

答：①肠道脂肪酶抑制剂；②兼有减重作用的降糖药物。

第二十六章　水、电解质代谢和酸碱平衡失常

内容精讲

正常人体体液及其组分的波动范围很小，以保持体液容量、电解质、渗透压和酸碱度等的相对恒定。

第一节　水、钠代谢失常

水、钠代谢失常是相伴发生的，临床上多分为失水、水过多、低钠血症和高钠血症等数种。

一、失水

失水是指体液丢失所造成的体液容量不足。根据水和电解质（主要是 Na^+）丢失的比例和性质，临床上常将失水分为高渗性失水、等渗性失水和低渗性失水三种。

【病因】

（一）高渗性失水

1. 水摄入不足

（1）昏迷、创伤、拒食、吞咽困难，沙漠迷路、海难、地震等致淡水供应断绝。

（2）脑外伤、脑卒中等致渴感中枢迟钝或渗透压感受器不敏感。

2. 失水过多

（1）经肾丢失　①中枢性尿崩症、肾性尿崩症、使用非溶质性利尿药；②糖尿病酮症酸中毒、非酮症性高渗性昏迷、高钙血症等；③长期鼻饲高蛋白流质等（鼻饲综合征）；④使用高渗葡萄糖溶液、甘露醇、山梨醇、尿素等。

（2）肾外丢失　①环境高温、剧烈运动、高热等大量出汗；②烧伤开放性治疗丢失大量低渗液；③哮喘持续状态、过度换气、气管切开等。

（3）水向细胞内转移　剧烈运动或惊厥等。

（二）等渗性失水

（1）消化道丢失　呕吐、腹泻、胃肠引流或肠梗阻等致消化液丢失。

（2）皮肤丢失　大面积烧伤、剥脱性皮炎等渗出性皮肤病变。

（3）组织间液贮积　胸、腹腔炎性渗出液的引流，反复大量放胸腔积液、腹腔积液等。

（三）低渗性失水

（1）补充水分过多　高渗性或等渗性失水时，补充过多水分。

（2）肾丢失　①过量使用噻嗪类、呋塞米等排钠性利尿药；②肾小管中存在大量不被吸收的

溶质（如尿素）；③失盐性肾炎、急性肾衰竭多尿期、肾小管性酸中毒、糖尿病酮症酸中毒；④肾上腺皮质功能减退症。

【临床表现】

（一）高渗性失水

1. 轻度失水 失水多于失钠，细胞外液容量减少，渗透压升高。当失水量相当于体重的 2％～3％时，尿量减少，尿比重增高。

2. 中度失水 当失水量达体重的 4％～6％时，醛固酮分泌增加和血浆渗透压升高，此时口渴严重、吞咽困难、声音嘶哑、心率加快，皮肤干燥、弹性下降，工作效率下降、乏力、头晕、烦躁。

3. 重度失水 当失水量达 7％～14％时，出现神经系统异常症状如躁狂、谵妄、定向力失常、幻觉、晕厥和脱水热。当失水量超过 15％时，可出现高渗性昏迷、低血容量性休克、尿闭及急性肾衰竭。

（二）等渗性失水及低渗性失水

1. 轻度失水 当每千克体重缺钠 8.5mmol（血浆钠 130mmol/L 左右）时，血压可在 100mmHg 以上，患者有疲乏、无力、尿少、口渴、头晕等。尿钠极低或测不出。

2. 中度失水 当每千克体重丢失钠在 8.5～12.0mmol（血浆钠 120mmol/L 左右）时，血压降至 100mmHg 以下，表现为恶心、呕吐、肌肉挛痛、手足麻木、静脉下陷及直立性低血压。尿钠测不出。

3. 重度失水 当每千克体重丢失钠在 12.8～21.0mmol（血浆钠 110mmol/L 左右）时，血压降至 80mmHg 以下，出现四肢发凉、体温低、脉细弱而快等休克表现，并伴木僵等神经症状，严重者昏迷。

【诊断与鉴别诊断】

1. 高渗性失水 中、重度失水时，尿量减少。除尿崩症外，尿比重、血红蛋白、平均血细胞比容、血钠（＞145mmol/L）和血浆渗透压均升高（＞310mOsm/L）。依据体重的变化和其他临床表现，可判断失水的程度。

2. 等渗性失水 血钠、血浆渗透压正常；尿量少，尿钠少或正常。

3. 低渗性失水 血钠（＜130mmol/L）和血浆渗透压降低（＜280mOsm/L），至病情晚期尿少，尿比重低，尿钠减少；血细胞比容、红细胞、血红蛋白、尿素氮均增高，血尿素氮/肌酐（单位均为 mg/dl）比值＞20∶1（正常 10∶1）。

【防治】

（一）补液总量

应包括已丢失液体量及继续丢失的液体量两部分。

1. 已丢失量

有以下四种计算方法。

（1）依据失水程度。

（2）依据原体重。

（3）依据血钠浓度 有三种计算方法，适用于高渗性失水。

① 丢失量＝正常体液总量－现有体液总量。正常体液总量＝原体重×0.6。现有体液总量＝正常血清钠÷实测血清钠×正常体液总量。

② 丢失量＝(实测血清钠－正常血清钠)×现体重×0.6/正常血清钠。

③ 丢失量＝现体重×K×(实测血清钠－正常血清钠)。公式中的系数 K 在男性为 4，在女性为 3。

④ 依据血细胞比容，适用于估计低渗性失水的失水量。可按下列公式计算：

补液量（mL）＝（实测血细胞比容－正常血细胞比容）/正常血细胞比容×体重（kg）×200。

正常血细胞比容：男性＝0.48，女性＝0.42。

2. 继续丢失量　是指就诊后发生的继续丢失量，包括生理需要量（约 1500mL/d）及继续发生的病理丢失量（如大量出汗、肺呼出、呕吐等）。

（二）补液种类

一般来说，高渗性失水补液中含钠液体约占 1/3，等渗性失水补液中含钠液体约占 1/2，低渗性失水补液中含钠液体约占 2/3。

1. 高渗性失水　补水为主，补钠为辅。经口、鼻饲者可直接补充水分，经静脉者可补充 5%葡萄糖液、5%葡萄糖氯化钠液或 0.9%氯化钠液。适当补充钾及碱性液。

2. 等渗性失水　补充等渗溶液为主，首选 0.9%氯化钠液，但长期使用可引起高氯性酸中毒。下述配方更符合生理需要：0.9%氯化钠液 1000mL＋5%葡萄糖液 500mL＋5%碳酸氢钠液 100mL。

3. 低渗性失水　补充高渗液为主。宜将上述配方中的 5%葡萄糖液 500mL 换成 10%葡萄糖液 250mL。补钠量可参照下述公式计算：①补钠量＝（125mmol/L－实测血清钠）×0.6×体重（kg）；②补钠量＝（142mmol/L－实测血清钠）×0.2×体重（kg）。0.6×体重（kg）表示机体的体液总量，0.2×体重（kg）表示细胞外液量。

（三）补液方法

1. 补液途径　尽量口服或鼻饲，不足部分或中、重度失水者需经静脉补充。

2. 补液速度　宜先快后慢。重症者开始 4~8h 内补充液体总量的 1/3~1/2，其余在 24~28h 补完。

3. 注意事项　①记录 24h 出入水量；②密切监测体重、血压、脉搏、血清电解质和酸碱度；③急需大量快速补液时，宜鼻饲补液，经静脉补充时宜监测中心静脉压（<120mmH$_2$O 为宜）；④宜在尿量>30mL/h 后补钾；⑤纠正酸碱平衡紊乱。

二、水过多和水中毒

水过多是水在体内过多潴留的一种病理状态。若过多的水进入细胞内，导致细胞内水过多则称为水中毒。水过多和水中毒是稀释性低钠血症的病理表现。

【病因和发病机制】

1. 抗利尿激素代偿性分泌增多　其特征是毛细血管静水压升高和（或）胶体渗透压下降，总容量过多，有效循环容量减少，体液积聚在组织间隙。常见于右心衰竭、缩窄性心包炎、下腔静脉阻塞、门静脉阻塞、肾病综合征、低蛋白血症、肝硬化等。

2. 抗利尿激素分泌失调综合征（SIADH）　其特征是体液总量明显增多，有效循环血容量和细胞内液增加，血钠低，一般不出现水肿。

3. 肾排泄水障碍　多见于急性肾衰竭少尿期、急性肾小球肾炎等致肾血流量及肾小球滤过率降低，而摄入水分未加限制时。

4. 肾上腺皮质功能减退症　盐皮质激素和糖皮质激素分泌不足使肾小球滤过率降低，在入水量过多时导致水潴留。

5. 渗透阈重建　肾排泄水功能正常，但能兴奋 ADH 分泌的渗透阈降低（如孕妇）。

6. 抗利尿激素用量过多。

【临床表现】

1. 急性水过多和水中毒　起病急，精神神经表现突出，如头痛、精神失常、定向力障碍、共济失调、癫痫样发作、嗜睡与躁动交替出现以至昏迷。也可呈头痛、呕吐、血压增高、呼吸抑制、心率缓慢等颅内高压表现。

2. 慢性水过多和水中毒 轻度水过多仅有体重增加,当血浆渗透压低于 260mOsm/L（血钠 125mmol/L）时,有疲倦、表情淡漠、恶心、食欲减退等表现和皮下组织肿胀;当血浆渗透压降至 240~250mOsm/L（血钠 115~120mmol/L）时,出现头痛、嗜睡、神志错乱、谵妄等神经精神症状;当血浆渗透压降至 230mOsm/L（血钠 110mmol/L）时,可发生抽搐或昏迷。

【诊断与鉴别诊断】

依据病史,结合临床表现及必要的实验室检查,一般可作出诊断。应注意与缺钠性低钠血症鉴别。水过多和水中毒时尿钠一般大于 20mmol/L,而缺钠性低钠血症的尿钠常明显减少或消失。

【防治】

1. 轻症水过多和水中毒 限制进水量,使入水量少于尿量。适当服用依他尼酸（利尿酸）或呋塞米等祥利尿药。

2. 急重症水过多和水中毒 保护心、脑功能,纠正低渗状态（如利尿脱水）。

（1）高容量综合征 以脱水为主,减轻心脏负荷。首选呋塞米或依他尼酸等祥利尿药。有效循环血容量不足者要补充有效血容量。危急病例可采取血液超滤治疗。用硝普钠、硝酸甘油等保护心脏,减轻其负荷。

（2）低渗血症（特别是已出现精神神经症状者） 应迅速纠正细胞内低渗状态,除限水、利尿外,应使用 3‰~5‰氯化钠液,一般剂量为 5~10mL/kg,一般以分次补给为宜。同时用利尿药减少血容量。

三、低钠血症

低钠血症与体内总钠量（可正常、增高或降低）无关,是指血清钠<135mmol/L 的一种病理生理状态。

1. 缺钠性低钠血症 即低渗性失水。体内的总钠量和细胞内钠减少,血清钠浓度降低。

2. 稀释性低钠血症 即水过多,血钠被稀释。总钠量可正常或增加,细胞内液和血清钠浓度降低。

3. 转移性低钠血症 机体缺钠时,钠从细胞外移入细胞内。总体钠正常,细胞内液钠增多,血清钠减少。

4. 特发性低钠血症 多见于恶性肿瘤、肝硬化晚期、营养不良、年老体衰及其他慢性疾病晚期,亦称消耗性低钠血症。

5. 脑性盐耗损综合征 由于下视丘脑或脑干损伤导致下视丘脑与肾脏神经联系中断,导致远曲小管出现渗透性利尿,血钠、氯、钾降低,尿中含量增高。

【诊断与治疗】

转移性低钠血症少见,临床上主要表现为低钾血症,治疗以去除原发病和纠正低钾血症为主。特发性低钠血症主要是治疗原发病。

严重高脂血症、高蛋白血症等可引起"假性低钠血症",主要应针对原发病因治疗。

四、高钠血症

高钠血症是指血清钠>145mmol/L,机体总钠量可增高、正常或减少。

1. 浓缩性高钠血症 即高渗性失水,最常见。体内总钠减少,而细胞内和血清钠浓度增高。见于单纯性失水或失水>失钠时。

2. 潴钠性高钠血症 主要因肾排泄钠减少和（或）钠的入量过多所致,如右心衰竭、肾病综合征、肝硬化腹水、急、慢性肾衰竭、库欣综合征、原发性醛固酮增多症、颅脑外伤和补碱过多等。

3. 特发性高钠血症 较少见。

【临床表现和诊断】

潴钠性高钠血症以神经精神症状为主要表现，初期症状不明显，随着病情发展或在急性高钠血症时，主要呈脑细胞失水表现，如神志恍惚、烦躁不安、抽搐、惊厥、癫痫样发作、昏迷乃至死亡。特发性高钠血症的症状一般较轻，常伴血浆渗透压升高。

【防治】

积极治疗原发病，限制钠的摄入量，防止钠输入过多。

第二节　钾代谢失常

正常血钾浓度为 $3.5\sim5.5mmol/L$；细胞间液为 $3.0\sim5.0mmol/L$。

一、钾缺乏和低钾血症

低钾血症是指血清钾 $<3.5mmol/L$ 的一种病理生理状态。造成低钾血症的主要原因是体内总钾量丢失，称为钾缺乏症。

【病因、分类和发病机制】

（一）缺钾性低钾血症

表现为体内总钾量、细胞内钾和血清钾浓度降低。

1. 摄入钾不足 长期禁食、少食，每日钾的摄入量 $<3g$，并持续 2 周以上。

2. 排出钾过多 主要经胃肠或肾丢失过多的钾。

（1）胃肠失钾 见于长期大量的呕吐、腹泻、胃肠引流或造瘘等。

（2）肾脏失钾 ①肾脏疾病：急性肾衰竭多尿期、肾小管性酸中毒、失钾性肾病、尿路梗阻解除后利尿、Liddle综合征；②内分泌疾病：原发性或继发性醛固酮增多症等；③使用利尿药：如排钾性利尿药、渗透性利尿药；④补钠过多致肾小管钠-钾交换加强，钾排出增多；⑤碱中毒或酸中毒恢复期；⑥某些抗生素，如青霉素、庆大霉素、羧苄西林、多黏菌素B等。

（3）其他原因所致的失钾 如大面积烧伤、放腹腔积液、腹腔引流、腹膜透析、不适当的血液透析等。

（二）转移性低钾血症

因细胞外钾转移至细胞内引起，表现为体内总钾量正常，细胞内钾增多，血清钾浓度降低。见于：①代谢性或呼吸性碱中毒或酸中毒的恢复期；②使用大量葡萄糖液（特别是同时应用胰岛素时）；③周期性瘫痪，如 Graves 病；④急性应激状态，如颅脑外伤等致肾上腺素分泌增多；⑤棉籽油或氯化钡中毒；⑥使用叶酸、维生素 B_{12} 治疗贫血；⑦反复输入冷存洗涤过的红细胞；⑧低温疗法使钾进入细胞内。

（三）稀释性低钾血症

细胞外液水潴留时，血钾浓度相对降低，机体总钾量和细胞内钾正常，见于水过多和水中毒，或过多过快补液而未及时补钾时。

【临床表现】

（一）缺钾性低钾血症

1. 骨骼肌表现 一般血清钾 $<3.0mmol/L$ 时，患者感疲乏、软弱、乏力；$<2.5mmol/L$ 时，全身性肌无力，肢体软瘫，腱反射减弱或消失，甚而膈肌、呼吸肌麻痹，呼吸困难、吞咽困难，严重者可窒息。可伴麻木、疼痛等感觉障碍。

2. 消化系统表现 恶心、呕吐、厌食、腹胀、便秘、肠蠕动减弱或消失、肠麻痹等。

3. 中枢神经系统表现 萎靡不振、反应迟钝、定向力障碍、嗜睡或昏迷。

4. 循环系统表现 早期心肌应激性增强，心动过速，可有房性、室性期前收缩；严重者呈低钾性心肌病，心肌坏死、纤维化。心电图显示：血钾降至 3.5mmol/L 时，T 波宽而低，QT 间期延长，出现 U 波；重者 T 波倒置，ST 段下移，出现多源性期前收缩或室性心动过速；更严重者可因心室扑动、心室颤动、心脏骤停或休克而猝死。

5. 泌尿系统表现 尿浓缩功能下降而出现口渴多饮和夜尿多，进而发生失钾性肾病，出现蛋白尿和管型尿等。

6. 酸碱平衡紊乱表现 代谢性碱中毒、细胞内酸中毒及反常性酸性尿。

（二）转移性低钾血症

常在半夜或凌晨突然起病，主要表现为发作性软瘫或肢体软弱乏力，多数以双下肢为主，少数累及上肢，严重者累及颈部以上部位和膈肌。

（三）稀释性低钾血症

主要见于水过多或水中毒时。

【诊断】

一般根据病史，结合血清钾测定可作出诊断。特异的心电图表现（如低 T 波、QT 间期延长和 U 波）有助于诊断。病因鉴别时，要首先区分是肾性（一般尿钾多＞20mmol/L）或肾外性失钾，并对可能病因作相应的检查。

【防治】

（一）补钾量

1. 轻度缺钾 血清钾 3.0～3.5mmol/L，可补充钾 100mmol（相当于氯化钾 8.0g）。

2. 中度缺钾 血清钾 2.5～3.0mmol/L，可补充钾 300mmol（相当于氯化钾 24g）。

3. 重度缺钾 血清钾 2.0～2.5mmol/L 水平，可补充钾 500mmol（相当于氯化钾 40g）。

但一般每日补钾以不超过 200mmol（15g 氯化钾）为宜。

（二）补钾种类

1. 饮食补钾 肉、青菜、水果、豆类含钾量高。

2. 药物补钾 ①氯化钾：含钾 13～14mmol/g，最常用；②枸橼酸钾；③醋酸钾：枸橼酸钾和醋酸钾适用于伴高氯血症者的治疗；④谷氨酸钾：适用于肝衰竭伴低钾血症者；⑤L-门冬氨酸钾镁溶液：门冬氨酸和镁有助于钾进入细胞内。

（三）补钾方法

1. 途径 轻者鼓励进富含钾的食物。口服补钾以氯化钾为首选；严重病例需静脉滴注补钾。

2. 速度 一般静脉补钾的速度以 20～40mmol/h 为宜，不能超过 50～60mmol/h。

3. 浓度 如以常规静脉滴注法补钾，静注液体以含钾 20～40mmol/L 或氯化钾 1.5～3.0g/L 为宜。

（四）注意事项

①补钾时必须检查肾功能和尿量，每日尿量＞500mL，每 h＞30mL 则补钾安全；②低钾血症时将氯化钾加入生理盐水中静脉滴注；③对输注较高浓度钾溶液的患者，应该进行持续心脏监护和每小时测定血钾；④特别注意输注中和输注后的严密观察；⑤难治性低钾血症需注意纠正碱中毒和低镁血症；⑥补钾后可加重原有的低钙血症而出现手足搐搦，应及时补给钙剂；⑦不宜长期使用氯化钾肠溶片。

二、高钾血症

高钾血症是指血清钾浓度＞5.5mmol/L 的一种病理生理状态，此时的体内钾总量可增多

（钾过多）、正常或缺乏。

【病因和发病机制】

（一）钾过多性高钾血症

1. 肾排钾减少　主要见于肾小球滤过率下降和肾小管排钾减少。

2. 摄入钾过多　在少尿基础上，常因饮食钾过多、服用含钾丰富的药物、静脉补钾过多过快或输入较大量库存血等引起。

（二）转移性高钾血症

1. 组织破坏　细胞内钾进入细胞外液，如重度溶血性贫血，大面积烧伤、创伤，肿瘤接受大剂量化疗，血液透析，横纹肌溶解症等。

2. 细胞膜转运功能障碍。

（三）浓缩性高钾血症

重度失水、失血、休克等致有效循环血容量减少，血液浓缩而钾浓度相对升高，多同时伴有肾前性少尿及排钾减少；休克、酸中毒、缺氧等使钾从细胞内进入细胞外液。

（四）假性高血钾

【临床表现】

主要表现为心肌收缩功能降低，心音低钝，可使心脏停搏于舒张期；出现心率减慢、室性期前收缩、房室传导阻滞、心室颤动及心跳停搏。心电图是诊断高钾血症程度的重要参考指标：血清钾＞6mmol/L 时，出现基底窄而高尖的 T 波；7～9mmol/L 时，PR 间期延长，P 波消失，QRS 波群变宽，R 波渐低，S 波渐深，ST 段与 T 波融合；＞9～10mmol/L 时，出现正弦波，QRS 波群延长，T 波高尖；进而心室颤动、蠕动。血压早期升高，晚期降低，出现血管收缩等类缺血症，表现为皮肤苍白、湿冷、麻木、酸痛等。

【诊断与鉴别诊断】

有导致血钾增高和（或）肾排钾减少的基础疾病，血清钾＞5.5mmol/L 即可确诊。临床表现仅供诊断参考，心电图所见可作为诊断、病情判定和疗效观察的重要指标。确定高钾血症诊断后，还需寻找和确定导致高钾血症的原发疾病。

【防治】

高钾血症对机体的主要威胁是心脏抑制，治疗原则是迅速降低血钾水平，保护心脏。

（一）对抗钾的心脏抑制作用

1. 乳酸钠或碳酸氢钠液　作用机制：①造成药物性碱血症，促使钾进入细胞内；②钠拮抗钾的心脏抑制作用；③增加远端小管中钠含量和 Na^+-K^+ 交换，增加尿钾排出量；④Na^+ 增加血浆渗透压，扩容，起到稀释性降低血钾作用；⑤Na^+ 有抗迷走神经作用，可提高心率。方法：急重症时，立即用 11.2％乳酸钠液 60～100mL（或 4％～5％碳酸氢钠 100～200mL）静脉滴注，一般数分钟起作用。注射中应注意防止诱发肺水肿。

2. 钙剂　可对抗钾的心肌毒性。常用 10％葡萄糖酸钙 10～20mL 加等量 25％葡萄糖液，缓慢静脉注射，一般数分钟起作用，但需多次应用。有心力衰竭者不宜同时使用洋地黄。

3. 高渗盐水　常用 3％～5％氯化钠液 100～200mL 静脉滴注，效果迅速，但可增加循环血容量，应注意监护心肺功能。

4. 葡萄糖和胰岛素　使血清钾转移至细胞内。一般用 25％～50％葡萄糖液，按每 3～4g 葡萄糖给予 1U 普通胰岛素持续静脉滴注。

5. 选择性 β_2 受体激动剂　可促进钾转入细胞内，如沙丁胺醇等。

（二）促进排钾

1. 经肾排钾 可给予高钠饮食或静脉输入高钠溶液；应用呋塞米、氢氯噻嗪等排钾性利尿药，但肾衰竭时效果不佳。

2. 经肠排钾 在肠道，阳离子交换树脂与钾交换，可清除体内钾。常用聚磺苯乙烯（聚苯乙烯磺酸钠交换树脂）10～20g，一日口服 2～3 次；或 40g 加入 25％山梨醇液 100～200mL 中保留灌肠。

3. 透析疗法 适用于肾衰竭伴急重症高钾血症者，以血液透析为最佳。

（三）减少钾的来源

①停止高钾饮食或含钾药物；②供给高糖高脂饮食或采用静脉营养；③清除体内积血或坏死组织；④避免应用库存血；⑤控制感染，减少细胞分解。

第三节 酸碱平衡失常

一、代谢性酸中毒

见第五篇第十章慢性肾衰竭。

二、代谢性碱中毒

【病因和发病机制】

（一）近端肾小管碳酸氢盐最大吸收阈增大

1. 容量不足性碱中毒 呕吐、幽门梗阻、胃引流等造成碱血症；血容量不足，肾重吸收钠和 HCO_3^- 增加，出现反常性酸性尿，血 HCO_3^- 和 pH 升高，导致容量不足性碱中毒。

2. 缺钾性碱中毒 缺钾时，H^+ 转入细胞内，产生缺钾性代谢性碱中毒，多同时伴有 Cl^- 缺乏。

3. 低氯性碱中毒 ①胃液丢失造成一过性碱血症；②排钾性利尿药使排 Cl^- 多于排 Na^+；③原发性醛固酮增多症致低氯性碱中毒。上述情况经补氯后可纠正碱中毒，故称为"对氯有反应性碱中毒"。

4. 高碳酸血症性碱中毒 慢性呼吸性酸中毒因肾重吸收 HCO_3^- 增加而致碱中毒。

（二）肾碳酸氢盐产生增加

1. 使用排钾保钠类利尿药 使远端肾小管中钠盐增加。另外，利尿药还可造成血容量减少，低钾血症和低氯血症。

2. 盐皮质激素增加 盐皮质激素过多促进肾小管 Na^+ 的重吸收，泌 H^+、泌 K^+ 增加可导致代谢性碱中毒。

3. Liddle 综合征 造成潴钠、排钾，导致肾性代谢性碱中毒。

（三）有机酸的代谢转化缓慢

有机酸的代谢转化缓慢是一过性代谢性碱中毒的重要原因。常见于糖尿病酮症酸中毒胰岛素治疗后、血液透析造成醋酸大量摄入等。

【代偿机制】

体内碱性物质增多，缓冲系统即刻将强碱转化为弱碱，使 HCO_3^- 消耗，而 H_2CO_3 增加；抑制呼吸中枢，肺通气减弱，CO_2 潴留，HCO_3^- 代偿性增加，肾碳酸酐酶活力减弱而 H^+ 形成和排泌减少，$NaHCO_3$ 重吸收也减少，使 HCO_3^-/H_2CO_3 代偿性恢复到 20：1，pH 正常。

【临床表现】

轻者被原发病掩盖。重者呼吸浅慢，神经肌肉兴奋性增高，常有面部及四肢肌肉抽动、手足搐搦、口周及手足麻木。血红蛋白对氧的亲和力增加，致组织缺氧，出现头昏、躁动、谵妄乃至昏迷。

【诊断与鉴别诊断】

积极寻找和区别导致 H$^+$ 丢失或碱潴留的原发病因，确诊依赖于实验室检查。HCO$_3^-$、实际碳酸氢盐（AB）、标准碳酸氢盐（SB）、缓冲碱（BB）、碱剩余（BE）增加；如能除外呼吸因素的影响，二氧化碳结合力（CO$_2$CP）升高有助于诊断。失代偿期 pH>7.45，H$^+$ 浓度<35nmol/L；缺钾性碱中毒者的血清钾降低，尿呈酸性；低氯性者的血清氯降低，尿 Cl 浓度>10mmol/L。

【防治】

避免碱摄入过多，应用排钾性利尿药或罹患盐皮质激素增多性疾病时注意补钾，积极处理原发病。轻、中度者以治疗原发病为主，严重者应首选生理盐水。其他药物有：①氯化铵；②稀盐酸；③盐酸精氨酸；④乙酰唑胺。

三、呼吸性酸中毒

见第二篇第十五章呼吸衰竭。

四、呼吸性碱中毒

【病因和发病机制】

原发因素为过度换气，CO$_2$ 的排出速度超过生成速度，导致 CO$_2$ 减少，PaCO$_2$ 下降。包括中枢性换气过度和外周性换气过度。

【临床表现】

主要表现为换气过度和呼吸加快。

【诊断与鉴别诊断】

各种原因所致的呼吸性碱中毒的共同特点是换气过度。癔症所致的换气过度综合征常易引起注意，但高温、高热、高空、手术后等所致者易被忽视。确诊依赖于实验室检查：①PaCO$_2$ 降低，除外代谢因素影响的 CO$_2$ 结合力降低，AB<SB；②失代偿期 pH 升高。

五、混合型酸碱平衡障碍

1. 单因素混合型酸碱平衡失常 包括代偿性混合型酸碱平衡失常，加重性混合型酸碱平衡失常、抵消性混合型酸碱平衡失常。

2. 双因素混合型酸碱平衡失常 包括加重性混合型酸碱平衡失常、抵消性混合型酸碱平衡失常。

3. 三重酸碱平衡失常 呼吸性酸中毒型三重酸碱平衡失常（代谢性酸中毒＋呼吸性酸中毒＋代谢性碱中毒）；呼吸性碱中毒型三重酸碱平衡失常（代谢性酸中毒＋呼吸性碱中毒＋代谢性碱中毒）。

第四节 水、电解质代谢和酸碱平衡失常的诊断与防治注意事项

在诊疗过程中，应注意下述几点：

① 应详细分析病史、体征和实验室检查结果等，做到正确诊断，早期防治。

② 水、电解质代谢和酸碱平衡失常的性质与类型往往变化迅速，故应严密观察病情变化，分清缓急、主次、轻重，给予恰当而及时的处理，随时调整方案。

③ 严密监视心、肺、肾、循环功能和体重的变化。定期检查 K$^+$、Na$^+$、Cl$^-$、CO$_2$ CP、BUN、肌酐、pH 和动脉血气分析。详细记录出入水量。

④ 检测指标的分析应充分结合临床。

习题

1. 简述低钾血症的心电图表现。

答：血钾降至 3.5mmol/L 时，T 波宽而低，QT 间期延长，出现 U 波；重者 T 波倒置，ST 段下移，出现多源性期前收缩或室性心动过速。

2. 简述对抗钾的心脏抑制作用方法。

答：乳酸钠或碳酸氢钠液、钙剂、高渗盐水（常用 3%～5% 氯化钠液）、葡萄糖和胰岛素、选择性 β_2 受体激动剂（沙丁胺醇）等。

第二十七章　高尿酸血症

 教学目的

1. 掌握　高尿酸血症的实验室检查、诊断与鉴别诊断、治疗。

2. 熟悉　高尿酸血症的临床表现。

3. 了解　高尿酸血症的病因和发病机制。

 内容精讲

高尿酸血症是一种常见的生化异常，由尿酸盐生成过量和（或）肾脏尿酸排泄减少，或两者共同存在而引起。临床上分为原发性和继发性两大类。少数患者可以发展为痛风，表现为急性关节炎、痛风肾和痛风石等临床症状与阳性体征。

【病因和发病机制】

1. 尿酸生成增多　食物引起的尿酸生成与食物中的嘌呤含量成比例。富含嘌呤的食物主要包括动物肝脏、肾脏、凤尾鱼等。机体内源性嘌呤的产生同样引起尿酸的升高。

2. 尿酸排泄减少　约 90％ 持续高尿酸血症的患者存在肾脏处理尿酸的缺陷而表现为尿酸排泄减少。肾小球滤过率降低是慢性肾功能不全时引起高尿酸血症的原因。

【病理生理】

当血尿酸超过饱和浓度，尿酸盐晶体析出可直接沉积于关节及周围软组织、肾小管和血管等部位，趋化中性粒细胞、巨噬细胞与晶体相互作用和释放炎症因子以及金属蛋白酶 9、水解酶等，引起关节、软骨、骨质、肾脏以及血管内膜等的急慢性炎症损伤。

【临床表现】

1. 无症状期　仅有波动性或持续性高尿酸血症，从血尿酸增高至症状出现的时间可长达数年至数十年，有些可终身不出现症状。

2. 痛风关节炎　中青年男性多见。常首发于第 1 跖趾关节，或踝、膝等关节。

3. 痛风石　首发症状出现未经治疗的患者，多年后约 70％ 可出现痛风石。

4. 肾脏病变

（1）痛风性肾病　早期仅有间歇性蛋白尿，随着病情的发展而呈持续性，伴有肾浓缩功能受损时夜尿增多，晚期可发生肾功能不全，表现水肿、高血压、血尿素氮和肌酐升高。

（2）尿酸性肾石病　约 10％～25％ 的痛风患者肾有尿酸结石，呈泥沙样，常无症状，结石较大者可发生肾绞痛、血尿。

5. 眼部病变　肥胖痛风患者常反复发生睑缘炎，在眼睑皮下组织中发生痛风石。

【实验室及其他检查】

1. 血尿酸测定　血尿酸采用尿酸氧化酶法测定。血尿酸浓度超过约 $420\mu mol/L(7mg/dL)$ 定义为高尿酸血症。

2. 尿尿酸测定　限制嘌呤饮食 5 天后，每日尿酸排出量超过 3.57mmol（600mg），可认为尿酸生成增多。

3. 滑囊液或痛风石内容物检查　偏振光显微镜下可见针形尿酸盐结晶。

4. X 线检查 见第八篇第十四章痛风。

5. CT 与 MRI 检查 见第八篇第十四章痛风。

【诊断与鉴别诊断】

（一）高尿酸血症的诊断

日常饮食下，非同日两次空腹血尿酸水平＞420μmol/L 即可诊断为高尿酸血症。如出现特征性关节炎表现、尿路结石或肾绞痛发作，伴有高尿酸血症，应考虑痛风。关节液穿刺或痛风石活检证实为尿酸盐结晶可做出诊断。X 线检查、CT 或 MRI 扫描对明确诊断具有一定的价值。急性关节炎期诊断有困难者，秋水仙碱试验性治疗有诊断意义。

（二）鉴别诊断

1. 继发性高尿酸血症或痛风 具有以下特点：①儿童、青少年、女性和老年人更多见；②高尿酸血症程度较重；③40%的患者 24h 尿尿酸排出增多；④肾脏受累多见，痛风肾、尿酸结石发生率较高，甚至发生急性肾衰竭；⑤痛风关节炎症状往往较轻或不典型；⑥有明确的相关用药史。

2. 关节炎 ①类风湿关节炎；②化脓性关节炎与创伤性关节炎；③假性痛风。

3. 肾石病 高尿酸血症或不典型痛风可以肾结石为最先表现，纯尿酸结石能被 X 线透过而不显影，所以对尿路平片阴性而 B 超阳性的肾结石患者应常规检查血尿酸并分析结石的性质。

【预防和治疗】

1. 一般治疗 控制饮食总热量；限制饮酒和高嘌呤食物；每天饮水 2000mL 以上；慎用抑制尿酸排泄的药物如噻嗪类利尿药等；避免诱发因素和积极治疗相关疾病等。

2. 高尿酸血症的治疗

（1）排尿酸药 抑制近端肾小管对尿酸盐的重吸收，从而增加尿酸的排泄，降低尿酸水平，适合肾功能良好者；当内生肌酐清除率＜30mL/min 时无效；已有尿酸盐结石形成，或每日尿排出尿酸盐＞3.57mmol（600mg）时不宜使用；用药期间应多饮水，并服碳酸氢钠 3～6g/d；剂量应从小剂量开始逐步递增。常用药物有苯溴马隆。

（2）抑制尿酸生成药物 别嘌醇通过抑制黄嘌呤氧化酶，使尿酸的生成减少，适用于尿酸生成过多或不适合使用排尿酸药物者。

（3）碱性药物 碳酸氢钠可碱化尿液，使尿酸不易在尿中积聚形成结晶，成人口服 3～6g/d，长期大量服用可致代谢性碱中毒，并且因钠负荷过高引起水肿。

（4）新型降尿酸药物 尿酸氧化酶和选择性尿酸重吸收抑制剂。

3. 急性痛风关节炎期的治疗 见第八篇第十四章痛风。

4. 发作间歇期和慢性期的处理 见第八篇第十四章痛风。

5. 其他 高尿酸血症和痛风常与代谢综合征伴发，应积极行降压、降脂、减重及改善胰岛素抵抗等综合治疗。

【预后】

高尿酸血症与痛风是一种终身性疾病，无肾功能损害及关节畸形者，经有效治疗可维持正常的生活和工作。急性关节炎和关节畸形会严重影响患者生活质量，若有肾功能损害预后不良。

习题

1. 中年男性，午夜突发左踝关节剧痛而惊醒，考虑痛风可能。具有特征性诊断价值的诊断方法是什么？

答：秋水仙碱诊断性治疗。

2. 简述高尿酸血症的治疗原则。

答：控制饮食总热量；限制饮酒和高嘌呤食物；每天饮水 2000mL 以上；慎用抑制尿酸排泄的药物如噻嗪类利尿药等；避免诱发因素和积极治疗相关疾病等。高尿酸血症的药物治疗：排尿酸药、抑制尿酸生成药物和碱性药物等。

第二十八章　骨质疏松症

 教学目的

1. **掌握**　骨质疏松症的诊断和治疗。
2. **熟悉**　骨质疏松症的临床表现、危险因素。
3. **了解**　骨质疏松症的预防。

内容精讲

骨质疏松症（OP）是一种以骨量降低和骨组织微结构破坏为特征，导致骨脆性增加和易于骨折的代谢性骨病。按病因可分为原发性和继发性两类。继发性 OP 常由内分泌代谢疾病或全身性疾病引起。Ⅰ型原发性 OP，即绝经后骨质疏松症（PMOP），发生于绝经后女性；Ⅱ型原发性 OP，即老年性 OP，见于老年人。

【病因和危险因素】

（一）骨吸收因素

1. 性激素缺乏　雌激素缺乏使破骨细胞功能增强，骨丢失加速，这是 PMOP 的主要病因，而雄激素缺乏在老年性 OP 的发病中起了重要作用。

2. 活性维生素 D 缺乏和 PTH 增高　由于高龄和肾功能减退等原因致肠钙吸收和 $1,25(OH)_2D_3$ 生成减少，PTH 呈代偿性分泌增多，导致骨转换率加速和骨丢失。

3. 细胞因子表达紊乱　骨组织的 IL-1、IL-6 和 TNF 增高，而护骨素减少，导致破骨细胞活性增强和骨吸收。

（二）骨形成因素

1. 峰值骨量（PBM）降低　PBM 主要由遗传因素决定，并与种族、骨折家族史、瘦高身材等临床表象以及发育、营养和生活方式等相关联。

2. 骨重建功能衰退　可能是老年性 OP 的重要发病原因。成骨细胞的功能与活性缺陷导致骨形成不足和骨丢失。

（三）骨质量下降

骨质量主要与遗传因素有关，包括骨的几何形态、矿化程度、微损伤累积、骨矿物质与骨基质的理化和生物学特性等。骨质量下降导致骨脆性和骨折风险增高。

（四）不良的生活方式和生活环境

OP 和 OP 性骨折的危险因素很多，如高龄、吸烟、制动、体力活动过少、酗酒、跌倒、长期卧床、长期服用糖皮质激素、光照减少、钙和维生素 D 摄入不足等。蛋白质摄入不足、营养不良和肌肉功能减退是老年性 OP 的重要原因。危险因素越多，发生 OP 和 OP 性骨折的概率越大。

【临床表现】

1. 骨痛和肌无力　轻者无症状，仅在 X 线摄片或骨密度（BMD）测量时被发现。较重患者常诉腰背疼痛、乏力或全身骨痛。骨痛通常为弥漫性，无固定部位，检查不能发现压痛区（点）。乏力常于劳累或活动后加重，负重能力下降或不能负重。四肢骨折或髋部骨折时肢体活动明显受限，局部疼痛加重，有畸形或骨折阳性体征。

2. 骨折　多发部位为脊柱、髋部和前臂，其他部位亦可发生，如肋骨、盆骨、肱骨甚至锁骨和胸骨等。脊柱压缩性骨折多见于 PMOP 患者。髋部骨折多在股骨颈部（股骨颈骨折），以老年性 OP 患者多见，通常于摔倒或挤压后发生。第一次骨折后，患者发生再次或反复骨折的概率明显增加。

3. 并发症　驼背和胸廓畸形者极易并发上呼吸道和肺部感染，髋部骨折者常因感染、心血管病或慢性衰竭而死亡；幸存者生活自理能力下降或丧失，长期卧床加重骨丢失，使骨折极难愈合。

【诊断与鉴别诊断】

★（一）诊断

1. 诊断线索　①绝经后或双侧卵巢切除后女性；②不明原因的慢性腰背疼痛；③身材变矮或脊椎畸形；④脆性骨折史或脆性骨折家族史；⑤存在多种 OP 危险因素，如高龄、吸烟、制动、低体重、长期卧床、服用糖皮质激素等。

2. 诊断标准　详细的病史和体检是临床诊断的基本依据，但确诊有赖于 X 线检查或 BMD 测定，并确定是低骨量［低于同性别 PBM 的 1 个标准差（SD）以上但小于 2.5SD］、OP（低于 PBM 的 2.5SD 以上）或严重 OP（OP 伴一处或多处骨折）。

3. 病因诊断　查找其病因，并对骨折概率作出预测。

4. 骨代谢转换率评价　一般根据骨代谢生化指标测定结果来判断骨转换状况。骨代谢生化指标分为骨形成指标和骨吸收指标两类，前者主要有血清骨源性碱性磷酸酶、骨钙素和Ⅰ型胶原羧基前肽等；后者包括尿钙/尿肌酐比值、吡啶啉、脱氧吡啶啉和血抗酒石酸酸性磷酸酶（TRAP）等。

（二）鉴别诊断

1. 老年性 OP 与 PMOP 的鉴别　老年女性患者要考虑 PMOP、老年性 OP 或两者合并存在等可能。

2. 内分泌性 OP　根据需要选择必要的生化或特殊检查逐一排除，测定血 PTH、血钙和血磷一般可予鉴别。

3. 血液系统疾病　血液系统肿瘤的骨损害有时可酷似原发性 OP 或甲旁亢，此时有赖于血 PTH、PTH 相关蛋白（PTHrP）和肿瘤特异标志物测定等进行鉴别。

4. 原发性或转移性骨肿瘤　当临床高度怀疑为骨肿瘤时，可借助骨扫描或 MRI 明确诊断。

5. 结缔组织病　成骨不全的骨损害特征是骨脆性增加，多数是由于Ⅰ型胶原基因突变所致。

6. 其他继发性 OP　包括原发性甲旁亢、原发性甲旁减、肾性骨病、类固醇性骨质疏松、佝偻病或骨软化。

【治疗】

强调综合治疗、早期治疗和个体化治疗。

（一）一般治疗

1. 改善营养状况　补给足够的蛋白质有助于 OP 和 OP 性骨折的治疗，但伴有肾衰竭者要选用优质蛋白饮食，并适当限制其摄入量。

2. 补充钙剂和维生素 D　每日元素钙的总摄入量达 $800\sim1200$mg。同时补充活性维生素 D $400\sim600$IU/d。

3. 加强运动　多从事户外活动，加强负重锻炼，增强应变能力，减少骨折意外的发生。

4. 纠正不良生活习惯和行为 提倡低钠、高钾、高钙和高非饱和脂肪酸饮食，戒烟忌酒。

5. 避免使用致 OP 药物 如抗癫痫药、苯妥英、苯巴比妥等。

6. 对症治疗 有疼痛者可给予适量非甾体抗炎药；发生骨折或遇顽固性疼痛时，可应用降钙素制剂。

（二）特殊治疗

1. 性激素补充治疗

（1）雌激素补充治疗

① 治疗原则：a. 确认患者有雌激素缺乏的证据；b. 优先选用天然雌激素制剂（尤其是长期用药时）；c. 青春期及育龄期妇女的雌激素用量应使血雌二醇的目标浓度达到中、晚卵泡期水平（150～300pg/mL 或 410～820pmol/L），绝经后 5 年内的生理性补充治疗目标浓度为早卵泡期水平（40～60pg/mL）；d. 65 岁以上的绝经后妇女使用时应选择更低的剂量。

② 禁忌证：a. 子宫内膜癌和乳腺癌；b. 子宫肌瘤或子宫内膜异位；c. 不明原因阴道出血；d. 活动性肝炎或其他肝病伴肝功能明显异常；e. 系统性红斑狼疮；f. 活动性血栓栓塞性病变；g. 其他情况，如黑色素瘤、血栓栓塞史、冠心病等。伴有严重高血压、糖尿病等慎用雌激素制剂。

③ 常用制剂和用量：a. 微粒化 $17-\beta-$雌二醇，或戊酸雌二醇 $1\sim2mg/d$；b. 炔雌醇 $10\sim20\mu g/d$；c. 替勃龙（tibolone）$1.25\sim2.5mg/d$；d. 尼尔雌醇 $1\sim2mg/w$；e. 雌二醇皮贴剂 $0.05\sim0.1mg/d$。雌、孕激素合剂（dienogest）或雌、孕、雄激素合剂的用量小；皮肤贴剂可避免药物首经肝及胃肠道；鼻喷雌激素制剂（aerodiol）具有药物用量低、疗效确切等优点。

（2）雄激素补充治疗 用于男性 OP 的治疗，雄激素对肝有损害，并常导致水钠潴留和前列腺增生，因此长期治疗宜选用经皮制剂。

2. 选择性雌激素受体调节剂（SERM）和选择性雄激素受体调节剂（SARM） SERM 主要适用于 PMOP 的治疗，可增加 BMD，降低骨折发生率，但偶可导致血栓栓塞性病变。SARM 具有较强的促合成代谢作用，有望成为治疗老年男性 OP 的较理想药物。

3. 二膦酸盐 二膦酸盐抑制破骨细胞生成和骨吸收，主要用于骨吸收明显增强的代谢性骨病（如变形性骨炎、多发性骨髓瘤、甲旁亢等），亦可用于高转换型原发性和继发性 OP、高钙血症危象和骨肿瘤的治疗，对类固醇性 OP 也有良效；但老年性 OP 不宜长期使用该类药物，必要时应与 PTH 等促进骨形成类药物合用。

4. 降钙素 降钙素为骨吸收的抑制剂，主要适用于：①高转换型 OP；②OP 伴或不伴骨折；③变形性骨炎；④急性高钙血症或高钙血症危象。应用降钙素制剂前需补充数日钙剂和维生素 D。

5. 甲状旁腺素（PTH） 对老年性 OP、PMOP、雌激素缺乏的年轻妇女和糖皮质激素所致的 OP 均有治疗作用。

6. 其他药物 包括小剂量氟化钠、GH 和 IGF-1 等。

（三）OP 性骨折的治疗

治疗原则包括复位、固定、功能锻炼和抗 OP 治疗。

【预防】

加强卫生宣教，早期发现 OP 易感人群，以提高 PBM 值，降低 OP 风险。提倡运动和充足的钙摄入。

习题

原发性骨质疏松症分为哪两型？

答：Ⅰ型原发性 OP，即绝经后骨质疏松症；Ⅱ型原发性 OP，即老年性 OP。

第二十九章　性发育异常疾病

📖 **教学目的**

1. **掌握**　性发育异常疾病的诊断和治疗。
2. **熟悉**　性发育异常疾病的临床表现。
3. **了解**　性发育异常疾病的病因和发病机制。

📋 **内容精讲**

性发育异常疾病（disorder of sex development，DSD）主要有染色体性别分化异常疾病、性腺性别分化异常疾病及表型性别分化异常疾病（女性假两性畸形和男性假两性畸形）。

第一节　染色体性别分化异常疾病

一、Klinefelter 综合征

Klinefelter 综合征简称克氏综合征，又称精曲小管发育不全症。该疾病是原发性睾丸功能减退症中最常见的疾病，也是引起男性不育最常见的遗传性疾病。

【病因和发病机制】

克氏综合征的病因是性染色体异常，即患者具有两条或两条以上 X 染色体，包括标准核型、变异型等。导致染色体异常的主要致病原因与父母生育时高龄、遗传因素等有关。

【临床表现】

临床特点为小而质韧的睾丸和雄激素缺乏的表现。

1. **睾丸小**　青春期前，患者可能表现为睾丸容积较正常略小；青春期中后期，表现为小而质韧的睾丸，B 超监测双侧睾丸的平均容积为 4mL，约 1/3 的患者存在睾丸下降不良。

2. **第二性征男性化不全**　青春期启动的时间正常或延迟，大部分患者可在青春期出现无痛性双侧乳房发育、阴茎小、胡须、腋毛及阴毛稀疏。成年后约 70% 患者出现性欲和性能力的进行性下降。

3. **其他表现**　出生时体重低，头围小，可有身体畸形，如指（趾）弯曲。青春期，开始特征性的骨骼发育，一般能达到人群平均身高或更高，四肢与躯干比例失调，下部量大于上部量，指距的 1/2 大于上部量。患者存在认知方面的异常，但并非智力水平的整体下降，而是特殊领域的缺陷，尤其是语言和执行能力。

4. **伴发异常**　雄激素缺乏可导致骨质疏松、肌力下降。

【实验室检查及其他检查】

1. **激素测定**　青春期前的黄体生成素（LH）、卵泡生成素（FSH）、睾酮（T）的基础水平与同龄儿童相比无差异。青春期后，患者游离 T 水平下降，LH 和 FSH 水平升高，GnRH 兴奋试验可见促性腺激素反应增强。

2. **染色体核型分析**　血淋巴细胞的染色体核型分析可明确诊断。

3. 睾丸 B 超 睾丸容积可通过触诊并与睾丸流量计比较获得，准确的容积可通过睾丸 B 超确定。

4. 睾丸活检 显示典型的生精小管玻璃样变性、精原细胞丧失、睾丸间质 Leydig 细胞假瘤样增生。

【诊断与鉴别诊断】

1. 诊断 典型病例根据患者睾丸小而硬、男性乳房发育、呈类无睾体型、智力发育障碍、第二性征发育不全等临床表现以及上述实验室检查，可对本病作出诊断。

2. 鉴别诊断 本病应与低促性腺激素性腺功能减退症鉴别，后者也具有睾丸小、血清 T 明显减低的特点，但低 LH、FSH 及染色体核型分析可相鉴别。

【治疗】

当患者血清睾酮水平低于正常时，即可开始雄激素替代治疗，治疗目标为血睾酮达到正常中等水平并持续终身治疗，以避免出现雄激素缺乏的症状和后遗症。国内制剂包括肌内注射和口服制剂。可用庚酸睾酮、十一酸睾酮肌内注射，或十一酸睾酮口服制剂，口服后经淋巴系统吸收，适用于长期服用。起始剂量 120～160mg/d，连续使用 2～3 周后，改为维持剂量 40～120mg/d，可分为早、晚 2 次。

雄激素替代治疗对患者生育能力无改变，但辅助生殖技术可帮助患者生育。

二、Turner 综合征

Turner 综合征（特纳综合征）又称先天性卵巢发育不全症，是由于 X 染色体部分或完全缺失以及结构异常所致的一种疾病。

【病因和发病机制】

卵子或精子减数分裂过程中丢失 1 条 X 染色体或染色体不分离，形成 45，X 和 47，XXX，或 47，XXY 两种细胞系，如果只有 45，X 细胞系存活下来，胎儿就成为 45，X 单体型。

【临床表现】

Turner 综合征患者的临床表现差异大，典型者表现为身材矮小、性腺发育不全、淋巴水肿和躯体、内脏畸形，轻型者仅表现为最终身高略矮、卵巢早衰等。典型的面容表现为多发黑痣、上睑下垂、鱼形嘴、斜视。躯体畸形表现为身材矮小（一般<140cm）、颈粗短、颈蹼、盾行胸、肘外翻等，后发际低至颈部。第二性征发育不全，无乳房发育，无阴毛及腋毛生长，外生殖器为女性幼稚型。可伴发自身免疫病如自身免疫性甲状腺炎、Graves 病及 1 型糖尿病等。

【实验室检查】

（一）细胞遗传学分析

染色体核型分析是确诊该疾病的直接依据。

（二）激素测定

1. 性腺激素 雌二醇、孕酮水平低下，而促性腺激素如 FSH、LH 水平明显升高。

2. 生长激素 患者存在不同程度的生长激素缺乏，可采用胰岛素低血糖试验、精氨酸兴奋试验评价生长激素的分泌能力。

（三）影像学检查

确诊 Turner 综合征后、需要进行心脏超声及其他内脏超声检查来明确是否存在器官畸形，也可进一步采用 CT 或磁共振检查明确。

【诊断与鉴别诊断】

凡是女孩在儿童期生长缓慢、青春期无月经来潮且存在多发先天性躯体畸形和内脏畸形者，应考虑该疾病的可能，尽早进行性激素的测定和染色体核型分析以明确诊断。超声检查发现颈部异常，如颈后囊性淋巴瘤，以及全身水肿、浆膜腔积液、主动脉缩窄及左心发育畸形等，均提示 Turner 综合征的可能。

应与垂体性侏儒症、呆小症及体质性青春期延迟等相鉴别。

【治疗】

1. 生长激素的治疗　生长激素的治疗能够使大多数患者的终身高提高 5～10cm。开始治疗年龄如果患儿身高明显落后于正常生长曲线的第 5 百分位数时，学龄前（4～5 岁）就应当开始治疗。生长激素常用方法为每晚睡前皮下注射，剂量为 0.15U/(kg·d)，每 4～6 个月测定一次身高增长速度、以评价治疗的依从性和治疗反应，从而适当调整剂量。

2. 性激素替代治疗　Turner 综合征的患者中，几乎均需要采用雌激素治疗诱导青春期启动。青春期结束后，还需要继续应用雌、孕激素模拟人工周期治疗。采用雌激素治疗诱导青春期启动的时间，一般是在 15 岁开始。最常用的方案是口服炔雌醇。

3. 其他治疗　躯体及内脏畸形应进行相应的治疗。

三、XX 男性综合征

XX 男性综合征是一种较为少见的染色体异常疾病，在男性中发病率约为 1/20000，临床表现和睾丸组织学所见类似克氏综合征，但智商、身高及四肢和躯干比例一般正常。染色体核型 46，XX。大多数患者在青春期第二性征发育不全，需要睾酮替代治疗，治疗原则参照克氏综合征。

四、真两性畸形

真两性畸形是体内同时并存卵巢和睾丸两种性腺组织的一种性发育异常疾病。本病的发病率约占全部两性畸形患者的 10%。

【病因和发病机制】

真两性畸形的病因有以下几种可能性：①单合子性染色体镶嵌；②非单合子染色体镶嵌；③Y-向-X 或 Y-向-常染色体异位；④X-连锁或常染色体基因突变而具有 Y 染色体功能。

【临床表现】

1. 性腺类型　约 50% 患者异常为卵睾，对侧为卵巢或睾丸，卵巢多在左侧，睾丸或卵睾多在右侧，可位于睾丸下降途径的任何位置。约 30% 的患者为双侧卵睾。约 20% 的患者一侧为卵巢，双侧为睾丸，卵巢和卵睾的卵巢部分通常有功能，睾丸或卵睾的睾丸部分往往无功能。

2. 生殖器官　几乎所有患者外生殖器为两性畸形，常见为小阴茎或阴蒂肥大伴尿道下裂。

3. 血清性激素水平　血清睾酮水平低，E_2 水平升高，LH 和 FSH 升高。

【诊断】

所有外生殖器两性畸形的患者都应考虑存在真两性畸形的可能性，如果染色体核型为 46，XX 或 46，XY，则这种可能性非常大，如果是 46，XX 或 46，XY 核型则不能排除诊断。诊断的确定有赖于证明体内存在睾丸和卵巢组织。

【治疗】

治疗措施取决于诊断时患者的年龄和内外生殖器官的功能状态。在婴儿期诊断的患者，可根据内外生殖器官的功能决定性别取向，年龄较大的患者应以社会性别作为抚养性别。46，XY 核型患者一般应作为女性抚养，卵巢保留，睾丸切除，外生殖器整形，青春期年龄给予雌激素替代治疗。

第二节　性腺性别分化异常疾病

（一）单纯性性腺发育不全

本病有两种类型：46，XX 型单纯性性腺发育不全，46，XY 型单纯性性腺发育不全。基本特点是染色体核型为 46，XX 或 46，XY，性腺为条索状结缔组织，表型为女性，身材正常或偏高，躯体畸形少见。

（二）先天性无睾症

先天性无睾症又称胚胎睾丸退化综合征，胎儿睾丸在胚胎 8～14 周时退化，功能丧失，病因未明。

第三节　表型性别分化异常疾病

（一）女性假两性畸形

女性假两性畸形的定义是染色体核型为正常女性型，性腺为卵巢，生殖导管衍化器官为子宫和输卵管，而外生殖器发生了男性化改变，轻度异常者只有阴蒂肥大，重度患者阴唇有不同程度融合，甚至阴茎型尿道

（二）男性假两性畸形

男性假两性畸形的定义是染色体性别和性腺性别分化均为正常男性的个体，生殖导管和外生殖器发生了完全性或不完全性女性化。

习题

1. 简述 Klinefelter 综合征的诊断。

答：典型病例根据患者睾丸小而硬、男性乳房发育、呈类无睾体型、智力发育障碍、第二性征发育不全等临床表现以及激素测定、染色体核型分析、睾丸 B 超、睾丸活检等实验室检查，可对本病作出诊断。

2. 简述 Turner 综合征的治疗。

答：生长激素的治疗、性激素替代治疗、躯体及内脏畸形的相应治疗。

第八篇

风湿性疾病

第一章 总 论

 内容精讲

【概述】

风湿性疾病是指累及骨、关节及其周围软组织（如肌肉、滑囊、肌腱、韧带等）的一组慢性疾病。病因与感染、免疫、代谢、退行性变、肿瘤等相关。风湿性疾病大多数都有致残、致死的风险，给社会和家庭带来了沉重的负担。

【风湿性疾病的范畴和分类】

风湿性疾病分为十大类，近 100 余种疾病，见表 8-1-1。

表 8-1-1 风湿性疾病的范畴和分类

疾病分类	疾病名称
1. 弥漫性结缔组织病	类风湿关节炎、（系统性）红斑狼疮、（系统性）硬皮病、多肌炎/皮肌炎、抗磷脂综合征、系统性血管炎综合征（大动脉炎、结节性多动脉炎、肉芽肿性多血管炎等）等
2. 脊柱关节炎	强直性脊柱炎、反应性关节炎、肠病性关节炎、银屑病关节炎、未分化脊柱关节病等
3. 退行性变	（原发性、继发性）骨关节炎
4. 遗传、代谢和内分泌疾病相关的风湿病	马方综合征、先天性或获得性免疫缺陷病；痛风、假性痛风；肢端肥大症、甲减、甲旁亢相关关节病等
5. 感染相关的风湿病	反应性关节炎、风湿热等
6. 肿瘤相关的风湿病	原发性（滑膜瘤、滑膜肉瘤等）；继发性（多发性骨髓瘤、转移癌等）
7. 神经血管疾病	神经性关节病、压迫性神经病变（周围神经受压、神经根受压等）、反射性交感神经营养不良等
8. 骨与软骨病变	骨质疏松、骨软化、肥大性骨关节病、弥漫性原发性骨肥厚、骨炎等

续表

疾病分类	疾病名称
9. 非关节性风湿病	关节周围病变(滑囊炎、肌腱病等)、椎间盘病变、特发性腰痛、其他疼痛综合征(如纤维肌痛综合征)等
10. 其他有关节症状的疾病	周期性风湿病、间歇性关节积液、药物相关的风湿综合征、慢性活动性肝炎等

【病理】

风湿性疾病的病理改变有炎症性及非炎症性病变,不同的疾病其病变出现在不同靶组织(受损最突出的部位)。炎症性病变是因免疫反应异常激活后引起。

血管病变是风湿性疾病的另一常见的共同病理改变,以血管壁的炎症为主,造成血管壁增厚、管腔狭窄,使局部组织器官缺血,部分弥漫性结缔组织病多系统损害的临床表现与此有关。

【病史采集和体格检查】

风湿性疾病正确的诊断有赖于正确的病史采集和全身体格检查及相应的辅助检查。体格检查除一般内科体格检查外,还应进行皮肤、肌肉、关节、脊柱的检查,包括皮损的形态,有无肌力下降,关节肿痛及压痛部位、程度,有无关节畸形,关节脊柱功能等。

【实验室检查】

(一) 一般性检查

三大常规、肝肾功能是必需的,红细胞沉降率、C反应蛋白、补体、球蛋白定量等对于诊断及病情活动性的判断很有帮助。

★(二) 特异性检查

1. 自身抗体的检测 血清中出现自身抗体是风湿性疾病的一大特点,对风湿性疾病的诊断和鉴别诊断有极大帮助。

自身抗体对CTD的早期诊断极有价值,但敏感性、特异性有一定范围,而且检测的技术也可引起假阳性或假阴性结果,因此临床的判断仍是诊断的基础。

(1) 抗核抗体(ANAs) ANAs阳性应警惕结缔组织病(CTD)的可能性。正常老年人或其他非结缔组织病患者,血清中可能出现低滴度的ANAs,对ANAs阳性患者,除了检测其滴度外,还应分清是哪一类ANAs,不同成分的ANAs有其不同的临床意义,具有不同的诊断特异性。

(2) 类风湿因子(RF) 见于RA、pSS等多种CTD,在RA的阳性率为80%左右,但亦见于急、慢性感染如肝炎等以及约5%的正常人群,特异性较差。

(3) 抗中性粒细胞胞浆抗体(ANCA) 对血管炎的诊断有帮助,其中以丝氨酸蛋白酶-3(PR3)和髓过氧化物酶(MPO)与血管炎病密切相关。

(4) 抗磷脂抗体 包括抗心磷脂抗体、狼疮抗凝物、抗β_2GPI抗体等,主要引起凝血系统改变,临床表现为血栓形成、血小板减少、习惯性流产等。

(5) 抗角蛋白抗体谱 是一组不同于RF但对RA有较高特异性的自身抗体。抗核周因子(APF)、抗角蛋白(AKA)及环瓜氨酸多肽(CCP)均可出现在RA的早期,其中,抗CCP抗体在RA诊断中较AKA有更好的敏感性和特异性。

2. 人类白细胞抗原(HLA)检测 HLA-B27与有中轴关节受累的脊柱关节病密切关联,在AS的阳性率为90%。

3. 关节液的检查 主要是用于鉴别炎症性、非炎症性和化脓性关节炎。非炎症性关节液的白细胞计数往往$<2\times10^9/L$,炎症性的高达$3\times10^9/L$,粒细胞达70%以上,化脓性关节液不仅

外观呈脓性且白细胞数更高。

4. 病理活组织检查 病理对诊断有决定性意义，并有指导治疗的作用。如唇腺活检对 SS、肾组织对狼疮肾炎、血管炎不同病理表现对应各种血管炎病等。

【影像学检查】

影像学在风湿病学中是另一个重要的辅助检测手段，有助于各种关节脊柱病的诊断、鉴别诊断、疾病严重性分期、药物疗效的判断等。包括 X 线平片、CT、血管造影、关节超声、双能 CT、关节 MRI、PET 等。

【治疗】

治疗措施包括一般治疗（教育、生活方式、物理治疗、锻炼、对症治疗）、药物治疗、手术治疗（矫形、滑膜切除、关节置换等）。药物治疗主要包括非甾体抗炎药、糖皮质激素、改变病情的抗风湿药及生物制剂。

★1. 非甾体抗炎药（NSAIDs） 作用机制是抑制组织细胞产生环氧化酶（COX），减少 COX 介导产生的花生四烯酸转化为炎症介质——前列腺素，达到抗炎镇痛的效果，抑制 COX-1 可出现胃肠道、肾脏、心血管等不良反应。因高度选择性 COX-2 抑制剂对 COX-1 产生的血栓素无抑制作用，故可能有血栓形成的不良反应，在临床上对老年患者应十分慎重。

★2. 糖皮质激素 分短效、中效、长效，具有强大而快速的抗炎和免疫抑制作用，通过受体发挥作用，其受体一类位于中枢神经，以调节本激素的昼夜活性规律，另一类位于体内各种细胞，具有抗炎和调节代谢的作用。有较多的不良反应，尤其对长期服用者。不良反应有感染、高血压、高血糖症、骨质疏松、撤药反跳、股骨头无菌性坏死、肥胖、精神兴奋、消化性溃疡等，临床应用时须严格掌握适应证和药物剂量，同时监测其不良反应。

3. 改变病情的抗风湿药（DMARDs） 是一组作用机制各不相同的药物，具有改善病情和延缓病情进展的作用，其特点是起效慢，通常在治疗 2～4 个月后才显效果，宜长期维持。

4. 生物制剂 通过基因工程制造的单克隆抗体或细胞因子受体融合蛋白称为生物制剂，是近 20 年来风湿免疫领域最大的进展之一，如 TNF-α、IL-1 的拮抗剂和抗 CD20 单克隆抗体，有特异性"靶"拮抗作用，起效迅速，可以阻断免疫反应中某个环节而起效。此外上市的还有 IL-1、IL-6 受体拮抗剂等。生物制剂是抗风湿性疾病的重要组成部分。

5. 辅助性治疗 静脉输注免疫球蛋白、血浆置换、血浆免疫吸附等有一定疗效。

＞＞＞ **习题** ＞＞

老年患者为什么要慎重使用高度选择性 COX-2 抑制剂？

答：易形成血栓。

第二章　风湿热

教学目的

1. 掌握　风湿热的典型临床表现。

2. 熟悉　风湿热的诊断。

3. 了解　风湿热的病因、治疗。

内容精讲

风湿热是一种 A 组乙型溶血性链球菌感染咽部后反复发作的全身结缔组织炎症，主要累及心脏、关节、皮肤和皮下组织，临床表现以关节炎、心脏炎为主，可伴有发热、皮疹、皮下小结、舞蹈病等，反复发作可致风湿性心脏病。本病 3 岁以下极少见，好发年龄为 5～15 岁儿童和青少年，以冬春寒冷、阴雨季节多发。

★【临床表现】

（一）症状与体征

1. 前驱症状　发病前 1～6 周常有咽喉炎或扁桃体炎等上呼吸道感染表现，如发热、咽痛、颌下淋巴结肿大等。半数患者前驱症状轻微或短暂。

2. 典型表现

（1）关节炎　最常见，为游走性、多发性关节炎，以膝、踝等大关节为主，局部可有红、肿、热、痛和压痛，多在 2 周内消退，一般不留变形，对水杨酸制剂有效。

（2）心脏炎　窦性心动过速（入睡后心率仍＞100 次/分）是早期表现，常有运动后心悸、气短、心前区不适，出现二尖瓣炎、主动脉瓣炎时可闻及相应的杂音，心包炎多为轻度；心脏炎严重时可致充血性心力衰竭，可单独出现，亦可与其他症状同时出现。

（3）环形红斑　发生率 6%～25%，骤起，数小时或 1～2 天消退，在躯干和四肢近端多见。

（4）皮下小结　发生率 2%～16%，为稍硬、无痛性小结节，常位于关节伸侧的皮下组织，常伴有心脏炎，是病情活动表现。

（5）舞蹈病　发生率 3%～20%，多见于 4～7 岁儿童，为一种无目的、不自主的躯干或肢体动作，如伸舌努嘴、挤眉弄眼、摇头转颈等，兴奋或注意力集中时加剧，入睡后即消失。

（6）其他　多汗、腹痛、瘀斑、鼻出血等。

★（二）实验室检查

1. 链球菌感染指标　咽拭子培养阳性率为 20%～25%；抗链球菌溶血素"O"（ASO）滴度超过 1∶400 为阳性，抗 DNA 酶-B 阳性率在 80% 以上。但只能证实患者近期有链球菌感染。

2. 急性炎症反应指标与免疫学检查　约 80% 的急性期患者红细胞沉降率增快和 C 反应蛋白升高，抗 A 组链球菌壁多糖抗体阳性率为 70%～80%，外周血淋巴细胞促凝血活性试验阳性率为 80% 以上，这两者有较高的敏感性和特异性。

（三）心电图及影像学检查

如心电图、心脏彩超、心肌核素等，对风湿性心脏炎意义较大。

★【诊断】

（一）Jones（1992 年）AHA 修订标准

在确定链球菌感染证据的前提下，有 2 项主要表现，或 1 项主要表现伴 2 项次要表现即可作出诊断。

1. 链球菌感染证据　①咽拭培养阳性，或快速链球菌抗原试验阳性；②抗链球菌抗体效价升高。

2. 主要表现　包括：①心脏炎；②多关节炎；③舞蹈病；④环形红斑；⑤皮下结节。

3. 次要表现　包括：①发热；②关节痛；③红细胞沉降率、C 反应蛋白升高；④心电图 P-R 间期延长。

但在有链球菌感染证据的前提下，存在以下 3 项之一者不必严格执行该标准：①舞蹈病者；②隐匿发病或缓慢出现的心脏炎；③有 RF 病史或现患 RHD，再感染 GAS 时，提示风湿热复发。

（二）2002～2003 年 WHO 标准

1. 初发风湿热　2 项主要表现，或 1 项主要表现及 2 项次要表现加上前驱的 A 组链球菌感染证据。

2. 复发性风湿热　不患有风湿性心脏病。2 项主要表现，或 1 项主要表现及 2 项次要表现加上前驱的 A 组链球菌感染证据。

3. 复发性风湿热患有风湿性心脏病　2 项次要表现加上前驱的 A 组链球菌感染证据。对于风湿性舞蹈病、隐匿发病的风湿性心脏炎，其他主要表现或 A 组链球菌感染证据可不需要。

【治疗】

治疗原则：去除病因，消灭链球菌感染灶；抗风湿治疗，迅速控制临床症状；治疗并发症和合并症，改善预后；实施个体化处理原则。

1. 一般治疗　注意保暖防潮，适当休息，避免劳累等。

2. 抗生素的应用　青霉素首选，如青霉素过敏，可改用头孢菌素类或红霉素族抗生素、阿奇霉素等。

3. 抗风湿治疗　单纯关节受累首选非甾体抗炎药，发生心脏炎者可考虑使用激素。

【预防和预后】

包括一般性预防、风湿热发作的预防（初发预防、再发预防）。约 70% 的急性 RF 患者可在 2～3 个月内恢复，有严重心脏受累者预后不良。

习题

风湿热典型临床表现是什么？

答：①关节炎；②心脏炎；③环形红斑；④皮下小结；⑤舞蹈病；⑥其他，如多汗、腹痛、瘀斑、鼻出血等。

第三章　类风湿关节炎

📥 教学目的

1. **掌握**　类风湿关节炎临床表现中的关节表现、相关抗体的临床意义。
2. **熟悉**　类风湿关节炎的诊断、治疗原则。
3. **了解**　类风湿关节炎的病因、病理和关节外临床表现。

📖 内容精讲

类风湿关节炎（RA）是以侵蚀性、对称性多关节炎为主要临床表现的慢性、全身性自身免疫性疾病。本病是慢性、进行性、侵蚀性疾病，若未正规治疗，最终导致关节畸形和功能丧失，是造成人类丧失劳动力和致残的主要原因之一。我国 RA 的患病率为 $0.32\% \sim 0.36\%$。

【病因和发病机制】

复杂且不确切，是遗传、感染、环境及免疫紊乱等各种因素综合作用的结果。

【病理】

RA 的基本病理改变是滑膜炎，急性期滑膜表现为渗出性和细胞浸润性。滑膜下层小血管扩张，内皮细胞肿胀、细胞间隙增大，间质有水肿和中性粒细胞浸润。病变进入慢性期，滑膜变得肥厚，形成许多绒毛样突起，突向关节腔内或侵入到软骨和软骨下的骨质。绒毛又名血管翳，有很强的破坏性，是造成关节破坏、畸形、功能障碍的病理基础。

血管炎可发生在类风湿关节炎患者关节外的任何组织，它累及中、小动脉和（或）静脉，最终导致血管腔的狭窄或堵塞。类风湿结节是血管炎的一种表现。

【临床表现】

RA 可发生于任何年龄，80% 发病于 35～50 岁，女性患者约 3 倍于男性。RA 的临床表现多样，主要分为关节表现和关节外表现。

★（一）关节表现

1. **晨僵**　关节部位的僵硬和胶着感，晨起时明显，持续时间超过 1h 者意义较大，常作为观察本病活动的指标之一，但主观性很强，特异性不高。

2. **关节痛与压痛**　往往是最早的症状，最常出现的部位为腕、掌指、近端指间关节，多呈对称性、持续性，疼痛的关节往往伴有压痛。

3. **关节肿胀**　因关节腔积液、滑膜增生和软组织水肿所致，病程较长者可因滑膜慢性炎症后的肥厚而引起肿胀。

4. **关节畸形**　见于较晚期患者，最为常见的有掌指关节半脱位、手指向尺侧偏斜、"天鹅颈样"及"纽扣花样"表现等。

5. **特殊关节**　颈椎关节：可导致寰枢椎关节半脱位，脊髓受压；颞颌关节：讲话或咀嚼时疼痛加重，甚至张口受限。

6. **关节功能障碍**　关节肿痛和结构破坏都会引起关节活动障碍。

（二）关节外表现

1. **类风湿结节**　多位于关节隆突部及受压部位的皮下，大小不一、质硬、无压痛、对称性分布。此外，几乎所有脏器如心、肺、眼等均可累及。可见于 $30\%\sim40\%$ 的患者，往往类风湿因子（RF）阳性且病情活动，男性多见，多有长期大量吸烟史。其存在提示 RA 病情活动。

2. 类风湿血管炎　发病率 $<1.0\%$，通常见于长病程、血清 RF 阳性且病情活动者；其皮肤表现各异，需积极应用免疫抑制剂。眼受累多为巩膜炎，严重者因巩膜软化而影响视力。

3. 心脏受累　心包炎最常见，多见于 RF 阳性、有类风湿结节的患者。

4. 肺　很常见，男性多于女性，可为首发症状。

（1）肺间质病变　是最常见的肺病变（约 30%），肺功能和肺影像学检查，特别是高分辨 CT 有助早期诊断。

（2）结节样改变　肺内出现单个或多个结节，为肺内的类风湿结节表现。结节有时可液化，咳出后形成空洞。

（3）Caplan 综合征　肺尘埃沉着病患者合并 RA 时易出现大量肺结节，称之为 Caplan 综合征。一般较大，数量较多，可突然出现并伴关节症状加重。

（4）胸膜炎　为单侧或双侧性的少量胸腔积液（约 10%），偶为大量胸腔积液。胸腔积液呈渗出性，糖含量低。

5. 眼　最常见表现为继发性干燥综合征所致的干眼症。

6. 神经系统　神经受压是 RA 患者出现神经系统病变的常见原因，如腕管综合征；另外，RA 继发血管炎可导致手足麻木或多发性单神经炎，均提示需更积极治疗。

7. 血液系统　贫血程度与关节的炎症程度相关。病情活动的 RA 患者血小板增多，与疾病活动度相关。Felhy 综合征是指 RA 患者伴有脾大、中性粒细胞减少，有的甚至有贫血和血小板减少，一般此类患者关节外表现非常突出，很多合并下肢溃疡、色素沉着、皮下结节、关节畸形，或全身表现明显。

8. 肾　很少受累。

【实验室和其他辅助检查】

（一）血液学改变

有轻至中度贫血。活动期患者血小板计数可增高。

（二）炎症标志物

红细胞沉降率（ESR）和 C 反应蛋白（CRP）常升高，与疾病的活动度相关。

（三）自身抗体

★**1. 类风湿因子（RF）**　可分为 IgM、IgG 和 IgA 型。常规临床工作中主要检测 IgM 型 RF，阳性率约 $75\%\sim80\%$，但 RF 并非 RA 的特异性抗体，甚至在 5% 的正常人也可以出现低滴度的 RF。

2. 抗瓜氨酸化蛋白抗体（ACPA）　有抗核周因子（APF）抗体、抗角蛋白抗体（AKA）、抗聚丝蛋白抗体（AFA）、抗环状瓜氨酸肽（CCP）抗体和抗突变型瓜氨酸化波形蛋白（MCV）抗体。抗 CCP 抗体敏感性（约 75%）和特异性（约 $93\%\sim98\%$）均很高，有助于 RA 的早期诊断，与疾病预后有关。

（四）关节滑液

滑液性质有鉴别意义，正常人关节腔内滑液不超过 3.5mL。

（五）关节影像学检查

1. X 线　对 RA 诊断、关节病变分期、病变演变的监测均很重要。早期可见关节周围软组织肿胀影、关节端骨质疏松（Ⅰ期）；进而关节间隙变窄（Ⅱ期）；关节面出现虫蚀样改变（Ⅲ期）；晚期可见关节半脱位和关节破坏后的纤维性和骨性强直（Ⅳ期）。

2. 关节 MRI 对早期诊断极有意义。

3. 关节超声 敏感性较高，但特异性较差。

【诊断和鉴别诊断】

（一）诊断

RA 的临床诊断主要基于慢性关节炎的症状和体征、实验室及影像学检查。目前 RA 的诊断仍普遍沿用美国风湿病学会（ACR）1987 年修订的分类标准：①关节内或周围晨僵持续至少 1h；②至少同时有 3 个关节区软组织肿或积液；③腕、掌指、近端指间关节区中，至少 1 个关节区肿胀；④对称性关节炎；⑤有类风湿结节；⑥血清 RF 阳性（所用方法正常人群中不超过 5% 阳性）；⑦X 线片改变（至少有骨质疏松和关节间隙狭窄）。符合以上 7 项中 4 项者可诊断为 RA（第 1 至第 4 项病程至少持续 6 周）。其敏感性为 94%，特异性为 89%，但对于早期、不典型及非活动期 RA 易漏诊。为此，可参照 2010 年 ACR 和欧洲抗风湿病联盟（EULAR）的 RA 分类标准（见表 8-3-1），总得分 6 分以上可确诊 RA。

表 8-3-1　2010 年 ACR/EULAR 的 RA 分类标准

项目		评分
关节受累情况		（0～5 分）
中大关节	1 个	0
	2～10 个	1
小关节	1～3 个	2
	4～10 个	3
至少 1 个为小关节	>10 个	5
血清学指标		（0～3 分）
RF 和抗 CCP 抗体均阴性		0
RF 或抗 CCP 抗体至少 1 项低滴度阳性		2
RF 或抗 CCP 抗体至少 1 项高滴度阳性		3
滑膜炎持续时间		（0～1 分）
<6 周		0
≥6 周		1
急性时相反应物		（0～1 分）
CRP 或 ESR 均正常		0
CRP 或 ESR 增高		1

（二）鉴别诊断

1. 骨关节炎 为退行性骨关节病，本病多见于 50 岁以上者。主要累及膝、脊柱等负重关节。通常无游走性疼痛，大多数患者红细胞沉降率正常，RF 阴性或低滴度阳性。X 线示关节间隙狭窄、关节边缘呈唇样增生或骨疣形成。

2. 强直性脊柱炎 当周围关节受累，特别是以膝、踝、髋关节为首发症状者，需与 RA 相鉴别。强直性脊柱炎多见于青壮年男性，外周关节受累以非对称性的下肢大关节炎为主，极少累及手关节，骶髂关节炎具有典型的 X 线改变。可有家族史，90% 以上患者 HLA-B27 阳性。血清 RF 阴性。

3. 银屑病关节炎　其不同点为本病累及远端指关节处更明显，且表现为该关节的附着端炎和手指炎。同时可有骶髂关节炎和脊柱炎，血清 RF 多阴性。

（三）病情判断

RA 的活动性判断指标主要包括疲劳程度、晨僵持续时间、关节痛和肿胀数目及程度、炎性指标，DAS28 为较常用的疾病活动度标准。

【治疗】

无法根治，减轻关节症状、延缓病情进展、防止和减少关节的破坏、保护关节功能、最大限度地提高患者的生活质量，是目前的治疗目标。早期、达标、个体化方案为治疗原则。

治疗措施包括：一般性治疗、药物治疗、外科手术治疗，其中以药物治疗最为重要。

1. 一般性治疗　患者教育。

2. 药物治疗　包括 5 大类。

（1）非甾体抗炎药（NSAIDs）　具镇痛抗炎作用，是改善关节炎症状的常用药，但不能控制病情。NSAIDs 的种类及剂量都应个体化，应避免两种或以上 NSAIDs 同服。

（2）传统 DMARDs　如甲氨蝶呤、来氟米特、硫酸羟氯喹、柳氮磺吡啶等，该类药物较 NSAIDs 发挥作用慢，需 1～6 个月，可改善和延缓病情进展。RA 诊断明确都应尽早使用，药物的选择和应用要根据患者的病情活动度、严重性和进展而定，首选甲氨蝶呤（MTX），也是联合治疗的基本药物。

（3）生物 DMARDs　有抗炎及防止骨破坏的作用，最常用的为 TNF-α 拮抗剂，为增加疗效和减少不良反应，本类生物制剂宜与 MTX 联合应用。其主要的不良反应包括注射部位局部的皮疹、感染（尤其是结核感染）、长期使用使淋巴系统肿瘤患病率增加。

（4）糖皮质激素（GC）　有强大的抗炎作用，可迅速缓解关节肿痛和全身炎症，一般小剂量、短疗程使用，可口服，可局部注射，仅作为 DMARDs 的"桥梁治疗"。有关节外表现，如伴有心肺和神经系统等器官受累，特别是继发血管炎，应予中大剂量 GC。

（5）植物药制剂　雷公藤多苷、青藤碱、白芍总苷等。

3. 外科手术治疗　包括关节置换和滑膜切除，必须同时应用 DMARDs。

【预后】

与病程长短、病情程度及治疗有关。

习题

1. 类风湿关节炎最易受累的关节是哪些？

答：腕、掌指、近端指间关节。

2. 类风湿关节炎晨僵的特点是什么？

答：时间长，大于 1h。

第四章　成人 Still 病

 教学目的

1. **掌握**　成人 Still 病的定义、临床表现。
2. **熟悉**　成人 Still 病的诊断标准。
3. **了解**　成人 Still 病的发病机制及治疗。

内容精讲

【定义】

成人 Still 病（AOSD）是一组病因不明的临床综合征，主要以高热、一过性皮疹、关节炎/痛、咽痛和白细胞计数升高为主要表现，常伴有肝、脾、淋巴结肿大。

【病因和发病机制】

病因和发病机制至今仍然不清楚，但本质并不是感染。该病患者存在细胞免疫和体液免疫异常。与血清 IL-18 和血清铁蛋白水平明显相关，可作为诊断疾病和判断疾病活动度的指标之一，IL-18 和 TNF-α 可为治疗的靶点。

【临床表现】

★ （一）特征性症状

发热、皮疹、关节痛/炎是 AOSD 最主要的临床症状和体征。

1. **发热**　是本病最突出的症状，几乎见于所有患者，往往贯穿整个病程。热型以持续性弛张热多见，体温最高可达 39~40℃，可自行恢复正常。

2. **皮疹**　约 85% 的患者可出现橘红色斑疹或斑丘疹，也可为荨麻疹、结节性红斑、紫癜，主要分布在四肢近端、颈部及躯干，与发热伴行，消退后不留痕迹。

3. **关节肌肉症状**　常与发热伴行，常见累及关节为膝和腕关节，反复受累可致关节变形。

（二）其他症状

疾病早期 70% 的患者可出现咽部不适，与发热伴行，抗生素无效；可见淋巴结肿大、肝脾大、腹痛等；神经系统病变、肾脏损害少见。

【实验室检查】

血常规中白细胞计数明显增高，约 80% 患者白细胞 $\geq 15 \times 10^9$/L；骨髓粒细胞增生活跃、核左移、胞质中有中毒颗粒，但病原学培养为阴性；C 反应蛋白和红细胞沉降率明显增高；血清铁蛋白在疾病活动期显著增高；糖化铁蛋白显著下降。糖化铁蛋白下降、结合血清铁蛋白升高对诊断敏感性为 67%、特异性为 84%；免疫学检查、病原学培养常为阴性。

【诊断】

本病目前无特异性诊断方法，主要依靠临床判断，并充分排除其他疾病方能作出正确诊断。目前，日本标准（Yamaguchi 标准）被认为准确性最好。

Yamaguchi 标准如下。

主要标准：发热 $\geq$ 39℃并持续 1 周以上；关节炎/关节痛持续 2 周以上；典型皮疹；白细胞

≥$10×10^9$/L且80%以上为多形核白细胞。

次要标准：咽痛；淋巴结和（或）脾大；肝功能异常；类风湿因子和抗核抗体阴性。

排除标准：排除肿瘤性疾病、感染性疾病和其他风湿性疾病。

符合5项或更多（至少含2项主要标准）可考虑诊断成人Still病。

【治疗及预后】

治疗主要针对发病机制中已经明确的参与疾病发生发展的细胞因子、致炎因子等。目前主要的治疗药物为非甾体抗炎药、糖皮质激素及免疫抑制剂。糖皮质激素是本病治疗的首选药物。免疫抑制剂可有效协同糖皮质激素控制病情及有助于减量，甲氨蝶呤对本病的控制和预防复发有效。生物靶向药物TNF-α抑制剂、IL-1受体抑制剂、IL-6受体抑制剂等可有效缓解病情。发病时即伴随重要脏器损害的患者可出现脏器功能不全，甚至死亡。

习题

1. 成人Still病典型临床症状和体征是什么？

答：发热、皮疹、关节痛/炎是AOSD最主要的临床症状和体征。

2. 成人Still病的诊断标准包括哪些内容？

答：Yamaguchi标准如下：①主要标准：发热≥39℃并持续1周以上；关节炎/关节痛持续2周以上；典型皮疹；白细胞≥$10×10^9$/L且80%以上为多形核白细胞。②次要标准：咽痛；淋巴结和（或）脾大；肝功能异常；类风湿因子和抗核抗体阴性。③排除标准：排除肿瘤性疾病、感染性疾病和其他风湿性疾病。

符合5项或更多（至少含2项主要标准）可考虑诊断成人Still病。

第五章　系统性红斑狼疮

 内容精讲

系统性红斑狼疮（SLE）是一种以致病性自身抗体和免疫复合物形成并介导器官、组织损伤的自身免疫病，临床上常存在多系统受累，血清中存在以抗核抗体为代表的多种自身抗体。本病在我国的患病率为（30.13～70.41）/10 万，以女性多见，尤其是 20～40 岁的育龄期女性。

【病因】

1. 遗传　SLE 是多基因相关疾病，患者第 1 代亲属中患 SLE 者 8 倍于无 SLE 患者家庭，单卵双胎患 SLE 者 5～10 倍于异卵双胎，且患者家族中也常有患其他结缔组织病的亲属。

2. 环境因素　阳光紫外线、药物、化学试剂、微生物病原体等均可诱发。

3. 雌激素　女性患病率明显高于男性，在更年期前阶段为 9∶1，儿童及老人为 3∶1。

【发病机制及免疫异常】

非常复杂，尚未完全阐明。主要是外来抗原（如病原体、药物等）引起人体 B 细胞活化，B 细胞将抗原提呈给 T 细胞，使之活化，在 T 细胞活化刺激下，B 细胞得以产生大量不同类型的自身抗体，造成大量组织损伤。

【病理】

主要病理改变为炎症反应和血管异常，可以出现在身体的任何器官。中小血管因免疫复合物（IC）沉积或抗体直接侵袭而出现管壁的炎症和坏死，继发的血栓使管腔变窄，导致局部组织缺血和功能障碍。受损器官的特征性改变是：①苏木紫小体（细胞核受抗体作用变性为嗜酸性团块）；②"洋葱皮样病变"，即小动脉周围有显著向心性纤维增生，明显表现于脾中央动脉，以及心瓣膜的结缔组织反复发生纤维蛋白样变性，而形成赘生物。如作免疫荧光及电镜检查，几乎都可发现肾病变。

【临床表现】

临床症状多样，早期症状往往不典型。

1. 全身表现　大多数疾病活动期患者出现各种热型的发热，尤以低、中度热为常见，发热应除外感染因素，尤其是在免疫抑制剂治疗中出现的发热。此外尚可有疲倦、乏力、食欲缺乏、体重下降等。

★2. 皮肤与黏膜　80% 患者在病程中出现皮疹，包括颧部呈蝶形分布的红斑、盘状红斑、指掌部和甲周红斑、指端缺血、面部及躯干皮疹，以鼻梁和双颧颊部蝶形红斑最具特征性。SLE 皮疹多无明显瘙痒。口腔及鼻黏膜无痛性溃疡和脱发（弥漫性或斑秃）常提示疾病活动。

★3. 浆膜炎　半数以上患者在急性发作期出现多发性浆膜炎，包括双侧中小量胸腔积液、中小量心包积液，但需注意鉴别低蛋白血症、肺动脉高压等继发症。

★**4. 肌肉关节**　关节痛常见，其特点为可恢复的非侵蚀性关节半脱位，可以维持正常关节功能，关节 X 线片多无关节骨破坏，如 Jaccoud 关节病。可以出现肌痛和肌无力、肌炎、股骨头坏死，其中股骨头坏死原因尚不能肯定为本病所致还是激素不良反应之一。

★**5. 肾**　几乎所有患者的肾组织都有病理变化，我国 SLE 患者中约 25.8％以肾脏受累为首发表现，主要表现为蛋白尿、血尿、管型尿、水肿、高血压，乃至肾衰竭。

6. 心血管　患者常出现心包炎、心肌损害、心力衰竭、疣状心内膜炎、冠状动脉受累，甚至出现急性心肌梗死。疣状心内膜炎（Libman-Sack 心内膜炎）病理表现为瓣膜赘生物，与感染性心内膜炎不同，其常见于二尖瓣后叶的心室侧，且不引起心脏杂音性质的改变，通常不引起临床症状，但可以脱落引起栓塞，或并发感染性心内膜炎。

7. 肺　SLE 所引起的肺间质性病变主要是急性、亚急性期的磨玻璃样改变和慢性期的纤维化，表现为活动后气促、干咳、低氧血症，肺功能检查常显示弥散功能下降。约 2％患者合并弥漫性肺泡出血（DAH），病情凶险，病死率高达 50％以上，肺泡灌洗或肺活检对诊断有重要意义。10％～20％SLE 存在肺动脉高压，是 SLE 预后不良的因素之一，其发病机制包括肺血管炎、肺小血管舒缩功能异常、肺血栓栓塞和广泛肺间质病变，超声心动图和右心导管试验可帮助诊断。

8. 神经系统　神经精神狼疮（NP-SLE）又名"狼疮性脑病"，分中枢神经系统和外周神经系统两部分，临床表现复杂、多样。病理基础为脑局部血管炎的微血栓、来自 Libman-Sack 心瓣膜赘生物脱落的小栓子，或针对神经细胞的自身抗体，或并存抗磷脂综合征。脑脊液穿刺及磁共振检查对 NP-SLE 诊断有帮助。

9. 消化系统　约 30％患者有食欲减退、腹痛、呕吐、腹泻、腹腔积液等，其中部分患者以上述症状为首发。少数可并发急腹症，如胰腺炎、肠坏死、肠梗阻，这些往往与 SLE 活动性相关。消化系统症状与肠壁和肠系膜的血管炎有关。但需首先除外各种常见感染、药物不良反应等所致。此外，SLE 可出现失蛋白肠病和肝脏病变，早期使用激素疗效较好。

★**10. 血液系统**　活动性 SLE 中血红蛋白下降、白细胞和（或）血小板减少常见。约 20％患者有无痛性轻或中度淋巴结肿大，病理往往为反应性增生，少数为坏死性淋巴结炎。约 15％患者有脾大。

11. 抗磷脂抗体综合征（APS）　可以出现在 SLE 的活动期，临床表现为动脉和（或）静脉血栓形成、反复的自发流产、血小板减少，患者血清不止一次出现抗磷脂抗体。SLE 患者血清可以出现抗磷脂抗体，但不一定是 APS。

12. 干燥综合征　有约 30％的 SLE 有继发性干燥综合征。

13. 眼　约 15％患者有眼底变化，其原因是视网膜血管炎。另外血管炎可累及视神经。早期治疗多数可逆转。

【**实验室和其他辅助检查**】

（**一**）**一般检查**

不同系统受累可出现相应的血、尿、肝肾功能及影像学异常。

（**二**）**自身抗体**

患者血清中可以查到多种自身抗体，它们的临床意义是 SLE 诊断的标记、疾病活动性的指标及可能出现的临床亚型。常见而且有用的自身抗体依次为抗核抗体谱、抗磷脂抗体和抗组织细胞抗体。

1. 抗核抗体谱　出现在 SLE 的有抗核抗体（ANA）、抗双链 DNA（dsDNA）抗体、抗可提取核抗原（ENA）抗体。

★（**1**）**ANA**　见于几乎所有的 SLE 患者，特异性低。它的阳性不能作为 SLE 与其他结缔组织病的鉴别。

★（2）抗 dsDNA 抗体　诊断 SLE 的标记抗体之一，多出现在 SLE 的活动期，滴度与疾病活动性密切相关，稳定期抗 dsDNA 滴度增高，同时复发风险较高，需更加严密监测。

（3）抗 ENA 抗体谱　是一组临床意义不相同的抗体。

★①抗 Sm 抗体：诊断 SLE 的标记抗体。特异性 99％，但敏感性仅 25％，有助于早期和不典型患者的诊断或回顾性诊断，与病情活动性不相关。

②抗 RNP 抗体：对 SLE 诊断特异性不高，往往与 SLE 的雷诺现象和肺动脉高压相关。

③抗 SSA（Ro）抗体：与 SLE 中出现的光过敏、血管炎、皮损、白细胞减低、平滑肌受累、新生儿狼疮等相关。

④抗 SSB（La）抗体：与继发性干燥综合征有关，阳性率低于抗 SSA（Ro）抗体。

⑤抗 rRNP 抗体：往往提示有 NP-SLE 或其他重要内脏损害。

2. 抗磷脂抗体　包括抗心磷脂抗体、狼疮抗凝物、抗 β_2GPI 抗体、梅毒血清试验假阳性等对自身不同磷脂成分的自身抗体。结合其特异的临床表现可诊断是否合并有继发性 APS。

3. 抗组织细胞抗体　如抗红细胞膜抗体、抗血小板相关抗体、抗神经元抗体等。

★**（三）补体**

目前常用的有总补体（CH50）、C3 和 C4。补体低下，尤其是 C3 低下常提示有 SLE 活动。C4 低下除表示 SLE 活动性外，尚可能是 SLE 易感性（C4 缺乏）的表现。

（四）病情活动度指标

除外抗 dsDNA、补体，其他包括 CSF 变化、蛋白尿增多和炎性指标（如 ESR、CRP）升高等。

（五）肾活检病理

对狼疮肾炎的诊断、治疗和预后估计均有价值。如肾组织示慢性病变为主，而活动性病变少者，则对免疫抑制治疗反应差；反之，治疗反应较好。

（六）X 线及影像学检查

头颅 MRI、高分辨 CT、超声心动图等有利于早期诊断。

【诊断】

目前普遍采用美国风湿病学会（ACR）1997 年推荐的 SLE 分类标准。该分类标准的 11 项中，符合 4 项或 4 项以上者，在除外感染、肿瘤和其他结缔组织病后，可诊断 SLE，敏感性和特异性分别为 95％和 85％。需强调指出的是，SLE 存在多系统受累，须与相应的各系统疾病相鉴别。11 条分类标准中，免疫学异常和高滴度抗核抗体更具有诊断意义。一旦患者免疫学异常，即使临床诊断不够条件，也应密切随访。

【病情的判断】

★根据以下三方面来判定。

1. 疾病的活动性　有多种标准，但较为简明实用的为 SLEDAI，内容如下：抽搐（8 分）、精神异常（8 分）、器质性脑病综合征（8 分）、视觉障碍（8 分）、脑神经病变（8 分）、狼疮性头痛（8 分）、脑血管意外（8 分）、血管炎（8 分）、关节炎（4 分）、肌炎（4 分）、管型尿（4 分）、血尿（4 分）、蛋白尿（4 分）、脓尿（4 分）、皮疹（2 分）、脱发（2 分）、黏膜溃疡（2 分）、胸膜炎（2 分）、心包炎（2 分）、低补体（2 分）、抗 dsDNA 升高（2 分）、发热（1 分）、血小板减少（1 分）、白细胞计数减少（1 分）。根据患者前 10 天内是否出现上述症状而定分，凡总分≥10 分考虑疾病活动。

2. 脏器功能状态和不可逆损伤　SLE 病情反复，损伤不断积累叠加，同时药物副作用，共同决定了狼疮患者的远期预后。

3. 并发症 感染、高血压、糖尿病等往往使病情加重，预后更差。

【治疗】

★治疗要个体化，糖皮质激素加免疫抑制剂是主要的治疗方案。治疗原则为诱导缓解，维持缓解，保护重要脏器功能并减少药物副作用，重视并发症的治疗。患者及家属教育甚为重要。

（一）一般治疗

①进行心理治疗使患者对疾病树立乐观情绪，②急性活动期要加强休息，病情稳定的慢性患者可适当工作，但注意勿过劳；③及早发现和治疗感染；④避免使用可能诱发狼疮的药物，如避孕药等；⑤避免强阳光暴晒和紫外线照射；⑥缓解期才可作防疫注射，但尽可能不用活疫苗。

（二）对症治疗

如高血压、高血脂、骨质疏松、神经精神症状等的治疗。

（三）药物治疗

1. 糖皮质激素 一般选用泼尼松或甲泼尼龙，只有鞘内注射时用地塞米松。在诱导缓解期，泼尼松每日 $0.5\sim1mg/kg$，病情稳定后缓慢减量，如果病情允许，以＜10mg/d泼尼松的小剂量长期维持。重要器官发生危及生命的急速进展性功能减退使用激素冲击治疗。

2. 免疫抑制剂 加用免疫抑制剂有利于更好地控制 SLE 活动，保护重要脏器功能，减少复发，以及减少长期激素的需要量和副作用。羟氯喹应作为 SLE 的背景治疗，有助于维持病情稳定，预防病情复发和血栓性事件，安全性较好，可长期应用。

3. 其他药物治疗 危重或治疗困难病例，可视情况选择静脉注射大剂量免疫球蛋白（IVIG）、血浆置换、人造血干细胞移植或间充质肝细胞移植等。另外，生物制剂也逐渐应用于 SLE 的治疗，目前主要有贝利木单抗和利妥昔单抗。

4. 合并抗磷脂抗体综合征的治疗 阿司匹林片或华法林抗血小板、抗凝治疗。

【SLE 与妊娠】

没有中枢神经系统、肾脏或其他脏器严重损害，病情处于缓解期达半年以上者，口服泼尼松每日低于 15mg 者，一般能安全地妊娠，并分娩出正常婴儿。非缓解期的 SLE 患者容易出现流产、早产和死胎，发生率约 30％，故应避孕。大多数免疫抑制剂妊娠前 3 个月至妊娠期应用均可能影响胎儿的生长发育，故必须停用半年以上方能妊娠。羟氯喹和硫唑嘌呤、环孢素、FK506 对妊娠影响相对较小，尤其是羟氯喹可全程使用。妊娠可诱发 SLE 活动，特别是妊娠早期和产后 6 个月内。

【预后】

随着早期诊断方法的增多和 SLE 治疗水平的提高，SLE 预后已明显改善。急性期患者的死亡原因主要是 SLE 所致多脏器严重损害和感染、慢性肾功能不全和药物（尤其是长期使用大剂量激素）的不良反应、冠状动脉粥样硬化性心脏病等，是 SLE 远期死亡的主要原因。

习题

1. 系统性红斑狼疮血液系统常见的临床表现有哪些？

答：血红蛋白下降、白细胞和（或）血小板减少常见。

2. 系统性红斑狼疮关节炎的特点是什么？

答：特点为可恢复的非侵蚀性关节半脱位。

第六章　抗磷脂综合征

教学目的

1. **掌握**　抗磷脂综合征的定义、临床表现。
2. **熟悉**　抗磷脂综合征的实验室检查、诊断及鉴别诊断。
3. **了解**　抗磷脂综合征的发病机制、治疗。

内容精讲

【定义】

抗磷脂综合征（antiphospholipid syndrome，APS）是一种以反复动、静脉血栓形成、习惯性流产、血小板减少以及抗磷脂抗体持续中高滴度阳性为主要特征的非炎症性自身免疫性疾病。多见于年轻女性，女性中位年龄为 30 岁。患者血中检出抗磷脂抗体是诊断的必要条件。

【病因和发病机制】

病因不明，可能与遗传、感染有关，部分继发于其他弥漫性结缔组织病。自身抗体的产生和存在是本病的主要基础。

1. 抗磷脂抗体诱发血栓形成和凝血的机制

（1）抗磷脂抗体影响血管内皮细胞和血小板功能，促血栓形成。

（2）促进磷脂依赖性凝血过程的发生，从而启动凝血过程。

（3）对抗凝物质的影响，最终导致血液处于高凝状态，促进血栓形成，诱导纤溶抑制。

2. 诱发病态妊娠机制

（1）抗磷脂抗体与胎盘抗凝蛋白结合，最终导致胎盘血栓形成及自发流产。

（2）减少合体细胞的融合，影响绒毛滋养层的生长成熟。

（3）与植入前胚胎直接作用，阻碍胚胎植入导致流产。

另外，抗磷脂抗体可导致 Coombs 试验阳性的溶血性贫血，与血小板磷脂结合直接破坏血小板等。

★【临床表现】

1. 病态妊娠　主要表现为习惯性流产和宫内死胎。可发生于妊娠的任何阶段，以妊娠 4～9 月最多。病态妊娠的危险性随着抗磷脂抗体滴度增高而增加。

2. 血栓形成　可单一也可反复发生于所有大、中、小动静脉；静脉血栓形成以深静脉血栓形成为主，下肢深静脉血栓和肺栓塞最常见；动脉栓塞可引起脑卒中或短暂性脑缺血发作；微血管受累可表现为肾衰竭和皮肤梗死。

3. 恶性抗磷脂综合征（CAPS）　短期内进行性出现多部位（≥3 个部位）血栓形成，常累及脑、肾、肝或心等重要脏器导致多器官功能衰竭而死亡，形成灾难性血管闭塞。

【实验室检查】

抗磷脂抗体是本病诊断的特异性抗体，特异性检查指标包括抗心磷脂抗体、狼疮抗凝物、抗 β_2GPI 抗体。其中，抗心磷脂抗体是目前最常检测的指标，ELISA 检测法常作为筛选实验；狼疮抗凝物对诊断本病有较高的特异性；抗 β_2GPI 抗体与血栓相关性强，假阳性低，是临床更可靠的实验室诊断依据。

【诊断】

抗磷脂综合征的诊断同时需要依靠临床表现和实验室检查，2006 年悉尼 APS 分类标准（见表 8-6-1）提高了诊断特异性。

表 8-6-1 抗磷脂综合征的分类标准

临床标准	1. 血栓形成 ≥1 次动、静脉或者小血管血栓形成；组织病理学血栓部位的血管壁没有血管炎表现 2. 病态妊娠 1 次及以上胎龄≥10 周形态学正常的胎儿死亡 妊娠 34 周前，因重度子痫/重度先兆子痫/严重胎盘功能不全所致≥1 次形态正常胎儿早产 连续 3 次及以上无法解释的胎龄＜10 周的自然流产
实验室标准	1. 血浆中抗磷脂抗体阳性 2. 血清或者血浆中抗心磷脂抗体：IgG/IgM 型中高效价抗体阳性 3. 血清或者血浆抗 β2GPI 抗体：IgG/IgM 型阳性 至少满足一条临床标准和一条实验室标准方可诊断

【鉴别诊断】

需注意与遗传性或者获得性凝血功能异常（如蛋白 C、蛋白 S、V Leiden 因子缺乏）、血栓栓塞性疾病、恶性肿瘤和骨髓增殖性疾病、系统性血管炎等疾病相鉴别。

【治疗及预后】

1. 治疗原则和目的 个体化治疗，有效预防血栓和避免妊娠失败。

2. 血栓预防 应用抗凝和抗血小板药物预防血栓形成，常用药物有肝素、华法林、阿司匹林。

3. 妊娠处理 个体化应用小剂量阿司匹林、普通肝素或者低分子肝素、阿司匹林联合肝素治疗、静脉输注丙种免疫球蛋白，≥70% 的 APS 妊娠妇女可顺利分娩。

4. 恶性 APS 抗凝联合较大剂量激素、血浆置换、免疫吸附、静脉注射免疫球蛋白、抗 CD20 单抗。

习题

1. APS 特异性抗体有哪些？

答：抗心磷脂抗体、狼疮抗凝物、抗 β_2GPI 抗体。

2. 简述恶性抗磷脂综合征的定义。

答：短期内进行性出现多部位（≥3 个部位）血栓形成，常累及脑、肾、肝或心等重要脏器导致多器官功能衰竭而死亡，形成灾难性血管闭塞。

第七章 脊柱关节炎

 教学目的

1. **掌握** 强直性脊柱炎的病理、典型临床表现及诊断。
2. **熟悉** 强直性脊柱炎的辅助检查。
3. **了解** 强直性脊柱炎的病因、发病机制及治疗。

内容精讲

脊柱关节炎（SpA）过去曾称血清阴性脊柱关节病，是一类以累及脊柱、关节韧带和肌腱为主要表现的慢性炎症性风湿病的总称。本组疾病以强直性脊柱炎（AS）为原型，还包括反应性关节炎（ReA）、银屑病关节炎（PsA）、炎症性肠病关节炎（IBDA）、幼年型脊柱关节炎（JSpA）以及未分化脊柱关节炎（uSpA）等。

★其临床特点为：①血清 RF 阴性；②中轴关节（尤其是骶髂关节）炎症最突出；③非对称性外周关节炎；④常见指/趾炎和附着点炎；⑤阳性家族史；⑥与 HLA-B27 密切相关；⑦关节外表现常与感染性疾病相关。

第一节 强直性脊柱炎

强直性脊柱炎（AS）是 SpA 常见的临床类型，以中轴关节受累为主，可伴发关节外表现，严重者可发生脊柱强直和畸形。

【流行病学】

我国患病率为 0.25% 左右。约 90% 患者 HLA-B27 阳性，与 HLA-B27 强相关。家族聚集患病现象较常见。

【病因和发病机制】

遗传和环境的共同作用所致。

【病理】

★附着点炎为本病基本病变，是指肌腱、韧带和关节囊等附着于骨关节部位的非特异性炎症、纤维化以至骨化。骶髂关节是本病最早累及的部位，病理表现为滑膜炎，软骨变性、破坏，软骨下骨板破坏以及炎症细胞浸润等。葡萄膜炎和虹膜炎也不少见。

【临床表现】

多数起病缓慢而隐匿，男女比率约 1∶1，男性病情较严重。发病年龄多在 10～40 岁，以 20～30 岁为高峰。16 岁以前发病者称幼年型 AS，40 岁以后发病者称晚发型，临床表现常不典型。

★（一）症状

早期症状为下腰背痛伴晨僵，亦可为臀部、腹股沟向下肢放射性酸痛等，症状在夜间休息或久坐时较重，活动后可减轻。最典型和常见表现为炎性腰背痛。其他附着点炎以足跟、足掌部等多见。部分患者以下肢非对称性大关节如髋、膝、踝关节痛为首发症状，幼年起病者尤为常见。

关节外症状包括反复发作的葡萄膜炎或虹结膜炎、升主动脉根部扩张和主动脉瓣病变以及心传导系统异常等。晚期病例常伴严重骨质疏松，易发生骨折。

（二）体征

常见体征有骶髂关节压痛，脊柱前屈、后伸、侧弯和转动受限，胸廓活动度减低，枕墙距＞0 等。

【实验室和影像学检查】

（一）实验室检查

RF 阴性，活动期可有红细胞沉降率、C 反应蛋白升高。约 90％患者 HLA-B27 阳性。

（二）影像学检查

放射学骶髂关节炎是诊断的关键。

1. 常规 X 线片　骨盆正位像、全脊柱 X 线。

2. CT/MRI 检查　骶髂关节 CT、MRI 有助于早期诊断。

【诊断】

常用 1984 年修订的纽约分类标准。内容如下。

1. 临床标准　①腰痛、晨僵 3 个月以上，活动改善，休息无改善；②腰椎额状面和矢状面活动受限；③胸廓活动度低于相应年龄、性别的正常人。

2. 放射学标准（骶髂关节炎分级同纽约标准）　双侧≥Ⅱ级或单侧Ⅲ～Ⅳ级骶髂关节炎。骶髂关节 X 线表现分级 0 级为正常；Ⅰ级为可疑；Ⅱ级为轻度异常，可见局限性侵蚀、硬化，但关节间隙正常；Ⅲ级为明显异常，存在侵蚀、硬化、关节间隙增宽或狭窄、部分强直等 1 项或 1 项以上改变；Ⅳ级为严重异常，表现为完全性关节强直。

3. 诊断　①肯定 AS：符合放射学标准和 1 项（及以上）临床标准者。②可能 AS：符合 3 项临床标准，或符合放射学标准而不伴任何临床标准者。

【鉴别诊断】

慢性腰痛、僵硬、不适是十分常见的临床症状，各个年龄均可发生，多种原因如外伤、脊柱侧凸、骨折、感染、骨质疏松、肿瘤等，皆可以引起，应注意鉴别。对青壮年来说，外伤、椎间盘病和腰肌劳损较为多见。要注意外伤史和炎性背痛与机械性痛的鉴别。早期、尤以外周关节炎为首发症状者应与 RA 鉴别。

【治疗】

1. 非药物治疗　患者教育和规律的有针对性的锻炼及物理治疗。

2. 药物治疗　NSAIDs 和抗 TNF 拮抗剂是治疗 AS 的一线用药，传统 DMARDs 疗效暂不确切。急性眼葡萄膜炎、肌肉关节炎症可视情况使用激素。

3. 外科治疗　主要用于髋关节僵直和脊柱严重畸形的晚期患者的矫形。

【预后】

本病一般不危及生命，但致残，影响患者的正常生活和工作。近年来认为吸烟也是 AS 预后不良的因素之一。

第二节　其他脊柱关节炎

【脊柱关节炎的分类和诊断】

国际脊柱关节炎专家评估协会（ASAS）分类标准符合以下条件可诊断为脊柱关节炎。持续炎性腰背痛≥3 个月，年龄＜45 岁的患者，加下列 1 项或多项则可诊断：阳性家族史，银屑病，炎症性肠病，发生关节炎前1个月内有尿道炎、宫颈炎或急性腹泻史，交替臀区痛，附着点炎，骶髂关节炎。

脊柱关节炎又分为中轴型和外周型脊柱关节炎两类。可参照2011年ASAS提出的新的分类标准。

【脊柱关节炎的治疗】

患者教育是争取良好预后的关键，非甾体抗炎药为一线药，治疗措施该基于疾病当前的临床表现而个体化。

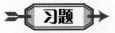

强直性脊柱炎最典型临床表现是什么？

答：炎性腰背痛。

第八章　干燥综合征

教学目的

1. **掌握**　干燥综合征的临床表现。
2. **熟悉**　干燥综合征的诊断及相关辅助检查。
3. **了解**　干燥综合征的病理、治疗。

内容精讲

干燥综合征（SS）是一种以侵犯泪腺、唾液腺等外分泌腺体、B淋巴细胞异常增殖、组织淋巴细胞浸润为特征的弥漫性结缔组织病。临床上主要表现为干燥性角结膜炎、口腔干燥症，还可累及内脏器官如肺、肝、肾、血液系统及神经系统等。本病分为原发性和继发性两类。

【流行病学】

SS可发生于任何年龄，好发年龄在30～60岁，男女比为（1∶9）～（1∶10），估测我国原发性干燥综合征（pSS）的患病率为0.29％～0.77％，老年人的患病率为2.0％～4.8％。

【病因和发病机制】

确切病因和发病机制不明，是多因素相互作用的结果，例如感染、遗传、环境等。外周血T淋巴细胞减少、B淋巴细胞过度增殖，大量球蛋白、自身抗体产生是pSS免疫异常的最突出特点。

【病理】

本病主要累及由柱状上皮细胞构成的外分泌腺体，以唾液腺和泪腺为代表，表现为腺体间质有大量淋巴细胞浸润、腺体导管管腔扩张和狭窄，小唾液腺的上皮细胞破坏和萎缩，功能受到严重损害。血管受损也是本病的一个基本病变。

★【临床表现】

（一）局部表现

1. 口腔干燥症　①口干：严重者需频频饮水，进食固体食物时需伴以水送下；②猖獗性龋齿：牙齿逐渐变黑，继而小片脱落，最终只留残根，是本病的特征之一；③腮腺炎：约50％患者表现有间歇性腮腺肿痛，累及单侧或双侧，10天左右可自行消退，对部分腮腺持续性肿大者，应警惕有恶性淋巴瘤可能；④舌：舌面干、裂。

2. 干燥性角结膜炎　眼干涩、异物感、少泪等症状。

（二）系统表现

1. 皮肤黏膜　特征性表现为紫癜样皮疹，多见于下肢，为米粒大小边界清楚的红丘疹，压之不褪色，分批出现，紫癜样皮疹与高球蛋白、冷球蛋白血症有关。

2. 肌肉骨骼　关节痛多见，呈一过性，关节破坏少见。3％～14％的患者有肌炎表现。

3. 肾　30％～50％有肾损害，主要累及远端肾小管，表现为因肾小管性酸中毒而引起的周期性低钾性麻痹。严重者出现肾钙化、肾结石、肾性尿崩症及肾性软骨病。部分患者肾小球损害较明显。

4. 肺 主要病理改变为肺间质性病变，部分出现弥漫性肺间质纤维化，少数患者可发展为呼吸衰竭。

5. 消化系统 肝损害见于约 20% 的患者，部分并发免疫性肝病，以原发性胆汁性胆管炎多见。

6. 神经系统 周围和中枢神经系统均可受累，与血管炎有关，以周围神经损害为多见。

7. 血液系统 可出现白细胞减少和（或）血小板减少，严重者可有出血现象。本病发生淋巴瘤的危险较普通人群高近 40 倍。持续腮腺肿大、新近出现的白细胞减少、冷球蛋白血症、原自身抗体消失提示可能发展为淋巴瘤。

8. 甲状腺疾病 甲状腺功能异常（近 45%），自身免疫性甲状腺炎（约占 20%）。

【实验室及其他检查】

1. 血、尿常规及其他常规检查 氯化铵负荷试验阳性提示肾小管酸中毒。

2. 自身抗体 80% 以上患者 ANA 阳性，抗 SSA 及抗 SSB 抗体阳性率分别为 70% 和 40%，前者对诊断的敏感性高，后者特异性较强。43% 的患者 RF 阳性。近年来发现 pSS 患者中存在抗 M3 抗体，可能与口眼干有关。

3. 高球蛋白血症 90% 以上的患者有高免疫球蛋白血症，其特点是多克隆性，少数患者出现巨球蛋白血症或单克隆性高免疫球蛋白血症，需警惕淋巴瘤的可能。

4. 其他检查 泪腺功能检测、涎腺功能检测、唇腺活检等。唇腺病理：凡淋巴细胞聚集 ≥ 50 个即为 1 个灶，每 4mm² 唾液腺组织中有 ≥ 1 个灶，则为组织病理学检查阳性，可作为诊断依据。

【诊断与鉴别诊断】

★pSS 诊断有赖于口腔干燥症及干燥性角结膜炎的检测、抗 SSA 和（或）抗 SSB 抗体、唇腺的灶性淋巴细胞浸润。后两项检查特异性较强。

由于起病多缓慢，表现多样，需与 RA、SLE 和糖尿病性或药物性口干、丙型肝炎病毒感染及 IgG4 相关疾病等相鉴别。

【治疗】

尚无根治方法，没有内脏损害者以替代和对症治疗为主，有内脏损害者则需进行免疫抑制治疗。

1. 局部治疗 改善口干、眼干。

2. 系统治疗 对于出现关节炎、肺间质改变、肝、肾脏及神经等唾液腺外表现者，应予糖皮质激素、免疫抑制剂等积极治疗。

3. 其他对症处理 有的患者需终身服用钾盐，以防低血钾反复发生。

4. 生物制剂 CD20 单克隆抗体可以抑制 B 细胞生成，可能有效。

【预后】

病变仅局限于外分泌腺体者预后良好。内脏损害中出现进行性肺纤维化、中枢神经病变、肾功能不全、恶性淋巴瘤者预后较差。

习题

干燥综合征口腔受累有哪些临床表现？

答：①口干；②猖獗性龋齿；③腮腺炎；④舌干裂。

第九章　原发性血管炎

 教学目的

1. **掌握**　显微镜下多血管炎、嗜酸性肉芽肿性多血管炎、肉芽肿性多血管炎的典型临床表现。
2. **熟悉**　大动脉炎、巨细胞动脉炎、结节性多动脉炎、白塞病的临床表现、诊断及治疗要点。
3. **了解**　原发性血管炎的分类及病理机制。

内容精讲

第一节　概　论

血管炎病指在病理上以血管壁炎症为特征的一组自身免疫病，分为原发性和继发性。原发性血管炎是指不合并有另一种已明确的疾病的系统性血管炎，继发性血管炎是指继发于另一确诊疾病，如感染、肿瘤、弥漫性结缔组织病等。

【分类】

2012 年 Chapel Hill 会议根据主要受累血管的大小对血管炎进行了命名和分类，主要包括大动脉炎、巨细胞多动脉炎、结节性多动脉炎、川崎病、ANCA 相关血管炎、贝赫切特病、科根综合征、肿瘤相关血管炎等。

【病因和发病机制】

1. 病因　尚不完全清楚，与遗传、感染和环境因素等有关。

2. 发病机制　涉及细胞免疫和体液免疫，环境触发异常免疫应答，引起血管壁损伤，导致血管炎。中性粒细胞、巨噬细胞、内皮细胞、淋巴细胞以及它们各自分泌的细胞因子、自身抗体和补体都参与了血管炎的发病过程。抗中性粒细胞胞浆抗体（ANCA）是参与原发性血管炎发病的自身抗体，其中丝氨酸蚕白酶 3（PR3）和髓过氧化物酶（MPO）是主要的靶抗原。

【病理】

血管炎的基本病理改变是血管壁的炎症和坏死。主要病理改变是：①血管壁炎症细胞浸润和纤维素样坏死；②血管壁结构的破坏。同一血管炎患者可出现一种以上的血管病理改变，同一受累血管，病变可呈节段性。

【诊断】

血管炎诊断较困难，需根据临床表现、实验室检查、病理活检及影像学资料等综合判断。

（一）临床表现

血管炎的临床表现主要取决于受累血管的类型、大小及受累器官，因此临床表现复杂多样且无特异性。不同的血管炎可以有相同器官的受累，需仔细斟酌。另外，肿瘤、感染等疾病可模拟系统性血管炎，需注意鉴别。

（二）特殊检查

★**1. ANCA**　c-ANCA 与肉芽肿性多血管炎（GPA）相关，p-ANCA 与显微镜下多血管炎

（MPA）、嗜酸性肉芽肿性多血管炎（EGPA）相关。GPA、MPA、EGPA 统称为 ANCA 相关血管炎。ANCA 阳性者进一步测定 PR3 抗体和 MPO 抗体有助于小血管炎的诊断和鉴别诊断。

★2. AECA AECA 是近年来在血管炎患者中发现的新抗体，部分大动脉炎、川崎病和贝赫切特病中可以阳性，但敏感性和特异性不高。

3. 病理 受累组织的活检是血管炎得以确诊的金标准。由于血管炎的病理改变可呈节段性，故活检未见异常亦不能排除血管炎诊断。

4. 血管造影 对大、中血管病变者有极大帮助，也是了解病变范围最确切可靠的方法。

5. 血管彩色多普勒 这是一种非创伤性检查，宜于检查较大、较浅表血管的状况。准确性及客观性不一。

6. 血管增强 CT 可以取代血管造影，作为诊断大、中血管炎依据。

7. 血管 MRI 不仅可以观察大血管的管壁与管腔情况，还可以反映管壁是否存在活动的炎症，对大血管炎的诊断及病情判断很有价值。

【治疗原则】

血管炎的治疗原则是早期诊断、早期治疗。糖皮质激素是血管炎的基础治疗药物，其剂量及用法因血管炎病变部位及严重程度而异。有重要脏器受累者，除糖皮质激素外，还应及早加用免疫抑制剂，其中最常用的为环磷酰胺。病情危重者可进行血管置换、免疫吸附、丙球冲击等。生物制剂中，利妥昔单抗在 ANCA 相关血管炎中疗效较好。

【预后】

血管炎病的预后与受累血管大小、种类、部位有关。重要器官的小动脉或微动脉受累者预后差，死亡率高。早期诊断、早期治疗是关键。

第二节 大动脉炎

大动脉炎（TA）是指累及主动脉及其一级分支的慢性、肉芽肿性全层动脉炎，导致受累动脉狭窄或闭塞，出现相应部位缺血表现，少数也可引起动脉扩张或动脉瘤。

本病好发于亚洲、中东地区，女性多见，又被称为"东方美女病"，约 90% 患者为 30 岁以内年轻女性。

【病理】

病理改变可分为急性渗出期、慢性期和瘢痕期。

【临床表现】

根据受累动脉的不同，血管狭窄或闭塞后出现相应的组织或器官缺血症状，仔细认真的查体十分重要。临床常见类型如下。

1. 头臂动脉型（主动脉弓综合征） 颈动脉和椎动脉狭窄引起头部不同程度缺血，表现为头晕、眩晕、头痛、视物昏花、咀嚼无力等，患者可反复晕厥、抽搐、失语、偏瘫。体格检查可发现颈动脉、桡动脉、肱动脉搏动减弱或消失，颈部、锁骨上、下窝可闻及血管杂音。患侧上肢动脉血压低于健侧 10mmHg 以上。

2. 胸腹主动脉型 由于下肢缺血出现双下肢无力、发凉、酸痛、易疲劳和间歇性跛行等。肾动脉开口处狭窄，因肾缺血而出现高血压、头痛、头晕。体格检查可于背部、腹部闻及血管杂音，下肢血压低于上肢血压。

3. 广泛型 具有上述两种类型的表现与相应体征。

4. 肺动脉型 上述三型约 50% 病例可同时合并肺动脉受累，临床可见心悸、气短，肺动脉瓣区可闻及杂音和第二音亢进，晚期可并发肺动脉高压。

5. 其他 累及冠状动脉开口处，少见，可出现心绞痛，甚至心肌梗死。

【辅助检查】

1. 实验室检查 红细胞沉降率增快，C 反应蛋白增高，白细胞计数升高，球蛋白增高等，但特异性差。血清 AECA 对诊断有一定帮助。

2. 血管影像学检查 超声、动脉造影或 CTA、MRA、PET、PET/MRA。可探及主动脉及其主要分支狭窄、闭塞或瘤样扩张及血流速度改变等。

3. 超声心动图 最常见的是主动脉瓣关闭不全。

【诊断】

★1990 年美国风湿病学会（ACR）关于大动脉炎分类标准如下：①发病年龄≤40 岁；②肢体间歇性跛行；③一侧或双侧肱动脉搏动减弱；④双上肢收缩压差＞10mmHg；⑤一侧或双侧锁骨下动脉或腹主动脉区闻及血管杂音；⑥动脉造影异常。符合上述 6 条中 3 条者可诊断本病，同时需除外先天性主动脉狭窄、肾动脉纤维肌性结构不良、动脉粥样硬化、血栓闭塞性脉管炎、贝赫切特病、结节性多动脉炎及胸廓出口综合征。

【治疗】

治疗原则是控制活动性病变、缓解脏器缺血。结合患者情况选择治疗方案，包括激素、免疫抑制剂及生物制剂。

【预后】

本病为进展性疾病，极少为自限性，只要不累及重要脏器供血，多数患者预后良好。常见死亡原因有心力衰竭、心脑血管意外、肾衰竭及手术并发症。

第三节 巨细胞动脉炎

★巨细胞动脉炎（GCA）又称颞动脉炎，是一种病因未明的老年人的慢性、肉芽肿性动脉全层炎症，常累及主动脉弓及其一级分支，尤其是颞动脉，典型表现为颞侧头痛、间歇性下颌运动障碍和视力障碍三联征。本病是西方老年人最常见的血管炎，女性发病明显高于男性，GCA 多合并风湿性多肌痛（PMR），PMR 也易发展成 GCA。

【病理】

GCA 病理改变为累及管壁全层的肉芽肿性动脉炎。

【临床表现】

起病多隐匿，有时会急性起病。患者常有全身非特异性炎症反应。70%患者表现为特异性头痛，一侧或双侧颞部头痛，头皮触痛，颞颌部间歇性运动障碍；30%患者有头颈动脉缺血症状，表现为视力障碍、甚至失明，听力减退，眩晕亦是常见症状；40%～60%患者伴有 PMR。PMR 在临床表现上为颈部、肩胛带、骨盆带肌肉酸痛和晨僵，但肌压痛及肌力减弱不显著，肌活检、肌酶谱、肌电图均正常，有别于多发性肌炎。

【实验室检查】

非特异性，红细胞沉降率明显增快是 GCA 最突出的实验室检查异常。

【诊断】

ACR 1990 年 GCA 分类诊断标准为：①发病年龄≥50 岁；②新近出现的头痛；③颞动脉有压痛，搏动减弱（非因动脉粥样硬化所致）；④红细胞沉降率≥50mm/h；⑤颞动脉活检示血管炎，表现以单个核细胞为主的浸润或肉芽肿性炎症，并且常有多核巨细胞。具备 3 条即可诊断 GCA。

【治疗与预后】

糖皮质激素反应十分敏感，但激素减量容易复发，故需小剂量长期维持，同时加用免疫抑制剂。急性视力下降者，建议激素冲击。另外，IL-6 单抗效果良好。

第四节　结节性多动脉炎

结节性多动脉炎（PAN）是一种累及中、小动脉的坏死性血管炎。随着乙型肝炎疫苗的广泛应用，已十分罕见。男性发病多于女性，发病高峰在 40～50 岁。

【病理】

一般表现为中、小动脉的局灶性全层坏死性血管炎，病变好发于血管分叉处，但很少累及肺动脉。

【临床表现】

临床表现多种多样，有的只表现为轻微的局限性病变，多数表现严重的全身多器官受损，部分患者病情进展较快。

（一）全身症状

可有发热、疲劳不适、食欲减退、体重下降等。

（二）系统症状

随受累器官不同可出现相应的临床表现。

1. 皮肤　罕见，常见于 40 岁以上女性。可有血管性紫癜、皮下结节、白色萎缩、皮肤溃疡、网状青斑等。

2. 神经系统　是 PAN 最常受累的器官，以外周神经受累为主，偶有脑组织血管炎。外周神经炎表现为多发性单神经炎和多神经炎。根据受累的神经部位不同而出现不同症状，如肢体感觉异常、腕下垂、足下垂等。

3. 肾　常表现为较严重的高血压及轻到中度的氮质血症。可出现轻中度的蛋白尿和血尿，肾血管的病变可导致肾的多发性梗死，肾小球本身几乎不受累。

4. 消化系统　腹痛、腹泻、恶心、呕吐、肠梗死和穿孔、胃肠道出血、肝功能异常等胃肠道表现。

5. 生殖系统　尸检发现 80％的男性患者有附睾和睾丸受累，临床表现睾丸疼痛和硬结肿胀。

6. 其他　如眼部受累出现相关表现，甚至失明；外周血管受累所致下肢间歇性跛行、肢体坏疽；心脏受累所致心绞痛、心律失常等；肺部很少受累。

【辅助检查】

1. 实验室检查　白细胞轻度升高、红细胞沉降率增快、C 反应蛋白增高、部分病例 HBsAg 阳性等。

2. 血管造影　常见有微小动脉瘤形成和节段性狭窄，血管"念珠样"改变具有诊断特异性。

3. 病理　一般表现为中、小动脉的局灶性全层坏死性血管炎，好发于血管分叉处。急性期血管炎症损伤的特点为纤维素样坏死和多种炎症细胞浸润，可见动脉瘤和血栓形成。

【诊断】

诊断依据 1990 年 ACR 分类标准。在 10 项中有 3 项阳性者即可诊断为 PAN，但应排除其他结缔组织病并发的血管炎。

【治疗】

糖皮质激素为治疗本病首选药物，对糖皮质激素抵抗者或重症病例应联合使用环磷酰胺治疗，或抗病毒、血浆置换等。

【预后】

PAN 预后取决于是否有内脏和中枢神经系统的受累及病变严重程度。

第五节　ANCA 相关血管炎

ANCA 相关血管炎是一组以血清中能够检测到 ANCA 为最突出特点的系统性小血管炎，主要累及小血管（小动脉、微动脉、微小静脉和毛细血管），但也可有中小动脉受累，包括显微镜下多血管炎（MPA）、肉芽肿性多血管炎（GPA）和嗜酸性肉芽肿性多血管炎（EGPA）。

【病因和发病机制】

遗传、感染，尤其是细菌感染与发病关系密切。虽 ANCA 参与发病，但受累脏器中仅有极少量或无免疫复合物沉积。

【病理】

小血管全层炎症、坏死、伴或不伴肉芽肿形成，可见纤维素样坏死和中性粒细胞、淋巴细胞、嗜酸性粒细胞等多种细胞浸润，是诊断 ANCA 相关血管炎的金标准。

【临床表现】

1. 全身表现　多数患者有发热、关节痛/关节炎、肌痛、乏力、食欲减退和体重下降等。

2. 皮肤黏膜　是最常受累的器官之一，表现为口腔溃疡、皮疹、紫癜、网状青斑、皮肤梗死、溃疡和坏疽，多发指端溃疡常见。

3. 眼部表现　常见表现有结膜炎、角膜炎、巩膜炎、虹膜炎、眼睑炎，眼底检查可见视网膜渗出、出血、血管炎表现和血栓形成。少数可出现复视、视力下降、突眼。

4. 耳鼻咽喉　喉软骨和气管软骨受累可出现声嘶、喘鸣、吸气性呼吸困难，耳软骨受累可出现耳廓红、肿、热、痛，鼻软骨受累可出现鞍鼻。耳部受累可有中耳炎、神经性或传导性听力丧失。脓血涕、脓血性鼻痂、鼻塞是鼻窦受累的主要表现，一些人会有嗅觉减退或丧失。

5. 呼吸系统　持续的咳嗽、咳痰、咯血；严重者会出现呼吸困难和喘鸣；一些患者会出现支气管哮喘的表现；肺部影像学可见浸润影、多发结节、空洞形成和间质病变。

6. 神经系统　最常受累的器官之一，外周神经受累多见，其中以多发性单神经炎最常见；中枢神经系统可表现为头痛、器官性意识模糊、抽搐、脑卒中、脑脊髓炎等。

7. 肾脏　血尿、蛋白尿、高血压常见，部分可出现肌酐增高、急进性肾功能衰竭。

8. 心脏　可见心包炎、心包积液、心肌病变、心脏瓣膜关闭不全；冠脉受累者可有心绞痛、心肌梗死。

9. 腹部　腹痛、血性腹泻、肠穿孔、肠梗阻和腹膜炎较常见，少数患者出现胰腺炎。

【实验室检查】

ANCA 阳性是这组血管炎最突出的实验室检查特征，84.6％的患者 ANCA 阳性，大部分为 p-ANCA 及 MPO-ANCA 阳性。其他如贫血，白细胞、血小板升高，血尿、蛋白尿、红细胞管型，肌酐升高，红细胞沉降率、C 反应蛋白升高等较常见。

【诊断与鉴别诊断】

需与感染、其他系统性结缔组织病和恶性肿瘤等相鉴别，尤其要警惕恶性肿瘤和一些感染会模拟 ANCA 相关血管炎的临床表现。

【治疗原则】

治疗分为诱导缓解与维持缓解两个阶段。糖皮质激素是一线治疗药物。诱导缓解治疗通常为足量糖皮质激素联合免疫抑制剂，其中最常用的为环磷酰胺。维持缓解治疗主要为免疫抑制剂联合小剂量糖皮质激素，如硫唑嘌呤、甲氨蝶呤等。近年来，针对 CD20$^+$ B 细胞的单克隆抗体利妥昔单抗已取得一定的临床疗效。该类血管炎非常容易复发，至少需要维持治疗 2 年以上。

【预后】

激素联合免疫抑制剂治疗大大改善了预后，预后取决于脏器受累的部位及严重程度。

除上述 ANCA 相关血管炎的共同特点外，3 种不同的 ANCA 相关血管炎还具有各自不同的一些特点。

（一）显微镜下多血管炎（MPA）

本病平均发病年龄为 50 岁，肾脏是 MPA 最常受累脏器，约 78％患者有肾受累，控制不佳可急剧恶化。约 57.6％患者有神经系统受累，最常表现为外周神经受累，表现为多发性单神经炎与周围神经炎。约 50％患者有肺部受累，出现咳嗽、咳痰、咯血，肺部常见表现为浸润、结节等，上呼吸道受累少见。84.6％的患者 ANCA 阳性，大部分为 p-ANCA 及 MPO-ANCA 阳性。2017 年 ACR 与 EULAR 联合制定的 MPA 分类标准见表 8-9-1。

★表 8-9-1 2017 年 ACR/EULAR 联合制定的 MPA 分类标准

条目	定义	得分
临床标准	鼻腔血性分泌物、溃疡、鼻痂或鼻窦-鼻腔充血/不通畅、鼻中隔缺损或穿孔	−3
实验室标准	p-ANCA 或 MPO-ANCA 抗体阳性	6
	胸部影像检查提示肺纤维化或肺间质性病变	5
	极少或没有免疫复合物沉积的肾小球肾炎	1
	c-ANCA 或 PR3-ANCA 抗体阳性	−1
	嗜酸细胞计数≥$1×10^9$/L	−4

注：总分≥6 分者可以诊断为 MPA。

（二）嗜酸性肉芽肿性多血管炎（EGPA）

本病可发生于任何年龄，平均发病年龄为 44 岁。3 种 ANCA 相关血管炎中，EGPA 引起神经系统病变者最多，以外周神经系统病变最多。其次为肺部受累，表现为多变的肺部组织浸润影伴咳嗽、咳痰。肾损害通常较轻。冠脉受累虽不常见，但却占死亡原因的 50％以上。较特异症状为上呼吸道受累，以过敏性鼻炎、鼻息肉、鼻塞最多见，可出现听力下降和耳聋。突出表现是外周血嗜酸性粒细胞增多，约 1/3 患者 ANCA 阳性，多为 p-ANCA。病变组织活检多见坏死性微小肉芽肿，常伴有嗜酸性粒细胞浸润。肺部 CT 检查可见一过性片状或结节性肺浸润或弥漫性间质病变。

★1990 年 ACR 制定的 EGPA 分类标准为：①哮喘；②外周血嗜酸性粒细胞增多＞10％；③单发或多发性神经病变；④游走性或一过性肺浸润；⑤鼻窦病变；⑥血管外嗜酸性粒细胞浸润。凡具备上述 4 条或 4 条以上者可诊断。

（三）肉芽肿性多血管炎（GPA）

本病是一种坏死性肉芽肿血管炎，30～50 岁多见，男女比为 1.6∶1；早期病变可仅局限于上呼吸道某一部位，常易误诊。在 3 种 ANCA 相关血管炎中，GPA 出现上呼吸道和肺部受累最常见，70％以上患者以上呼吸道受累起病，表现为鼻咽部溃疡、鼻咽部骨与软骨破坏等。肺部病变见于 70％～80％的患者，可致咳嗽、咯血、胸痛和呼吸困难，约 34％患者出现迁移性或多发性肺病变，X 线检查可见中下肺野结节和浸润、空洞，20％可见胸腔积液。70％～80％的患者可出现不同程度的肾脏病变，重者可出现进行性肾病变导致肾衰竭。

第六节 贝赫切特病

贝赫切特病（BD），也称白塞病，是以口腔和外阴溃疡、眼炎及皮肤损害为临床特征，并累及多个系统的慢性疾病。

本病根据其内脏系统的损害不同而分为血管型、神经型、胃肠型等。除因内脏受损死亡外，大部分患者的预后良好。

【流行病学】

本病有较强的地区性分布，多见于地中海沿岸国家，男性发病略高于女性，但我国以女性略占多数，但男性患者中眼葡萄膜炎和内脏受累较女性高 3~4 倍。

【病因和发病机制】

不明确，可能与遗传因素及病原体感染有关。

【病理】

本病的病理改变为血管炎，且大、中、小、微血管（动、静脉）均可受累。

【临床表现】

★（一）基本症状

1. 口腔溃疡　痛性，可自行消退，不留瘢痕，见于 98％ 以上的患者。每年发作至少 3 次，是本病的首发症状，是诊断本病最基本而必需的症状。

2. 外阴溃疡　常出现在女性患者的大、小阴唇，其次为阴道，在男性则多见于阴囊和阴茎，也可以出现在会阴或肛门周围，约 80％ 的患者有此症状。

3. 皮肤病变　呈结节性红斑、假性毛囊炎、痤疮样毛囊炎、浅表栓塞性静脉炎等表现。其中以结节性红斑最为常见且具有特异性，多见于膝以下部位，呈对称性。针刺后或小的皮肤损伤后出现反应也是 BD 一种较特异的皮肤反应。

4. 眼炎　最为常见的眼部病变是葡萄膜炎及由视网膜血管炎造成的视网膜炎，眼炎的反复发作可以使视力障碍甚至失明。男性合并眼炎明显多于女性，尤其是年轻男性发病率更高，且多发生在起病后的两年内。

（二）系统性症状

系统病变大多出现在基本症状之后，部分患者在疾病活动时发热，低热多见。

1. 消化道　又称肠白塞，最多见的是腹痛，并以右下腹痛为常见。消化道的基本病变是多发性溃疡，可见于任何部位。

2. 神经系统　又称神经白塞，见于 20％ 的患者，脑、脊髓的任何部位都可因小血管炎而受损（即使在同一患者，神经系统可多部位受累），临床表现随其受累部位的不同而不同。另外，还可出现中枢神经系统静脉血栓形成，患者头痛明显。神经病变的复发率和死亡率都很高，死亡多出现在神经系统发病后 1~2 年。

3. 心血管　又称血管白塞，指大、中血管病变，见于 10％ 的患者。大、中血管病变包括体内任何部位的大、中动脉炎和大、中静脉炎。

4. 关节炎　关节痛见于 30％~50％ 的患者，以膝关节受累最为多见。大多数仅表现为一过性的关节痛，可反复发作并自限。

5. 肺病　较少见，肺的小动脉炎引起小动脉瘤或局部血管的栓塞而出现咯血、胸痛、气短、肺栓塞等症状。

6. 泌尿系统病变　罕见，表现为血尿（镜下或肉眼）、蛋白尿，均不严重，多为一过性。

（三）实验室检查

无特异血清学检查。PPD 试验约 40％ 强阳性。

★（四）针刺反应

这是本病目前唯一的特异性较强的试验。

【诊断】

本病的诊断标准如下：有下述 5 项中 3 项或 3 项以上者可诊为本病。

1. 反复口腔溃疡 指每年至少有 3 次肯定的口腔溃疡出现，并有下述 4 项症状中的任何两项相继或同时出现者。

2. 反复外阴溃疡。

3. 眼炎 包括前葡萄膜炎、后葡萄膜炎、视网膜血管炎、裂隙灯下的玻璃体内有细胞出现。

4. 皮肤病变 包括有结节性红斑，假性毛囊炎、丘疹性脓疱疹，未用过糖皮质激素、非青春期者而出现的痤疮样结节。

5. 针刺试验 呈阳性结果。

【治疗】

可分为对症治疗、内脏血管炎治疗、眼炎治疗几个方面。

（一）对症治疗

1. 非甾体抗炎药 主要对关节炎的炎症有疗效。

2. 秋水仙碱 对有关节病变及结节性红斑者可能有效，有时对口腔溃疡者也有一定疗效。剂量为 0.5mg，每日 3 次。

3. 糖皮质激素的局部应用 ①口腔溃疡者可涂抹软膏，可使早期溃疡停止进展或减轻炎症性疼痛；②眼药水或眼药膏对轻型的前葡萄膜炎有一定的疗效。

4. 沙利度胺 对黏膜溃疡，特别是口腔黏膜溃疡有较好的疗效，25～100mg/d。

（二）内脏血管炎和眼炎的治疗

内脏系统的血管炎主要是应用糖皮质激素和免疫抑制剂，可根据病变部位和进展来选择药物的种类、剂量和途径。新发的或顽固性后葡萄膜炎、中枢神经系统受累、肠白塞可考虑使用生物制剂如 TNFα 抑制剂、IL-6 单抗等。

【预后】

大部分预后良好。有眼病者可以使视力严重下降，甚至失明。胃肠道受累后引起的溃疡出血、穿孔、肠瘘、吸收不良、感染等都是严重的并发症，死亡率很高。有中枢神经系统病变者死亡率亦高，存活者往往有严重的后遗症。大、中动脉受累后因动脉瘤破裂、心肌梗死等而出现突然死亡者亦非罕见。

习题

1. 简述巨细胞动脉炎典型三联征。

答：颞侧头痛、间歇性下颌运动障碍和视力障碍。

2. ANCA 相关血管炎包括哪些？

答：显微镜下多血管炎、肉芽肿性多血管炎、嗜酸性肉芽肿性多血管炎。

第十章　特发性炎症性肌病

 教学目的

1. **掌握**　特发性炎症性肌病的典型临床表现、分类标准。
2. **熟悉**　特发性炎症性肌病自身抗体的临床意义。
3. **了解**　特发性炎症性肌病的病理、治疗。

内容精讲

特发性炎症性肌病（IIM）是一组病因未明的以横纹肌和皮肤慢性炎症为特征的异质性疾病，主要表现为对称性近端肌无力和肌酶升高，包括多发性肌炎（PM）、皮肌炎（DM）、包涵体肌炎（IBM）、非特异性肌炎（NSM）和免疫介导的坏死性肌病（IMNM）。其发病年龄有两个高峰，即 10～15 岁和 45～60 岁。

【病因】

遗传易感个体，由感染与非感染因素所诱发，由免疫介导。

【病理】

病理特点为肌纤维肿胀，横纹消失，肌组织内炎症细胞浸润，以淋巴细胞为主。PM 和 DM 的免疫病理不同，细胞免疫在 PM 的发病中起主要作用，体液免疫在 DM 发病中起更大作用，肌束周围的萎缩更常见于 DM。皮肤病理改变无显著特异性。

★【临床表现】

1. 全身症状　可有发热、关节痛等。

2. 骨骼肌受累　对称性四肢近端肌无力为其主要临床表现，有些患者伴有自发性肌痛与肌肉压痛。骨盆带肌群受累时出现髋周及大腿无力，难以蹲下或起立；肩胛带肌群受累时双臂难以上举，半数发生颈部肌肉无力；1/4 可见咽喉受累，表现为吞咽困难、饮水呛咳、声音嘶哑。四肢远端肌群受累者少见，眼肌及面部肌肉几乎不受影响。

3. 皮肤受累　典型皮疹包括①向阳性皮疹：眶周水肿紫红斑、胸前 V 区光敏性皮疹（V 型征）和肩背部皮疹（披肩征）；②Gottron's 疹：关节伸面紫红色丘疹，上覆细小鳞屑；③技工手：双手桡侧掌面皮肤出现角化、裂纹，皮肤粗糙脱屑；④甲周病变：甲根皱襞处可见毛细血管扩张性红斑或瘀点等。其他如皮肤萎缩、色素沉着或脱失、毛细血管扩张或皮下钙化。皮疹与肌肉受累程度常不平行。

4. 其他　肺部受累是最常见的肌肉外表现，间质性肺炎（ILD）为最常见的肺部病变，病理类型多样，部分患者可表现为快速进展的危及生命的 ILD；约 8% 的 PM/DM 伴发恶性肿瘤，称为肿瘤相关性肌炎，少有各种自身抗体，发病年龄越高，伴发肿瘤机会越大。心脏受累者常有心律失常、充血性心力衰竭等。

5. 包涵体肌炎　好发于中老年人，起病隐袭，进展缓慢，以肌无力和肌萎缩为主要临床特点，四肢远、近端肌肉均可累及，多为无痛性，肌电图呈神经或神经肌肉混合改变。

【辅助检查】

（一）一般检查

广泛肌肉损伤时可出现肌红蛋白尿。

（二）血清肌酶谱

肌酸激酶（CK）、醛缩酶（ALD）、天冬酸氨基转移酶（AST）、丙氨酸氨基转移酶（ALT）、乳酸脱氢酶（LDH）增高，尤以 CK 升高最敏感。CK 可以用来判断病情的进展情况和治疗效果，但与肌无力程度不完全平行。

（三）自身抗体

1. 抗氨酰 tRNA 合成酶抗体　其中检出率较高的为抗 J0-1 抗体，此类抗体阳性者常表现为肺间质病变、关节炎、"技工手"和雷诺现象，称之为"抗合成酶综合征"。

2. 抗 Mi-2 抗体　此抗体阳性者 95％可见皮疹，预后较好。

3. MDA5 抗体　常见于无肌病皮肌炎者，常出现快速进展的间质性肺炎，预后差。

4. 抗 TIF1γ 抗体　部分患者伴发肿瘤，还有部分可见暗红色皮疹、日照性红斑、醉酒貌、发际线皮疹等，间质性肺炎少见。

5. 抗 NXP2 抗体　多见于年轻人，皮疹和肌肉病变均较重，与皮下钙化和肿瘤相关。

6. 抗 SAE 抗体　常伴吞咽困难、皮损严重、色素沉着性皮疹，而肌无力、ILD 少见，预后较好。

7. 免疫介导的坏死性肌病特异性抗体　抗 SRP 抗体，激酶明显升高，肌力差，少见肺间质病变，对激素反应不佳，5 年生存率更低。此抗体阳性虽对 PM 更具特异性，但敏感性很差（4％左右）。

（四）肌电图

肌源性损害。表现为低波幅，短程多相波；插入（电极）性激惹增强，表现为正锐波，自发性纤颤波；自发性、杂乱、高频放电。

（五）肌活检

约 2/3 病例呈典型肌炎病理改变；另 1/3 病例肌活检呈非典型变化，甚至正常。免疫病理学检查有利于进一步诊断。

★【诊断】

IIM 分类标准构成要素如下。

1. 临床标准　包括纳入标准、排除标准。

2. 血清 CK 水平升高。

3. 其他实验室标准　肌电图、MRI、肌炎特异性抗体。

4. 肌活检　在诊断前应排除肌营养不良、肉芽肿性肌炎、感染、横纹肌溶解、代谢性疾病、内分泌疾病、重症肌无力、药物和毒物诱导的肌病症状等。

【治疗】

治疗应遵循个体化原则，治疗开始前应对患者的临床表现进行全面评估。治疗用药首选糖皮质激素，可联合免疫抑制剂治疗，如甲氨蝶呤、环磷酰胺、环孢素、他克莫司或吗替麦考酚酯。危重症者需激素、丙种球蛋白冲击治疗。皮损可加用羟氯喹。生物制剂如肿瘤坏死因子拮抗剂、CD20 单抗有成功报道，但缺乏大样本评估。预后不良因素包括高龄、伴发恶性肿瘤、ILD、吞咽困难、心脏受累。

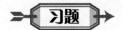
习题

特发性炎症性肌病的主要临床表现是什么？

答：对称性四肢近端肌无力。

第十一章　系统性硬化病

 教学目的

1. **掌握**　系统性硬化病的典型临床表现、分类标准。
2. **熟悉**　系统性硬化病的治疗要点。
3. **了解**　系统性硬化病的病理、发病机制。

内容精讲

系统性硬化病（SSc）是一种原因不明，临床上以局限性或弥漫性皮肤增厚和纤维化为特征，也可影响内脏（心、肺和消化道等器官）的全身性疾病。

【流行病学】
发病高峰年龄 30～50 岁；女性多见，患病率（50～300)/100 万人口。

【病因和发病机制】
1. 病因　与遗传易感和环境等多因素有关。
2. 发病机制　由于免疫系统功能失调，激活、分泌多种细胞因子，产生多种自身抗体等引起血管内皮细胞损伤和活化，进而刺激成纤维细胞合成过多的胶原，导致血管壁和组织的纤维化。

【病理】
受累组织广泛的血管病变、胶原增殖、纤维化是本病的病理特点。血管病变主要见于小动脉、微细动脉和毛细血管。

【临床表现】
★**1. 早期表现**　约 80％ 的患者首发症状为雷诺现象。可先于本病的其他表现（如关节炎、内脏受累）几个月甚至 15 年（大部分 5 年内）出现。
★**2. 皮肤病变**　为本病的标志性病变，呈对称性，一般先发生于手指及面部，然后向躯干蔓延。典型皮肤病变一般经过三个时期：①肿胀期：一般先在手指和脸上出现，呈肿胀水肿，非凹陷性，手指肿胀像香肠一样，活动不灵活，手背肿胀，逐渐波及前臂；②硬化期：皮肤逐渐变厚、发硬，手指像被皮革裹住，皮肤不易被提起，不能握紧拳头，"面具脸"为本病特征性表现之一；③萎缩期：经 5～10 年进入萎缩期，皮肤萎缩，变得光滑且薄，紧紧贴在皮下的骨面上，关节屈曲挛缩不能伸直，还可出现皮肤溃疡，很痛且不易愈合。指端由于缺血导致指垫组织丧失，出现下陷、溃疡、瘢痕，指骨溶解、吸收，指骨变短。
3. 关节、肌肉表现　关节炎少见。60％～80％ 的病例关节周围肌腱、筋膜、皮肤纤维化可引起关节疼痛。皮肤严重受累者常有肌无力，多为失用性肌萎缩所致。
4. 胃肠道　约 70％ 的患者出现消化道异常，食管受累最常见，如：①食物排出时间延长；②食管括约肌压及食管下段咽下压下降。因全胃肠低动力症，有利于细菌繁殖而导致吸收不良综合征。
★**5. 肺病变**　2/3 以上的患者有肺部受累，是本病最主要的死亡原因。最常见的肺部病变为间质性肺疾病，其中以非特异性间质性肺炎为主。另一多见肺部病变是肺动脉高压。肺间质病变多见于弥漫皮肤型 SSc，肺动脉高压多见于 CREST 综合征。

6. 心脏病变 包括心包、心肌、心传导系统病变，与心肌纤维化有关。心肌受损多见于弥漫皮肤型，表现为呼吸困难、心悸、心前区痛等，预后差。

★7. 肾病变 肾脏损害是 SSc 的主要死亡原因之一，提示预后不佳，多见于弥漫皮肤型的早期（起病 4 年内）。急进性恶性高血压和（或）急性肾衰竭均称为硬皮病肾危象，也是本病的主要死亡原因。

【分型】

根据皮肤受累情况，可分为以下 5 种亚型。

1. 弥漫皮肤型 SSc 特点为对称性广泛性皮肤纤维化，除累及肢体远端和近端、面部和颈部外，尚累及胸部和腹部皮肤。本型病情进展快，预后较差，多伴有内脏病变。抗 Scl-70 抗体阳性率高，抗着丝点抗体（ACA）少见，10 年生存率为 50% 左右。

2. 局限皮肤型 SSc 特点为皮肤病变局限于肘（膝）远端，可有颜面和颈部受累，进展缓慢。CREST 综合征指手指软组织钙化（calcinosis）、雷诺现象（Raynaud's phenomenon）、食管运动功能障碍（esophageal dysmotility）、硬指（sclerodactyly）及毛细血管扩张（telangiectasis），为本病的一种特殊类型，ACA 阳性率高，预后相对较好。

3. 无皮肤硬化的 SSc 具有 SSc 的雷诺现象，特征性的内脏器官表现和血清学异常，但临床无皮肤硬化的表现。

4. 硬皮病重叠综合征 上述 3 种情况之一伴有另一种或一种以上的其他结缔组织病。常见抗 PM-Scl、抗 U1RNP 抗体阳性。

5. 未分化 SSc 具有雷诺现象，并伴有 SSc 的某些临床和（或）血清学特点，但无 SSc 的皮肤增厚。

【实验室及影像学检查】

90% 以上 ANA 阳性。抗 Scl-70 抗体为本病标记性抗体，ACA 则多见于局限型，尤其在 CREST 综合征较多见。抗 Scl-70 阳性者较阴性者肺损害多见，皮肤活检可见胶原纤维膨胀及纤维化。

钡餐透视及胸部 HRCT、心脏彩超、右心导管检查等均有重要意义。

【诊断】

2013 年美国风湿病学会和欧洲风湿病联盟制定的 SSc 分类标准见表 8-11-1。

表 8-11-1 2013 年美国风湿病学会/欧洲风湿病联盟制定的 SSc 分类标准

项目	亚项	权重/分数
向掌指关节近端延伸的双手手指皮肤增厚（充分条件）	—	9
手指皮肤增厚（只计算较高分）	手指肿大	2
	手指指端硬化（掌指关节远端，但近端指间关节近端）	4
指尖病变（只计算较高分）	指尖溃疡	2
	指尖凹陷性瘢痕	3
毛细血管扩张	—	2
甲襞毛细血管异常	—	2
肺动脉高压和（或）间质性肺疾病（最高得分是 2 分）	肺动脉高压	2
	间质性肺疾病	2

续表

项目	亚项	权重/分数
雷诺现象	—	3
SSc 相关自身抗体	抗着丝点抗体	3
抗着丝点抗体、抗拓扑异构酶Ⅰ（抗 Scl-70）抗体、抗核糖核酸聚合酶Ⅲ抗体（最高得分 3 分）	抗拓扑异构酶Ⅰ抗体 抗核糖核酸聚合酶Ⅲ抗体	

注：总分≥9 分可诊断为 SSc。

【治疗】

应注意个体化治疗。

1. 糖皮质激素　可减轻早期或急性期皮肤水肿，但不能阻止皮肤的纤维化；糖皮质激素与硬皮病肾危象相关，需监测血压和肾功能。

2. 免疫抑制剂　疗效不肯定，用于合并脏器受累者，与糖皮质激素合用，常可提高疗效和减少糖皮质激素用量。

3. 雷诺现象的治疗　勿吸烟，手足避冷保暖。钙通道阻滞剂为一线药物。

4. 指端溃疡　如前列环素类似物、5-磷酸二酯酶抑制剂或内皮素受体拮抗剂。

5. 肺动脉高压　一般治疗包括氧疗、利尿药和强心、抗凝治疗。可考虑应用内皮素受体拮抗剂、5-磷酸二酯酶抑制剂、利奥西呱及静脉用依前列醇等。

6. 肺间质疾病　早期可用糖皮质激素以抑制局部免疫反应，环磷酰胺对 SSc 间质性肺疾病有效。

7. 硬皮病肾危象　尽早使用血管紧张素转换酶抑制剂治疗。

8. 胃肠道病变　对症治疗。

【预后】

局限型预后一般较好。弥漫型（尤其是年长者）由于肺、肾、心脏的损害容易导致死亡，故预后较差。

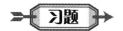

大部分系统性硬化病的首发症状是什么？

答：雷诺现象。

第十二章　复发性多软骨炎

教学目的

1. **掌握**　复发性多软骨炎的临床表现和治疗原则。
2. **熟悉**　复发性多软骨炎的诊断标准。
3. **了解**　复发性多软骨炎的定义。

内容精讲

【定义】

复发性多软骨炎（RP）是一种主要累及含有软骨结构及蛋白聚糖成分器官的罕见的、病因及发病机制不甚清楚的免疫介导的全身性炎症性疾病。多发于 40~60 岁，无性别差异。约 30%同时合并其他自身免疫病。

【临床表现】

本病特异性很强，临床表现呈反复发作和缓解的特点。★主要表现为耳、鼻、咽喉、气管、支气管的炎症，还可累及心血管、关节、眼、皮肤和肾脏。

1. 耳部受累　耳郭软骨炎、传导性耳聋、内耳受累，其中最常见和特征性表现为耳廓软骨炎，突发性。

2. 鼻部受累　反复发作可导致"鞍鼻"。

3. 咽喉、气管支气管软骨受累　约半数累及咽喉、气管支气管软骨，严重者需行气管切开术。

4. 心血管系统受累　约 30%可累及心血管系统，表现为心肌炎、心脏传导阻滞及大中小血管炎等。

5. 关节炎　常见，多为非对称的非侵蚀性关节炎。

6. 其他　眼炎十分常见，皮肤表现无特异性，肾脏病变表现无特异性。

【实验室及其他检查】

无特异性，胸部 CT 和纤维支气管镜检查可发现气管、支气管普遍狭窄。

【诊断及鉴别诊断】

临床上仍沿用 1986 年 Michet 等提出的诊断标准。

1. 主要标准　①耳软骨炎；②鼻软骨炎；③喉、气管软骨炎。

2. 次要标准　①眼部症状：结膜炎、巩膜炎、巩膜外层炎、葡萄膜炎；②听力障碍；③眩晕：前庭综合征；④血清阴性多关节炎。

2 项主要标准，或者 1 项主要标准加 2 项次要标准可确诊。

因本病起病隐匿，发病率低，且临床表现特异性差，症状涉及多学科，诊断是个巨大的挑战。需注意与各种血管炎、梅毒、结核等鉴别。

【治疗】

首选糖皮质激素，根据病情决定激素用量，可酌情加用免疫抑制剂如环磷酰胺、甲氨蝶呤、硫唑嘌呤、环孢素等，同时加强对症支持治疗。

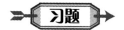

复发性多软骨炎以什么结构受累为主？

答：以关节软骨受累为主：如耳、鼻、咽喉、气管、支气管等。

第十三章　骨关节炎

 教学目的

1. **掌握**　手、膝骨关节炎典型临床表现。
2. **熟悉**　骨关节炎影像学表现。
3. **了解**　骨关节炎的治疗及预防。

 内容精讲

骨关节炎（OA）是一种以关节软骨损害为主，并累及整个关节组织的最常见的关节疾病，是老年人致残的主要原因。随着人口老龄化进程加深和肥胖的患病率的增加，骨关节炎的患病率越来越高。

【流行病学】

患病率与年龄、性别、民族以及地理因素有关，女性手 OA 多见。

【病因和发病机制】

1. 病因

（1）一般易感因素　包括遗传因素、高龄、肥胖、性别、过度运动、吸烟等。年龄是与 OA 最密切相关的危险因素。肥胖是 OA 另一个重要危险因素，而且是可以改变的危险因素。

（2）机械因素。

2. 发病机制　生物机械学、生物化学、炎症基因突变及免疫学因素都参与了 OA 的发病过程。

【病理】

OA 除了累及关节软骨，还累及滑膜、关节囊、韧带、关节周围肌肉和软骨下骨等，其主要病理特点为修复不良和关节结构破坏。软骨变性为本病特征性病理改变，也是最基本的病理改变。滑膜炎很普遍，但一般认为较类风湿关节炎程度轻得多。

【临床表现】

（一）症状

一般起病隐匿，进展缓慢。主要临床表现为受累关节局部及其周围疼痛、压痛、僵硬、肿胀，以及病情进展后出现的关节骨性肥大、功能障碍等。疼痛严重而持续者，常伴发焦虑和抑郁状态。晨僵时间较短，一般不超过 30min。

（二）常见受累关节及其临床特点

OA 好发于膝、髋、颈椎和腰椎等负重关节及远端之间关节、近端之间关节、第 1 腕掌关节和第 1 跖趾关节。

★1. 手 OA　多见于中、老年女性，以远端指间关节最常累及，也可见于近端指间关节和第 1 腕掌关节。疼痛和压痛不太明显。特征性表现为指间关节背面内、外侧有骨样肿大结节，位于远端指间关节者称 Heberden 结节，位于近端指间关节者称 Bouchard 结节。具遗传倾向，常母女均罹患。部分患者可出现屈曲或侧偏畸形。第 1 腕掌关节因骨质增生可出现"方形手"。

★**2. 膝 OA**　膝 OA 早期以疼痛和僵硬为主，多发生于上下楼时，体格检查可见关节肿胀、压痛、骨摩擦音以及膝内翻畸形等。

3. 髋关节 OA　多见于年长者，主要症状为隐匿发生的疼痛，可放射至臀外侧、腹股沟、大腿内侧。

4. 足 OA　以第 1 跖趾关节最常见，症状可因穿过紧的鞋子而加重。

5. 颈椎 OA　最多见于第 5 颈椎，颈项疼痛、僵硬主要由骨突关节引起。脊神经根受压可出现上臂放射痛，脊髓受压可引起肢体无力和麻痹，椎动脉受压可致眩晕、耳鸣以至复视、构音和吞咽障碍。

6. 腰椎 OA　多见于第 3 至第 5 腰椎，骨突关节受累可引起腰痛。椎间盘病可引起腰、臀疼痛并放射至下肢。

另外，一些特殊类型的 OA 也需注意鉴别，如全身性 OA、侵蚀性炎症性 OA、弥漫性特发性骨肥厚、快速进展性 OA。

【实验室与影像学检查】

典型 X 线表现为受累关节间隙狭窄，软骨下骨质硬化及囊性变，关节边缘骨赘形成。磁共振成像能显示早期软骨病变，有利于早期诊断。

【诊断】

根据症状和放射学表现诊断。

【鉴别诊断】

外周关节 OA 应与类风湿关节炎、银屑病关节炎、假性痛风等鉴别；髋关节 OA 应与髋关节结核、股骨头无菌性坏死鉴别；中轴关节 OA 应与脊柱关节病鉴别。

【治疗】

治疗的目的是减轻症状，保护关节功能，改善生活质量。根据不同情况指导患者进行非药物治疗和药物治疗、手术治疗。

【预后】

大多数患者预后良好，有一定致残率。

习题

手 OA 特征性表现是什么？

答：Heberden 结节、Bouchard 结节。

第十四章 痛 风

 教学目的

1. 掌握 痛风的临床表现、治疗要点。

2. 熟悉 痛风的实验室及其他检查和分类标准。

3. 了解 痛风的病因、发病机制。

 内容精讲

痛风（gout）是嘌呤代谢紊乱和（或）尿酸排泄障碍所致的一组异质性疾病，引起高尿酸血症，导致代谢性风湿疾病，其临床特征为血清尿酸升高，反复发作性急性关节炎，痛风石及关节畸形，尿酸性肾结石，肾小球、肾小管、肾间质及血管性肾脏病变等。临床上分为原发性、继发性和特发性 3 类。我国痛风的患病率为 $1‰\sim3‰$。

【病因和发病机制】

病因和发病机制不清。

1. 高尿酸血症的形成 ①尿酸排泄减少；②尿酸生成增多，主要由酶的缺陷所致。

2. 痛风的发生 临床上 $5\%\sim15\%$ 高尿酸血症患者会发展为痛风，急性关节炎是由于尿酸盐结晶沉积引起的炎症反应。

【临床表现】

临床多见于 40 岁以上的男性，女性多在更年期后发病，近年发病有年轻化趋势。常有家族遗传史。自然病程分以下 3 阶段。

（一）无症状期

仅有高尿酸血症，从血尿酸增高至出现症状可达数年至数十年，有些可终身不出现症状。

（二）急性关节炎期及间歇期

★特点：①多在午夜或清晨突然起病，多呈剧痛；②单侧第 1 跖趾关节最常见；③发作常呈自限性，数日（2 周）内自行缓解；④可伴高尿酸血症，部分患者急性发作时血尿酸水平正常；⑤秋水仙碱可迅速缓解症状；⑥关节液偏振光显微镜检查可见双折光的针形尿酸盐结晶；⑦可伴有发热等。两次痛风发作之间的无症状其为间歇期。

（三）痛风石及慢性关节炎期

痛风石是痛风的特征性临床表现。慢性关节炎多见于未规范治疗者，可导致关节骨质破坏。

（四）肾脏病变

1. 痛风性肾病 起病隐匿，尿浓缩功能下降出现夜尿增多、低比重尿等，晚期可出现肾功能不全、水肿、高血压、血尿素氮和肌酐升高。

2. 尿酸性肾石病 可从无症状至肾绞痛、血尿等表现不等。纯尿酸结石能被 X 线透过而不显影，但彩超呈阳性。

3. 急性肾衰竭 大量尿酸盐结晶堵塞肾小管、肾盂甚至输尿管，患者突然少尿甚至无尿，可发展为急性肾衰竭。

【实验室及其他检查】

1. 血尿酸测定　女性绝经后接近男性。

2. 尿尿酸测定　限制嘌呤饮食 5 天后，每日尿酸排出量超过 3.57mmol（600mg），可认为尿酸生成增多。

3. 关节液或痛风石内容物检查　偏振光显微镜下可见双折光的针形尿酸盐结晶。

4. 超声检查　关节超声可见双轨征，或不均匀低回声与高回声混杂团块影，是比较特异性的表现。

5. X 线检查　特征性改变为穿凿样、虫蚀样圆形或弧形的骨质透亮缺损。

6. CT 与 MRI 检查　CT 受累部位可见不均匀斑点状高密度痛风石影像；双能 CT 能特异性识别尿酸盐结晶；MRI 的 T1 和 T2 加权图像呈斑点状低信号。

【诊断】

目前采用 2015 年 ACR 和 EULAR 共同制定的痛风分类标准。同时需与化脓性关节炎、创伤性关节炎、反应性关节炎、类风湿关节炎、焦磷酸钙沉积病等相鉴别。

【预防和治疗】

痛风的防治目的：①控制高尿酸血症，预防尿酸盐沉积；②迅速终止急性关节炎发作；③防止尿酸结石形成和肾功能损害。

（一）非药物治疗

①限酒；②减少高嘌呤食物摄入；③防止剧烈运动或突然受凉；④减少富含果糖饮料摄入；⑤大量饮水（每日 2000mL 以上）；⑥控制体重；⑦增加新鲜蔬菜摄入；⑧规律饮食和作息；⑨规律运动；⑩禁烟。

（二）药物治疗

★**1. 急性痛风关节炎的治疗**　秋水仙碱、非甾体抗炎药和糖皮质激素均是急性痛风关节炎治疗的一线药物，应尽早使用。急性发作期不进行降尿酸治疗，但已服用降尿酸药物者不需停用，以免引起血尿酸波动。

（1）非甾体抗炎药　活动性消化性溃疡、消化道出血者禁用，伴肾功能不全者慎用。禁止同时服用两种或多种非甾体抗炎药，否则会加重不良反应。

（2）秋水仙碱　小剂量秋水仙碱（1.5 mg/d）有效，在 48h 内使用效果更好。

（3）糖皮质激素　上述药物治疗无效或禁忌、肾功能不全者，可考虑使用口服或局部注射糖皮质激素短程治疗。该类药物的特点是起效快、缓解率高，但停药后容易出现症状"反跳"。

2. 发作间歇期和慢性期的处理　急性痛风关节炎频繁发作（＞2 次/年），有慢性痛风关节炎或痛风石的患者，应进行降尿酸治疗。治疗目标是血尿酸＜6mg/dL 并应终身保持。对于有痛风石、慢性关节炎、痛风频繁发作者，治疗目标是血尿酸＜5mg/dL，但血尿酸不应低于 3mg/dL。

目前降尿酸药物主要有抑制尿酸生成药物和排尿酸药。前者有别嘌醇、非布司他，后者有苯溴马隆、丙磺舒。降尿酸治疗初期预防性使用小剂量秋水仙碱（0.5～1mg/d）至少 3～6 个月可减少痛风急性发作。

3. 伴发疾病的治疗　包括高血压、高血脂、高血糖，应积极治疗。

（三）手术治疗

必要时可选择剔除痛风石，对残毁关节进行矫形等手术治疗。

【预后】

痛风是一种慢性和严重的疾病，可致生活质量下降，预期寿命降低，但可以有效治疗。若有心脑血管、肾功能损害者预后不良。

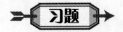 习题

痛风急性关节炎期的特点是什么？

答：①多在午夜或清晨突然起病，多呈剧痛，②单侧第 1 跖趾关节最常见，③发作常呈自限性，数日（2 周）内自行缓解；④可伴高尿酸血症，部分患者急性发作时血尿酸水平正常；⑤秋水仙碱可迅速缓解症状；⑥关节液偏振光显微镜检查可见双折光的针形尿酸盐结晶；⑦可伴有发热等。

第十五章 纤维肌痛综合征

 教学目的

1. 熟悉 纤维肌痛综合征的核心症状、定义。

2. 了解 纤维肌痛综合征的诊断及鉴别诊断。

内容精讲

纤维肌痛综合征（FMS）是一种以全身弥漫性疼痛及发僵为主要临床特点，并常伴有疲乏无力、睡眠障碍、情感异常和认知功能障碍等多种其他症状的慢性疼痛性非关节性风湿病，该病在特殊部位有压痛点。患病率与年龄存在线性增加的关系，70～79 岁达到患病高峰，平均年龄为 49 岁，其中 90％为女性。

【病因和发病机制】

病因及发病机制不清，与睡眠障碍、神经内分泌变化、氨基酸浓度改变及心理因素有关。分为原发性和继发性 FMS。

★ 【临床表现】

FMS 的核心症状是慢性全身性广泛性疼痛，常见受累部位为中轴骨骼（颈、胸、下背部）、肩胛带及骨盆带肌肉。大多数患者伴有皮肤触痛，时轻时重。所有患者均有广泛压痛点，分布具有一致性，多呈对称分布，查体往往有 9 对（18 个）解剖位点压痛（图 8-15-1）。约 90％的患者伴有睡眠障碍，一半以上患者出现严重的疲劳，甚至感觉无法工作。晨僵的严重程度与睡眠及疾病活动性有关。

【实验室检查】

常规检查无客观异常发现。

【诊断】

根据患者存在慢性广泛性肌肉疼痛及发僵，常伴有失眠、多梦及精神不振等睡眠障碍的表现，疼痛可累及全身，颈、胸、下背部、肩胛带及骨盆带肌肉最常见的特点，结合全身可出现多处压痛点的典型症状，在排除其他疾病后可做出诊断。

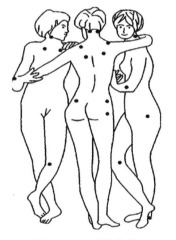

图 8-15-1 纤维肌痛综合征的 18 个压痛点

【治疗与预后】

无特异的治疗方法，综合治疗是主要的治疗，包括运动、减轻精神压力和对症止痛。

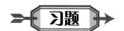 **习题**

纤维肌痛综合征的核心症状是什么？

答：慢性全身性广泛性疼痛。

第九篇

理化因素所致疾病

第一章　总　论

 教学目的

1. **掌握**　理化因素所致疾病的诊断、防治原则。
2. **熟悉**　理化因素所致疾病的致病因素。
3. **了解**　理化因素所致疾病防治研究进展。

 内容精讲

本篇主要论述几种常见环境理化因素所致疾病。

【物理因素】

1. **高温**　中暑或烧伤。
2. **低温**　冻僵。
3. **高气压**　高气压环境时减压过快常易发生减压病，此时血液和组织中溶解的氮气释放形成气泡，发生栓塞。
4. **低气压**　常见于高山或高原地区，由于空气中氧分压较低，短时间停留出现急性缺氧，发生急性高原病。
5. **电流**　电击。
6. **其他**　淹溺、晕车、晕船和晕机。

【化学因素】

1. **农药**　如有机磷杀虫药（OPI）、氨基甲酸酯类杀虫药、灭鼠药及除草剂中毒。
2. **药物**　麻醉镇痛药、镇静催眠药和精神兴奋药过量使用可引起中毒，长期滥用会产生依赖，突然停药或减量会发生戒断综合征。
3. **乙醇**　急性乙醇中毒。
4. **其他**　清洁剂或有机溶剂等中毒；一氧化碳、氰化物和硫化氢中毒；强酸或强碱致组织损伤；工业"三废"长期接触会发生慢性中毒；汞和砷中毒；有毒化学物品意外泄露；毒蜂蜇伤、毒蛇咬伤中毒；河豚和鱼胆等动物毒素中毒；毒蕈、乌头、夹竹桃等有毒植物中毒等。

【理化因素所致疾病防治研究进展】

毒理学从器官到分子水平乃至基因水平深入研究中毒发病机制，药理学对特效解毒药的研究及急诊医学血液净化技术、器官支持技术的发展，都能大大提高中毒的诊治水平及改善预后。

【理化因素所致疾病的诊断原则】

诊断时注意结合环境因素、接触史、临床表现和实验室检查，并与其他类似临床表现的疾病鉴别，综合分析判断。

★**【理化因素所致疾病的防治原则】**

包括：①迅速脱离有害环境和危害因素；②稳定生命体征；③针对病因和发病机制治疗；④对症支持治疗。

第二章　中　毒

教学目的

　　1. 掌握　中毒的治疗原则；急性有机磷杀虫药中毒机制、临床表现、诊断、治疗；急性一氧化碳中毒的治疗。

　　2. 熟悉　洗胃的适应证、禁忌证、并发症、洗胃液的选择；灭鼠药中毒的诊治；急性乙醇中毒的治疗；毒蛇咬伤中毒的治疗。

　　3. 了解　各种中毒的解毒药物；急性百草枯中毒、氨基甲酸酯类杀虫剂中毒的诊治。

内容精讲

第一节　概　述

　　进入人体的化学物质达到中毒量产生组织和器官损害引起的全身性疾病称为中毒。分为：①工业性毒物；②药物；③农药；④有毒动植物。

　　通常将中毒分为急性中毒和慢性中毒两类。急性中毒是机体一次大剂量暴露或24h内多次暴露于毒物引起，发病急，症状严重，变化迅速，如不积极治疗可危及生命；慢性中毒是由长时间暴露，毒物进入人体蓄积引起，起病缓慢，病程较长，缺乏特异性中毒诊断指标，容易误诊和漏诊，多见于职业中毒。

　　【病因和中毒机制】

　　（一）病因

　　包括职业中毒和生活中毒。

　　（二）中毒机制

　　1. 体内毒物代谢

　　（1）毒物侵入途径　消化道、呼吸道或皮肤黏膜等。

　　① 消化道：是生活中毒的常见途径，例如有毒食物、OPI和镇静安眠药等常经口摄入中毒。

　　② 呼吸道：较经消化道吸收入血的速度快20倍。因此，患者中毒症状严重，病情发展快。职业中毒时，毒物常以粉尘、烟雾、蒸气或气体状态经呼吸道吸入。生活中毒的常见病例是一氧化碳中毒。

　　③ 皮肤黏膜：少数脂溶性毒物（如苯、苯胺、硝基苯、乙醚、三氯甲烷或有机磷化合物等），可经皮脂腺吸收中毒。损伤皮肤的毒物（如砷化物、芥子气等）也可通过皮肤吸收中毒。毒蛇咬伤时，毒液可经伤口入血中毒。

　　（2）毒物代谢　毒物吸收入血后，与红细胞或血浆中某些成分相结合，分布于全身的组织和细胞。脂溶性较大的非电解质毒物在脂肪和部分神经组织中分布量大；不溶于脂类的非电解质毒物，穿透细胞膜的能力差。电解质毒物（如铅、汞、锰、砷和氟等）在体内分布不均匀。毒物主要在肝脏通过氧化、还原、水解及结合等作用进行代谢，然后与组织和细胞内的化学物质作用，分解或合成不同化合物。例如乙醇氧化成二氧化碳和水。大多数毒物代谢后毒性降低，此为解毒过程。少数代谢后毒性反而增强，如对硫磷氧化为毒性更强的对氧磷。

（3）毒物排泄　入体的毒物多数经代谢排出体外。毒物排泄速度与其在组织中溶解度、挥发度、排泄和循环器官功能状态有关。肾脏是排毒的主要器官，水溶性毒物排泄较快，利尿药可加速肾毒物排泄；重金属及生物碱主要由消化道排出；一些易挥发毒物（如三氯甲烷、乙醚、酒精和硫化氢等）可以原形经呼吸道排出；一些脂溶性毒物可由皮脂腺及乳腺排出，少数毒物经汗液排出时可引起皮炎。此外，铅、汞和砷等毒物可由乳汁排出，可致哺乳婴儿中毒。有些毒物蓄积在体内一些器官或组织内，排出缓慢，当再次释放时又可产生中毒。

2. 中毒机制　毒物种类繁多，其中毒机制不一。

（1）局部刺激和腐蚀作用　强酸、强碱。

（2）引起机体组织和器官缺氧　如一氧化碳、硫化氢或氰化物。

（3）对机体的麻醉作用　过量的有机溶剂和吸入性麻醉药。

（4）抑制酶的活力　如 OPI 抑制 ChE；氰化物抑制细胞色素氧化酶。

（5）干扰细胞或细胞器的功能　如四氯化碳。

（6）竞争相关受体　如阿托品过量时竞争性阻断毒蕈碱受体。

3. 影响毒物作用的因素　包括毒物状态、机体状态、毒物相互影响。

【临床表现】

（一）急性中毒

不同化学物质急性中毒表现不完全相同，严重中毒时共同表现有发绀、昏迷、惊厥、呼吸困难、休克和少尿等。

1. 皮肤黏膜表现

（1）皮肤及口腔黏膜灼伤　见于强酸、强碱、百草枯等中毒。硝酸灼伤痂皮呈黄色，盐酸痂皮呈棕色，硫酸痂皮呈黑色。

（2）皮肤颜色变化　①发绀：见于亚硝酸盐、苯胺等中毒；②皮肤发红：一氧化碳中毒时皮肤黏膜呈樱桃红色；③黄疸：毒蕈、鱼胆或四氯化碳等中毒损害肝脏时出现。

2. 眼部表现　瞳孔扩大见于阿托品、莨菪碱类中毒；瞳孔缩小见于 OPI、氨基甲酸酯类杀虫药中毒；视神经炎见于甲醇中毒。

3. 神经系统表现

（1）昏迷　见于催眠、镇静或麻醉药中毒，窒息性毒物（如一氧化碳、硫化氢、氰化物）中毒，农药（如 OPI、拟除虫菊酯类杀虫药等）中毒。

（2）谵妄　见于阿托品、乙醇或抗组胺药中毒。

（3）肌纤维颤动　见于 OPI、氨基甲酸酯类杀虫药等中毒。

（4）惊厥　见于窒息性毒物、拟除虫菊酯类或异烟肼等中毒。

（5）瘫痪　见于蛇毒、三氧化二砷等中毒。

（6）精神失常　见于一氧化碳、酒精、阿托品、抗组胺药等中毒，或药物依赖戒断综合征等。

4. 呼吸系统表现

（1）呼出特殊气味　乙醇中毒呼出气有酒味，氰化物中毒有苦杏仁味，OPI 中毒有蒜味。

（2）呼吸加快　水杨酸类、甲醇等中毒兴奋呼吸中枢。

（3）呼吸减慢　催眠药或吗啡中毒时抑制呼吸中枢。

（4）肺水肿　刺激性气体、OPI 或百草枯等中毒常发生肺水肿。

5. 循环系统表现

（1）心律失常　洋地黄、夹竹桃等中毒时兴奋迷走神经，拟肾上腺素药中毒时兴奋交感神经。

（2）**心脏骤停**　①心肌毒性作用：见于洋地黄、奎尼丁等中毒；②缺氧：见于窒息性气体毒物中毒；③严重低钾血症：见于排钾利尿药中毒。

（3）**休克**　三氧化二砷中毒引起剧烈呕吐和腹泻；强酸和强碱引起严重化学灼伤致血浆渗出；严重巴比妥类中毒抑制血管中枢，引起外周血管扩张。以上因素都可通过不同途径引起有效循环血容量相对和绝对减少，发生休克。

6. 泌尿系统表现　肾脏损害有肾小管堵塞（如砷化氢中毒）、肾缺血或肾小管坏死（如毒蕈和蛇毒等中毒），导致急性肾衰竭，出现少尿或无尿。

7. 血液系统表现　如砷化氢中毒、苯胺等中毒可引起溶血性贫血和黄疸；水杨酸类、肝素或双香豆素过量、溴敌隆和蛇毒咬伤中毒等引起止凝血障碍致出血。

8. 发热　可见于阿托品、二硝基酚或棉酚等中毒。

（二）**慢性中毒**

因接触毒物不同，表现有异。

1. 神经系统表现　痴呆（见于四乙铅或一氧化碳等中毒）、震颤麻痹综合征（见于一氧化碳、吩噻嗪或锰等中毒）和周围神经病（见于铅、砷或 OPI 等中毒）。

2. 消化系统表现　砷、四氯化碳、三硝基甲苯或氯乙烯中毒常引起中毒性肝病。

3. 泌尿系统表现　镉、汞、铅等中毒可引起中毒性肾损害。

4. 血液系统表现　苯、三硝基甲苯中毒可引起白细胞减少或再生障碍性贫血。

5. 骨骼系统表现　氟中毒可引起氟骨症，黄磷中毒可引起下颌骨坏死。

【诊断】

中毒诊断通常要根据接触史、临床表现、实验室毒物检查分析和调查周围环境有无毒物存在，并与其他症状相似的疾病进行鉴别后再诊断。

（一）**病史**

病史通常包括接触毒物时间、中毒环境和途径、毒物名称和剂量、初步治疗情况和既往生活及健康状况。

如怀疑服毒时，要了解患者生活情况、精神状态、长期用药种类，有无遗留药瓶、药袋，家中药物有无缺少等判断服药时间与剂量。

对一氧化碳中毒要了解室内炉火、烟囱、煤气及同室其他人员情况。

（二）**临床表现**

对不明原因的突然昏迷、呕吐、惊厥、呼吸困难和休克患者或不明原因的发绀、周围神经麻痹、贫血、白细胞减少、血小板减少及肝损伤患者都要考虑到中毒。

对有确切接触毒物史的急性中毒患者，要分析症状和体征出现的时间顺序是否符合某种毒物中毒表现规律，同时根据体格检查、化验检查评估中毒轻重程度。

（三）**实验室检查**

急性中毒时，应常规取留剩余的毒物或可能含毒的标本。必要时进行毒物分析或细菌培养。对于慢性中毒，检查环境中和人体内有无毒物存在。

【治疗】

★（一）**治疗原则**

①立即终止毒物接触；②紧急复苏和对症支持治疗；③清除体内尚未吸收的毒物；④应用解毒药；⑤预防并发症。

（二）急性中毒治疗

1. 终止继续暴露毒物 如立即撤离中毒现场；脱去污染的衣服；清洗皮肤和毛发上的毒物；用清水彻底冲洗清除眼内的毒物；清除伤口中的毒物。

2. 紧急复苏和对症支持治疗。

3. 清除体内尚未吸收的毒物

（1）催吐 物理法刺激催吐、药物催吐。

（2）洗胃

① 适应证：用于口服毒物 1h 以内者；服用吸收缓慢的毒物、胃蠕动功能减弱或消失者，可延长至 4～6h；无特效解毒治疗的急性重度中毒，超过 6h，仍可考虑洗胃。

② 禁忌证：吞服强腐蚀性毒物、食管静脉曲张、惊厥或昏迷患者，不宜进行洗胃。

③ 洗胃液的选择：最常用的洗胃液是温开水，其他包括 a. 溶剂：口服脂溶性毒物（如汽油或煤油等）时，先用液体石蜡 150～200mL，使其溶解不被吸收，然后洗胃；b. 解毒药：解毒药与体内存留毒物起中和、氧化和沉淀等化学作用，使其失去毒性；c. 中和剂：强酸用弱碱（如镁乳、氢氧化铝凝胶等）中和，强碱可用弱酸类物质（如食醋、果汁等）中和；d. 沉淀剂：有些化学物质与毒物作用，生成溶解度低、毒性小的物质；e. 氧化剂：1∶5000 高锰酸钾液，可使生物碱、蕈类毒素氧化而解毒；f. 胃黏膜保护剂：吞服腐蚀性毒物时，禁忌洗胃，可用生奶、蛋清、米汤、植物油等保护胃肠黏膜。

④ 洗胃并发症：胃穿孔或出血，吸入性肺炎或窒息等。

（3）肠道毒物吸附 活性炭是强力吸附剂，能吸附多种毒物。主要并发症有呕吐、肠梗阻和吸入性肺炎。

（4）导泻 常用甘露醇、山梨醇、硫酸镁等。不推荐单独使用导泻药清除肠道毒物。肾或呼吸衰竭、昏迷、OPI 中毒晚期者不宜使用。

（5）灌肠 除腐蚀性毒物中毒外，用于口服中毒 6h 以上、导泻无效及抑制肠蠕动毒物（巴比妥类、阿片类）中毒者。应用 1% 温肥皂水连续多次灌肠。

4. 促进已吸收毒物排出

（1）强化利尿和改变尿液酸碱度

① 强化利尿：增加尿量促进毒物排出。a. 快速大量静脉输注 5%～10% 葡萄糖溶液或 5% 糖盐水溶液，每小时 500～1000mL；b. 同时静脉注射呋塞米 20～80mg。有心、肺和肾功能障碍者勿用此法。

② 改变尿液酸碱度：a. 碱化尿液，如弱酸性毒物（如苯巴比妥或水杨酸类）中毒；b. 酸化尿液，如碱性毒物（如苯丙胺、苯环己哌啶）中毒时。

（2）供氧 高压氧治疗是一氧化碳中毒的特效疗法。

（3）血液净化 一般用于血液中毒物浓度明显增高、中毒严重、昏迷时间长、有并发症和经积极支持疗法病情日趋恶化者。

① 血液透析：用于清除血液中分子量较小和非脂溶性的毒物（如苯巴比妥、水杨酸类、甲醇、茶碱、乙二醇和锂等）。氯酸盐或重铬酸盐中毒能引起急性肾衰竭，是血液透析的首选指征。一般中毒 12h 内进行血液透析效果好。

② 血液灌流：此法能吸附脂溶性或与蛋白质结合的化学物，能清除血液中巴比妥类、百草枯等，是目前最常用的中毒抢救措施。

③ 血浆置换：本疗法用于消除游离或与蛋白结合的毒物，特别是生物毒（如蛇毒、蕈中毒）及砷化氢等溶血毒物中毒。

5. 解毒药

（1）金属中毒解毒药 多属螯合剂。①依地酸钙钠：用于治疗铅中毒；②二巯丙醇：用于治疗砷、汞中毒；③二巯丙磺钠：用于治疗汞、砷、铜或锑等中毒；④二巯丁二钠：用于治疗锑、铅、汞、砷或铜等中毒。

（2）高铁血红蛋白血症解毒药　小剂量亚甲蓝（美蓝），用于治疗亚硝酸盐、苯胺或硝基苯等中毒。

（3）氰化物中毒解毒药　中毒后，立即吸入亚硝酸异戊酯，继而用3％亚硝酸钠溶液10mL缓慢静脉注射。随即用50％硫代硫酸钠50mL缓慢静脉注射。

（4）甲吡唑　甲吡唑和乙醇可治疗乙二醇和甲醇中毒。

（5）奥曲肽　用于治疗磺酰脲类药物过量引起的低血糖。

（6）高血糖素　是β受体阻断剂和钙通道阻断剂中毒的解毒剂，也可用在普鲁卡因、奎尼丁和三环抗抑郁药过量。主要应用指征是心动过缓和低血压。

（7）中枢神经抑制剂解毒药

① 纳洛酮：是阿片类麻醉药的解毒药，对麻醉镇痛药引起的呼吸抑制有特异性拮抗作用。对急性酒精中毒有催醒作用。

② 氟马西尼：是苯二氮䓬类中毒的解毒药。

（8）OPI中毒解毒药　应用阿托品和氯解磷定。

6. 预防并发症　惊厥时，保护患者避免受伤；卧床时间较长者，要定时翻身，以免发生坠积性肺炎、压疮或血栓栓塞性疾病等。

（三）慢性中毒的治疗

1. 解毒疗法　慢性铅、汞、砷、锰等中毒可采用金属中毒解毒药。

2. 对症疗法　可参见相关章节。

【预防】

加强防毒宣传，做好毒物管理。

第二节　农药中毒

农药是指用来杀灭害虫、啮齿动物、真菌和莠草等为防治农业病虫害的药品。农药常用的包括杀虫药（OPI、氨基甲酸酯类、拟除虫菊酯类和甲脒类等）、灭鼠药和除草剂等。

一、急性有机磷杀虫药中毒

急性有机磷杀虫药中毒（AOPIP）是指OPI进入体内抑制乙酰胆碱酯酶（AChE）活性，引起体内生理效应部位ACh大量蓄积，出现毒蕈碱样、烟碱样和中枢神经系统等中毒症状和体征，患者常死于呼吸衰竭。

【OPI分类】

各种OPI毒性相差很大，分为4类。

1. 剧毒类　甲拌磷、内吸磷、对硫磷、速灭磷和特普等。

2. 高毒类　甲基对硫磷、甲胺磷、氧乐果、敌敌畏、磷胺、久效磷、水胺硫磷、杀扑磷和亚砜磷等。

3. 中度毒类　乐果、倍硫磷、除线磷、乙硫磷、敌百虫、乙酰甲胺磷、敌匹硫磷和亚胺硫磷等。

4. 低毒类　马拉硫磷、辛硫磷、甲基乙酯磷、碘硫磷和溴硫磷等。

【病因】

1. 生产中毒　在生产过程中引起的中毒，OPI污染手、皮肤或吸入中毒。

2. 使用中毒　在使用过程中，药液污染皮肤或湿透衣服由皮肤吸收，以及吸入空气中OPI

所致。

3. 生活性中毒　故意吞服、误服，摄入 OPI 污染的水或食品；滥用 OPI 治疗皮肤病或驱虫而中毒。

【毒物代谢】

OPI 主要经过胃肠道、呼吸道及皮肤黏膜吸收。吸收后迅速分布全身各器官，其中以肝内浓度最高。主要在肝内进行生物转化和代谢。有的 OPI 氧化后毒性增强，如对硫磷氧化为对氧磷；内吸磷氧化后首先形成亚砜，其抑制 ChE 能力增加 5 倍，经水解后毒性降低。敌百虫在肝内转化为敌敌畏，毒性增强，而后降解失去毒性。马拉硫磷在肝内水解而解毒。OPI 吸收后 6～12h 血中浓度达高峰，24h 内通过肾由尿排泄，48h 后完全排出体外。

★【中毒机制】

OPI 能抑制 AChE。AChE 主要存在于脑灰质、红细胞、交感神经节和运动终板中。OPI 的毒性作用是与 AChE 酯解部位结合成稳定的磷酰化胆碱酯酶，使 ChE 丧失分解 ACh 能力，ACh 大量积聚引起一系列毒蕈碱、烟碱样和中枢神经系统症状，严重者常死于呼吸衰竭。

长期接触 OPI 时，ChE 活力明显下降，但临床症状较轻。

★【临床表现】

（一）急性中毒

1. 毒蕈碱样症状　又称 M 样症状。主要是副交感神经末梢过度兴奋。平滑肌痉挛表现为瞳孔缩小、腹痛、腹泻；括约肌松弛表现为大小便失禁；腺体分泌增加表现为大汗、流泪和流涎；气道分泌物明显增多表现为咳嗽、气促、呼吸困难、双肺干性或湿性啰音，严重者发生肺水肿。

2. 烟碱样症状　又称 N 样症状。在横纹肌神经肌肉接头处 ACh 蓄积过多，出现肌纤维颤动，全身肌肉强直性痉挛，也可出现肌力减退或瘫痪，呼吸肌麻痹引起呼吸衰竭或停止。

3. 中枢神经系统症状　脑 AChE 浓度<60％时，出现头晕、头痛、烦躁不安、谵妄、抽搐和昏迷，有的发生呼吸、循环衰竭而死亡。

4. 局部损害　有些 OPI 接触皮肤后可致过敏性皮炎、皮肤水疱或剥脱性皮炎；污染眼部时，出现结膜充血和瞳孔缩小。

（二）迟发性多发神经病

急性重度和中度 OPI（甲胺磷、敌敌畏、乐果和敌百虫等）中毒患者症状消失后 2～3 周出现迟发性多发神经病，表现为感觉、运动型多发性神经病变，主要累及肢体末端，发生下肢瘫痪、四肢肌肉萎缩等。全血或红细胞 ChE 活性正常，神经-肌电图检查提示神经源性损害。

（三）中间型综合征

多发生在重度 OPI（甲胺磷、敌敌畏、乐果、久效磷）中毒后 24～96h 及 ChE 复能药用量不足患者，经治疗胆碱能危象消失、意识清醒或未恢复和迟发性多发神经病发生前。出现睑下垂、眼外展障碍、面瘫和呼吸肌麻痹，引起通气障碍性呼吸困难或衰竭，可导致死亡。全血或红细胞 ChE 活性在 30％以下。高频重复刺激周围神经的肌电图检查，肌诱发电位波幅进行性递减。

【实验室检查】

1. 血 ChE 活力测定　急性 OPI 中毒时，ChE 活力值在 70％～50％为轻度中毒，50％～30％为中度中毒，30％以下为重度中毒。

2. 毒物检测　患者血、尿、粪便或胃内容物中可检测到 OPI 或其特异性代谢产物成分。对硫磷和甲基对硫磷中毒患者尿中检测出对硝基酚；敌百虫中毒患者尿中检测出三氯乙醇。动态检测 OPI 血药浓度有助于病情评估及治疗。

【诊断和鉴别诊断】

（一）诊断

诊断需根据：①OPI 暴露史；②OPI 中毒症状及体征；③全血 ChE 活力降低；④血、胃内容物 OPI 及其代谢物检测。

此外，诊断时尚需注意：乐果和马拉硫磷中毒患者，病情好转后，在数日至 1 周后突然恶化，可再次出现 OPI 急性中毒症状或突然死亡。此种临床"反跳"现象可能与残留在体内的 OPI 重吸收或解毒药停用过早有关。

（二）鉴别诊断

OPI 中毒应与中暑、急性胃肠炎、脑炎、拟除虫菊酯类中毒等鉴别。

★（三）急性中毒诊断分级

1. 轻度中毒 仅有 M 样症状，ChE 活力为 70%～50%。

2. 中度中毒 M 样症状加重，出现 N 样症状，ChE 活力为 50%～30%。

3. 重度中毒 具有 M、N 样症状，并伴有肺水肿、抽搐、昏迷、呼吸肌麻痹和脑水肿，ChE 活力在 30% 以下。

【治疗】

（一）迅速清除毒物

立即将患者撤离中毒现场，彻底清除未被机体吸收进入血的毒物。

（二）紧急复苏

OPI 中毒常死于肺水肿、呼吸肌麻痹、呼吸中枢衰竭，对上述患者要紧急复苏，清除呼吸道分泌物，保持气道通畅，给氧，必要时机械通气；肺水肿应用阿托品，不能用氨茶碱和吗啡。

（三）解毒药

ChE 复能药和胆碱受体阻断剂治疗。

1. 用药原则 早期、足量、联合和重复应用解毒药。

2. ChE 复能药 肟类化合物能使被抑制的 ChE 恢复活性。ChE 复能药尚能有效解除烟碱样毒性作用，对 M 样症状和中枢性呼吸抑制作用无明显影响。氯解磷定是临床上首选的解毒药。首次给药要足量，指征为外周 N 样症状（如肌颤）消失，血 ChE 活性恢复至 50%～60% 以上。ChE 复能药对甲拌磷、内吸磷、对硫磷、甲胺磷、乙硫磷和辛硫磷等中毒疗效好，对敌敌畏、敌百虫中毒疗效差，对乐果和马拉硫磷中毒疗效不明显。

3. 胆碱受体阻断剂

（1）M 胆碱受体阻断剂 又称外周性抗胆碱能药。阿托品能缓解 M 样症状，对 N 样症状无明显作用。根据病情，阿托品每 10～30min 或 1～2h 给药 1 次，直到患者 M 样症状消失或出现"阿托品化"。阿托品化指征为口干、皮肤干燥、心率增快（90～100 次/分）和肺湿啰音消失。此时，应减少阿托品剂量或停用。如出现瞳孔明显扩大、神志模糊、烦躁不安、抽搐、昏迷和尿潴留等为阿托品中毒，立即停用阿托品。

（2）N 胆碱受体阻断剂 又称中枢性抗胆碱能药。对中枢 M 和 N 受体作用强，对外周 M 受体作用弱。盐酸戊乙奎醚（长托宁）对外周 M 受体及中枢 M、N 受体均有作用，选择性高，对心率影响小，抗胆碱作用强，尚能改善毒蕈碱症状，不良反应少，首次用药需与氯解磷定合用。

根据 OPI 中毒程度选用药物：轻度患者单用 ChE 复能药；中、重度患者可联合应用 ChE 复能药与胆碱受体阻断剂。两药合用时，应减少胆碱受体阻断剂（阿托品）用量，以免发生中毒。

（四）对症治疗

重度 OPI 中毒患者常伴有多种并发症，如酸中毒、低钾血症、严重心律失常、脑水肿等，对症治疗。

（五）中间型综合征治疗

立即给予人工机械通气，同时应用氯解磷定，积极对症治疗。

【预防】

宣传、普及防治中毒常识。

二、急性百草枯中毒

急性百草枯（PQ）中毒是指口服吸收后突出表现为进行性弥漫性肺纤维化，最终死于呼吸衰竭和（或）MODS。病死率90%～100%。

【病因和发病机制】

常为口服自杀或误服中毒。成年人口服致死量为2～6g。

口服PQ接触部位会出现腐蚀性损伤。肺组织及骨骼肌浓度最高。人体PQ很少降解，24h经肾排出50%～70%，约30%随粪排除。PQ还可透过血脑屏障引起脑损伤。PQ中毒机制尚不完全清楚，主要参与体内细胞氧化还原反应，形成大量活性氧自由基及过氧化物离子，引起组织细胞膜脂质过氧化，导致MODS或死亡。服毒者4～15天渐进性出现不可逆性肺纤维化和呼吸衰竭，最终死于顽固性低氧血症，称为PQ肺。

【病理】

PQ肺基本病变为增殖性细支气管炎和肺泡炎。肺纤维化多发生在中毒后5～9天，2～3周达高峰。也可见肾小管、肝中央小叶细胞坏死、心肌炎性变及肾上腺皮质坏死等。

【临床表现】

（一）局部损伤

接触部位皮肤迟发出现红斑、水疱、糜烂、溃疡和坏死。口服中毒者，口腔、食管黏膜灼伤及溃烂。

（二）系统损伤

1. 呼吸系统　2～4天逐渐出现咳嗽、呼吸急促及肺水肿，也可发生纵隔气肿和气胸。肺损伤者多于2～3周死于弥漫性肺纤维化所致呼吸衰竭。

2. 消化系统　服毒后胸骨后烧灼感、恶心、呕吐、腹痛、腹泻、胃肠道穿孔和出血。1～3天出现肝损伤和肝坏死。

3. 其他　还可出现心悸、胸闷、气短、中毒性心肌炎症状；头晕、头痛、抽搐或昏迷；PQ吸收后24h发生肾损害，表现为血尿、蛋白尿或急性肾衰竭；也可出现溶血性贫血或DIC、休克。MODS者常于数天内死亡。

（三）临床分型

1. 轻型　摄入量<20mg/kg，除胃肠道症状，其他症状不明显，多数能完全恢复。

2. 中、重型　摄入量20～40mg/kg，可出现多系统受累表现，1～4天出现肾、肝功能损伤，数日至2周出现肺损伤，2～3周死于呼吸衰竭。

3. 爆发型　摄入量>40mg/kg，有严重胃肠道症状，1～4天死于MOF。

【实验室检查】

1. 毒物测定　疑为PQ中毒时，取患者胃液或血液标本检测PQ。

2. 影像学检查　肺X线或CT检查可协助诊断。早期呈下肺野散在细斑点状阴影，可迅速发展为肺水肿样改变。

【诊断】

根据患者毒物接触史、肺损伤的突出表现及毒物测定诊断。

【治疗】

目前尚无特效解毒药。

（一）复苏

1. 保持气道通畅 监测血氧饱和度或动脉血气。轻、中度低氧血症不宜常规供氧，吸氧会加速氧自由基形成，增强 PQ 毒性和病死率。$PaO_2 < 40mmHg$ 或出现 ARDS 时，可吸氧，维持 $PaO_2 \geq 70mmHg$。严重呼吸衰竭患者，机械通气治疗效果也不理想。

2. 低血压 常为血容量不足，快速静脉补液恢复有效血容量。

3. 脏器功能支持。

（二）减少毒物吸收

1. 清除毒物污染。

2. 催吐和洗胃 口服中毒者，可刺激咽喉部催吐；用清水或碱性液体（如肥皂水）洗胃；服毒 1h 内，用 15％白陶土溶液（成人 1000mL，儿童 15mL/kg）或活性炭（100g，儿童 2g/kg）吸附性洗胃。

3. 导泻。

（三）增加毒物排除

1. 强化利尿。

2. 血液净化 应尽早（2～4h 内）进行，首选血液灌流。

（四）其他治疗

1. 免疫抑制药 甲泼尼龙、地塞米松或（和）环磷酰胺。

2. 抗氧化剂 大剂量维 C 或 E、过氧化物歧化酶、乙酰半胱氨酸、还原型谷胱甘肽、乌司他丁或依达拉奉等。

3. 抗纤维化药 如吡啡尼酮。

4. PQ 竞争剂 如普萘洛尔。

（五）中药治疗

【预防】

PQ 集中管理使用，防误服；使用前应进行安全防护教育。

三、灭鼠药中毒

【中毒分类】

（一）按灭鼠药起效急缓分类

分为急性灭鼠药和慢性灭鼠药。

（二）按灭鼠药的毒理作用分类

1. 抗凝血类灭鼠药

（1）第一代 灭鼠灵、克灭鼠、敌鼠钠盐、氯敌鼠。

（2）第二代 溴鼠隆和溴敌隆。

2. 兴奋中枢神经系统类灭鼠药 毒鼠强、氟乙酰胺和氟乙酸钠。

【病因】

常见病因有：①误食、误用灭鼠药制成的毒饵；②有意服毒或投毒；③二次中毒：灭鼠药被动、植物摄取后，以原形存留其体内，当人食用或使用中毒的动或植物后，造成二次中毒；④皮肤接触或呼吸道吸入：在生产加工过程中中毒。

【中毒机制】

1. 毒鼠强 对中枢神经系统有强烈的兴奋性，中毒后出现剧烈的惊厥。

2. 氟乙酰胺 生成氟柠檬酸中断三羧酸循环，及因柠檬酸代谢堆积，丙酮酸代谢受阻，使心、脑、肺、肝和肾脏细胞发生变性、坏死，导致肺、脑水肿。

3. 溴鼠隆 干扰肝脏利用维生素 K，抑制凝血因子 Ⅱ、Ⅶ、Ⅸ、Ⅹ 及影响凝血酶原合成，导致凝血时间延长。其分解产物苄叉丙酮能严重破坏毛细血管内皮。

4. 磷化锌 口服后，分解产物可致胃出血、溃疡，能抑制细胞色素氧化酶，使神经细胞内呼吸功能障碍。吸入磷化锌，可致多脏器功能不全甚至衰竭。

【临床特点与诊断要点】

详见表 9-2-1。

表 9-2-1 灭鼠药中毒的临床特点与诊断要点一览表

灭鼠药种类	诊断依据		
	中毒病史	主要临床特点	诊断要点
毒鼠强	接触史	严重阵挛性惊厥和脑干刺激的癫痫大发作	1. 检出血、尿及胃内容物中毒物成分 2. 中毒性心肌炎致心律失常和 ST 段改变 3. 心肌酶谱增高和肺功能损害
氟乙酰胺	同上	1. 轻型:头痛、头晕、四肢麻木、抽动、口渴、上腹痛 2. 中型:除上述外,有分泌物多、呼吸困难、肢体痉挛、血压下降 3. 重型:昏迷、惊厥、严重心律失常、瞳孔缩小	1. 检测标本中查出毒物或代谢产物氟乙酸 2. 血、尿中柠檬酸含量增高、血酮↑↑、血钙↓ 3. CK 明显↑↑↑ 4. ECG:QT 延长,ST-T 改变
溴鼠隆	同上	1. 早期:呕吐、腹痛、低热、情绪不好 2. 中晚期:皮下广泛出血、各脏器出血、休克	1. 出血时间、凝血时间和凝血酶原时间延长 2. Ⅱ、Ⅶ、Ⅸ、Ⅹ 凝血因子减少或活动度下降 3. 血、尿、胃内容物中检出毒物成分
磷化锌	同上	1. 轻者表现:胸闷、呕吐、腹痛 2. 重者表现:惊厥、抽搐、口腔黏膜糜烂、呕吐物有大蒜味 3. 严重者表现:肺水肿、脑水肿、心律失常、昏迷、休克	1. 检测标本中检出毒物成分 2. 血中检出血磷↑↑ 3. 心、肝和肾功能异常

【临床救治】

详见表 9-2-2。

表 9-2-2 灭鼠药中毒临床救治一览表

灭鼠药种类	综合疗法	特效疗法
毒鼠强	1. 迅速洗胃 2. 胃管注入活性炭和硫酸镁 3. 保护心肌 4. 禁用阿片类	1. 抗惊厥:推荐苯巴比妥和地西泮联用 2. 血液净化
氟乙酰胺	1. 1:5000 高锰酸钾溶液或 0.15% 石灰水洗胃 2. 活性炭 3. 支持治疗	1. 特效解毒剂:乙酰胺 2. 血液净化
溴鼠隆	1. 清水洗胃、催吐、导泻 2. 活性炭	1. 特效对抗剂:维生素 K_1 2. 严重出血患者同时输新鲜冰冻血浆
磷化锌	1. 清除毒物 2. 对症支持治疗	目前无特效治疗手段

四、氨基甲酸酯类杀虫剂中毒

氨基甲酸酯类杀虫剂主要有西维因、叶蝉散、异索威、呋喃丹、涕灭威。

【病因】

生产性中毒主要发生在加工生产、成品包装和使用过程，若自服或误服中毒者病情较重。

【毒物的吸收和代谢】

氨基甲酸酯类在肝进行代谢，由肾排泄，24h可排出90%以上。

【发病机制】

氨基甲酸酯类杀虫药可与胆碱酯酶（ChE）结合，使其失去水解ACh活力，引起ACh蓄积，刺激胆碱能神经兴奋，产生相应的临床表现。但氨基甲酰化ChE会在48h内自发水解，氨基甲酸酯类中毒的持续时间往往短于同等剂量的有机磷中毒，但二者引起的死亡率相近。

【临床表现】

与有机磷农药中毒相似，主要表现有头痛、头晕、乏力、视物模糊、恶心、呕吐、流涎、多汗、食欲减退和瞳孔缩小。重症者可出现肌纤维颤动、肌无力、瘫痪、血压下降、意识障碍、抽搐、肺水肿、脑水肿、心肌损害等。也可并发急性胰腺炎。极少数可发生中间综合征。

【诊断】

根据接触史、临床表现和血ChE活力降低，诊断并不难。

【鉴别诊断】

与OPI中毒、毒蘑菇中毒相鉴别。

【治疗】

1. 清除毒物 皮肤污染用肥皂水彻底清洗，洗胃用温水或1%~2%碳酸氢钠溶液。

2. 阿托品 应用足量阿托品是重要治疗措施。中重度中毒患者，阿托品起始量为成人2~5mg，儿童0.05mg/kg静脉注射，如无效，可3~5min重复给药1次，每次剂量加倍，直至症状体征缓解。

胆碱酯酶复能药对氨基甲酸酯类杀虫剂引起的ChE抑制无复活作用，且可出现不良反应，故禁用。

第三节　急性毒品中毒

【概述】

毒品是指国家规定管制的能使人成瘾的麻醉（镇痛）药和精神药，具有药物依赖性、危害性和非法性。

【毒品分类】

（一）麻醉（镇痛）药

1. 阿片类 包括吗啡、可待因和罂粟碱等。

2. 可卡因类 包括可卡因、古柯叶等。

3. 大麻类 包括大麻叶和大麻油等。

（二）精神药

1. 中枢抑制药 有镇静催眠药和抗焦虑药。

2. 中枢兴奋药 有苯丙胺、冰毒、摇头丸等。

3. 致幻药 包括麦角二乙胺、苯环己哌啶、西洛西宾和氯胺酮（俗称K粉）等。

【中毒原因】

绝大多数毒品中毒为滥用引起。

【中毒机制】

（一）麻醉药

1. 阿片类药 通过激活中枢神经系统内阿片受体起作用。

2. 可卡因 是很强的中枢兴奋剂。通过使脑内 5-羟色胺和多巴胺转运体失去活性产生作用。

（二）精神药

1. 苯丙胺类 促进脑内儿茶酚胺递质释放，减少抑制性神经递质 5-羟色胺的含量，产生神经兴奋和欣快感。

2. 氯胺酮 为新的非巴比妥类静脉麻醉药，为中枢兴奋性氨基酸递质甲基-天冬氨酸受体特异性阻断药，有镇痛作用；对脑干和边缘系统有兴奋作用，能使意识与感觉分离；对交感神经有兴奋作用，快速大剂量给予时抑制呼吸。

【诊断】

通常根据滥用相关毒品史、临床表现、实验室检查及解毒药试验诊断，同时吸食几种毒品时诊断较为困难。

（一）用药或吸食史

麻醉类药治疗中毒者病史较清楚。滥用中毒者不易询问出病史，经查体可发现应用毒品的痕迹。

（二）急性中毒临床表现

1. 麻醉药

（1）阿片类中毒 常发生昏迷、呼吸抑制和瞳孔缩小等改变。

（2）可卡因中毒 表现为奇痒难忍、肢体震颤、肌肉抽搐、癫痫大发作等。

（3）大麻中毒 表现为精神和行为异常。

2. 精神药

（1）苯丙胺类中毒 表现为精神兴奋、动作多、焦虑、紧张、幻觉和神志混乱等；严重者表现为出汗、颜面潮红、瞳孔扩大、血压升高、心动过速或室性心律失常、呼吸增强、高热、震颤、肌肉抽搐、惊厥或昏迷，也可发生高血压伴颅内出血，常见死亡原因为 DIC、循环或肝肾衰竭。

（2）氯胺酮中毒 表现为神经精神症状。

（三）实验室检查

1. 毒物检测

（1）尿液检查 如海洛因中毒，可 4h 后留尿检查毒物。

（2）血液检测 吗啡、美沙酮、苯丙胺等中毒可查血药浓度。

2. 其他检查

（1）动脉血气分析。

（2）血液生化检查。

（四）鉴别诊断

与其他精神药物中毒或脑部疾病相鉴别。

（五）诊断性治疗

如怀疑吗啡中毒，静脉给予纳洛酮后可迅速缓解。

【治疗】

（一）复苏支持治疗

呼吸衰竭者保持呼吸道通畅，可予中枢兴奋药尼可刹米，必要时气管插管呼吸机辅助呼吸，可用呼气末正压纠正海洛因或美沙酮引起的非心源性肺水肿。

血压低者静脉输液，必要时用血管升压药。

（二）清除毒物

1. 催吐 禁用阿扑吗啡催吐。

2. 洗胃 0.02%～0.05%高锰酸钾溶液洗胃，后用50%硫酸镁导泻。

3. 活性炭吸附。

（三）解毒药

1. 纳洛酮。

2. 纳美芬 治疗吗啡中毒优于纳洛酮。

3. 烯丙吗啡 对吗啡有直接拮抗作用，用于吗啡及其衍生物或其他镇痛药急性中毒的治疗。

4. 左洛啡烷 能逆转阿片中毒引起的呼吸抑制。

5. 纳曲酮 能完全阻断外源性阿片物质与阿片受体结合，试用于阿片类药中毒的解毒和预防复吸。

（四）对症治疗措施

对高热、惊厥、胸壁肌肉强直等做相应处理。

【预防】

要严格对麻醉镇痛药和精神药品加强管理。严格掌握适应证、用药剂量和时间，避免滥用和误用。

第四节　急性乙醇中毒

一次饮入过量酒精或酒类饮料引起兴奋继而抑制的状态称为急性乙醇中毒。

【病因】

酒是人们经常食用的饮料，大量饮用含乙醇高的烈性酒易引起中毒。

【发病机制】

（一）乙醇的代谢

乙醇经胃和小肠吸收，90%在肝内代谢、分解。由醇脱氢酶氧化为乙醛，乙醛经醛脱氢酶氧化为乙酸，乙酸转化为乙酰辅酶A进入三羧酸循环，最后代谢为CO_2和H_2O。大多数成人致死量为一次饮酒相当于纯酒精250～500mL。

（二）中毒机制

1. 急性毒害作用

（1）中枢神经系统抑制作用　小剂量出现兴奋作用，随着剂量的增加，对中枢神经系统产生抑制作用，作用于小脑，引起共济失调，作用于网状结构，引起昏睡和昏迷。极高浓度乙醇抑制延髓中枢引起呼吸或循环衰竭。

（2）代谢异常　乳酸增高、酮体蓄积导致代谢性酸中毒以及糖异生受阻所致低血糖。

2. 耐受性、依赖性和戒断综合征

（1）耐受性　需要增加饮酒量才能达到原有的轻松、兴奋的欣快感。

（2）依赖性　精神依赖性、生理依赖性。

（3）戒断综合征　长期饮酒后已形成身体依赖，一旦停止饮酒或减少饮酒量，可出现与酒精中毒相反的症状。机制可能是戒酒使酒精抑制GABA的作用明显减弱，同时血浆中去甲肾上腺素浓度升高，出现交感神经兴奋症状如多汗、战栗等。

3. 长期酗酒的危害

（1）营养缺乏　长期大量饮酒时进食减少，可造成明显的营养缺乏，如维生素 B_1、叶酸缺乏。

（2）毒性作用　乙醇对黏膜和腺体分泌有刺激作用，可引起食管炎、胃炎、胰腺炎。乙醇在体内代谢过程中产生自由基，可引起细胞膜脂质过氧化，造成肝细胞坏死，肝功能异常。

【临床表现】

（一）急性中毒

分为三期。

1. 兴奋期　血乙醇浓度达到 11mmol/L(50mg/dL) 即感头痛、欣快、兴奋。血乙醇浓度超过 16mmol/L，健谈、饶舌、情绪不稳定、自负、易激怒，可有粗鲁行为或攻击行动，也可能沉默、孤僻。浓度达到 22mmol/L 时，驾车易发生车祸。

2. 共济失调期　血乙醇浓度达到 33mmol/L，肌肉运动不协调，行动笨拙，言语含糊不清，眼球震颤，视物模糊，复视，步态不稳，出现明显共济失调。浓度达到 43mmol/L，出现恶心、呕吐、困倦。

3. 昏迷期　血乙醇浓度升至 54mmol/L，患者进入昏迷期，表现为昏睡、瞳孔散大、体温降低。血乙醇超过 87mmol/L 时患者陷入深昏迷，心率快、血压下降，呼吸慢而有鼾音，可出现呼吸、循环麻痹而危及生命。

此外，重症患者可并发意外损伤，酸碱平衡失衡，水、电解质紊乱，低血糖症，肺炎，急性肌病，急性肾衰竭等。

（二）戒断综合征

长期酗酒者在突然停止饮酒或减少酒量后，可发生下列 4 种不同类型戒断综合征的反应。

1. 单纯性戒断反应　在减少饮酒后 6～24h 发病。出现震颤、焦虑不安、兴奋、失眠、大量出汗、恶心、呕吐。多在 2～5 天内缓解自愈。

2. 酒精性幻觉反应　患者意识清晰，定向力完整。幻觉以幻听为主，也可见幻视、错觉及视物变形。多为被害妄想，一般可持续 3～4 周后缓解。

3. 戒断性惊厥反应　往往与单纯性戒断反应同时发生，也可在其后发生癫痫大发作。多数只发作 1～2 次，每次数分钟。也可数日内多次发作。

4. 震颤谵妄反应　在停止饮酒 24～72h 后，也可在 7～10h 后发生。患者精神错乱，全身肌肉出现粗大震颤。谵妄时可有大量出汗、心动过速、血压升高等交感神经兴奋的表现。

【实验室检查】

1. 血清乙醇浓度　急性酒精中毒时呼出气中乙醇浓度与血清乙醇浓度相当。

2. 动脉血气分析　急性酒精中毒时可见轻度代谢性酸中毒。

3. 血清电解质浓度　急慢性酒精中毒时均可见低血钾、低血镁和低血钙。

4. 血糖浓度　急性酒精中毒时可见低血糖症。

5. 肝功能　慢性酒精中毒性肝病时可有明显肝功能异常。

6. 心电图　酒精中毒性心肌病可见心律失常和心肌损害。

【诊断与鉴别诊断】

根据饮酒史结合临床表现、血清或呼出乙醇浓度可做出诊断。本病主要与引起意识障碍的其他疾病相鉴别。

【治疗】

1. 急性中毒

（1）轻症患者无需治疗，兴奋躁动者必要时加以约束。

（2）共济失调患者应休息，避免活动，以免发生外伤。

（3）昏迷患者应注意是否同时服用其他药物。重点是维持生命脏器的功能：①维持气道通畅，供氧充足，必要时人工呼吸、气管插管；②维持循环功能，注意血压、脉搏，静脉输入 5% 葡萄糖盐水溶液；③心电图监测心律失常和心肌损害；④保暖，维持正常体温；⑤维持水、电解质、酸碱平衡，血镁低时补镁；⑥保护大脑功能，应用纳洛酮 $0.4\sim0.8$mg 缓慢静脉注射，有助于缩短昏迷时间，必要时可重复给药。

（4）严重急性中毒时可用血液透析促使体内乙醇排出。

（5）低血糖是急性乙醇中毒最严重并发症之一，注意监测血糖。急性意识障碍者可考虑静脉注射 50% 葡萄糖 100mL，维生素 B_1、维生素 B_6 各 100mg，以加速乙醇在体内氧化。对烦躁不安者可用小剂量地西泮。

2. 戒断综合征 患者应安静休息，保证睡眠。加强营养，给予维生素 B_1、维生素 B_6。有低血糖时静脉注射葡萄糖。重症患者宜选用短效镇静药控制症状，而不致嗜睡和共济失调。常用地西泮口服。

3. 专科会诊 酗酒者应接受精神科医生治疗。

【预后】

急性酒精中毒多数预后良好。若有心、肺、肝、肾病变者，昏迷长达 10h 以上，或血中乙醇浓度 >87mmol/L(400mg/dL) 者，预后较差。

【预防】

开展反对酗酒的宣传教育：积极响应世界卫生组织《减少有害使用酒精全球战略》。

第五节　镇静催眠药中毒

镇静催眠药是中枢神经系统抑制药，具有镇静、催眠作用，过大剂量可麻醉全身，包括延髓。

【病因】

镇静催眠药分为以下几类。

1. 苯二氮䓬类 如地西泮、阿普唑仑、三唑仑。

2. 巴比妥类 如苯巴比妥。

3. 非巴比妥非苯二氮䓬类 如水合氯醛。

4. 吩噻嗪类（抗精神病药） 如氯丙嗪、奋乃静。

【发病机制】

1. 药代动力学 易通过血脑屏障，起效快，作用时间短，称为短效药。

2. 中毒机制 苯二氮䓬类、巴比妥类、非巴比妥非苯二氮䓬类的中枢神经抑制作用与增强 GABA 能神经的功能有关。吩噻嗪类的作用是药物抑制中枢神经系统多巴胺受体，减少邻苯二酚氨生成所致。

3. 耐受性、依赖性和戒断综合征 发生机制尚未完全阐明。

【临床表现】

（一）急性中毒

1. 巴比妥类药物中毒 引起中枢神经系统抑制。

2. 苯二氮䓬类药物中毒 中枢神经系统抑制较轻，主要症状是嗜睡、头晕、言语含糊不清、意识模糊和共济失调。

3. 非巴比妥非苯二氮䓬类中毒 如水合氯醛中毒，症状与巴比妥类中毒相似，可有心律失常和肝肾功能损害。

4. 吩噻嗪类中毒　最常见的为锥体外系反应。

（二）慢性中毒

长期滥用大量催眠药的患者可发生慢性中毒，除有轻度中毒症状外，常伴有精神症状。

（三）戒断综合征

长期服用大剂量镇静催眠药患者，突然停药或迅速减少药量时，可发生戒断综合征。主要表现为自主神经兴奋性增高、神经精神异常。

【实验室检查】

血、尿及胃液药物浓度测定对诊断有参考意义。

【诊断与鉴别诊断】

（一）诊断

1. 急性中毒　有服药史，出现意识障碍和呼吸抑制及血压下降。

2. 慢性中毒　长期滥用大量催眠药，出现轻度共济失调和精神症状。

3. 戒断综合征　长期滥用催眠药，突然停药或急速减量后出现震颤、焦虑、失眠、谵妄、精神病性症状和癫痫样发作。

（二）鉴别诊断

与其他意识障碍相关疾病、躁郁症、精神分裂症、酒精中毒等疾病鉴别。

【治疗】

（一）急性中毒的治疗

1. 维持昏迷患者重要器官功能　包括保持气道通畅、维持血压、心脏监护和促进意识恢复。

2. 清除毒物　包括洗胃、活性炭吸附、碱化尿液与利尿、血液净化。

3. 特效解毒疗法　如氟马西尼是苯二氮䓬类拮抗剂。

4. 对症治疗。

5. 专科会诊　请精神科医师会诊。

（二）慢性中毒的治疗原则

①逐步缓慢减少药量，最终停用镇静催眠药；②心理治疗。

（三）戒断综合征

治疗原则是用足量镇静催眠药控制戒断症状，稳定后，逐渐减少药量以至停药。

【预后】

轻度中毒无需治疗即可恢复。

【预防】

防止药物依赖。长期服用大量催眠药者，不能突然停药，应逐渐减量后停药。

第六节　急性一氧化碳中毒

在生产和生活环境中，含碳物质不完全燃烧可产生一氧化碳（CO）。CO是无色、无臭和无味气体。吸入过量CO引起的中毒称急性一氧化碳中毒。

【病因】

工业生产、失火现场、生活中产生CO中毒。

【发病机制】

CO中毒主要引起组织缺氧：CO与血红蛋白的亲和力比氧与血红蛋白的亲和力大240倍，

COHb 是氧合血红蛋白解离速度的 1/3600。COHb 还能使氧解离曲线左移，血氧不易释放给组织。CO 与还原型细胞色素氧化酶二价铁结合，抑制细胞色素氧化酶活性，阻碍氧的利用。

代谢旺盛的器官如大脑和心脏最易遭受损害。缺氧时，脑细胞内水肿，脑细胞间质水肿。脑血液循环障碍可致脑血栓形成，脑皮质和基底节局灶性缺血坏死及广泛脱髓鞘病变，可发生迟发性脑病。

【病理】

各器官充血、水肿和点状出血，脑充血、水肿，心肌可见缺血性损害或心内膜下多发性梗死。

【临床表现】

（一）急性中毒

按中毒程度可为三级。

1. 轻度中毒 血液 COHb 浓度为 10％～20％。患者有不同程度头痛、头晕、恶心、呕吐、心悸和四肢无力等。脱离中毒环境吸入新鲜空气或氧疗，症状很快消失。

2. 中度中毒 血液 COHb 浓度为 30％～40％。患者出现胸闷、气短、呼吸困难、幻觉、视物不清、判断力降低、运动失调、嗜睡、意识模糊或浅昏迷。口唇黏膜可呈樱桃红色，临床罕见。氧疗后患者可恢复正常且无明显并发症。

3. 重度中毒 血液 COHb 浓度达 40％～60％。迅速出现昏迷、呼吸抑制、肺水肿、心律失常或心力衰竭。患者可呈去皮质综合征状态。部分患者合并吸入性肺炎。受压部位皮肤可出现红肿和水泡。眼底检查可发现视盘水肿。

（二）急性一氧化碳中毒迟发脑病（神经精神后发症）

急性一氧化碳中毒患者在意识障碍恢复后，经过 2～60 天的"假愈期"，可出现下列临床表现之一。①精神意识障碍：呈现痴呆木僵、谵妄状态或去皮质状态；②锥体外系神经障碍：由于基底神经节和苍白球损害出现震颤麻痹综合征（表情淡漠、四肢肌张力增强、静止性震颤、前冲步态）；③锥体系神经损害：如偏瘫、病理反射阳性或小便失禁等；④大脑皮质局灶性功能障碍：如失语、失明、不能站立及继发性癫痫；⑤脑神经及周围神经损害：如视神经萎缩、听神经损害及周围神经病变等。

【实验室检查】

血液 COHb 测定、脑电图检查、头部 CT 检查。

【诊断与鉴别诊断】

根据接触史，急性发生的中枢神经损害的症状和体征，结合及时血液 COHb 测定的结果，可作出急性 CO 中毒诊断。

急性 CO 中毒应与脑血管意外、脑震荡、脑膜炎、糖尿病酮症酸中毒以及其他中毒引起的昏迷相鉴别。血液 COHb 测定，需要在脱离中毒现场 8h 内采血。

★【治疗】

1. 终止 CO 吸入 迅速将患者转移到空气新鲜处，保持呼吸道畅通。

2. 氧疗 包括吸氧治疗和高压氧舱治疗。

3. 重要器官功能支持。

4. 防治脑水肿 在积极纠正缺氧同时给予脱水治疗。如有频繁抽搐者，首选地西泮。

5. 防治并发症和后遗症 防治压疮和肺炎等并发症。

【预防】

加强预防 CO 中毒的宣传。

第七节　急性亚硝酸盐中毒

急性亚硝酸盐中毒是指由于误食亚硝酸盐或含亚硝酸盐、硝酸盐的食物或饮用亚硝酸盐含量高的井水、蒸锅水而引起的以组织缺氧为主要临床表现的急性中毒。成人摄入 0.2~0.5g 即可引起中毒，1~3g 可致死，小儿摄入 0.1g 即可引起中毒，甚至死亡。

【病因】

常因误食亚硝酸盐而导致中毒，误将亚硝酸盐当食盐、白糖等使用；使用含亚硝酸盐过量的食品。

【发病机制】

亚硝酸盐具有强氧化性，使正常的血红蛋白（Fe^{2+}）氧化为失去携氧运输能力的高铁血红蛋白（Fe^{3+}）。高铁血红蛋白量达血红蛋白总量的 10% 时，皮肤黏膜出现发绀，组织器官缺氧，大于血红蛋白总量的 60% 时，可出现意识障碍和呼吸、循环衰竭而死亡。

【临床表现】

全身皮肤黏膜发绀表现最明显，以口唇及四肢末梢为著。

轻者表现为头痛、心悸、恶心、呕吐、腹痛、腹胀等不适；重者口唇青紫、面色发绀，呼吸困难、血压下降；极重者伴抽搐、心力衰竭、呼吸衰竭、昏迷等多脏器功能衰竭表现。

【实验室检查】

高铁血红蛋白量显著高于正常；尿亚硝酸盐定性检测阳性。

【诊断与鉴别诊断】

根据病史、临床表现、相关实验室检查，尤其是不能用基础疾病或者缺氧解释的皮肤黏膜发绀可疑性较大。亚硝酸盐中毒需与急性胃肠炎、肠梗阻、冠心病、肺栓塞、CO 中毒、杀虫脒中毒及硫化血红蛋白血症相鉴别。

★【治疗】

1. 氧气吸入　氧流量 4~6L/min，必要时行高压氧治疗。

2. 解毒剂应用　亚甲蓝是特效解毒药，每次 1~2mg/kg，葡萄糖 20mL 稀释后缓慢注射，30~60min 后症状不好转，可重复注射一次；维生素 C 有较强的还原作用，可与亚甲蓝协同作为治疗亚硝酸盐中毒的一线用药。

【预防】

加强《中华人民共和国食品卫生法》及相关知识的宣传，普及公众对亚硝酸盐的认识。

第八节　有机溶剂中毒

【概述】

有机溶剂品种繁多，达 500 种以上。

【中毒机制】

最常见的苯与苯胺的中毒机制如下。

1. 苯中毒机制　苯的亲脂性很强，可使细胞膜肿胀，影响细胞膜蛋白功能，干扰细胞膜的脂质和磷脂代谢，抑制细胞膜的氧化还原功能，致中枢神经麻醉。苯代谢产物抑制骨髓基质生成造血干细胞，干扰细胞增殖和分化的调节因子，阻断造血干细胞分化过程而诱发白血病。

2. 苯胺中毒机制　苯胺被吸收后，产生大量的高铁血红蛋白，其不能携氧，并阻碍血红蛋白释放氧，加重组织缺氧。同时当苯胺中毒后，使还原型谷胱甘肽减少，导致红细胞破裂，产生溶血性贫血。另外苯胺中毒的代谢产物，可致红细胞结构与功能出现缺陷，加重溶血性贫血。

苯胺中毒后，对肝、肾和皮肤均有严重损害，导致肝硬化和肾衰竭。

【中毒表现】

中毒途径以呼吸道吸入为主，亦可经皮肤接触或消化道吸收中毒，不同有机溶剂中毒表现各异，按各系统主要症状分类如下。

（一）神经精神损害

包括苯及苯胺在内的大多数有机溶剂中毒，均可出现不同程度的神经精神损害的表现。

1. 急性中毒 轻者头痛、头昏、眩晕；重者头痛、恶心、呕吐、心率慢、血压高、躁动、谵妄、幻觉、妄想、精神异常、抽搐、昏迷以至死亡。

2. 慢性中毒

（1）神经衰弱综合征 头痛、头晕、失眠、多梦、厌食、倦怠和乏力等。

（2）中毒性脑病 反应迟钝、意识障碍、震颤、活动困难、生活不能自理和中毒性精神病表现。

（3）脑神经损害 ①甲醇毒害视神经可导致双目失明；②三氯乙烯毒害三叉神经，也可导致前庭神经麻痹和听力障碍。

（4）小脑功能障碍综合征 酒精中毒损害小脑功能，导致步态不稳，意向性肌颤。

（5）周围神经病 ①二硫化碳、正乙烷及甲基正丁基酮中毒损伤周围神经系统，导致手足麻木、感觉过敏，手不能持物，肌肉无力，肌肉萎缩；②三氯乙烯中毒表现为周围神经病时伴有毛发粗硬和水肿。

（二）呼吸道损害

吸入有机溶剂蒸气中毒的患者均有呼吸道损害，有害气体刺激呼吸道黏膜，导致呛咳。

（1）吸入酮类或卤代烷类及酯类蒸气后，导致化学性肺炎、肺水肿。

（2）误吸入汽油及煤油后可致吸入性化学性肺炎，甚至肺水肿及渗出性胸膜炎。

（三）消化道损害

经口服有机溶剂中毒者均有明显的恶心、呕吐等胃肠症状。乙醇、卤代烃类及二甲基甲酰胺中毒后主要是对肝的毒害，导致肝细胞变性、坏死，中毒性肝炎、脂肪肝及肝硬化。

（四）肾脏损害

（1）酚、醇、卤代烃类中毒后皆可导致急性肾小管坏死、肾小球损害，以至急性肾衰竭，以非少尿型肾衰竭多见。

（2）四氯化碳、二硫化碳及甲苯中毒后可致慢性中毒性肾病。

（3）烃化物（汽油）吸入中毒后可导致肺出血肾炎综合征。

（五）造血功能损害

（1）亚急性或慢性苯中毒致白细胞减少、再生障碍性贫血，慢性苯中毒可致白血病。

（2）三硝基甲苯中毒可引起高铁血红蛋白血症、溶血和再生障碍性贫血。

（六）皮肤损害

有机溶剂急性皮肤损害有皮肤丘疹、红斑、水肿、水疱、糜烂及溃疡。

（七）生殖功能损害

苯、二硫化碳和汽油中毒对女性的损害表现为月经紊乱、性欲减退、受孕功能降低，甚至胎儿畸形。对男性损害表现为性欲降低、阳痿和精子异常。

（八）心血管损害

苯、汽油、酒精、三氯乙烯、二氯乙烷、四氯化碳和二硫化碳中毒后不仅引起急性或慢性心肌损害，出现各种类型心律失常，且使心脏对肾上腺素敏感性增强，易致恶性心律失常。

（九）有机溶剂复合损害

当机体受到两种以上有机溶剂的毒害时，其毒性可相加或相减。

（1）乙醇可抑制甲醇在肝内代谢，减少甲醇的毒作用，可作为抢救甲醇中毒的解毒药。

（2）乙醇和其他醇类可增加四氯化碳的毒性而加重肝肾损害的程度。

【中毒诊断与治疗】

有机溶剂中毒的诊断与治疗，应根据国家统一颁布的《职业性急性化学物中毒诊断国家标准》执行。

第九节　毒蛇咬伤中毒

常见的毒蛇主要有：①眼镜科（眼镜蛇、眼镜王蛇、金环蛇、银环蛇）；②蝰蛇科，分为蝰亚蛇科（蝰蛇）、蝮亚科（尖吻蝮、竹叶青、蝮蛇、烙铁头）；③海蛇科（海蛇）。

【发病机制】

金环蛇、银环蛇、海蛇毒液以神经毒为主；蝰蛇、五步蛇、竹叶青、烙铁头等毒蛇毒液以血循毒为主；眼镜蛇、眼镜土蛇及蝮蛇毒液兼有神经毒和血循毒（混合毒）。此外，海蛇和眼镜蛇还有非常强烈的肌肉毒。

【临床表现】

1. 神经毒损害　眼镜蛇咬伤后，局部伤口仅有微痒和轻微麻木。约1～6h后出现眼睑下垂、视物模糊、斜视、语言障碍、咽下困难、流涎、眼球固定和瞳孔散大。重症患者出现呼吸衰竭。

2. 心脏毒和凝血障碍毒损害　见于蝰蛇和竹叶青蛇咬伤，症状在0.5～3h出现。局部红肿、疼痛，常伴有水疱、出血和坏死，肿胀迅速向肢体上端扩展。全身中毒症状有恶心、呕吐、口干、出汗、发热。部分血循毒为主的蛇类如蝰蛇科的尖吻蝮、竹叶青蛇咬伤后引起全身广泛出血，包括颅内和消化道出血。大量溶血引起血红蛋白尿，出现血压下降、心律失常、循环衰竭和急性肾衰竭。

3. 肌肉毒损害　被海蛇咬伤的患者感觉肌肉疼痛、僵硬和进行性无力；腱反射消失、眼睑下垂和牙关紧闭。横纹肌大量坏死，释放钾离子引起严重心律失常，产生肌红蛋白导致急性肾衰竭。海蛇神经毒害的临床表现与眼镜蛇相似。

4. 混合毒损害　一些眼镜蛇、眼镜王蛇、蝰蛇、蝮蛇毒液兼有神经、心脏及止凝血障碍毒。

【诊断】

蛇咬伤的诊断一般并不困难，毒蛇咬伤有时需与毒蜘蛛或其他昆虫咬伤鉴别。

【治疗】

被咬伤者要保持安静，不要惊慌奔走，以免加速毒液吸收和扩散。

1. 局部处理

（1）绷扎　伤口肿胀部位上方近心端肢体用绷带压迫，阻断淋巴回流，并限制肢体活动可延迟蛇毒扩散。

（2）伤口清创　为减少蛇毒吸收，将肢体放在低位。局部伤口消毒，留在组织中的残牙用刀尖或针细心剔除。

（3）局部封闭　糜、胰蛋白酶局部注射。

2. 抗蛇毒血清　抗蛇毒血清是中和蛇毒的特效解毒药，应尽早使用。

3. 中医中药治疗。

4. 并发症治疗　呼吸衰竭、休克、心力衰竭、急性肾衰竭及弥散性血管内凝血等的治疗。

5. 辅助治疗

（1）糖皮质激素。

（2）山莨菪碱和地塞米松合用有防治 DIC 及 MODS 的作用。

（3）应给予抗生素和破伤风抗毒素。

【预防】

对蛇类活动活跃地区的居民和易招致蛇咬伤的人群，进行蛇咬伤救治及现场急救知识的宣传教育。

习题

1. 简述中毒的治疗原则。

答：①立即终止毒物接触；②紧急复苏和对症支持治疗；③清除体内尚未吸收的毒物；④应用解毒药；⑤预防并发症。

2. 急性有机磷杀虫药中毒机制主要是抑制了体内哪种酶？

答：乙酰胆碱酯酶。

3. 简述急性有机磷杀虫药中毒的临床表现。

答：①毒蕈碱样症状；②烟碱样症状；③中枢神经系统症状；④局部损害。

4. 简述阿托品化的指征。

答：阿托品化指征为口干、皮肤干燥、心率增快（90～100 次/分）和肺湿啰音消失。

5. 简述急性一氧化碳中毒的治疗原则。

答：①终止 CO 吸入；②氧疗；③重要器官功能支持；④防治脑水肿；⑤防治并发症和后遗症。

第三章　中　暑

 教学目的

1. 掌握　中暑的定义、分类、临床表现、诊断、鉴别诊断与治疗。

2. 熟悉　中暑的病因及发病机制。

 内容精讲

中暑是在暑热天气、湿度大及无风环境中，患者因体温调节中枢功能障碍、汗腺功能衰竭和水、电解质丧失过多而出现相关临床表现的疾病。

【病因】

在大气温度升高（＞32℃）、湿度较大（＞60％）和无风的环境中，对高温环境不能充分适应，长时间工作或强体力劳动，又无充分防暑降温措施时极易发生中暑。

【发病机制】

下丘脑体温调节中枢能控制产热和散热，以维持正常体温的相对稳定。

1. 体温调节　正常人体内产热和散热过程保持相对平衡，以维持体温相对稳定。

2. 高温环境对人体各系统影响　中暑损伤主要是由于体温过高（＞42℃）对细胞直接损伤作用，引起酶变性、线粒体功能障碍、细胞膜稳定性丧失和有氧代谢途径中断，导致多器官功能障碍或衰竭。

【病理】

小脑和大脑皮质神经细胞坏死，特别是 Purkinje 细胞病变较为突出。心脏有局灶性心肌细胞出血、坏死和溶解；不同程度肝细胞坏死和胆汁淤积；肾上腺皮质出血。

【临床表现】

中暑可分为热痉挛、热衰竭和热（日）射病。

（一）热痉挛

在高温环境下进行剧烈运动大量出汗，活动停止后常发生肌肉痉挛，无明显体温升高。

（二）热衰竭

常发生于老年人、儿童和慢性疾病患者。表现为多汗、疲乏、无力、头晕、头痛、恶心、呕吐和肌痉挛，可有明显脱水征，如心动过速、直立性低血压或晕厥。中心体温升高不超过 40℃，无神志障碍。

（三）热射病

高热（中心体温＞40℃）伴神志障碍。临床上分为两种类型：劳力性热射病和非劳力性热射病。

1. 劳力性热射病　多发生在青壮年人群，从事体力劳动或剧烈运动后数小时发病。约 50％ 患者大量出汗，心率可达 160～180 次/分，脉压增大。此种患者可发生横纹肌溶解、急性肾衰竭、肝衰竭、DIC 或多器官功能衰竭，病死率高。

2. 非劳力性热射病　多见于居住拥挤和通风不良的城市老年体衰居民。表现皮肤干热和发红，病初表现行为异常或癫痫发作，继而出现谵妄、昏迷和瞳孔对称缩小，严重者可出现低血压、休克、心律失常及心力衰竭、肺水肿和脑水肿。可发生急性肾衰竭及轻、中度 DIC，常在发病后 24h 左右死亡。

【实验室检查】

应行紧急生化和动脉血气分析、凝血功能检查。

【诊断与鉴别诊断】

炎热夏季，遇有高热伴有昏迷者首先考虑中暑。热射病应与脑炎、脑膜炎、伤寒、斑疹伤寒、甲状腺危象、震颤性谵妄及下丘脑出血、抗胆碱能药物中毒或抗精神病药恶性综合征鉴别。

【治疗】

虽然中暑类型和病因不同，但基本治疗措施相同。

（一）降温治疗

快速降温决定预后。

1. 体外降温 将患者转移到通风良好的低温环境，脱去衣服，同时进行皮肤肌肉按摩，促进散热。

2. 体内降温 体外降温无效者，用冰盐水进行胃或直肠灌洗，也可用无菌生理盐水进行腹膜腔灌洗或血液透析，或将自体血液体外冷却后回输体内降温。

3. 药物降温 热射病患者，应用解热镇痛药无效，而且可能有害。迅速降温出现寒战时可应用氯丙嗪 25~50mg 加入生理盐水 500mL 中静脉输注，应监测血压。

（二）并发症治疗

颅内压增高、癫痫发作、低血压、心律失常、心力衰竭、肝衰竭、肾衰竭和代谢性酸中毒应予相应治疗。

（三）监测

监测体温、尿量、有关 DIC 实验参数。

【预后】

热射病病死率为 20%~70%，50 岁以上患者可高达 80%。发病 30min 内快速降温格外重要。血乳酸浓度可作为判断预后的指标。

【预防】

暑热季节要加强防暑卫生宣传教育，改善居住环境，改善劳动及工作条件。在高温环境中停留时，应饮用含钾、镁和钙盐的防暑饮料。

习题

1. 简述中暑的疾病特征。

答：体温调节中枢功能障碍、汗腺功能衰竭和水、电解质丧失过多。

2. 简述中暑热衰竭类型的临床表现。

答：常发生于老年人、儿童和慢性疾病患者。表现为多汗、疲乏、无力、头晕、头痛、恶心、呕吐和肌痉挛，可有明显脱水征，如心动过速、直立性低血压或晕厥。中心体温升高不超过 40℃，无神志障碍。

第四章　冻　僵

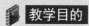 **教学目的**

1. 了解　*冻僵的治疗。*

 内容精讲

冻僵，是指处在寒冷（－5℃以下）环境中机体中心体温＜35℃并伴有神经和心血管系统损害为主要表现的全身性疾病，通常暴露寒冷环境后6h内发病。

【病因】

①长时间暴露于寒冷环境又无充分保暖措施和热能供给不足时发生，如登山、滑雪者和驻守在高山寒冷地区的边防军战士等；②年老、体衰、慢性疾病和严重营养不良患者在低室温下也易发生；③意外冷水或冰水淹溺者。

【发病机制】

机体组织和细胞发生形态学改变，血管内皮损伤，血管壁通透性增强，血液无形成分外渗及有形成分聚集，血栓形成，导致循环障碍和组织坏死。细胞脱水及变性引起代谢障碍。

【临床表现】

1. 轻度冻僵　患者表现疲乏、健忘和多尿，肌肉震颤、血压升高、心率和呼吸加快，逐渐出现不完全性肠梗阻。

2. 中度冻僵　患者表情淡漠、精神错乱、语言障碍、行为异常、运动失调、昏睡。体温在30℃时，寒战停止、神志丧失、瞳孔扩大和心动过缓。

3. 严重冻僵　患者出现少尿、瞳孔对光反应消失、呼吸减慢和心室颤动；体温降至24℃时，出现僵死样面容；体温≤20℃时，皮肤苍白或青紫，心搏和呼吸停止，瞳孔固定散大，四肢肌肉和关节僵硬，心电图或脑电图示等电位线。

【诊断】

通常根据长期寒冷环境暴露史和临床表现不难诊断，中心体温测定可证实诊断。

【治疗】

（一）现场处理

迅速将患者移至温暖环境，立即脱去患者潮湿衣服，用毛毯或厚棉被包裹患者身体。

（二）院内处理

1. 急救处理　在未获得确切死亡证据前，必须积极进行复苏抢救。对于反应迟钝或昏迷者，保持气道通畅，进行气管内插管或气管切开，吸入加热的湿化氧气。对于休克患者，首先恢复有效循环容量。

2. 复温技术

（1）被动复温　将患者置于温暖环境中，应用较厚棉毯或棉被覆盖或包裹患者复温。

（2）主动复温　即将外源性热传递给患者。

3. 支持和监护措施

（1）支持措施 ①补充循环容量和热能；②维持血压；③恢复神志。

（2）监护措施 ①放置鼻胃管，行胃肠减压；②生命体征监测，预防和治疗心律失常；③血糖监测；④放置 Foley 导尿管，观察尿量，监测肾功能。

4. 并发症治疗 防治非心源性肺水肿、应激性溃疡、胰腺坏死、心肌梗死、脑血管意外和深部静脉血栓形成等并发症。

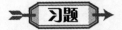

简述中度冻僵的临床表现。

答：患者表情淡漠、精神错乱、语言障碍、行为异常、运动失调、昏睡。体温在 30℃ 时，寒战停止、神志丧失、瞳孔扩大和心动过缓。

第五章 高原病

 教学目的

了解 高原病的治疗。

 内容精讲

海拔 3000m 以上的地区称为高原。高原环境空气稀薄，大气压和氧分压低，气候寒冷和干燥，紫外线辐射强。

【病因】

高原地区由于大气压和氧分压降低，进入高原地区后人体发生缺氧。

【发病机制】

1. 神经系统 急性缺氧时，最初发生脑血管扩张、血流量增加和颅内压升高。随着缺氧加重，脑细胞膜钠泵功能障碍，细胞内钠、水潴留，发生高原脑水肿。

2. 呼吸系统 进入高原后，肺泡通气量增加导致呼吸性碱中毒。肺泡血管壁通透性增强，肺泡壁和肺毛细血管损伤、表面活性物质减少和血管活性物质释放发生高原肺水肿。

3. 心血管系统 缺氧引起心肌损伤。长期移居高原者，肺动脉阻力持续增加引起肺动脉高压导致高原性心脏病。

4. 造血系统 出现代偿性红细胞增多和血红蛋白增加。

【病理】

细胞肿胀，脑、肺及外周血管常发生血小板、纤维蛋白栓子或静脉血栓。

【临床表现】

急性高原病的临床表现如下。

1. 急性高原反应 很常见。未适应者进入高原地区后 6～24h 发病，出现双额部疼痛、心悸、胸闷、气短、厌食、恶心和呕吐等。中枢神经系统症状与饮酒过量时表现相似。通常在高原停留 24～48h 后症状缓解，数天后症状消失。

2. 高原肺水肿 是常见且致命的高原病。通常在快速进入高原地区 2～4 天内发病，先有急性高原反应表现，继而心动过速、呼吸困难、干咳加重、端坐呼吸、咳白色或粉红色泡沫样痰，肺部可闻及干、湿性啰音。

3. 高原脑水肿 是罕见且严重的急性高原病。大多数进入高原地区 1～3 天后发病。

【实验室检查】

1. 血液学检查 急性高原病患者可有轻度白细胞增多；慢性者红细胞计数超过 $7.0 \times 10^{12}/$ L，血红蛋白浓度超过 180g/L，血细胞比容超过 60%。

2. 心电图检查 慢性高原心脏病患者表现电轴右偏、肺型 P 波、右心室肥大劳损、T 波倒置和（或）右束支阻滞。

3. 胸部 X 线检查 高原肺水肿患者胸片显示双侧肺野弥散性斑片或云絮状模糊阴影。高原心脏病者表现肺动脉明显突出，右下肺动脉干横径≥15mm，右心室增大。

4. 肺功能检查 动脉血气分析：高原肺水肿患者表现低氧血症、低碳酸血症和呼吸性碱中毒；高原心脏病者表现低氧血症和 $PaCO_2$ 增高；慢性高原病患者肺活量减少，峰值呼气流速降低，每分钟通气量下降。

【诊断和鉴别诊断】

高原病的诊断依据：①进入海拔较高或高原地区后发病；②其症状与海拔高度、攀登速度及有无适应明显相关；③除外类似高原病表现的相关疾病；④氧疗或易地治疗明显有效。高原病应与晕车、急性胃肠炎、肺炎、肺栓塞或梗死、脑血管意外和颅脑创伤、真性红细胞增多症相鉴别。

【治疗】

（一）急性高原反应

（1）休息。

（2）氧疗。

（3）药物治疗　头痛者应用非甾体类解热镇痛药，严重病例应用糖皮质激素。

（4）易地治疗　转送到海拔较低的地区。

（二）高原肺水肿

（1）休息　半坐位或高枕卧位，注意保暖。

（2）氧疗。

（3）易地治疗。

（4）药物治疗　舌下含化或口服硝苯地平（10mg，每 4h 1 次）降低肺动脉压和改善氧合作用减轻症状。可用氨茶碱解痉、呋塞米利尿，出现快速心房颤动时，应用洋地黄和抗血小板聚集药物。

（三）高原脑水肿

治疗基本与急性高原反应和高原肺水肿相同。早期识别是成功治疗的关键。

地塞米松静脉注射，同时静脉给予甘露醇溶液和呋塞米（40～80mg）降低颅内高压。在最初 24h，尿量应保持在 900mL 以上。

（四）慢性高原病

（1）易地治疗。

（2）氧疗　夜间给予低流量吸氧能缓解症状。

（3）药物　乙酰唑胺（125mg，2 次/天）或醋酸甲羟孕酮（20mg，3 次/天），能改善氧饱和度。

（4）静脉放血　静脉放血可作为临时治疗措施。

【预防】

了解高原病防治知识，攀登高原前，进行适应性锻炼，必要时预防性用药。

【预后】

急性高原病经及时诊断和积极治疗，一般预后良好。

习题

简述高原肺水肿的治疗。

答：①休息：半坐位或高枕卧位，注意保暖；②氧疗；③易地治疗；④药物治疗：舌下含化或口服硝苯地平（10mg，每 4h 1 次）降低肺动脉压和改善氧合作用减轻症状。可用氨茶碱解痉、呋塞米利尿，出现快速心房颤动时，应用洋地黄和抗血小板聚集药物。

第六章　淹　溺

 教学目的

了解　*淹溺的治疗。*

 内容精讲

人体浸没于水或其他液体后，反射性引起喉痉挛和（或）呼吸障碍，发生窒息性缺氧的临床死亡状态称淹溺。突然浸没至少低于体温5℃的水后出现心脏停搏或猝死为淹没综合征。

【病因和发病机制】

（一）病因

见于水上运动或潜水员因疾病发作引起的神志丧失者；也可见于水灾、交通意外或投水自杀者。

（二）发病机制

1. 淡水淹溺　血容量增加、溶血、高钾血症和血红蛋白尿。淡水吸入最重要的临床意义是肺损伤，即使迅速复苏，仍不能终止急性肺损伤过程，出现广泛肺水肿或微小肺不张。

2. 海水淹溺　导致肺水肿发生。

大多数淹溺者猝死的原因是严重心律失常。冰水淹没迅速致死原因常为寒冷刺激迷走神经，引起心动过缓或心脏停搏和意识丧失。

【病理】

双侧肺含水量多，并伴有出血、水肿、肺泡壁破裂。约70％溺死者呼吸道有误吸的呕吐物、泥沙或水生植物。

【临床表现】

1. 症状　近乎淹溺者可有头痛或视觉障碍、剧烈咳嗽、胸痛、呼吸困难和咳粉红色泡沫样痰。溺入海水者，口渴感明显，最初数小时可有寒战和发热。

2. 体征　淹溺者口腔和鼻腔内充满泡沫或泥污、皮肤发绀、颜面肿胀、球结膜充血和肌张力增加；烦躁不安、抽搐、昏睡和昏迷；呼吸表浅、急促或停止，肺部可闻及干、湿啰音；心律失常、心音微弱或心搏停止；腹部膨隆，四肢厥冷。跳水或潜水淹溺者可伴有头部或颈椎损伤。

【实验室和其他检查】

1. 血和尿液检查　外周血白细胞轻度增高。淡水淹溺者，血和尿液中能检测出游离血红蛋白，血钾升高。海水淹溺者，轻度高钠血症或高氯血症。严重者，出现DIC的实验室表现。

2. 心电图检查　窦性心动过速、非特异性ST段和T波改变。

3. 动脉血气检查　混合性酸中毒及低氧血症。

4. X线检查　胸片常显示斑片状浸润，可有典型肺水肿征象。

【治疗】

（一）院前急救

1. 现场急救　尽快将溺水者从水中救出；采取头低俯卧位行体位引流；迅速清除口鼻腔中

污水、污物、分泌物及其他异物；拍打背部促使气道液体排出，保持气道通畅。

2. 心肺复苏 对于心搏、呼吸停止者，立即现场施行心肺复苏。

（二）院内处理

1. 供氧 吸入高浓度氧或高压氧治疗，根据病情采用机械通气。

2. 复温 采用体外或体内复温措施。

3. 脑复苏 有颅内压升高者，应用呼吸机增加通气，使 $PaCO_2$ 保持在 $25\sim30mmHg$。同时，静脉输注甘露醇降低颅内压，缓解脑水肿。

4. 抗生素治疗 用于污水淹溺、有感染体征或脓毒症的淹溺者。

5. 处理并发症 对合并惊厥、低血压、心律失常、肺水肿、ARDS、应激性溃疡伴出血、电解质和酸碱平衡失常者进行相应处理。

【预后】

由水中救出后到自主呼吸恢复时间越短预后越好。

【预防】

经常进行游泳、水上自救互救知识和技能训练；水上作业者应备有救生器材。

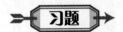

简述淹溺的院前急救。

答：①现场急救：尽快将溺水者从水中救出；采取头低俯卧位行体位引流；迅速清除口鼻腔中污水、污物、分泌物及其他异物；拍打背部促使气道液体排出，保持气道通畅。②心肺复苏：对于心搏、呼吸停止者，立即现场施行心肺复苏。

第七章　电　击

教学目的

了解　电击的治疗。

内容精讲

一定量电流通过人体引起不同程度的组织损伤或器官功能障碍或猝死称为电击。

【病因】

电击常见原因是人体直接接触电源。

【发病机制】

皮肤及皮下组织不同程度的烧伤；肌肉、脂肪和肌腱等局部水肿，压迫营养血管，发生缺血和坏死；组织"炭化"。电流通过中枢神经系统会立即引起呼吸及心搏停止，导致死亡。

【临床表现】

1. 全身表现　轻度电击者，出现惊恐、心悸、头晕、头痛、痛性肌肉收缩和面色苍白等。高压电击特别是雷击时，发生意识丧失、心搏和呼吸骤停。幸存者遗有定向力丧失和痛性发作。部分患者有心肌和心脏传导系统损伤。

2. 局部表现　触电部位皮肤组织损伤最严重。电流通过途经的组织和器官常发生隐匿性损伤。高压电击的严重烧伤常见于电流进出躯体的部位，烧伤部位组织炭化或坏死成洞，常发生前臂腔隙综合征。

3. 并发症和后遗症　电击后24～48h常出现并发症和后遗症：如心肌损伤、严重心律失常、吸入性肺炎、消化道出血或穿孔；DIC或溶血、急性肾衰竭；骨折、肩关节脱位或无菌性骨坏死；大约半数电击者有单或双侧鼓膜破裂、听力丧失；烧伤处继发细菌感染。

【治疗】

1. 切断电源　立即切断电源，用绝缘物将患者与电源隔离。

2. 心肺脑复苏　对心脏停搏和呼吸停止者，立即进行心肺复苏。

3. 急性肾衰竭　静脉输液，迅速恢复循环容量，维持尿量50～70mL/h。出现肌球蛋白尿时，维持尿量翻倍，同时静脉输注碳酸氢钠碱化尿液。

4. 外科问题处理　坏死组织应进行清创术，预防注射破伤风抗毒素（3000U）。有继发感染者，给予抗生素治疗。对腔隙综合征患者，如果腔隙压力超过30～40mmHg，需要行筋膜切开减压术。

【预防】

普及宣传用电常识。

习题

简述电击伤的治疗。

答：①切断电源，用绝缘物将患者与电源隔离。②对心脏停搏和呼吸停止者，立即进行心肺复苏。③静脉输液，迅速恢复循环容量。出现肌球蛋白尿时，维持尿量翻倍，静脉输注碳酸氢钠碱化尿液。④电击伤口局部损害处，坏死组织应进行清创术，预防注射破伤风抗毒素。注意防治腔隙综合征，如果腔隙压力超过 30~40mmHg，需要行筋膜切开减压术。

综合模拟试卷

综合模拟试卷（一）

一、单选题

1. 有关类风湿关节炎关节症状的表述，错误的是（　　　）
   A. 小关节多发 　　　　　B. 外周关节多发 　　　　C. 多为对称性
   D. 也可累及大关节 　　　E. 易累及中轴关节

2. 有关系统性红斑狼疮表述错误的是（　　　）
   A. 有遗传相关性 　　　　B. 年轻女性好发 　　　　C. 是传染性疾病
   D. 抗核抗体是其筛选指标　E. 易累及肾脏

3. 下面哪项是强直性脊柱炎的典型临床表现（　　　）
   A. 对称性关节炎 　　　　B. 炎性腰背痛 　　　　　C. 口腔溃疡
   D. 易累及肾脏 　　　　　E. 活动后加重

4. 强直性脊柱炎好发于（　　　）
   A. 成年男性 　　　　　　B. 年轻女性 　　　　　　C. 青少年男性
   D. 老年男性 　　　　　　E. 成年女性

5. 对炎性肌病诊断没有意义的是（　　　）
   A. 肌酶升高 　　　　　　B. 肌电图异常 　　　　　C. 肌无力
   D. 抗 sm 抗体阳性 　　　E. 肌活检有炎性细胞浸润

6. 消化性溃疡最常见的并发症是（　　　）
   A. 穿孔 　　　　　　　　B. 幽门梗阻
   C. 癌变 　　　　　　　　D. 出血

7. 慢性胃炎最常见的病因是（　　　）
   A. Hp 感染 　　　　　　B. 十二指肠-胃反流
   C. 自身免疫 　　　　　　D. 年龄因素和胃黏膜营养因子缺乏

8. 肠结核主要发病部位是（　　　）
   A. 空肠 　　B. 回肠 　　C. 回盲部 　　　D. 结肠

9. 克罗恩病的溃疡特点是（　　　）
   A. 巨大溃疡 　　　　　　B. 圆形或椭圆形溃疡
   C. 不规则溃疡 　　　　　D. 裂隙样溃疡

10. 急性胰腺炎最常见的病因是（　　　）
    A. 胆道疾病 　　　　　　B. 长期饮酒
    C. 胰管阻塞 　　　　　　D. 十二指肠降段疾病

11. 导致曲张静脉出血的主要原因（　　　）
    A. 门静脉高压 　　　　　B. 胃酸分泌过多
    C. 胃溃疡 　　　　　　　D. 肝癌

12. 肝性脑病不宜用的灌肠药物是（　　　）

A. 乳果糖液　　　　　　　　B. 醋酸液

C. 肥皂水　　　　　　　　　D. 庆大霉素＋生理盐水

13. 以下哪项方法不适合治疗急性一氧化碳中毒（　　）

A. 高压氧舱　　　　　　　B. 脱水　　　　　　　C. 改善脑代谢

D. 输鲜血浆　　　　　　　E. 高流量吸氧

14. 有机磷中毒所致急性肺水肿，抢救首选（　　）

A. 呋塞米　　　　　　　　B. 西地兰　　　　　　C. 阿托品

D. 解磷定　　　　　　　　E. 吗啡

15. 解磷定治疗有机磷中毒的机制是（　　）

A. 使胆碱酯酶恢复活性，消除或减轻烟碱样症状

B. 解除有机磷中毒的毒蕈碱样症状

C. 与有机磷结合排出体外

D. 使有机磷氧化还原成无毒物质

E. 以上都不是

16. 下列对中暑特征描述最为准确的一项是（　　）

A. 体温调节中枢功能障碍、人体核心温度过高和水分摄入绝对减少

B. 体温调节中枢功能障碍、汗腺功能衰竭和水、电解质丧失过多

C. 体温调节中枢功能障碍、机体产热过多、皮肤散热功能障碍

D. 机体产热过多、水分摄入绝对减少和水、电解质丧失过多

E. 皮肤散热功能障碍、水分摄入绝对减少和水、电解质丧失过多

17. 18 岁男性，晨卧床不起，人事不省，多汗，流涎，呼吸困难。体检：神志不清，双瞳孔缩小如针尖，双肺布满湿啰音，心率 60 次/分，肌束震颤，抽搐。最可能的诊断是（　　）

A. 急性安定中毒　　　　　B. 急性有机磷中毒　　　C. 急性一氧化碳中毒

D. 急性氯丙嗪中毒　　　　E. 急性海洛因中毒

18. 下述哪项符合缺铁性贫血的血象特点（　　）

A. 平均红细胞体积大于 80fl　　　　　　　　B. 平均红细胞血红蛋白量大于 27pg

C. 平均红细胞血红蛋白浓度大于 32%　　　　D. 红细胞中央淡染区大

E. 粒细胞左移

19. 下列哪项是诊断温抗体型自身免疫溶血最重要的实验室检查（　　）

A. 红细胞渗透脆性试验　　　B. Ham 试验　　　　　　C. Coombs 试验

D. 血红蛋白电泳　　　　　　E. 流式细胞术检测 CD55、CD59

20. 患者 8 岁男性，发热伴全身出血点 1 周入院，浅表淋巴结不大，胸骨压痛阳性，肝脾轻度肿大，外周血 WBC 30×10^9/L，可见幼稚细胞，Hb 50g/L，PLT 40×10^9/L。以下最可能的诊断是（　　）

A. 再生障碍性贫血　　　　　B. 自身免疫性贫血　　　C. 急性白血病

D. 淋巴瘤　　　　　　　　　E. 特发性血小板减少性紫癜

21. 下列哪项是对诊断恶性淋巴瘤最有意义的临床表现（　　）

A. 发热　　　　　　　　　B. 无痛性进行性淋巴结肿大

C. 肝脾肿大　　　　　　　D. 贫血

E. 出血

22. 下列检查结果不符合多发性骨髓瘤的是（　　）

A. 外周血涂片红细胞呈缗钱状排列

B. 骨髓涂片见原＋幼浆细胞大于 30%

    C. 血清 β_2 微球蛋白减低

    D. 血清乳酸脱氢酶增高

    E. 血红蛋白电泳见一浓而密集的染色带

23. 急性型 DIC 高凝期的患者，除消除病因、治疗原发病之外，还应该立即进行的治疗是（   ）

    A. 补充水和电解质   B. 补充血浆   C. 使用抗血小板聚集药物

    D. 使用肝素   E. 输注止血药物

24. 下列对于垂体瘤的表述，不正确的是（   ）

    A. 无功能垂体瘤不分泌具有生物学活性的激素

    B. 无功能垂体瘤和促性腺激素瘤均为大腺瘤

    C. 垂体瘤的诊断主要采用影像技术

    D. 有功能垂体瘤可表现为占位病变和激素分泌异常

    E. 垂体 PRL 瘤首选手术治疗

25. 抗甲状腺药物引起外周血白细胞减少时的停药指征为（   ）

    A. 白细胞$<6\times10^9$/L 或中性粒细胞$<1.0\times10^9$/L

    B. 白细胞$<4\times10^9$/L 或中性粒细胞$<1.0\times10^9$/L

    C. 白细胞$<3.5\times10^9$/L 或中性粒细胞$<2.5\times10^9$/L

    D. 白细胞$<3\times10^9$/L 或中性粒细胞$<1.5\times10^9$/L

    E. 白细胞$<5\times10^9$/L 或中性粒细胞$<0.5\times10^9$/L

26. 关于甲状腺功能减退症替代治疗，下列表述不正确的是（   ）

    A. 从小剂量开始逐增至最佳效果

    B. TSH 是评价疗效的最佳指标

    C. 替代用量应注意个体化

    D. 不论何种甲状腺功能减退症均需 TH 替代并监测

    E. 确诊后即刻足量替代

27. 原发性醛固酮增多症早期最常见的临床表现是（   ）

    A. 肌无力及周期性麻痹   B. 高血压   C. 多尿、口渴、多饮

    D. 心律失常   E. 肢端麻木，手足搐搦

28. 胰岛素抵抗是指（   ）

    A. 机体对胰岛素超常反应   B. 机体对胰岛素超常敏感

    C. 机体对胰岛素的生理效应增高   D. 机体对胰岛素的生理效应降低

    E. 机体对胰岛素的需要量减少

29. 下述哪一种表现不属于右心衰竭的体征（   ）

    A. 双肺布满中小湿啰音   B. 颈静脉怒张   C. 胸腔积液和腹腔积液

    D. 肝脏肿大   E. 下肢凹陷性水肿

30. 风湿性心脏病二尖瓣狭窄时，心脏听诊无下述哪一种体征（   ）

    A. 心尖区隆隆样舒张期杂音   B. 肺动脉瓣区第二心音亢进

    C. 心尖区粗糙的收缩期杂音   D. 心尖区第一心音亢进

    E. 心尖区二尖瓣开放拍击音

31. 突发心前区疼痛 1 小时来院急诊，疑为急性心肌梗死，下列哪项最常出现（   ）

    A. 动脉压下降   B. 心率加快   C. 白细胞计数升高

    D. 心电图病理性 Q 波   E. 高大 T 波

32. 急性心肌梗死患者，突然出现心尖区响亮的收缩期杂音，无震颤，心力衰竭明显加重，最可能的原因是（   ）

A. 室壁膨胀瘤   B. 左心室扩大二尖瓣关闭不全

C. 合并亚急性感染性心内膜炎 D. 乳头肌功能失调或断裂

E. 室间隔穿孔

33. 慢性心房颤动的常见并发症是（ ）

 A. 动脉栓塞   B. 肺炎   C. 感染性心内膜炎

 D. 阿-斯综合征 E. 完全性房室传导阻滞

34. 原发性扩张型心肌病的最特征性表现（ ）

 A. 以心腔扩张为主 B. 以心室壁肥厚为主 C. 以右心衰竭为主

 D. 心律失常复杂 E. 心肌缺血

35. 某 32 岁女性，血压增高 3 年，伴乏力、多尿，查血钠 142mmol/L，血钾 2.9mmol/L，pH 7.455，最可能的诊断是（ ）

 A. 高血压病   B. 嗜铬细胞瘤   C. 皮质醇增多症

 D. 原发性醛固酮增多症 E. 慢性肾炎

36. 肾病综合征的诊断标准最重要的一条是（ ）

 A. 水肿   B. 大量蛋白尿(>3.5g/d) C. 高胆固醇血症

 D. 高三酰甘油血症 E. 血液黏滞度增高

37. 急性肾衰竭高钾血症患者最有效的治疗方法是（ ）

 A. 碳酸氢钠   B. 高糖加胰岛素   C. 钾离子交换树脂

 D. 腹膜透析   E. 血液透析

38. 慢性肾功能衰竭患者血压增高的主要原因是（ ）

 A. 前列腺素分泌减少 B. 血浆肾素活性增加 C. 水钠潴留、血容量增加

 D. 前列腺素分泌增多 E. 以上都不是

39. 双侧肾动脉狭窄致慢性肾衰竭（早期）高血压患者，禁止使用的降压药是（ ）

 A. ACEI   B. 钙通道阻滞剂   C. α 受体阻滞剂

 D. β 受体阻滞剂 E. 血管扩张药

40. 关于 DIC 的实验室检查，下列正确的是（ ）

 A. 血小板<100×10⁹/L 或进行性下降，肝病、白血病患者血小板<50×10⁹/L

 B. 血浆纤维蛋白原含量<1.5g/L 或进行性下降，或>4g/L，白血病及其他恶性肿瘤<1.8g/L，肝病<1.0g/L

 C. 3P 试验阳性或血浆 FDP>20mg/L，肝病、白血病 FDP>60mg/L，或 D-二聚体水平升高或阳性

 D. PT 缩短或延长 3s 以上，肝病、白血病延长 5s 以上，或 APTT 缩短或延长 10s 以上

 E. 以上都正确

41. 肾病综合征治疗首选（ ）

 A. 环磷酰胺   B. 肝素   C. 糖皮质激素

 D. 抗生素   E. 双嘧达莫

42. 支气管哮喘患者出现气流受限的原因不包括（ ）

 A. 腺体分泌亢进及黏液清除障碍 B. 气道壁炎性细胞浸润

 C. 肺泡弹性回缩力下降及肺泡壁破坏 D. 气道平滑肌痉挛

 E. 气道黏膜水肿

43. 急性肺气肿的治疗原则是（ ）

 A. 止咳、祛痰、解痉、抗感染 B. 改善通气、纠正酸中毒

 C. 支持疗法、祛痰、有效的抗生素 D. 积极抗感染、辅以体位引流

E. 动静结合、中西结合、全身用药

44. 肺炎球菌的致病力主要取决于（　　）

    A. 细菌产生的内毒素　　　　　　　　　　B. 细菌荚膜对肺组织的侵袭力

    C. 细菌的大量、快速繁殖　　　　　　　　D. 细菌毒素诱发溶血

    E. 细菌产生的外毒素

45. 严重的Ⅱ型呼吸衰竭，不能吸入高浓度氧，主要是因为（　　）

    A. 缺氧不是主要因素

    B. 可引起氧中毒

    C. 兴奋呼吸中枢，促进 CO_2 排出过快，诱发呼吸性碱中毒

    D. 诱发代谢性酸中毒

    E. 以上都不是

46. 纠正酸中毒，最主要的措施是（　　）

    A. 输碱性溶液，使 pH 值恢复正常　　　　B. 纠正电解质紊乱

    C. 改善通气　　　　　　　　　　　　　　D. 使用脱水剂减轻脑水肿

    E. 以上都不是

47. 男，21岁。发作性喘息4年，再发3天急诊入院，查体：端坐呼吸，口唇发绀，双肺广泛哮鸣音，心率120次/分。该患者最可能的诊断是（　　）

    A. 自发性气胸　　　　B. 肺血栓栓塞　　　　C. 急性左心衰竭

    D. 慢性支气管炎急性发作　E. 支气管哮喘

48. COPD发生气流阻塞的主要原因是（　　）

    A. 大气道阻塞　　　　B. 小气道病变　　　　C. 双肺哮鸣音

    D. 桶状胸　　　　　　E. 肺纹理增粗

49. 按病因学分类，临床上最常见的肺炎是（　　）

    A. 细菌性肺炎　　　　B. 病毒性肺炎　　　　C. 支原体肺炎

    D. 真菌性肺炎　　　　E. 衣原体肺炎

50. 某肺源性心脏病患者测血气 pH 7.25、PaO_2 5.3kPa（40mmHg）、$PaCO_2$ 67.5mmHg、HCO_3^- 19mmol/L、BE −6mmol/L，请问该患者是（　　）

    A. 失代偿呼吸性酸中毒　　B. 呼吸性酸中毒合并代谢性酸中毒

    C. 代谢性酸中毒　　　　　D. 呼吸性酸中毒合并代谢性碱中毒

    E. 代谢性碱中毒

二、名词解释

1. 雷诺现象
2. 球后溃疡
3. 类白血病反应
4. 尿本周蛋白
5. 甲状腺危象
6. 心室重塑
7. 肾病综合征
8. 肾性贫血
9. 呼吸衰竭
10. 社区获得性肺炎

三、简答题

1. ANCA相关血管炎包括哪些？

2. 胃癌有哪些扩散方式?

3. 简述霍奇金淋巴瘤的临床分期与分组。

4. 简述糖尿病酮症酸中毒的治疗原则。

5. 简述心力衰竭加重的常见诱因。

6. 冠心病的二级预防有哪些内容?

7. 上尿路感染定位诊断标准有哪些?

8. 慢性肾衰竭急性加重的危险因素有哪些?

9. COPD 与支气管哮喘的鉴别诊断要点是什么?

10. 呼吸衰竭分为哪两型? 两型的发病机制有何异同?

综合模拟试卷(一)答案

一、选择题

1. E 2. C 3. B 4. C 5. D 6. D 7. A 8. C
9. D 10. A 11. A 12. C 13. D 14. C 15. A 16. B
17. B 18. D 19. C 20. C 21. B 22. C 23. D 24. E
25. D 26. E 27. B 28. D 29. A 30. C 31. E 32. D
33. A 34. A 35. D 36. B 37. E 38. D 39. A 40. E
41. C 42. C 43. C 44. C 45. C 46. B 47. E 48. B
49. A 50. B

二、名词解释

1. 雷诺现象:指因受寒冷或紧张的刺激后,手指(足趾)皮肤出现苍白,继而出现皮肤变紫、变红,伴局部发冷、感觉异常和疼痛等短暂的临床现象。

2. 球后溃疡:指发生在十二指肠降段、水平段溃疡。

3. 类白血病反应:指机体对某些刺激因素所产生的类似于白血病表现的血象反应,常继发于严重感染、中毒、外伤和恶性肿瘤等。

4. 尿本周蛋白:是多发性骨髓瘤细胞分泌的一种单克隆免疫球蛋白片段,经肾小球滤过后随尿排除,其加热到 45~60℃开始凝固,继续加热到 90℃又重新溶解,故又称凝溶蛋白。

5. 甲状腺危象:甲状腺危象是甲状腺毒症急性加重的一个综合征。临床表现为原有甲亢症状加重,出现高热(39℃以上)、心动过速(>140 次/分),伴心房颤动或心房扑动、烦躁不安、呼吸急促、大汗淋漓、厌食、恶心、呕吐、腹泻等。严重者出现虚脱、休克、嗜睡、谵妄、昏迷、部分患者有心力衰竭、肺水肿,偶有黄疸。

6. 心室重塑:在心脏功能受损、心腔扩大、心室肥厚的过程中,心肌细胞、胞外基质、胶原纤维网等均有相应变化,即心室重塑,是心力衰竭发生发展的基本病理机制。

7. 肾病综合征:各种原因所致的大量蛋白尿(>3.5g/d)、低蛋白血症(<30g/L)、常伴有明显水肿和(或)高脂血症的临床综合征。

8. 肾性贫血:指各种因素造成肾脏促红细胞生成素(EPO)产生不足或尿毒症血浆中一些毒素物质干扰红细胞的生成和代谢而导致的贫血,是慢性肾功能不全发展到终末期常见的并发症。

9. 呼吸衰竭:呼吸衰竭是各种原因引起的肺通气和(或)换气功能严重障碍,以致不能进行有效的气体交换,导致缺氧伴(或不伴)二氧化碳潴留,从而引起一系列生理功能和代谢紊乱的临床综合征。在海平大气压下,于静息条件下呼吸室内空气,并排除心内解剖分流和原发于心排血量降低等情况后,动脉血氧分压(PaO$_2$)低于 8kPa(60mmHg),或伴有二氧化碳分压(PaCO$_2$)高于 6.65kPa(50mmHg),即为呼吸衰竭(简称呼衰)。

10. 社区获得性肺炎:是指在医院外罹患的感染性肺实质(含肺泡壁即广义上的肺间质)炎症,包括具有明确潜伏期的病原体感染而在入院后平均潜伏期内发病的肺炎,是威胁人群健康的常见感染性疾病之一。社区获得性肺炎是临床常见疾病之一。

三、简答题

1. ANCA 相关血管炎包括:显微镜下多血管炎、嗜酸性肉芽肿性血管炎、肉芽肿性多血管炎。

2. 胃癌的扩散方式:①直接蔓延;②淋巴结转移;③血行播散;④种植转移。

3. 霍奇金淋巴瘤的临床分期与分组如下。

Ⅰ期:单个淋巴结区域或局灶性单个结外器官受侵犯。

Ⅱ期:膈肌同侧的两组或多组淋巴结受侵犯或局灶性单个结外器官及其区域淋巴结受侵犯,伴或不伴横膈同侧其他淋巴结区域受侵犯。

Ⅲ期:横膈上下淋巴结区域同时受侵犯,可伴有局灶性相关结外器官、脾受侵犯或两者皆有。

Ⅳ期：弥漫性单个或多个结外器官受侵犯，伴或不伴相关淋巴结肿大，或孤立性结外器官受侵犯伴远处淋巴结肿大。如肝或骨髓受累，即使局限也属Ⅳ期。

无全身症状者为 A 组，有全身症状者为 B 组。

4. 糖尿病酮症酸中毒的治疗原则：尽快补液以恢复血容量、纠正失水状态，降低血糖，纠正电解质及酸碱平衡失调，同时积极寻找和消除诱因，防治并发症，降低病死率。

5. 心力衰竭加重的常见诱因：①感染：呼吸道感染是最常见、最重要的诱因；②心律失常：心房颤动是诱发心力衰竭的最重要的因素；③血容量增加；④过度体力劳累或情绪激动；⑤治疗不当；⑥原有心脏病变加重或并发其他疾病。

6. 冠心病的二级预防内容：A（阿司匹林、抗心绞痛药物）；B（β受体阻滞剂、控制血压）；C（戒烟、调脂）；D（合理饮食、控制血糖）；E（锻炼、健康教育）。

7. 上尿路感染定位诊断标准如下。

（1）临床表现定位 上尿路感染常有发热、寒战等症状，伴明显腰痛，输尿管点和（或）肋脊点压痛、肾区叩击痛等。

（2）实验室检查定位 ①膀胱冲洗后尿培养阳性；②尿沉渣镜检有白细胞管型，并排除间质性肾炎、狼疮肾炎等疾病；③肾小管功能不全表现。

8、慢性肾衰竭急性加重的危险因素主要有：①累及肾脏的疾病复发或加重；②有效血容量不足；③肾脏局部血供急剧减少；④严重高血压未能控制；⑤肾毒性药物；⑥泌尿道梗阻；⑦其他：严重感染、高钙血症、严重肝功不全等。

9. COPD 应与支气管哮喘进行鉴别诊断。COPD 多于中年后起病，哮喘则多在儿童或青少年期起病；COPD 症状缓慢进展，逐渐加重，哮喘则症状起伏大；COPD 多有长期吸烟史和（或）有害气体、颗粒接触史，哮喘则常伴过敏体质、过敏性鼻炎和（或）湿疹等，部分患者有哮喘家族史；COPD 时气流受限基本为不可逆性，哮喘时则多为可逆性。然而，部分病程长的哮喘患者已发生气道重塑，气流受限不能完全逆转；而少数 COPD 患者伴有气道高反应性，气流受限部分可逆。此时应根据临床及实验室所见全面分析，必要时作支气管激发实验、支气管扩张实验和（或）最大呼气流量（PEF）昼夜变异率检查进行鉴别。在部分患者中，这两种疾病可重叠存在。

10. 呼吸衰竭分为Ⅰ型呼吸衰竭和Ⅱ型呼吸衰竭。

Ⅰ型呼吸衰竭：缺氧而无二氧化碳潴留。

Ⅱ型呼吸衰竭：缺氧伴有二氧化碳潴留。

两者发生机制不同：Ⅰ型呼吸衰竭主要是由于肺换气功能障碍、弥散障碍、通气/血流比例失调等导致，但病情严重时也可发展为Ⅱ型呼吸衰竭；Ⅱ型呼吸衰竭主是肺通气功能障碍所致。

综合模拟试卷（二）

一、单选题

1. 诊断慢性支气管炎的标准是（　　）

    A. 有咳嗽、咳痰症状，每年发病持续 3 个月

    B. 有咳嗽、咳痰症状，每年发病 2 个月，连续 3 年

    C. 有咳嗽、咳痰伴喘息症状，每年发病持续 3 个月，连续 4 年

    D. 有咳嗽、咳痰伴喘息症状，每年发病 3 个月，连续 3 年，除外其他心肺疾病

    E. 有咳嗽、咳痰症状，每年发病持续 3 个月，连续 2 年，并除外其他心肺疾病

2. 下列哪一个选项是阻塞性肺气肿气肿型的特点（　　）

    A. 多发生于青年人　　　　B. 有发绀　　　　C. 咳嗽较轻

    D. 痰量大、黏液脓性　　　E. 桶状胸不明显

3. 下列哪一项是引起肝豆状核硬化的原因（　　）

    A. 铁沉积　　　　　　　　B. 铜沉积　　　　C. 酒精作用

    D. 药物作用　　　　　　　E. 胆汁淤积

4. 下列哪一种风湿性疾病无晨僵及对称性多关节炎症状（　　）

    A. 风疹关节炎　　　　　　B. 风湿性关节炎　　C. 系统性红斑狼疮

    D. 类风湿关节炎　　　　　E. 病毒性肝炎关节炎

5. 环磷酰胺的毒性作用是（　　）

    A. 骨髓抑制、恶心呕吐、脱发、出血性膀胱炎、肝损害

    B. 胃肠道反应、口腔溃疡、骨髓抑制、巨幼红样变

    C. 骨髓抑制、心脏毒性、胃肠道反应、口腔黏膜炎、脱发

    D. 骨髓抑制、恶心呕吐、黏膜炎、肝功能损害

    E. 发热等过敏反应、高尿酸血症、低血浆蛋白、出血、白细胞少、高血糖、胰腺炎、氮质血症

6. 如骨髓中以多颗粒的早幼粒细胞为主，此类细胞在非红系细胞中≥30%，则为（　　）

    A. 急性粒细胞白血病未分化型　　　　　B. 急性粒细胞白血病部分分化型

    C. 急性早幼粒细胞白血病　　　　　　　D. 急性粒-单核细胞白血病

    E. 急性单核细胞白血病

7. Cullen 征是指（　　）

    A. 上腹可扪及肿块，有肌紧张及反跳痛

    B. 明显腹胀、肠鸣音稀少而低

    C. 急性胰腺炎下见肋腹皮肤呈灰紫色斑

    D. 急性胰腺炎下见脐周皮肤青紫

    E. 胆总管或壶腹嵌顿性结石时出现黄疸

8. 下述哪一种特点是内脏性腹痛的特点（　　）

    A. 疼痛定位准确

    B. 可有局部腹肌强直

    C. 程度剧烈而持续

    D. 腹痛可因咳嗽、体位变化而加重

    E. 常伴恶心、呕吐、出汗等自主神经兴奋症状

9. 下列哪一项是 2 型糖尿病患者的主要死因（　　）

A. 高渗性非困症糖尿病昏迷   B. 糖尿病肾病

C. 心脑血管病变   D. 糖尿病视网膜病

E. 酮症酸中毒

10. Mobius 征（　　）

A. 眼球向前突出，突限度一般不超过 18mm

B. 上眼睑退缩，睑裂增宽

C. 双眼向下看时，上眼睑不能随眼球下落

D. 向上看时，前额皮肤不能皱起

E. 两眼看近物时，眼球辐辏不良

11. 关于糖尿病酮症酸中毒的描述中正确的是（　　）

A. 多发于老年，常无糖尿病史、常有感染、呕吐、腹泻等病史

B. 起病急、有饥饿感、多汗、心惊、手抖等交感神经兴奋表现

C. 皮肤潮湿多汗、呼吸正常

D. 脉搏细速，血压下降

E. 尿糖阳性、尿酮阴性

12. 在我国，引起慢性肺源性心脏病最常见的原因是（　　）

A. 原发性肺动脉高压症   B. 慢性支气管炎并发阻塞性肺气肿

C. 肺间质纤维化   D. 慢性弥漫性肺间质纤维化

E. 支气管哮喘

13. 下列心脏疾病中宜采用洋地黄类药物治疗的是（　　）

A. 预激综合征合并心房颤动   B. 二度或高度房室传导阻滞

C. 病态窦房结综合征   D. 单纯舒张性心力衰竭伴流出道梗阻

E. 伴有心房颤动而心室率快速的重度收缩性心力衰竭

14. 关于蜘蛛痣的描述，不正确的是（　　）

A. 发生机制同肝掌相同

B. 多见于急、慢性肝炎或肝硬化

C. 多见于下腔静脉分布的区域内

D. 由皮肤小动脉末端分支性扩张形成

E. 一般认为与肝脏对体内雌激素的灭活减弱有关

15. 下列哪一项是十二指肠溃疡的主要病因（　　）

A. 幽门螺杆菌感染   B. 胃酸分泌过多   C. 应激和心理因素

D. 遗传因素   E. 吸烟

16. 关于溃疡性结肠炎的分期分型，以下不正确的是（　　）

A. 初发型   B. 慢性复发型   C. 活动期

D. 缓解期   E. 加重期

17. 下列疾病不会出现颈静脉怒张的是（　　）

A. 左心功能不全   B. 右心功能不全   C. 缩窄性心包炎

D. 心包积液   E. 上腔静脉综合征

18. 门静脉高压症候群应除外（　　）

A. 腹水   B. 痔核形成   C. 脾大

D. 食管-胃底静脉曲张   E. 肝大

19. 下列哪项表现可见于急性再生障碍性贫血（　　）

A. 感染较轻以上呼吸道为主   B. 中性粒细胞 $> 0.5 \times 10^9 / L$

    C. 网织红细胞绝对值>15×10^9/L   D. 出血轻，多见于皮肤及黏膜

    E. 血小板计数<20×10^9/L

20. 按累及肺小叶的部位，阻塞性肺气肿的病理分型为（   ）

    A. 全小叶型、小叶中央型、气肿型   B. 全小叶型、小叶中央型、混合型

    C. 支气管炎型、小叶中央型、全小叶型   D. 全小叶型、支气管类型、混合型

    E. 中央型、气肿型、混合型

21. 下列哪一项在支气管哮喘的诊断中最有意义（   ）

    A. 血气分析   B. 血常规检查   C. 临床症状和体征

    D. 呼吸功能检查   E. 胸部 X 线检查

22. 下列哪项应考虑癌性胸腔积液（   ）

    A. 胸腔积液清澈、静置不凝固，比重<1.016～1.018，以淋巴细胞和间皮细胞为主

    B. 胸腔积液是淡血色，红细胞>10×10^{10}/L

    C. 胸腔积液淡黄绿色，比重>1.018，白细胞高于500×10^6/L，pH<7.3，Rivalta 试验阳性

    D. 胸腔积液有臭味，比重>1.018，白细胞为10×10^8/L，pH<7.00，Rivalta 试验阳性

    E. 血性胸腔积液，红细胞>5.0×10^8/L，胆固醇含量增高，LDH>500IU/L

23. 下列哪一项为亚急性细菌性心内膜炎的特点（   ）

    A. 心室扩张，室壁变薄，可见纤维化瘢痕及附壁血栓，常合并各种类型的心律失常

    B. 视网膜见卵圆形出血斑块伴中心呈白色

    C. 不均等的心室间隙肥厚

    D. 心室腔变小，心肌活检见心肌细胞畸形肥大排列紊乱

    E. 常有发热和与发热程度不平行的心动过速及各种心律失常

24. 下列哪一症状是急性胰腺炎患者预后不良的征象（   ）

    A. 剧烈腹痛   B. 麻痹性肠梗阻

    C. 血钙<1.75mmol/L   D. 血清淀粉酶>500V（Somogyi 法）

    E. 上腹皮肤呈灰紫色斑

25. 下列哪一项是引起上消化道出血最常见的原因（   ）

    A. Mallory-Weiss 综合征   B. Zollinger-Ellison 综合征

    C. 食管-胃底静脉曲张   D. 消化性溃疡

    E. 食管癌

26. 下列哪项属于肾功能不全的衰竭期（   ）

    A. GFR>50mL/min，Cr>445μmol/L，BUN<9mmol/L

    B. GFR25～50mL/min，Cr>178μmol/L，BUN<9mmol/L

    C. GFR<25mL/min，Cr>178μmol/L，BUN>20mmol/L

    D. GFR25～50mL/min，Cr>445μmol/L，BUN>20mmol/L

    E. GFR<25mL/min，Cr>445μmol/L，BUN>20mmol/L

27. 下列哪种贫血患者可能会出现异嗜癖（   ）

    A. 缺铁性贫血   B. 溶血性贫血   C. 巨幼细胞贫血

    D. 自身免疫性溶血性贫血   E. 再生障碍性贫血

28. 以下表现不属于白血病细胞增殖浸润的表现是（   ）

    A. 淋巴结和肝脾大

    B. 骨骼和关节疼痛，常有胸骨下段局部压痛

    C. 眼部粒细胞肉瘤或绿色瘤

    D. 睾丸浸润

E. 发热

29. 治疗特发性血小板减少性紫癜，应首选（　　）

    A. 肾上腺糖皮质激素   B. 输血及血小板悬液

    C. 静脉滴注大剂量丙种球蛋白   D. 环磷酰胺

    E. 硫唑嘌呤

30. 心室颤动电除颤应首选直流电（　　）

    A. 150J 非同步除颤   B. 200～300J 同步除颤   C. 200～300J 非同步除颤

    D. 360J 同步除颤   E. 360J 非同步除颤

31. 在我国，二尖瓣关闭不全的最常见病因是（　　）

    A. 二尖瓣脱垂   B. 风湿性心脏病   C. 感染性心内膜炎

    D. 二尖瓣环和环下部钙化   E. 冠心病

32. 心包炎的特异性征象是（　　）

    A. 心浊音界向两侧增大、呈绝对浊音

    B. 心尖冲动微弱，位于心浊音界左缘的内侧或不能扪及

    C. 心前区痛

    D. 呼吸困难

    E. 心包摩擦音

33. 男，72 岁，排便时突然跌倒，意识丧失，呼吸断续，有陈旧心肌梗死史和糖尿病病史，无高血压病史，诊断为心搏骤停。该患者既往超声心动图检查未发现异常，其心搏骤停最可能的病因是（　　）

    A. 冠心病   B. 预激综合征   C. 主动脉瓣狭窄

    D. 梗阻性肥厚型心肌病   E. 主动脉夹层

34. 女性，20 岁，出现伴哮鸣音的呼气性呼吸困难，已持续 1 天，患者大汗淋漓，说不出话，神情焦急；查体：呼吸 30 次/分，脉搏 118 次/分，BP 130/80mmHg，听诊两肺布满哮鸣音，则下列抢救措施中哪个意义最小（　　）

    A. 根据失水和心脏情况予以补液   B. 给予糖皮质激素

    C. 气管插管   D. 氧疗

    E. 抗生素

35. 高血压Ⅲ级的眼底表现是（　　）

    A. 视网膜动脉变细   B. 视网膜动脉狭窄、动脉交叉压迫

    C. 眼底出血或棉絮状渗出   D. 出血或渗出物伴有视盘水肿

    E. 以上都不是

36. 男，28 岁，淋雨后当晚高热、寒战来诊，诉肌肉酸痛及右侧胸痛，放射到右肩，呼吸时加重。查体：体温 39℃，BP 120/80mmHg，脉搏 85 次/分，右下肺语颤增强，呼吸音增粗，可闻及湿性啰音；实验室检查 WBC 15×10^9/L，中性粒细胞 0.8，则应考虑为（　　）

    A. 急性支气管炎   B. 大叶性肺炎   C. 肺脓肿

    D. 肺癌   E. 肺结核

37. 下列各种情况中，宜采用放射性^{131}I 治疗的是（　　）

    A. 白细胞在 3×10^9/L 以下或中性粒细胞低于 1.5×10^9/L 者

    B. 重症浸润性突眼症

    C. 严重心、肝、肾等功能衰竭或活动性肺结核者

    D. 对抗甲状腺药有过敏等反应而不能继用，或长期治疗无效，或治疗后复发者

    E. 甲状腺危象

38. 糖尿病失明的主要原因是（　　　）

A. 视神经病变　　　　　　　　　　　　　　B. 糖代谢异常

C. 血凝块机化后，纤维组织牵拉引起视网膜脱离　　D. 眼部化脓性感染

E. 以上均不正确

39. 类风湿关节炎最早出现的关节症状是（　　　）

A. 晨僵　　　　　　　　B. 关节畸形　　　　　　　C. 关节肿

D. 关节痛　　　　　　　E. 关节功能障碍

40. 对于一氧化碳中毒的患者，如有频繁抽搐，应首选（　　　）

A. 地西泮 10～20mg 静滴　　　　　　　　B. 静滴苯妥英钠 0.5～1g

C. 静脉滴注 20％甘露醇　　　　　　　　　D. 静脉滴注肾上腺糖皮质激素

E. 注射呋塞米

41. 男性，52 岁，慢性支气管炎病史 20 年，劳力性心悸，呼吸困难两年，近日发生肺部感染，昨晚突然呼吸困难，坐起，咳大量粉红色泡沫痰。查体：口唇发绀，心尖区触及震颤，听诊心尖区闻舒张期隆隆样杂音，第一心音增强，两肺布满哮鸣音和湿性啰音，则该患者应诊断为（　　　）

A. 二尖瓣关闭不全伴肺部感染　　　　　　B. 二尖瓣关闭不全伴心力衰竭

C. 二尖瓣狭窄伴肺部感染　　　　　　　　D. 二尖瓣狭窄伴急性左心功能衰竭

E. 二尖瓣狭窄伴急性肺水肿

42. 下列关于溃疡性结肠炎的叙述中，不正确的是（　　　）

A. 里急后重，常有黏液，脓血样便

B. 有发热症状，右下腹或脐周疼痛较重

C. 可有中毒性巨结肠

D. 黏膜脆性增加，触之易出血

E. 常见炎性息肉

43. 下列哪一项不是中晚期食管癌的病理形态（　　　）

A. 斑块型　　　　　　　B. 髓质型　　　　　　　　C. 蕈伞型

D. 溃疡型　　　　　　　E. 缩窄型

44. 关于肝细胞性黄疸的特征，论述错误的是（　　　）

A. 皮肤和巩膜呈浅黄至深金黄色，皮肤有时有瘙痒

B. 血中非结合和结合胆红素均增高

C. 超声显像检查示胆内、外胆管扩张，有光团及声影

D. 血清转氨酶明显增高

E. 血中肝炎病毒标记物常呈阳性

45. 女性，38 岁，继往有风湿性心脏病病史，近两周有持续性发热、全身乏力、食欲缺乏来诊，经检查初步诊断为亚急性细菌性心内膜炎，则在体格检查中不可能有（　　　）

A. 皮肤、口腔黏膜上的瘀点　　　　　　　B. 心脏杂音无改变

C. 环形红斑　　　　　　　　　　　　　　D. Osler 结节

E. 指和趾甲下裂片状出血

46. 男性，65 岁，胃溃疡病史 20 年，常于餐后出现中上腹疼痛，服铝碳酸镁可缓解，近 1 年来疼痛不似从前有规律，且服铝碳酸镁也难缓解，伴消瘦，来诊，查：便潜血阳性。最可能的诊断是（　　　）

A. 胃溃疡伴溃疡出血　　　B. 胃十二指肠溃疡出血　　　C. 胃癌出血

D. 慢性胃炎出血　　　　　E. 食管静脉曲张破裂出血

47. 男，45 岁。一年前发现血压 170/110mmHg，长期口服氨氯地平等药物治疗，2 个月前诊断为糖尿病，口服降糖药物治疗，目前血压、血糖均在正常范围。该患者高血压诊断正确的是（　　）

　　A. 高血压 3 级，高危　　　B. 高血压 1 级　　　　　C. 高血压 2 级，高危

　　D. 高血压 3 级，很高危　　E. 高血压 2 级，很高危

48. 关于清除进入人体尚未吸收的毒物，下列不正确的是（　　）

　　A. 患者处于昏迷、惊厥状态，吞服石油蒸馏物、腐蚀剂不应催吐

　　B. 食管静脉曲张患者不宜洗胃

　　C. 洗胃液每次注入不宜超过 250mL，以免促使毒物进入肠内

　　D. 导泻时，常使用油类泻药，以利于各种毒物排出

　　E. 毒物溅入眼内，应立即用清水彻底冲洗

49. 1 型糖尿病的主要特点是（　　）

　　A. 多见于 40 岁以上的成年人　　　　　　　B. 易发生糖尿病酮症酸中毒

　　C. 与免疫介导的胰岛 β 细胞增生有关　　　　D. 早期常不需要胰岛素治疗

　　E. 多数患者表现为胰岛素抵抗

50. 女性，45 岁。肥胖多年，口渴 5 个月，尿糖（＋），空腹血糖 7.9mmol/L，饭后 2h 血糖 12.1mmol/L。患者可诊断（　　）

　　A. 1 型糖尿病　　　　　B. 肾性糖尿　　　　　C. 食后糖尿

　　D. 2 型糖尿病　　　　　E. 类固醇性糖尿病

二、名词解释

1. 慢性肺源性心脏病
2. 肝肾综合征
3. 病态窦房结综合征
4. 心肌梗死
5. 高血压急症
6. 溃疡性结肠炎
7. 肝性脑病
8. 急性肾小球肾炎
9. 甲亢
10. 张力性气胸

三、简答题

1. 支气管哮喘的诊断标准是什么？
2. 肺结核化学治疗的原则是什么？
3. 试述原发性肝癌并发症。
4. 试述肝硬化的并发症。
5. 试述急性肾小球肾炎的临床诊断标准。
6. 试述急性有机磷农药中毒的诊断分级。
7. 慢性肾衰竭贫血的原因是什么？
8. 类风湿关节炎的诊断标准是什么？
9. 急性白血病的治疗原则是什么？
10. DIC 的临床表现有哪些？

综合模拟试卷（二）答案

一、选择题

1. E　2. C　3. B　4. B　5. A　6. C　7. D　8. E
9. C　10. E　11. D　12. B　13. E　14. C　15. A　16. D
17. A　18. E　19. E　20. B　21. C　22. E　23. B　24. C
25. D　26. E　27. A　28. E　29. A　30. E　31. B　32. E
33. A　34. E　35. C　36. B　37. D　38. C　39. D　40. A
41. E　42. B　43. A　44. C　45. C　46. C　47. D　48. E
49. B　50. D

二、名词解释

1. 慢性肺源性心脏病：是由于肺、胸廓或肺动脉血管慢性病变所致的肺循环阻力增加，肺动脉高压，进而使右心肥大、扩大、甚至发生右心衰竭的心脏病。

2. 肝肾综合征：是指肝硬化出血大量腹水时，由于有效循环血容量不足，肾血管收缩，引起肾皮质血流量，肾小球滤过率降低，导致少尿或无尿的现象出现，发生功能性肾衰竭，此时肾无重要病理改变。

3. 病态窦房结综合征：是由于窦房结及其周围组织的器质性病变导致窦房结起搏或传导功能障碍，从而产生多种心律失常的综合表现。

4. 心肌梗死：是指因冠状动脉供血急剧减少或中断，使相应的心肌严重而持久地缺血导致心肌坏死。

5. 高血压急症：是指患者血压在短时间内急剧升高，伴有心、脑、肾重要脏器严重损害或功能障碍的一种临床危重状态。

6. 溃疡性结肠炎：是一种病因未明的直肠和结肠的慢性炎症性疾病，病理表现为结肠黏膜和黏膜下层有慢性炎症细胞浸润和多发性溃疡形成。

7. 肝性脑病：是严重肝病引起的，以代谢紊乱为基础的中枢神经系统功能失调的综合征，其主要临床表现为意识障碍、行为失常和昏迷。

8. 急性肾小球肾炎：简称急性肾炎（AGN），是以急性肾炎综合征为主要临床表现的一组疾病。其特点为急性起病，患者出现血尿、蛋白尿、水肿和高血压，并可伴有一过性氮质血症。

9. 甲亢：是由多种病因导致甲状腺功能增强，从而分泌甲状腺激素过多所致的临床综合征。

10. 张力性气胸：是指发生气胸后胸腔压力始终保持正压，抽气至负压后不久又恢复正压，患者呼吸困难严重，烦躁不安，大汗，发绀等。

三、简答题

1. 支气管哮喘的诊断标准如下：①反复发作喘息、气急、胸闷或咳嗽，多有诱因。②发作时双肺散在或弥漫性以呼气相为主的哮鸣音，呼气延长。③上述症状可经治疗后缓解或自行缓解。④除外其他疾病。⑤表现不典型者应具备以下一项试验阳性：a. 支气管激发试验或运动试验阳性；b. 支气管扩张试验阳性；c. PEF：24h内变异率≥20%。

符合1～4条或4、5条者，可以诊断为支气管哮喘。

2. 肺结核化学治疗的原则是早期、规律、全程、适量、联合。

3. 原发性肝癌并发症：①肝性脑病；②上消化道出血；③肝癌结节破裂出血；④继发感染。

4. 肝硬化并发症：①食管-胃底静脉曲张破裂出血；②肝性脑病；③感染；④肝肾综合征；⑤肝肺综合征；⑥原发性肝癌；⑦电解质和酸碱平衡紊乱；⑧门静脉血栓形成。

5. 链球菌感染后1～3周发生血尿、蛋白尿、水肿和高血压，甚至少尿及氮质血症等急性肾炎综合征表现，伴血清C3下降，于发病8周内逐渐减轻到完全恢复正常者，即可临床诊断为急性肾小球肾炎。

6. 急性有机磷农药中毒的诊断分级如下：①轻度中毒：仅有M样症状，ChE活力50%～70%。②中度中毒：M样症状加重，出现N样症状，ChE活力30%～50%。③重度中毒：具有M、N样症状，并伴有肺水肿、抽搐、昏迷、呼吸肌麻痹和脑水肿，ChE活力30%以下。

7. 慢性肾衰竭贫血的原因：①肾产生EPO减少；②铁的摄入量减少；③血液透析过程中失血或频繁抽血化验；④肾衰竭时红细胞生存时间缩短；⑤叶酸缺乏；⑥体内缺乏蛋白质；⑦尿毒症对骨髓的抑制。

8. 类风湿关节炎的诊断标准：①关节内或周围晨僵持续至少1h；②至少同时有3个关节区软组织肿或积液；③腕、掌指和近端指间关节区中，至少1个关节区肿胀；④对称型关节炎；⑤有类风湿结节；⑥血清类风湿因子阳性；⑦X线改变（至少有骨质疏松和关节间隙狭窄）。满足4项即可诊断（第1项至第4项至少持续6周）。

9. 急性白血病的治疗原则如下：①一般治疗：紧急处理高白细胞血症；防止感染；成分输血支持；防止高尿酸血症肾病；维持营养；②抗白血病治疗：诱导缓解治疗（化学治疗）；缓解后治疗（化疗和造

血干细胞移植）。

10. DIC 的临床表现如下：①出血倾向：自发性多发性出血，部位可遍及全身；②休克和微循环衰竭：一过性或持续性血压下降，休克程度和出血量不成比例；③微血栓栓塞：分布广泛，表现为皮肤发绀，进而发生灶性坏死、斑块状坏死和溃疡形成；④微血管病性溶血：进行性贫血；⑤原发性临床表现。